NUCLEAR MEDICINE SCIENCE
핵의과학

집필진 •••

안성민 가천대학교 방사선학과
김성호 대전보건대학교
김정수 동남보건대학교 방사선학과
김호성 신한대학교 방사선학과
류찬주 백석문화대학교
박훈희 신구대학교 방사선학과
송종남 동신대학교 방사선학과
양한준 전)한림국제대학원대학교
이경성 제주한라대학교 방사선학과
이승완 건양대학교 방사선학과
조영권 청주대학교 방사선학과
최태현 한국원자력의학원

들어가며
Entrance

핵의학이라는 학문을 새롭게 접하게 되는 여러분 반갑습니다.

핵의학(nuclear medicine, 核醫學)이란 방사성동위원소에서 나오는 방사선을 이용하여 인체의 해부학적, 생리학적 상태를 진단, 평가하고 치료하는 전문 의학 분야입니다. 의학 역사에서 볼 때 오래된 의학 분야라고 할 수 없지만 현대 의학에서 핵의학은 매우 중요한 위치를 차지하고 있습니다. 핵의학은 방사선사는 물론 의사, 간호사, 약사, 임상병리사, 엔지니어 등과 같은 다양한 전문그룹들이 모여야 제대로 그 역할을 할 수 있습니다. 이러한 여러 그룹 중에서 방사선사의 역할은 환자 진료에 가장 중요한 기초데이터를 제공하는 검사를 담당하고 있습니다. 이렇게 보면 핵의학 진료는 방사선사로부터 시작된다고 볼 수 있습니다.

인공지능, 4차 산업혁명으로 세상이 빠르게 변화하고 있습니다. 핵의학 기술도 과학의 발전에 따라 변화가 빠릅니다. 변화에 맞춰 우리 저자들도 이번 작업을 하였습니다. 출간할 때쯤이면 어쩌면 이미 옛날이야기일 수도 있습니다. 그만큼 세상변화가 빠르다는 것을 우리 모두는 피부로 느끼며 살고 있으니까요. 우리 저자들은 가지보다는 줄기에 중점을 두어 저술하고자 노력하였습니다. 그리고 변화하는 부분은 가능한 재개정을 통하여 빠르게 반영될 수 있도록 하겠습니다.

젊은 시절 미래를 생각하면 불안이 앞설 때가 많습니다. 누구나 미래는 불안합니다. 인간은 외롭고 약한 존재이기 때문입니다. 그렇지만 젊은 이 때, 내가 선택한 전공에 매진하여 보십시오. 그러다 보면 훨씬 좋은 위치에서 밝게 웃고 있는 자신을 발견할 것입니다. 여러분이 이 책을 접하면서 핵의학에 관심을 가지고 핵의학 그룹에 동참하여 핵의학 발전에 기여하고, 자신의 발전에도 도움이 되는 계기를 만들었으면 하는 바람입니다.

핵의과학을 집필하는 과정에서 일천한 점이 많으리라 사료되어 강호재현들께서 지적해주시면 다음 개정 때 보완하도록 노력하겠습니다. 끝으로 이 교재를 출판할 수 있도록 허락해주신 도서출판 대학서림 윤진영 회장님, 조기현 이사님, 편집장을 비롯한 편집부에게 심심한 감사를 드립니다.

2024. 2

저자일동

차 례
Contents

제1부 총론

제2부 임상핵의학

제1부
총론

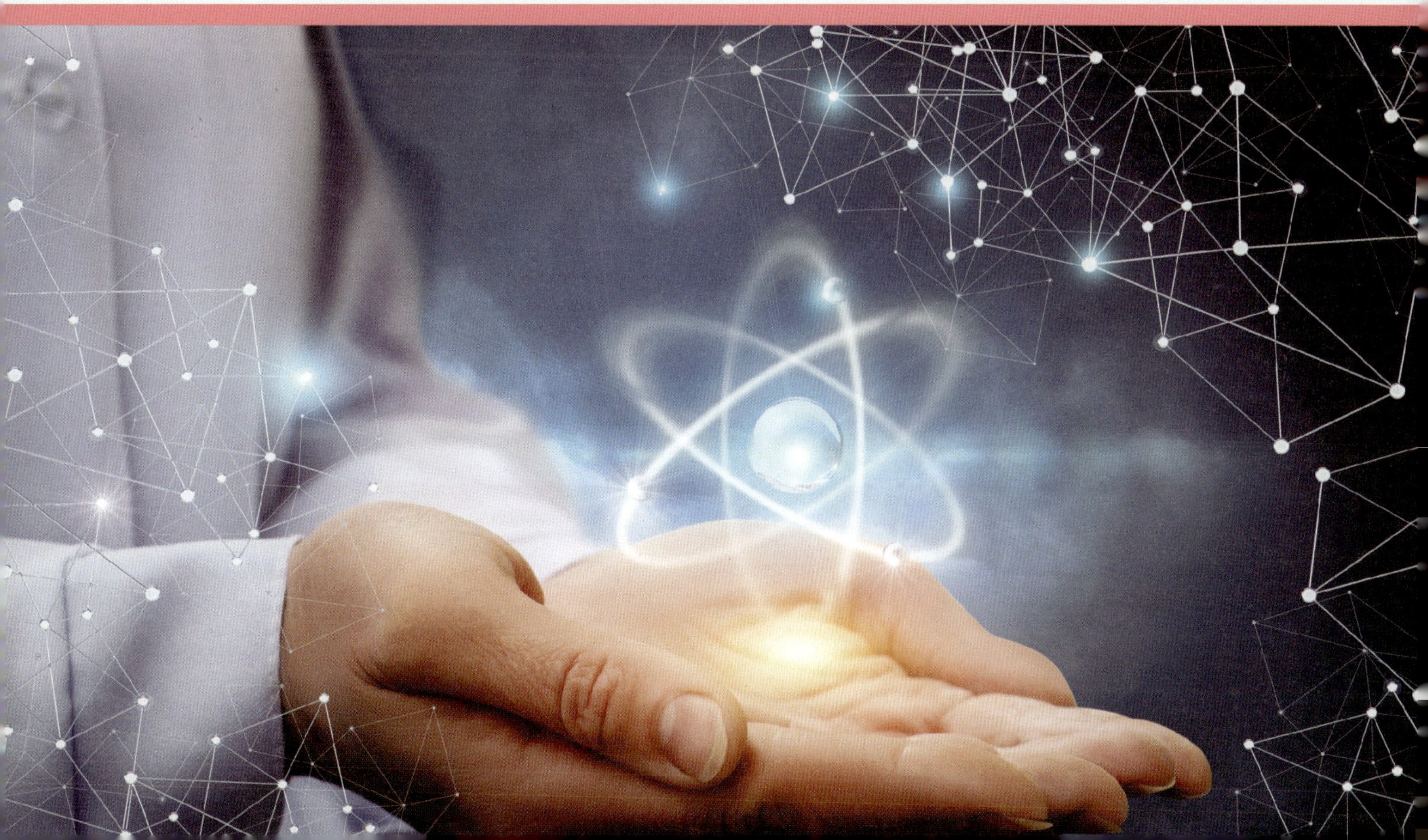

제 01 장 핵의학이란 무엇인가?

1 핵의학이란

핵의학(nuclear medicine)이란 방사성동위원소에서 나오는 방사선을 이용하여 인체의 해부학적, 생리학적 상태를 진단, 평가하고 치료하는 전문 의학 분야이다. 핵의학에는 이러한 임상핵의학 외에도 핵물리학, 방사선생물학 및 방사약학 등의 기초 학문도 포함된다.

핵의학은 크게 체내검사, 체외검사, 방사성동위원소치료, 핵의학 관련 연구 등 네 분야로 구분된다.

체내검사(in vivo study)는 방사성동위원소가 포함된 방사성의약품을 추적자로 사용하여 인체에 대한 형태 및 기능적인 정보를 주로 영상을 통해 얻는 핵의학검사이다. 핵의학은 방사선을 방출하는 의약품을 추적자로 이용하여 신체의 특정 장기의 생리적, 기능적 변화를 측정한다. 핵의학 영상진단법은 신체의 해부학적 변화(anatomical change) 보다 기능적 변화(functional change)를 측정한다고 볼 수 있다. 그러므로 다른 영상검사 보다 조기에 질병을 진단할 수 있고 환자의 예후 결정에 기여할 수 있다. 체외검사(in vitro study)는 환자로부터 혈액이나 소변 등과 같은 체액(body fluid)을 방사성의약품으로 반응시켜 체내 미량물질을 정량하는 핵의학검사 분야이다. 방사성동위원소치료는 개봉 방사선원을 이용하여 질병을 치료하는 분야이다. 그리고 분자영상, 방사성의약품과 핵의학 기기를 연구 개발하는 기초연구(foundation of research) 분야로 나눌 수 있다.

2 핵의학의 발달

1895년 11월 8일 뢴트겐(Roentgen)의 X선 발견은 인류에게 방사선이란 존재를 알려 주었다. 이후 뢴트겐의 연구를 조사하던 베크렐(Becquerel)은 우라늄이 여기 되지 않은 자연 상태에서도 X선과 같은 무언가를 방출한다는 것을 발견하였다. 베크렐은 자기가 관찰한 방사선이 우라늄의 어떤 성질 때문인지를 그의 제자인 큐리(Curie)에게 연구해 보게 하였다. 큐리는 방사능(radioactivity)이라는 용어로 이 성질을 표현하였으며 이때 방출하는 방사선이 X선이 아니고 X선보다 에너지가 높고 투과력이 큰 새로운 종류의 방사선임을 밝혀냈다. 이어서 큐리는 새로운 방사성동위원소 폴로늄(Polonium)과 라듐(Radium)을 발견하였다.

큐리의 방사성동위원소 물질의 발견이후 헤베시(Hevesy)는 방사성 납을 이용하면 화학적, 생물학적 성질의 추적자로 사용할 수 있음을 알게 되었다. 헤베시는 라듐 D를 납에 표지하여 처음으로 식물의 칼슘대사를 연구하였다. 헤베시는 방사성추적자를 이용하여 기존의 화학적 분석법보다 예민도와 정확도를 수천 배나 개선한 방사성추적자 희석법을 고안하였다. 헤베시는 방사성추적자의 연구에 대한 업적으로 1943년에 노벨상을 수상하였으며 오늘날 핵의학의 할아버지(grandfather of nuclear medicine)로 추대 받고 있다.

블룸가르트(Blumgart)는 방사성추적자를 이용하여 사람에게 처음으로 임상연구를 시행하였다. 그는 라듐 C 용액을 환자 팔에 주사한 후 반대 쪽 팔에 방사능이 나타나는 것을 검출하여 혈액순환시간을 측정하였다. 블룸가르트는 이러한 사람에 대한 최초 임상연구로 오늘날 임상핵의학의 아버지(father of clinical nuclear medicine)로 받들고 있다.

그 이후 핵의학의 중요한 발전의 계기가 된 것은 인공 방사성핵종의 개발이다. 인공 방사성핵종이 개발되기 전에는 제한적인 자연 방사성핵종인 라듐이나 라돈만을 이용할 수 있었다. 1931년 로렌스(Lawrence)가 원형의 이온가속기인 사이클로트론(cyclotron)을 세계 최초로 개발하였다. 1934년에 큐리가 사이클로트론에서 최초의 인공방사성핵종인 ^{32}P를 생산하였다. 최초의 인공 방사성핵종을 개발한 후 여러 종류의 방사성동위원소가 생산 공급되어 치료목적으로 ^{24}Na, ^{32}P, ^{131}I 등이, 철대사연구로 ^{59}Fe이 이용되기 시작하였다.

1942년 페르미(Fermi) 등이 원자로(nuclear reactor)를 새롭게 개발하였다. 원자로의 핵분열생성물로부터 여러 종류의 핵종을 추출할 수 있게 되어 더 많은 종류의 방사성동위원소를 생산하게 되었다. 여러 종류의 핵종 생산으로 더욱더 헤베시의 방사성추적자 원리를 여러 분야에서 이용할 수 있게 하였다.

1940년 초 존 로렌스(John Lawrence)와 헤밀턴(Hamilton) 등에 의하여 방사성옥소 ^{131}I가 갑상샘 조직에 빠르게 흡수되므로 갑상샘 기능항진증 치료에 사용할 수 있다는 사실을 발표하였다. 1943년부터 1946년 사이에 세이들린(Seidlin)과 마리넬리(Marinelli) 등은 ^{131}I를 전이된 갑상샘 암환자를 치료하는데 이용하였다. 이어 가이거뮬러 검출기를 이용하여 방사성옥소 섭취율 등을 시도하였으나 검출효율이 떨어져 그다지 실용성이 없었다. 전리방사선이 특정한 고체에 섬광을 일으킨다는 사실을 이용하여 1947년 칼만(Kallmann)은 광전자증배관 앞에 유기섬광물질인 나프탈렌(naphthalene)을 부착한 섬광검출기를 고안하였다.

1951년 카센(Cassen)은 나프탈렌보다 효율이 좋은 텅스텐산 칼슘(calcium tungstate)를 이용한 최초의 직선이동형 스캐너(rectilinear scanner)를 개발하였다. 이 기기는 검출효율이 개선되어 ^{131}I 7.4 MBq으로 사람의 갑상선을 영상화하는데 성공하였다. 호프스태터(Hofstadter)가 NaI(Tl) 결정을 이용하여 검출효율을 높여 카센이 개발한 스캐너를 개선하였다.

정지 상태에서 넓은 면적을 동시에 개발하려는 시도가 이어졌다. 1958년 할 앵거(Hal Anger)는 7개의 광전자증배관(P-M tube)을 이용한 카메라를 고안하였다. 이 기기의 개발로 종래에는 어려웠던 각 장기의 기능을 영상화할 수 있게 되었고 영상분석도 가능해졌다. 할 앵거에 의해 개발된 감마카메라(gamma camera)는 1964년 상업적으로 사용되기 시작하였다.

그 후의 카메라의 개발은 1980년부터 SPECT 장치를 이용한 진단을 실시하게 되었으며, multi detector SPECT camera는 동적인 장기에 대한 더욱 미세한 단면영상 정보를 제공할 수 있게 되었다. 1990년 후반에 PET장치의 사용과 함께 양전자 방출핵종을 이용함으로서 세포의 기능학적 접근이 가능하게 되었으며, 새로운 표지화합물의 개발과 함께 인체의 질환에 대해 정확하고 다양한 진단정보를 얻을 수 있게 되었다.

이러한 SPECT와 PET를 이용한 영상진단기술은 동적 또는 정적인 면에서의 장기내의 정보를 상세하게 분석할 수 있게 하고 있으며 세포학적기능은 물론 생화학적 접근에 의한 정확한 분석도 가능하게 하고 있다. 또 X선 CT를 융합한 SPECT/CT, PET/CT 장치의 개발은 SPECT, PET영상에서의 단점을 X선 CT기술로 보완함으로써 영상의 해부학적 정확성을 더욱 향상시킬 수 있게 되었다. 그리고 PET/MRI에 의한 영상정보 획득방법은 또 다른 발전의 결과라고 하겠다.

핵의학에 쓰이는 방사성핵종은 1960년대까지는 ^{131}I가 대부분을 차지하였다. 그러나 ^{131}I는 베타선을 방출하여 불필요한 피폭을 유발하며 감마선 에너지가 높고 반감기가 길어서 임상 핵종으로 이상적이지 않았다. 1970년대에 ^{99m}Tc으로 표지된 방사성의약품이 이용되면서 ^{131}I를 대신하게 되었다. 1957년 스트랭(Strang)은 ^{99}Mo-^{99m}Tc 제네레이터 시스템(generator system)으로 영상 특성이 우수한 ^{99m}Tc은 각종 핵의학검사법을 개발하는데 크게 기여하였다.

1959년 버슨(Berson)과 얄로우(Yalow)에 의해 개발된 방사면역측정법(radioimmunoassay)으로 인해 체외검사 핵의학분야가 급속히 성장하였다. 그 이전에 체내 호르몬을 측정하는 검사법은 너무 어렵거나 예민도와 재현도가 낮았다. 이들이 개발한 방사면역측정법으로 미량의 체내 내분비 물질을 정밀하게 측정할 수 있게 되었다. 이후 이를 바탕으로 새로운 방사측정법 개발과 발전으로 각종 생물학적 물질의 측정과 임상진단 및 연구에 없어서는 안 될 중요한 도구가 되었다.

제 02 장 핵의학에서 필요한 물리

1 원자핵

조셉 존 톰슨(Joseph John Thomson)이 음극선 실험으로 전자를 발견한 이후, 원자핵을 처음 발견한 사람은 어니스트 러더퍼드(Ernest Rutherford)이다. 원자핵이 발견되고 원자구조가 밝혀진 이후 사람들은 원소들이 원자량과 원자번호가 비례하지 않는다는 것을 고민하게 되었다. 이 문제를 해결하는 방법으로 러더퍼드는 중성자를 예측했다. 원자핵은 양성자로만 구성되어 있지 않고 중성인 핵자가 존재한다는 것이다.

그 후 제임스 채드윅(James Chadwick)이 우주에서 날아오는 입자인 우주선(cosmic ray)에서 중성자를 발견하였다. 이후의 많은 실험을 통하여 중성자는 질량이 양성자와 같고 전하는 없으며 스핀은 1/2이라는 것을 알게 되었다.

그럼 다음으로 제기되는 의문은 어떻게 양전하와 중성 전하가 원자핵 안에서 결합될 수 있느냐는 것이었다. 이 문제의 해결을 위해서 일본의 유카와 히데키(Yukawa Hideki)는 짧은 거리에서 작용하는 핵력을 매개하는 입자인 중간자(meson)가 있다고 중간자 이론을 주장하였다.

2 핵력

세상을 움직이는 힘은 4가지가 있다고 생각하고 있다. 중력, 전자기력, 강핵력, 약핵력이다. 여기에서 원자핵물리와 관계있는 힘은 강핵력과 약핵력이다.

강한 상호작용은 양성자와 중성자를 결합시키는 중간자에 의한 결합력을 말한다. 최근 표준모형에서는 양성자, 중성자 등 무거운 페르미온(fermion)인 하드론(hadron)은 쿼크(quark)라는 기본 입자로 구성되어 있다고 알려져 있는데, 하드론의 기본 요소가 되는 쿼크는 글루온(gluon)이라는 매개입자로 묶여 있다. 이러한 메존과 글루온을 통해 결합된 핵자에 작용하는 힘이 강핵력이다.

1940년대까지만 하더라도 기본입자는 양성자, 중성자, 전자, 파이온(pion, pimeson) 정도였다. 그러나 이후 핵물리학이 발달하면서 산란실험의 에너지가 높아지게 되었는데 에너지가 높아질수록 새로운 입자들이 생성되고 소멸되면서 새로운 입자들이 매우 많아지게 되었다. 그러나 이렇게 많은 입자들을 모두 기본입자라고 하기에는 그 입자가 너무 많은 것이 문제였다.

이러한 문제를 해결하기 위해 1964년에 미국의 물리학자 머레이 겔만(Murray Gell- Mann)은 하드론의 입자는 쿼크라는 기본입자로 구성되어 있다는 쿼크모델을 제안하였다. 쿼크모델은 현대 표준모형의 중요부분으로써 1세대의 업(u, up quark)/다운(d, down quark) 쿼크, 2세대의 참(c, charm quark)/스트레인지(s, strange quark) 쿼크, 3세대의 탑(t, top quark)/바텀(b, bottom quark) 쿼크 모두 6가지가 있다. 이들 쿼크의 조합으로 모든 하드론입자가 만들어지게 되는데, 예를 들면 양성자는 업 쿼크 2개와 다운 쿼크 1개로 이루어져 있으며 중성자는 업 쿼크 1개와 다운 쿼크 2개로 이루어져 있다. 또한 하드론입자(중입자)와 대응해서 경입자인 렙톤이 있는데 표준모형에서 경입자는 전자/전자 중성미자, 뮤온/뮤 중성미자, 타우입자/타우 중성미자 이렇게 3쌍이 존재한다.

표 2-1. 쿼크의 종류

이름	기호	전하량(e)	정지 질량(MeV/c^2)
업(up)	u	+2/3	1.7~3.3
다운(down)	d	−1/3	4.1~5.8
참(charm)	c	+2/3	1180~1340
스트레인지(strange)	s	−1/3	80~130
톱(top)	t	+2/3	160800~174200
보텀(bottom)	b	−1/3	4110~4370

※ 쿼크에는 여섯 종류가 있으며, 반입자인 반쿼크까지 합하면 총 12종의 쿼크가 존재한다. 이를 1세대, 2세대, 3세대로 나눌 수 있다.

3 원자

모든 물질은 원자(atom)로 구성되어 있다. 원자의 중심에는 양전하를 가진 원자핵(nucleus)이 있으며, 그 주위를 음전하를 가진 전자(electron)들이 일정한 궤도로 돌고 있다. 전자들의 회전반경에 의해 원자의 크기가 결정될 수 있는데 그 크기는 대략 10^{-10} m 반경이다. 원자핵은 원자질량의 대부분을 차지하며 양성자(proton)와 중성자(neutron)들로 이루어져 있다. 원자핵의 크기는 핵의 종류에 따라 다르긴 하지만 반경은 10^{-14}~10^{-15} m 정도이다.

원자는 원자핵의 종류, 궤도전자의 수 또는 그 배열에 따라 분류한다. 여기서 양성자의 수를 원자번호(atomic number)로 불리며 Z로 나타낸다. 따라서 각 원소는 종류에 따라 고유의 원자번호를 가지며 원소의 화학기호는 원자번호와 같은 의미이다. 양성자의 질량은 전자의 약 1,840배이며 양자와 중성자의 질량은 거의 같다. 원자핵의 양성자 수와 원자핵의 주위를 돌고 있는 궤도전자의 수는 같아 원자 전체는 중성이다. 원자의 화학적 성질은 이 궤도전자의 수(양성자의 수)로 결정된다. 양성자와 중성자를 합한 수를 질량수(mass number)라 하여 A로 표시한다. 원자를 표시하는 데는 원소의 화학기호(X)에 원자번호(Z) 및 질량수(A)의 첨자를 붙인다.

$$^{A}_{Z}X$$

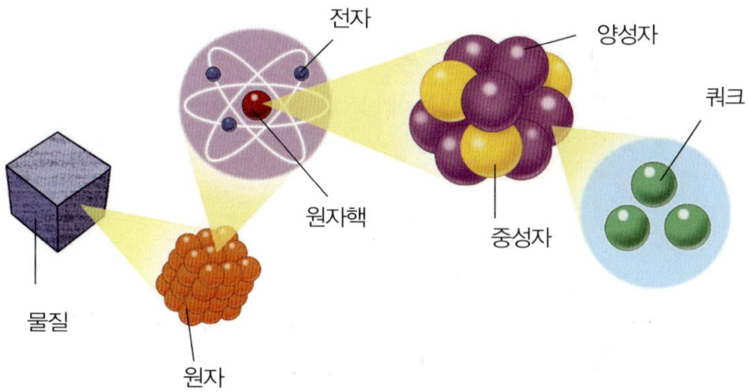

그림 2-1. 물질을 구성하는 입자

4 핵종의 종류

원자의 화학적 성질은 원소의 종류에 따라 정해진다. 하지만 원자의 물리적 성질은 원자번호뿐만 아니라 중성자의 수의 차이에 의해서도 달라진다. 다시 말해 양성자 수와 중성자 수가 다른 원자핵은 서로 다른 물리적 특성을 나타내는데 이를 핵종(nuclide)라고 한다. 핵종은 양성자와 중성자에 따라 다음과 같이 분류하기도 한다.

1) 동위원소

양성자 수가 같고 중성자의 수가 다른 원자핵들을 서로 동위원소(isotope)라고 한다. 즉 원자번호가 같으니 화학적 성질이 같고 질량수가 다른 핵종들이다. 동위원소는 안정된 동위원소(stable isotope)와 불안정한 동위원소(unstable isotope)로 나눌 수 있다. 불안정한 동위원소는 방사선을 방출하며 안정화되기 때문에 방사성동위원소(radioisotope : RI)라고 한다. 예를 들면 H(Hydrogen)에는 각각의 중성자 수가 다른 ^{1}H, ^{2}H, ^{3}H의 동위원소가 존재하는데 ^{3}H가 방사성동위원소이다. 또 Xe(Xenon) 예를 보면 ^{127}Xe, ^{129}Xe, ^{131}Xe, ^{133}Xe의 동위원소가 있고 ^{133}Xe이 방사성동위원소이다.

2) 동중원소

동중원소(isobar)란 질량수만 같고 양성자수, 중성자수가 다른 핵종을 말한다. ^{3}H와 ^{3}He, ^{57}Co와 ^{57}Fe 등이 그 예이다. 동중원소는 원자핵의 에너지 상태를 조사하는데 중요하다. β붕괴는 이들 핵종 사이에서 일어난다. 베타 붕괴가 일어나면 중성자가 양성자로 바뀌거나 양성자가 중성자로 바뀐다. 그러나 2종류를 합한 개수는 변하지 않기 때문에 붕괴 전 원소의 핵과 붕괴 후에 생기는 핵 모두가 서로 동중원소이다.

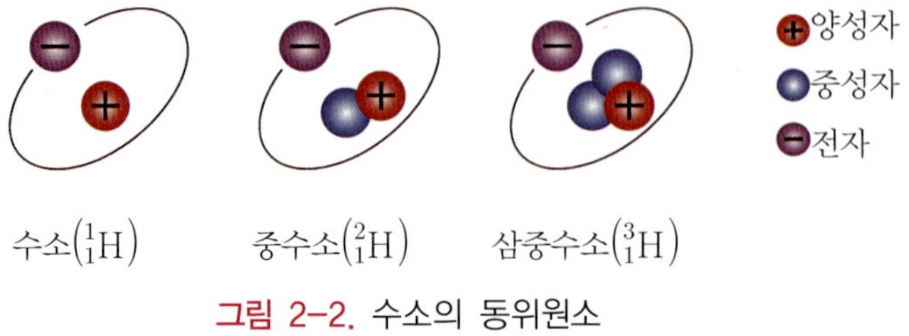

그림 2-2. 수소의 동위원소

3) 동중성자원소

동중성자원소(isotone)란 $^{15}_{7}N$, $^{16}_{8}O$와 같이 중성자수가 같고 양성자수, 질량수가 다른 핵종들을 말한다.

4) 핵이성체

핵이성체(isomer)란 다른 모든 특성은 서로 동일하고 단지 핵의 에너지 상태만 다른 핵종을 말한다. 다시 말해 양성자수와 중성자수가 같으나 한쪽의 원자핵이 들뜬 에너지 상태(준안정 상태 metastable state)에 있는 핵종을 이야기하는 것이다. 들뜬 에너지 상태의 핵에 질량수 뒤에 m을 붙여 구분하고 있다. ^{99}Tc와 ^{99m}Tc을 예로 들 수 있다. 들뜬 에너지상태의 ^{99m}Tc은 γ선을 방출하고 ^{99}Tc으로 된다. 인공 핵종에서 100여종의 핵이성체가 알려져 있다.

5 방사성붕괴

에너지 적으로 불안정한 원자핵은 변환과정을 거쳐 안정된 원자핵이 되려고 하는 성질이 있다. 이들이 변환하는 동안에 방사선을 방출하는데 이러한 성질을 방사능(radioactivity)이라고 한다. 방사능을 가진 핵종을 방사성원소(radioactive element) 또는 방사성핵종(radioactive nuclide)이라고 부른다. 방사능이라는 용어는 이와 같은 물질의 속성을 나타냄과 동시에, 그 세기도 표시한다.

변환(붕괴)을 일으키는 원래 핵종을 모핵종, 변환에 의해서 발생한 새로운 핵종을 자핵종이라 한다. 종류에 따라서는 다시 다음 변환을 일으키는 경우도 있다.

1) α 붕괴

에너지 적으로 불안정한 원자핵으로부터 양성자 2개, 중성자 2개를 방출하고 다른 핵종으로 변환되는 현상을 말한다. 붕괴하는 원자핵은 α입자(He 원자핵)를 방출하고 원자번호가 2, 질량수가 4만큼 감소한다. 천연 및 인공 방사성원소 가운데 원자번호가 비교적 높은(83 이상) 핵종에서만 볼 수 있는 현상이다.

$$^{226}_{88}Ra \rightarrow ^{222}_{86}Rn + ^{4}_{2}He(\alpha)$$

2) β 붕괴

원자핵 내의 양성자와 중성자의 비가 불균형하면 양성자와 중성자가 서로 교체됨에 의해서 핵의 에너지 상태가 안정되게 된다. 이를 β 붕괴라 하며 핵에서 β^-(negatron)이나 β^+ (positron)가 방출되거나 핵이 궤도전자를 포획하는 전자포획(electron capture)에 의해 다른 핵종으로 변환되는 현상이다.

(1) β^- 붕괴

중성자가 과잉인 원자핵은 중성자가 양성자로 변하며 음전자(negatron)와 반중성미자(antineutrino)를 방출하는 현상을 β^- 붕괴라고 한다. 이렇게 원자핵으로부터 방출된 전자를 β입자라 하고 β입자의 흐름이 β선이다.

$${}^{1}_{0}\mathrm{n} \rightarrow {}^{1}_{1}\mathrm{P} + \beta^- + \bar{\nu}$$

β^- 붕괴로 양성자가 1개 증가하고 중성자가 1개 감소한 원자핵으로 되기 때문에 원자번호가 1 증가하고 질량수는 변하지 않는다. 원자로 생성 핵종에 많다.

$${}^{32}_{15}\mathrm{P} \rightarrow {}^{32}_{16}\mathrm{S} + \beta^- + \nu$$

(2) β^+ 붕괴

β^+ 붕괴란 양성자가 과잉인 원자핵에서 양성자가 중성자로 변하며, 이때 고속의 양전자(positron)인 β^+선과 중성미자(neutrino)를 방출하는 현상이다. 중성자가 1개 증가하고 양성자가 1개 감소한 원자핵으로 되므로 원자번호가 1 감소하고 질량수는 변하지 않는다.

$${}^{1}_{1}\mathrm{P} \rightarrow {}^{1}_{0}\mathrm{n} + \beta^+ + \nu$$

$${}^{15}_{8}\mathrm{O} \rightarrow {}^{15}_{7}\mathrm{N} + \beta^+ + \nu$$

양전자는 자연계에서 정지 상태로는 존재할 수 없다. 일단 운동에너지를 잃은 양전자는 주변의 음전하(전자)와 결합하여 소멸반응(annihilation reaction)하면서 180° 반대방향으로 0.511MeV 에너지를 가진 2개의 전자파를 방출한다. 이것을 소멸방사선이라고 한다. 이 반응은 핵의학에서 양전자단층촬영(positron emission tomography, PET)의 원리로 이용하고 있다.

(3) 전자포획

에너지가 부족할 경우에는 원자핵내의 양자가 궤도전자를 포획하여 중성자로 바뀌는 전자포획(electron capture)이 β^+ 붕괴와 경합하여 일어난다. 전자포획은 주로 핵에 가장 가까운 K궤도전자를 포획하여 일어나기 때문에 K전자포획이라고도 부른다. 전자포획이 일어나면 양전자붕괴와 마찬가지로 원래의 원자핵보다 양자가 1개 감소하고 중성자가 1개 증가한다. 그리고 전자포획으로 생성된 원자는 K전자가 부족한 여기상태로 천이되어 이어서 특성X선 또는 오저(auger)전자방출을 행한다.

$$^{1}_{1}\mathrm{P} + e^{-} \rightarrow {}^{1}_{0}\mathrm{n} + \nu$$

3) γ 전이

원자핵이 α 붕괴, β 붕괴를 하거나 고속입자와의 충돌 등에 의해서 핵의 여기상태(excited state)가 형성되면, γ 전이(gamma transition)에 의한 전자기파의 방출, 내부전환(internal conversion) 또는 내부 쌍생성(internal pair production) 등의 형태로 여기상태의 잉여 에너지를 방출한다.

(1) 핵이성체 전이

γ 전이에 의해 방출되는 γ선은 원자에서 방출되는 빛의 스펙트럼처럼 선 스펙트럼(line spectrum)을 가지므로 핵도 불연속적인 에너지 준위를 가짐을 알 수 있다.

γ 전이가 일어나는 대부분의 핵에서는 10^{-9}~10^{-13}초 정도로 단시간에 γ선을 방출하여 안정한 원자핵으로 된다. 그러나 어떤 핵들은 여기상태에서 비교적 오랫동안 머물러 있을 수 있어 γ 전이의 반감기가 10^{-8}초에서 수년에 이르는 것도 있다. 이것을 핵이성체 전이(isometric transition)라 하여 구별하고 있다.

핵이성체는 원자번호, 질량수가 같으며 에너지 상태만이 다르다. 따라서 에너지 준위가 높은 것의 질량수 뒤에 ^{99m}Tc, ^{137m}Ba와 같이 m(metastable)을 붙여 구별한다.

$$^{99m}_{43}\mathrm{Tc} \rightarrow {}^{99}_{43}\mathrm{Tc}$$

(2) 내부전환

여기상태에 있는 원자핵이 γ선을 방출하는 대신 나머지 에너지를 궤도전자에 주고 그 전자를 원자 밖으로 축출하는 것을 내부전환(internal conversion)이라고 하며 이 전자를 내부전환전자라고 한다. 내부전환에 의해 잃은 궤도전자는 원자핵 가까이 있는 내각전자가 부분이다. 내각에서 일어난

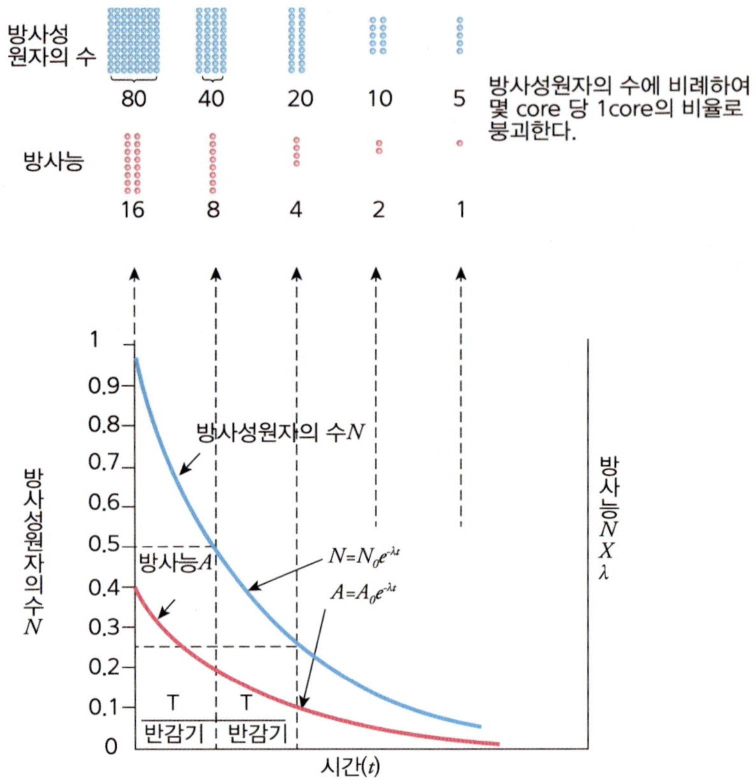

그림 2-3. 방사성붕괴의 지수법칙

전자의 공위는 외각의 전자에 의해 채워진다. 이때 궤도전자 에너지 준위의 차에 상당하는 에너지가 특성 X선으로 방출된다.

(3) 내부 쌍생성

γ 전이로 방출되는 에너지가 $2m_0c^2 = 1.02$ MeV 이상인 경우에는 핵 내부에서 음양 전자쌍을 생성할 수 있게 된다. 이것을 내부 쌍생성(internal pair production)이라고 한다.

6 방사성동위원소의 붕괴법칙

방사성동위원소는 α 붕괴나 β 붕괴 또는 자발핵분열을 하여 다른 핵종으로 변환된다. 이 변환과정에서 방사성핵종은 그 수가 점차적으로 줄어들게 된다.

1) 방사성붕괴의 지수법칙

방사성붕괴는 개개의 원자에 대해서 우발적으로 일어나므로 통계적으로 예측하여야 한다. 따라서 통계적 이론에 기초하여 붕괴법칙을 유도할 수 있다. 지금 불안정한 원자핵이 N개 존재하면, 단위 시간 안에 붕괴를 일으키는 원자의 수 dN은 N에 비례하므로

$$\frac{dN}{dt} = -\lambda N$$

으로 된다. 이때 비례상수 λ를 붕괴상수(decay constant)라고 한다.

이 식을 변형하여 대수를 취하여 풀어 붕괴하는 핵의 수 N을 구하면

$$N = N_0 e^{-\lambda t}$$

을 얻게 된다. 즉 방사성동위원소는 시간이 지남에 따라 지수함수적으로 붕괴함을 알 수 있다.

2) 반감기

방사성동위원소의 붕괴에서 붕괴상수λ는 물리화학적으로 변화하지 않는 방사성 핵종의 고유의 값이다. 붕괴상수는 반감기(half life)와 평균수명(average life)으로 다르게 표현되기도 한다.

방사성핵종의 원자수가 붕괴에 의해서 반으로 감소되기까지 걸리는 시간을 반감기(T)라고 한다. 방사성붕괴의 지수법칙에서 반감기를 구하면

$$T = \frac{\ln 2}{\lambda} = \frac{0.693}{\lambda}$$

이 된다.

또 평균수명 τ는 붕괴하는 핵종들의 수명을 평균하는 값이므로

$$\tau = \frac{1}{N\int_{t=0}^{t=\infty} N dt} = \frac{1}{\lambda}$$

계산을 하면 붕괴상수 λ의 역수임을 알 수 있다.

생체는 생리 대사 등의 영향에 의한 생물학적인 감쇄에 의해 체내의 방사능량도 감소한다. 생체에 방사성의약품을 투여하여 검사가 진행되는 핵의학에서는 물리학적인 감쇠(물리학적 반감기,

physical half life, Tp) 뿐만 아니라 생물학적인 감쇠(생물학적 반감기, biological half life, Tb)를 함께 고려하여야 한다. 이 양자가 고려된 반감기를 유효반감기(effective half life, Teff)로 나타낸다.

$$T_{eff} = \frac{T_p \times T_b}{T_p + T_b}$$

3) 방사평형

방사성 핵종 A(모핵종)가 핵종 B(자핵종)로, 다시 핵종 C(손핵종)로 연속붕괴할 경우에 모핵종의 반감기가 자핵종의 반감기 보다 길면 어느 일정시간이 지나면 모핵종과 자핵종의 원자수 및 방사능의 비가 일정해지는 것을 방사평형(radioactive equilibrium)이라고 한다. 모핵종과 자핵종의 붕괴상수를 각각 λ_1, λ_2라고 하면 $\lambda_2 > \lambda_1$의 경우는 과도평형(transient equilibrium)이 되며, $\lambda_2 \gg \lambda_1$인 경우는 영구평형(secular equilibrium)이 된다.

표 2-2. 주요 핵종의 물리적 반감기

방사성핵종	반감기	에너지(keV)
^{131}I (β, γ)	8.1d	364
^{123}I (γ)	13h	159
^{125}I (γ)	60d	35
^{99m}Tc (γ)	6h	140
^{133}Xe (γ)	5.3d	88
^{201}Tl (γ)	73h	135, 167
^{67}Ga (γ)	78h	93, 184
^{111}In (γ)	67h	173
^{51}Cr (γ)	27.8d	320
^{32}P (β)	14.3d	695
^{90}Y (β)	64h	2270
^{11}C (β^+)	20m	511
^{13}N (β^+)	10m	511
^{15}O (β^+)	2m	511
^{18}F (β^+)	110m	511

(1) 과도평형

연속붕괴의 경우 모핵종, 자핵종의 붕괴상수를 각각 λ_1, λ_2로 하고 시간 t의 원자수를 각각 N_1, N_2로 하면 다음의 관계가 성립한다.

$$\frac{dN_1}{dt} = -\lambda_1 N_1, \quad \frac{dN_2}{dt} = \lambda_1 N_1 - \lambda_2 N_2$$

$\lambda_2 > \lambda_1$인 경우, 위의 관계에서 다음 식이 얻어진다.

$$\frac{N_2}{N_1} = \frac{\lambda_1}{\lambda_2 - \lambda_1}$$

t가 어느 정도 커지면 모핵종, 자핵종의 원자수 비는 일정하게 되며 모핵종, 자핵종의 원자수는 언제나 모핵종의 반감기에 따라서 감소한다. 양 핵종의 방사능 강도의 비는

$$\frac{\lambda_2 N_2}{\lambda_1 N_1} = \frac{\lambda_2}{\lambda_2 - \lambda_1}$$

로 된다. 이런 경우 모핵종, 자핵종은 과도평형에 있다고 한다.

이 방사평형성질을 이용하여 모핵종에서 생성되는 자핵종을 반복 추출하는 것을 밀킹(milking method)이라고 한다. 밀킹으로 짧은 반감기의 핵종을 긴 기간에 걸쳐 얻을 수 있게 한다. $^{99}Mo-^{99m}Tc$, $^{113}Sn-^{113m}In$, $^{42}Ar-^{42}K$ 등의 예가 있다.

(2) 영구평형

모핵종과 자핵종이 $\lambda_2 \gg \lambda_1$인 경우는 다음 식이 얻어진다.

$$\frac{N_2}{N_1} = \frac{\lambda_1}{\lambda_2} \text{ 또는 } \lambda_1 N_1 = \lambda_2 N_2$$

t가 어느 정도 크게 되면 모핵종, 자핵종의 원자수의 비는 λ_2와 λ_1의 비로 되며, 모핵종, 자핵종의 방사능 세기는 같게 된다. 이러한 경우, 모핵종, 자핵종은 영구평형에 있다고 말한다.

$$^{226}_{86}\mathrm{Ra} \xrightarrow[1.622y]{\alpha} {}^{222}\mathrm{Rn} \xrightarrow[3.83d]{\alpha} {}^{218}_{82}\mathrm{Po}$$

7 방사선의 양과 단위

1) 에너지의 단위

물리적 에너지는 일을 할 수 있는 능력이다. 국제단위계(The International System of Units: SI)에서는 J(joule)로 나타낸다. 에너지의 단위는 힘의 단위와 거리의 단위의 곱으로 표현된다. 1 J=1 kg · m^2/s^2가 된다.

원자물리학이나 소립자물리학에서는 입자의 질량이 매우 작아서 J보다 작은 에너지 단위인 eV(전자볼트, electron Volt)를 사용한다. 1 eV는 전자가 1 V의 전위차에 의해서 가속될 때 얻는 운동에너지로 하고 있다. 에너지의 기본단위 J로는 다음과 같다.

$$1\ \mathrm{eV} = 1.6 \times 10^{-19}\ \mathrm{J}$$

2) 방사능의 단위

방사능의 단위는 SI단위로는 Bq(Becquerel)를 사용한다. 1 Bq은 1초당 붕괴수(dps, disintegration per second)로 나타낸다. Bq을 사용하기 전에는 특수단위인 Ci(Curie)를 사용하여 왔다. 1 Ci는 ^{226}Ra 1 g의 방사능으로 기준하였다. ^{226}Ra 1 g의 방사능을 구하면 3.7×10^{10} dps 가 된다.

$$1\ \mathrm{Bq} = 1\ \mathrm{dps}$$
$$1\ \mathrm{Ci} = 3.7 \times 10^{10}\ \mathrm{Bq}$$

3) 방사선량

(1) 조사선량

조사선량은 X(γ)선이 공기 중에 조사되었을 경우에 조사의 강도를 공기의 전리 정도로 나타낸다. 조사선량의 단위는 R(Roentgen)로 표시하며, SI단위로는 C/kg으로 하고 있다.

$$1\ \mathrm{R} = 2.58 \times 10^{-4}\ \mathrm{C/kg(air)}$$

(2) 흡수선량

물질의 단위 질량 당 방사선으로부터 부여되어 흡수된 에너지를 흡수선량이라고 한다. 단위로는 Gray(Gy)가 사용되고 있으며, 1 Gy는 물질 1 kg 중에 1 J의 에너지가 흡수되었을 때의 흡수선량이다. 흡수선량은 방사선의 종류, 물질의 종류에 관계없이 사용되나 흡수물질은 명확하게 구분하여 기록한다. 흡수선량의 단위로 rad를 사용하였으나 현재는 Gy를 사용한다. 100 rad는 1 Gy와 같다.

표 2-3. 방사선 가중계수[1)]

방사선유형	방사선가중치(W_R)
광자[2)]	1
전자[2)] 또는 뮤온[2)]	1
양성자 및 하전파이온[3)]	2
알파입자, 핵분열 파편, 중이온	20
중성자	중성자에너지의 연속함수[4)]

1) 모든 값은 인체에 입사하는 방사선 또는 체내 방사성핵종에서 방사되는 방사선에 관련된다.
2) 광자, 전자, 뮤온은 LET값이 10 keV/μm 미만인 저 LET방사선이다.
3) 전자 273개의 질량(양성자 질량의 1/7)에 해당하며 고에너지의 양성자(1차 우주선)와 대기와의 핵반응으로 생성되며, 항공승무원이나 승객의 피폭에 기여한다.
4) 중성자에 대한 방사선가중치의 계산을 위해 중성자에너지에 대한 연속함수 En(MeV)을 권고한다.

$$W_R = \begin{cases} 2.5 + 18.2e^{-[\ln(E_n)]^2/6} & (E_n < 1MeV) \\ 5.0 + 17.0e^{-[\ln(E_n)]^2/6} & (1MeV < E_n < 50MeV) \\ 2.5 + 3.25e^{-[\ln(0.04E_n)]^2/6} & (E_n < 50MeV) \end{cases}$$

표 2-4. 조직가중계수(W_T)

조 직	W_T	ΣW_T
적색 골수, 결장, 폐, 위, 유방, 잔여조직[1)]	0.12	0.72
생식선	0.08	0.08
방광, 식도, 간, 갑상선	0.04	0.16
골 표면, 뇌, 침샘, 피부	0.01	0.04
합 계		1.00

1) 잔여조직: 부신, 흉외기도, 쓸개, 심장, 신장, 림프절, 근육, 구강점막, 췌장, 소장, 비장, 흉선, 전립선(♂), 자궁/자궁경부(♀)

$$1\ \text{Gy} = 1\ \text{J/kg} = 100\ \text{rad}$$

(3) 등가선량

동일한 흡수선량이라고 하더라도 생물학적 영향이 방사선의 종류와 에너지에 따라 다르게 나타나므로, 동일한 상대적 평가를 위해 흡수선량에 방사선가중계수를 고려하여 보정한 선량을 등가선량이라고 한다. 등가선량의 단위로는 rem을 사용하였으나 흡수선량의 단위를 Gy를 사용함에 따라 Sv(Sievert)를 사용한다.

$$1\ \text{Sv} = 100\ \text{rem}$$

(4) 유효선량

인체 내 조직간 선량분포에 따른 위험 정도를 하나의 양으로 나타내기 위하여 각 조직의 등가선량에 해당 조직의 조직가중계수를 곱하여 이를 모든 조직에 대해 합산한 양을 말한다. 유효선량의 단위로도 Sv가 사용된다.

4) 국제단위계(SI) 접두어

명 칭	기 호	크 기
peta	P	10^{15}
tera	T	10^{12}
giga	G	10^{9}
mega	M	10^{6}
kilo	k	10^{3}
hecto	h	10^{2}
deka	da	10^{1}
deci	d	10^{-1}
centi	c	10^{-2}
milli	m	10^{-3}
micro	μ	10^{-6}
nano	n	10^{-9}
pico	p	10^{-12}
femto	f	10^{-15}

제 03 장 방사성의약품

RADIOPHARMACEUTICALS

1 방사성의약품이란

일반적으로 의약품이라고 하면, 약국이나 편의점에서 구입할 수 있는 일반의약품과 의사의 처방에 의해 약국에서 구입하는 전문의약품으로 구분할 수 있다. 이 두가지를 간단하게 구분 짓는다면, 전문의약품은 약의 선택과 복용결과에 대한 책임이 의사에 있고, 일반의약품은 자신 스스로가 책임지는 것으로 말할 수 있다.

방사성의약품은 의사의 처방에 의해 환자에 투여되는 전문의약품이기 때문에, 환자에 발생될 수 있는 결과에 대해 의료행위 담당자들에게 책임이 있기 때문에 신중하게 수행되어야 한다.

방사성의약품은 의약품의 큰 범위 안에 속하는 의약품의 한가지로, WHO(국제보건기구)에서는 의약품을 사용자의 이익을 위해서 생리적 시스템 또는 질병상태를 변화시키거나 검토하기 위해서 사용되는 모든 물질이라고 정의하고 있다.

국내에서는 의약품등의 품목허가·신고·심사 규정(식품의약품안전처고시 제 2019-26호)에서 "방사성의약품"을 다음과 같이 정의하고 있다.

"방사성동위원소를 함유하여 제조된(환자투여시 동위원소를 표지하여 사용하는 cold vial을 포함한다) 질병의 진단, 치료 등의 목적으로 사용되는 의약품을 말한다."

비방사성의약품(이하 의약품)과 방사성의약품의 큰 차이는 투여량(Dose)과 방사성동위원소 함유에 있다. 의약품의 투여량은 mg 단위로 복용의 양을 화학적 양으로 표시하지만, 방사성의약품은 방사능 단위인 Bq 또는 Ci로 표시한다. 그 이유는 방사성의약품의 효능·효과는 투여되는 물질의 화학적 양에 의한 것이 아니라, 투여되는 방사능의 양에 의해 나타나기 때문이다. 방사성의약품의 성분 중 약리작용을 나타내는 화합물의 화학적 양은 방사성동위원소를 함유하기 위한 최소의 양이 사용되며, 일반적으로 약리효과 미만의 미량이 사용된다.

2 방사성의약품의 특징

방사성의약품은 2가지 관점으로 나누어 볼 수 있다. 첫번째는 방사성동위원소의 특징인 방사선 방출의 관점이고, 두번째는 인체내로 들어가 생리시스템에서 구조특성에 따라 달라지는 흡수·분포·대사·배설되는 의약품의 관점이다.

1) 방사성동위원소(방사성핵종)

동위원소 중에 방사능이 있는 것을 방사성동위원소라고 하며, 이와 같이 에너지상태가 불안정한 원자핵을 가진 원자를 방사성핵종이라고 한다. 방사성핵종은 방사선의 형태로 에너지를 방출하면서 안정한 핵종으로 변화한다.

방사성 핵종에 따라 방출되는 방사선의 에너지와 형태가 다르며, 이에 따라 진단이나 치료용 목적의 방사성핵종으로 구별된다.

진단용 방사성동위원소로는 ^{11}C, ^{18}F, ^{51}Cr, ^{67}Ga, ^{99m}Tc, ^{111}In, ^{123}I, ^{201}Tl 등이 있으며, 치료용 방사성동위원소로는 ^{89}Sr, ^{90}Y, ^{131}I, ^{153}Sm, ^{166}Ho, ^{177}Lu, ^{223}Ra 등이 있다.

진단용과 치료용 방사성동위원소로 구분하는 기준은 아래 표와 같이 주요 방사선이 감마선이냐 아니면 알파선 또는 베타선이냐에 따라 이루어졌다.

다른 기준으로 나눈다면, 원자로 생산핵종과 가속기생산핵종으로도 구분할 수도 있다. 몇몇의 예외가 있기는 하나 가속기 생산핵종은 물리적 반감기가 2시간 이내로 짧은 편에 속해 생산 당일에

표 3-1. 방사성의약품의 주요 방사성동위원소(2015 품목대장 중 품목허가수 기준)

방사성동위원소	주요 방사선(MeV)		물리적 반감기	사용 목적
	감마선	알파 또는 베타선		
^{99m}Tc	0.141		6 시간	진단
^{18}F	0.511	양전자방출	110 분	진단
^{131}I	0.364	베타 0.606	8 일	진단, 치료
^{201}Tl	0.071		73 시간	진단
^{67}Ga	0.093, 0.185		78.3 시간	진단
^{123}I	0.159		13 시간	진단
^{51}Cr	0.32		27.7 일	진단
^{111}In	0.171, 0.245		2.81일	진단
^{89}Sr		베타 1.49	50.57일	치료
^{223}Ra		알파 5.979	11.43일	치료

사용되거나, 가속기가 설치되어 있는 근처에서 생산되어 사용된다.

표를 보면 진단용은 감마선을 이용하고, 치료용은 베타선을 이용한다는 것을 알 수 있다.

2) 의약품(cold vial 포함)

방사성의약품 중에는 방사성동위원소가 함유된 의약품 표지화합물이 대부분이지만, 방사성동위원소 그 자체를 투여하여 방사성의약품으로 사용하는 경우도 있다(대표적으로 I-131 갑상선 치료). 이 경우는 방사성동위원소의 흡수·분포·대사·배설 특성이 의약품의 역할을 하기 때문이다.

특히, 인체내 투여 후 시간경과에 따라 의약품의 분자량, 이온화 정도, 조직 선택결합성 등에 따라 분포되는 양상 차이가 방사성의약품의 진단 및 치료 목적을 결정짓는다.

방사성의약품에서 의약품의 양은 의약품의 약효나 독성을 나타내지 않는 미량을 사용하는데, 그 이유는 의약품이 방사성동위원소와 결합하여 인체내 이동능력을 부여하고 방사성동위원소의 방사능양이 약효를 결정짓기 때문이다.

표 3-2. 대한민국 약전 기재 방사성의약품 목록

방사성의약품 목록	일반명	투여 경로	주적응증
과테크네튬산나트륨(^{99m}Tc)주사액제너레이터 SodiumPertechnetate(^{99m}Tc)InjectionGenerator	^{99}Mo−^{99m}Tc Generator		테크네튬 주사액 조제용
과테크네튬산나트륨(^{99m}Tc)주사액 SodiumPertechnetate(^{99m}Tc)Injection	$^{99m}TcO_4^-$	정맥	혈관, 갑상선 등의 영상
디메르캅토숙신산 Meso-2,3-dimercaptosuccinicAcid	DMSA cold kit 주성분		신장영상
디메르캅토숙신산테크네튬(^{99m}Tc)주사액 Technetium(^{99m}Tc)DimercaptosuccinicAcidInjection	^{99m}Tc-DMSA	정맥	신장영상
메틸렌디포스폰산 MethylenediphosphonicAcid	MDP cold kit 주성분		뼈영상
메틸렌디포스폰산테크네튬(^{99m}Tc)주사액 Technetium(^{99m}Tc)MethylenediphosphonicAcidInjection	^{99m}Tc-MDP	정맥	뼈영상
세스타미비 Sestamibi	MIBI cold kit 주성분		심장영상
헥사키스(2-메톡시이소부틸이소니트릴테크네튬(^{99m}Tc)주사액 Hexakis(2-methoxyisobutylisonitril)Technetium(^{99m}Tc) Injection	^{99m}Tc-MIBI	정맥	심장영상
엑사메타짐 Exametazime	HMPAO cold kit 주성분		혈류영상
테크네튬대응집인혈청알부민(^{99m}Tc)주사액 Technetium(^{99m}Tc)HumanAlbuminMacroaggregated Injection	^{99m}Tc-MAA	정맥	폐영상

방사성의약품 목록	일반명	투여 경로	주적응증
테트로포스민설포살리실산염 TetrofosminSulfosalicylate	Tetrofosmin cold kit 주성분		심장영상
피로인산테크네튬(^{99m}Tc)주사액 Technetium(^{99m}Tc)PyrophosphateInjection	^{99m}Tc-PYP	정맥	뼈, 심장영상
피트르산나트륨 SodiumPhytate	Phytate cold kit 주성분		뼈, 심장
피트산테크네튬(^{99m}Tc)주사액 Technetium(^{99m}Tc)PhytateInjection	^{99m}Tc-Phytate	정맥	간담도 영상
히드록시메틸렌디포스폰산테크네튬(^{99m}Tc)주사액 HydroxymethylenediphosphonicAcidInjection	^{99m}Tc-HMDP	정맥	뼈영상
2-데옥시-2-플루오로-D-글루코스(^{18}F)주사액 2-Deoxy-2-fluoro-D-glucose(^{18}F)Injection	^{18}F-FDG	정맥	종양영상
시트르산갈륨(^{67}Ga)주사액 Gallium(^{67}Ga)CitrateInjection	^{67}Ga-Citrate	정맥	염증영상
염화탈륨(^{201}Tl)주사액 Thallium(^{201}Tl)ChlorideInjection	^{201}TlCl	정맥	심장영상
3-요오드벤질구아니딘(^{131}I)주사액 3-Iodobenzylguanidine(^{131}I)Injection	^{131}I-MIBG	정맥	신경절영상 및 치료
요오드히푸르산나트륨(^{131}I)주사액 SodiumIodohippurate(^{131}I)Injection	^{131}I-hippuran	정맥	신장영상 및 치료
요오드화나트륨(^{131}I)액 SodiumIodide(^{131}I)Solution	^{131}I	경구	갑상선 영상 및 치료
요오드화나트륨(^{123}I)주사액 SodiumIodide(^{123}I)Injection	^{123}I	정맥	갑상선영상
요오드화나트륨(^{131}I)캡슐 SodiumIodide(^{131}I)Capsule	^{131}I	경구	갑상선 영상 및 치료
N-이소프로필-4-요오도암페타민(^{123}I)염산염주사액 N-Isopropyl-4-iodoamphetamine(^{123}I) HydrochlorideInjection	^{123}I-iodoamphetam ine(IMP)	정맥	혈류영상
인산나트륨(^{32}P)액 SodiumPhosphate(^{32}P)Solution		경구	뼈, 악성종양
제논(^{133}Xe)주사액 Xenon(^{133}Xe)주사액		정맥	혈류영상
크롬산나트륨(^{51}Cr)주사액 SodiumChromate(^{51}Cr)Injection		정맥	순환혈액량 측정

3 의약품의 제조와 조제

제조와 조제를 간단하게 구별하자면, 제조는 제약회사에서 생산되어 설명서와 함께 판매되는 완제의약품이고, 조제는 약국에서 약사가 처방전에 따라 제약회사가 생산한 약을 판매하는 행위라고 볼 수 있다.

1) 제조

약사법에서 규정하는 내용을 중심으로 설명하자면, 제조는 포장 및 표시작업을 포함하여 의약품을 생산하기 위하여 하는 모든 작업을 의미하며 구체적 표현으로 "의약품 제조를 업으로 하려는 자는 대통령령으로 정하는 시설 기준에 따라 필요한 시설을 갖추고, 보건복지부령으로 정하는 바에 따라 식약처장의 허가를 받아야 한다"라고 되어 있다.

또한 의약품 제조를 하기 위하여서는 판매하고자 하는 의약품의 "품목허가"를 승인받아야 한다. 품목허가를 받기위해서는 해당 의약품의 1) 안전성·유효성심사자료 2) 기준 및 시험방법 심사자료 3) GMP 평가자료가 필요하다.

방사성의약품의 경우 제조되어 공급되는 것은 FDG, ^{99}Mo−^{99m}Tc Generator, Cold vials 등이 있다.

*** GMP(Good Manufacturing Practice): 품질이 보장된 우수한 의약품을 제조 공급하기 위하여 제조소의 구조설비를 비롯하여 의약품의 원료자제 등의 구입부터 제조 포장 등 모든 공정관리와 출하에 이르기까지 제조 및 품질관리전반에 걸쳐 지켜야 할 사항을 규정.

2) 조제

의약품의 조제는 일정한 처방에 따라서 두가지 이상의 의약품을 배합하거나 한가지 의약품을 일정한 분량으로 나누어서 특정한 용법에 따라 특정된 질병을 치료하거나 예방하는 등의 목적으로 사용하도록 약제를 만드는 것이라고 약사법에 정의되어 있다.

조제의 책임에 대해서는 이렇게 되어 있다. 약사는 의사 또는 치과의사의 처방전에 따라 의약품을 조제하여야 하고, 의사가 의약품을 직접 조제할 수 있다고 되어 있다. 여기에서 의사가 직접하는 경우는 의료기관 내에서 "원내조제"하는 경우로 약사가 조제실에서 하는 경우와 그외 공간에서 의사가 직접해야한다는 규정에 의한 것이다.

핵의학 분야에서 대표적인 조제는 ^{99}Mo−^{99m}Tc Generator에서 용출시킨 sodium pertechnate (Na^{99m}TcO$_4^-$)액을 cold vial에 넣어서 방사성표지과정을 들 수 있다. 이 경우는 방사선구역내에서 핵의학 의사의 감독하에서 행하는 원내조제의 경우로 볼 수 있다.

3) 조제실제제

식품의약품안전처 고시에서 조제실제제는 내원환자의 미래수요를 예측하여 필요한 환자에게 신속 정확하게 조제 또는 투약할 목적으로 식품의약품안전처장이 안전성·유효성을 인정한 약품을 일정한 함량 또는 용량단위의 형태(제제)로 가공한 것으로 의사의 처방에 의해 사용하는 제제를 말한다.

핵의학분야의 경우 원내조제의 개념으로 반감기가 짧은 ^{11}C, ^{15}O 등의 PET 방사성의약품들이 해당 병원의 관할 보건소에 신고를 통해 할 수 있도록 되어 있다.

4 방사성동위원소 그리고 방사성의약품

핵의학 진료에서 골 신티그래피에 사용하고 있는 ^{99m}Tc-MDP, ^{99m}Tc-HMDP의 이용 빈도가 가장 많고, 방사성옥소와 $^{99m}TcO_4^-$를 이용한 갑상샘 검사 그리고 심근·종양에 사용하는 $^{201}TlCl$, 종양 신티그래피의 ^{67}Ga-citrate 등이 이용되고 있다. ^{99m}Tc은 반감기 6시간, β^-선을 방출하지 않으며, 신티카메라에 적합한 140 keV의 γ선, 피폭선량이 적고, 다량투여가 가능하며, 해상력이 우수한 선명한 영상을 얻을 수 있으며, 동태검사도 용이하다. 또한 Generator가 있으면 표지하기 쉽기 때문에 표지화합물의 합성도 간단하며, 친핵종인 ^{99}Mo의 반감기가 66시간이기 때문에 원격지에도 공급이 가능하여 이용하기 쉽다. 이러한 이유 때문에 $^{99m}TcO_4^-$와 그 화합물의 이용은 핵의학 진료의 표적인 핵종이다. ^{99}Mo은 β^-선을 방출하여 $^{99m}TcO_4^-$로, $^{99m}TcO_4^-$는 γ선을 방출하여 ^{99}Tc로, ^{99}Tc는 반감기 2.14×10^5년으로 β^-선을 방출하여 안정한 ^{99}Ru으로 된다.

앞에서 기술한 것처럼, 방사성의약품은 방사성동위소를 함유하여 제조된 질병의 진단, 치료 등의 목적으로 사용되는 의약품을 의미하기 때문에 방사성동위원소는 방사성의약품의 특수성을 갖게 하는 중요한 핵심이다.

방사성동위원소는 양성자의 수가 같은 동위원소 중에 방사능이 있는 것을 말하며, 이러한 불안정한 원자핵을 가진 원자를 방사성핵종이라고 한다. 방사성 핵종은 감마선이나 다른 아원자 입자(베타선, 알파선 등)를 방출하며 방사성 감쇠를 하게 된다.

의료에 사용되는 대부분의 방사성동위원소는 인공적으로 만들어지는 경우에 해당되며, 오늘날에는 1) 원자로나 2) 입자가속기(싸이클로트론 등)에서 만들어진다.

1) 원자로

(1) 핵분열반응

자연계에 존재하는 우라늄은 우라늄-238(99.3%), 우라늄-235(0.7%), 극소량의 우라늄-234로 구성되어 있다.

우라늄 동위원소 중에서 우라늄-235는 느린 속도의 중성자(열중성자)와 만나면 불안정하게 되어 핵분열 반응을 일으킨다. 이때 크립톤-85(^{85}Kr), 제논-135(^{135}Xe) 또는 바륨-141(^{141}Ba)과 같은 핵분열 생성물이 나오고, 2개 내지 3개의 중성자와 더불어 커다란 열에너지를 방출한다. 이 열에너지는 반응 전에 비해 반응 후에 총 질량이 약간 줄어드는데, 이러한 질량의 차이가 에너지로 변환된 것이다.

원자로 또는 핵반응로는 핵분열반응을 발생시키는 장치이며, 동시에 연쇄반응(chain reaction)을 조절한다.

핵분열반응을 통해 발생하는 많은 열에너지를 조절하며 핵분열반응의 속도를 조절하고 방사선 및 방사성 물질이 반응로 외부로 나가지 못하도록 차폐되어야 한다. 원자로에서 발생되는 핵분열반응의 산물로 발생되는 열에너지를 전기에너지로 전화하는 곳이 원자력발전소이다.

핵분열반응시에 열에너지 외에 중성자가 발생되는데, 이 중성자를 이용하여 방사성동위원소를 만들 수 있다.

원자로에서 생산되는 방사성핵종은 중성자과잉핵종이 된다.

[예] $^{59}_{27}Co + ^{1}_{0}n = ^{60}_{27}Co + \gamma$, $^{59}_{27}Co(n,\gamma)^{60}_{27}Co$ (중성자 과잉핵종)

^{59}Co는 질량수가 1증가하여 ^{60}Co로 되는데 원자번호는 변하지 않는다.

Target의 핵종을 앞에, 반응 후의 변환 핵종을 뒤에 그 사이의 ( ) 안에 조사방사선과 발생방사선을 표시한다. 본 반응에 의한 생산 핵종은 대부분의 경우 β-붕괴를 한다.

^{60}Co는 미반응의 안정핵종 ^{59}Co가 다량으로 혼성되어 있기 때문에 양자의 분리는 상당히 어려우며, 본 반응은 비방사능(방사성핵종+담체, Bq/g)이 낮으나 낮은 가격으로 많은 양을 구입할 수 있다.

이 (n, γ)반응에 의해 생성한 방사성핵종이 붕괴하여 생성된 핵종이 또한 방사성을 나타내는 경우가 있다. 이와 같은 경우는 무담체(Carrier free: 방사성핵종만으로 되었으며 안정 동위원소를 포함하지 않는 핵종)로 얻을 수 있다.

표 3-3. 주요의료용 방사성동위원소 생산과정

원자로 생산	
핵종	대표 핵반응방식
^{99}Mo	^{235}U핵분열산물 $^{99}Mo-^{99m}Tc$Generator
^{131}I	$^{130}Te(n, \gamma)^{131}Te$ β^-붕괴 → ^{131}I
^{32}P	$^{32}S(n, p)^{32}P$
^{51}Cr	$^{50}Cr(n, \gamma)^{51}Cr$
^{133}Xe	^{235}U핵분열산물

입자가속기 생산	
핵종	대표 핵반응방식
^{18}F	$^{18}O(p, n)^{18}F$
^{201}Tl	$^{203}Tl(p, 3n)^{201}Pb$ β^+붕괴 → ^{201}Tl
^{123}I	$^{124}Xe(p, 2n)^{123}I$
^{67}Ga	$^{67}Zn(p, n)^{67}Ga$

[예] $^{98}Mo(n,\gamma)^{99}Mo \xrightarrow[66h]{\beta^-} {}^{99m}Tc \xrightarrow[6h]{} {}^{99}Tc$

$^{130}Te(n,\gamma)^{131}Te \xrightarrow[25m]{\beta^-} {}^{131}I \xrightarrow[8d]{\beta^-} {}^{131}Xe$

원자로에서 생산되는 핵종으로는 ^{32}P, ^{51}Cr, ^{59}Fe, ^{60}Co, ^{75}Se, ^{133}Xe, ^{198}Au, ^{197}Hg, ^{197}Ir 등이 있다.

2) 사이클로트론

원형으로 입자를 반복적으로 가속하는 방법으로 높은 에너지를 가지고 있는 입자를 만든다.

전극에 의해 속력이 가속될 때마다 경로의 반지름이 증가하게 되고, cyclotron의 가장자리에 다다르면 입자가 빠져나가게 된다. 가속기의 크기가 클수록 더 빠른 속도로 가속시킬 수 있다.

[예] $^{18}O(p, n)^{18}F$, $^{14}N(p, \alpha)^{11}C$

원자번호가 변하기 때문에 무담체 핵종으로 얻을 수 있는 이점이 있으며, 결점은 생성이 낮고 가격이 비싸다는 것이다. 생산 핵종의 대부분은 β^+붕괴 또는 EC 붕괴한다.

사이클로트론 생산 핵종으로는 ^{11}C, ^{13}N, ^{15}O, ^{18}F, ^{67}Ga, ^{111}In, ^{123}I, ^{201}Tl 등이 있고 ^{100}Mo를 양성자에 조사하여 ^{99m}Tc을 생산할 수 있으나 실용성이 떨어져 생산하지 않고 있다.

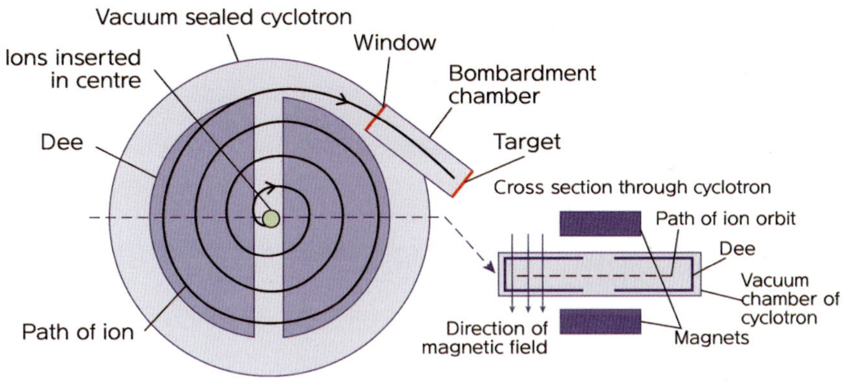

그림 3-1. cyclotron의 내부구조

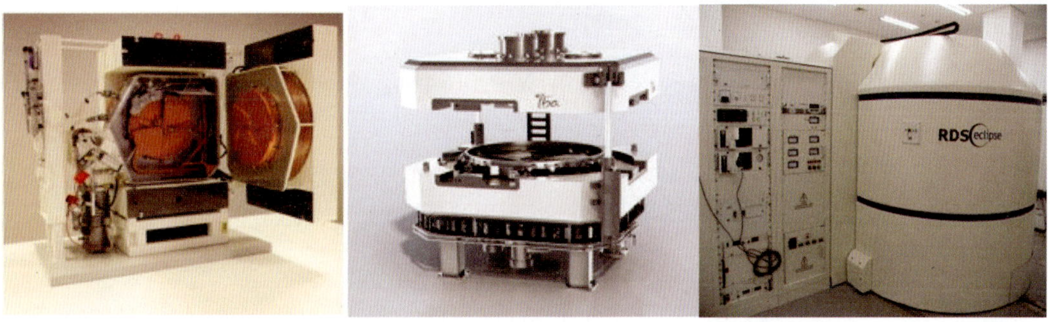

GE cyclotron Ntrace 800 (proton 16.5 MeV) IBA cyclotron KIUBE (proton 18 MeV) Simens cyclotron Eclipse HP (11MeV)

그림 3-2. 각 제조사의 cyclotron 종류

3) 제네레이터

대표적인 제네레이터로는 과테크네튬산나트륨(^{99m}Tc) 주사액 제너레이터가 있다.

대한약전의 설명을 보면, 이것은 몰리브덴-99(^{99}Mo)를 몰리브덴산암모늄 또는 몰리브덴산나트륨의 형으로 적당한 칼럼에 충전한 알루미나에 흡착시키고 여기에 과테크네튬산나트륨(^{99m}Tc) 주사액을 용출시키기 위하여 필요한 장치 및 불필요한 피폭을 피하기에 충분한 차폐 장치를 합한 것이다.

이 약의 칼럼에 생리식염수를 통하게 하여 과테크네튬산나트륨(^{99m}Tc) 주사액을 용출할 수 있다. 이 약 중에 함유된 몰리브덴-99와 테크네튬-99m가 방사평형으로 있을 때, 이 약의 사용방법에 따라 이 약으로부터 용출되는 과테크네튬산나트륨(^{99m}Tc) 주사액은 정량할 때 시험당시 표시된 몰리브덴-99 방사능의 60.0~110.0%를 함유한다.

위 설명에서 보면 제네레이터는 모핵종인 ^{99}Mo와 딸핵종인 ^{99m}Tc 간에 방사평형을 이룬다는 것을 알 수 있다.

방사평형은 일시평형과 영구평형이 있다. 방사성핵종이 연속적으로 붕괴하는 경우, 모핵종의 반감기가 딸핵종의 반감기보다 길 때 일정시간 경과 후 방사능과 원자수의 비가 일정해 지는 것을 말한다.

- 일시평형: 또는 과도평형이라고 하는데, 모핵종의 반감기가 딸핵종의 반감기보다 100배 정도 클 때까지를 말한다.
  → 예) ^{99}Mo(66시간)이 beta- 붕괴하여 ^{99m}Tc(6시간)을 거쳐 Tc-99
- ^{99}Mo-^{99m}Tc의 경우 딸핵종의 방사능이 23시간 경과 후에 최대가 된다.
  이렇게 방사평형을 이루고 있는 경우 모핵종에서 딸핵종을 몇 번이고 반복해서 빼내어 사용할 수 있다.
- 영속평형은 모핵종의 반감기가 딸핵종의 반감기보다 매우 길 때 일어난다.
  1,000배 이상의 차이가 날 때를 의미한다.
  → 예) Sr-90(28.8년)이 beta- 붕괴하여 Y-90(64시간)이 되고 beta- 붕괴하여 Zr-90이 된다.

^{99}Mo은 반감기 66.7시간으로 β붕괴에 의해 86 %가 $^{99m}TcO_4^-$, 14 %가 직접 ^{99}Tc(2.14× 10^5년)로 된다(그림 3-3).

^{99}Mo-^{99m}Tc generator는 ^{99}Mo을 몰리브덴산 암모늄의 형으로 alumina column에 흡착시켜 방사평형으로 해 놓고 필요에 따라 생리적 식염수를 통하면 쉽게 고순도, 무담체, 무균의 ^{99m}Tc(Na$^{99m}TcO_4^-$)를 용출할 수 있다. Generator에 의해 $^{99m}TcO_4^-$를 용출한 후 약 23시간에 $^{99m}TcO_4^-$의 방사능은 최대로 되며, 친핵종 ^{99}Mo의 방사능의 87 %에 해당하는 $^{99m}TcO_4^-$를 얻을 수 있다.

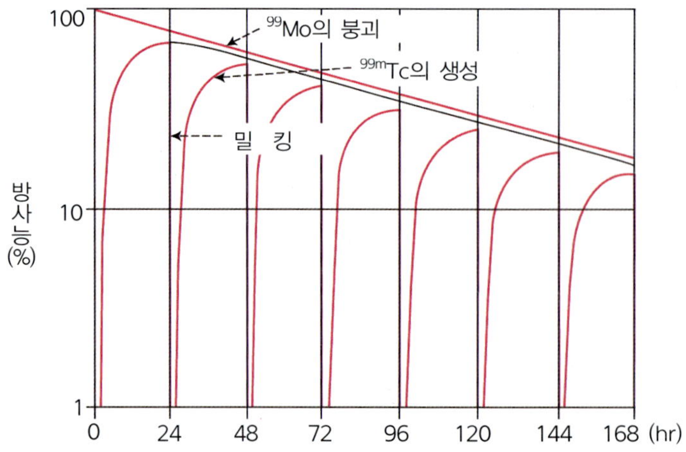

그림 3-3. ^{99}Mo의 붕괴곡선 및 ^{99m}Tc의 생성곡선

이것은 보통 parent daughter system(Cow-milking system)이라고도 하는데 반감기가 비교적 긴 모핵종에서 반감기가 짧고 γ선이 주로 방출되는 딸핵종을 만들어 사용한다. ^{99}Mo-^{99m}Tc generator의 경우는 일시평형의 관계에 있다. 반감기가 66.7시간인 모핵종 ^{99}Mo에서 반감기가 6시간인 $^{99m}TcO_4^-$를 생성한다.

Generator에서 딸핵종의 최대의 용출시간(T_{max})은

$$T_{max}(D)= \frac{\ln \frac{\lambda_2}{\lambda_1}}{\lambda_2-\lambda_1}$$

λ_1: 모핵종의 붕괴상수

λ_2: 딸핵종의 붕괴상수

라고 할 때 ^{99}Mo-^{99m}Tc generator의 경우 최대 용출시간은

$$T_{max}(D)= \frac{\ln \frac{0.1149}{0.0104}}{0.1149 - 0.0104}$$

$$= \frac{\ln\ 11.048}{0.1045}$$

$$= 22.99\text{시간}$$

$(\lambda_1)\ ^{99}Mo = 0.693/66.7 = 0.0104\ hr^{-1}$

$(\lambda_2)\ ^{99m}Tc = 0.693/6.03 = 0.1149\ hr^{-1}$

즉, 모핵종 ^{99}Mo로부터 약 23시간이 경과하면 딸핵종 $^{99m}TcO_4^-$가 최대로 용출된다(그림 3-4).

^{99m}Tc의 용출 curve는 약 23시간당 생리식염수와 함께 용출하여 사용한다. 실제적으로 모핵종 ^{99}Mo과 딸핵종 ^{99m}Tc은 ^{99m}Tc이 ^{99}Mo의 86 % 정도일 때 평형을 이룬다.

^{99}Mo와 ^{99m}Tc의 물리적 특성은 표 3-4와 같다.

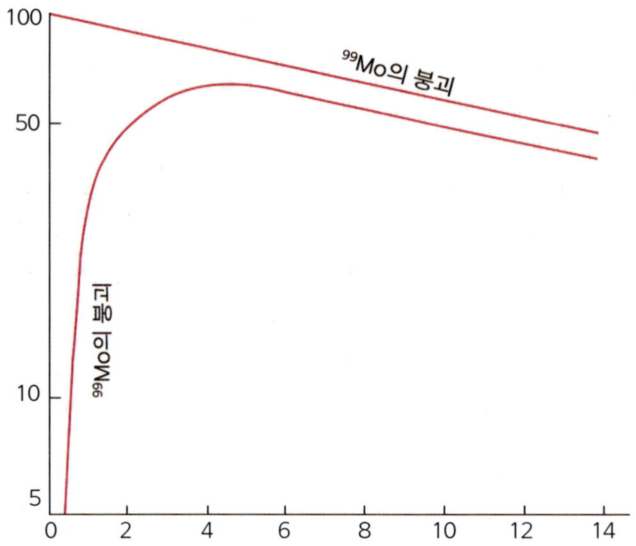

그림 3-4. 모핵종 ^{99}Mo으로부터 딸핵종 ^{99m}Tc의 생성. 약 23시간 후 방사평형이 이루어진다.

표 3-4. ^{99}Mo과 ^{99m}Tc의 물리적 특성 비교

	^{99}Mo	^{99m}Tc
반감기 6.03 h	66.7 h 41 keV (1.3 %) 141 keV (5.6 %) 181 keV (1.5 %) 366 keV (1.5 %)	6.03 h 141 keV(87.9 %)
Rhm 값	0.092(0.16: radioactive equilibrium)	0.077

표 3-5. 각 generator에서 모핵종과 딸핵종의 관계

Generator	모핵종 반감기	딸낭핵종 반감기	딸핵종 γ선 에너지(%)
^{90}Mo–^{99m}Tc	2.78일	6시간	140 keV(90)
^{68}Ge–^{68}Ga	275일(288일)	68분	511 keV(176)
^{81}Rb–^{81m}Kr	4.7시간」	13초	190 keV(65)
^{82}Sr–8^{2m}Rb	25일	1.3분	511 keV(192)
^{87}Y–^{87m}Sr	3.3일	2.8시간	388 keV(80)
^{113}Sn–^{113m}In	115일	1.7시간	393 keV(64)
^{132}Te–^{132}I	3.2일	2.3시간	Many
^{132}Cs–^{137m}Ba	30년	2.6분	662 keV(89)
^{191}Os–^{191m}Ir	15일	3.9초	129 keV(25)

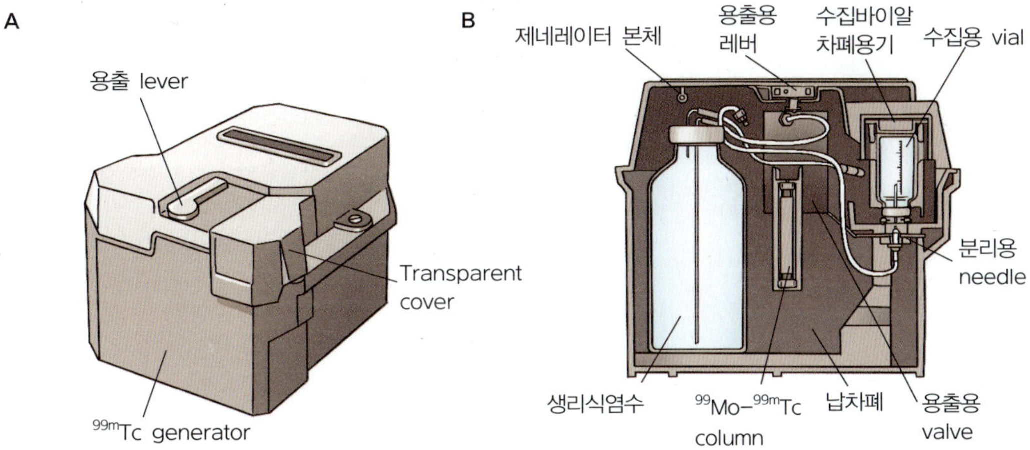

그림 3-5. A. ^{99m}Tc 습식 generator의 외부구조(A)와 내부구조(B)

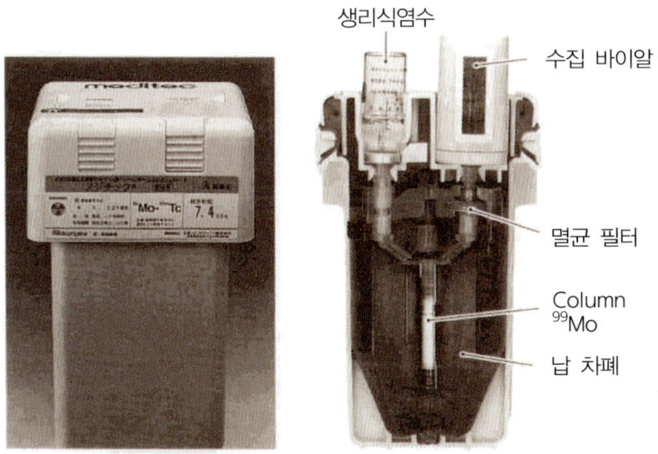

그림 3-6. B. ^{99}Mo—^{99m}Tc Generator의 외부 및 내부구조 (건식)

표 3-6. 핵의학 진료에 사용되는 주요 핵종과 임상응용 (계속)

핵종	화 합 물	반감기	주요 방사선(MeV)		임 상 응 용
			β선	γ선	
^{3}H		12.3 y	0.0186		유기화합물표지, 체내 수분량
^{11}C	^{11}CO	20.4 m	β^+		허파기능, 뇌혈액량
	^{11}C-methionine				종양영상
^{13}N	$^{13}NH_3$	10 m	β^+		심근·뇌혈류량
^{14}C		5,730 y	0.156		유기화합물표지
^{15}O	$^{15}O_2$	2 m	β^+		뇌산소 소비량
	$C^{15}O_2$				뇌출혈량, 허파기능
	$H_2{}^{15}O$				뇌혈류량
^{18}F	^{18}F-FDG	110 m	β^+		종양 영상, 심근·뇌 당대사
^{51}Cr	$Na_2{}^{51}CrO_4$	27.7 d		0.320	적혈구수명, 혈소판수명, 순환적혈구량
^{59}Fe	$^{59}FeCl_3$	44.6 d	0.466	1.099	철대사, 빈혈 등 혈액질환검사
	^{59}Fe-citrate		0.273	1.292	
^{67}Ga	^{67}Ga-citrate	78.3 h		0.093, 0.185, 0.300	종양 영상, 염증 영상
^{81}Rb		4.6 h	1.05	0.511(β^+)	^{81}Rb-^{81m}Kr generator
^{81m}Kr	식염수에 용해	13 s		0.190	폐환기능, 폐환기 영상
^{99}Mo	$^{99}MoO_4{}^{2-}$	66 h	1.21	0.740	^{99}Mo-^{99m}Tc generator
^{99m}Tc	$^{99m}TcO_4{}^{-}$	6 h		0.141	뇌, 갑상샘, 침샘, Meckel, 위 영상, RI 혈관조영
	^{99m}Tc-Sn colloid				간, 지라, 골수 영상
	^{99m}Tc-MAA				폐관류 영상
	^{99m}Tc-HSA				심내강, 대혈관 영상, 순환혈액량
	-HSA-D				심기능지표, 출혈 영상
	^{99m}Tc-DMSA				콩팥 영상
	^{99m}Tc-DTPA				콩팥, 콩팥동태, 신혈관 영상, 레노그램
	^{99m}Tc-MAG_3				레노그램, 콩팥동태 영상, 신혈류량
	^{99m}Tc-PYP				골, 심근경색 영상
	^{99m}Tc-sestaMIBI				심근혈류, 종양 영상
	^{99m}Tc-tetrofosmin				심근혈류 영상
	^{99m}Tc-PMT				담도 영상
	^{99m}Tc-ECD				뇌혈류 영상, 뇌국소혈류량
	^{99m}Tc-HMPAO				뇌혈류 영상, 뇌국소혈류량
	^{99m}Tc-GSA				간기능
^{111}In	^{111}In-DTPA	2.8 d		0.245, 0.171	뇌조 영상
	$^{111}InCl_3$				골수 영상
	^{111}In-oxine				염증영상, 혈구, 혈소판표지, 백혈구수명, 혈전영상

표 3-7. 핵의학 진료에 사용되는 주요 핵종과 임상응용

핵종	화 합 물	반감기	주요 방사선		임 상 응 용
			β선	γ선	
^{123}I	$Na^{123}I$	13 h		0.159	갑상샘기능, 갑상샘영상 등
	^{123}I–IMP				뇌혈류영상, 뇌국소혈류량
	^{123}I–MIBG				심근교감신경기능영상,
	^{123}I–BMIPP				심근지방산대사영상
^{125}I	^{125}I	60 d		0.035	각종표지화합물(in vitro)
^{131}I	$Na^{131}I$	8 d	0.606	0.364	갑상샘기능, 갑상샘영상, 갑상샘기능항진증,
					갑상샘 암 전이치료
	^{131}I–iodocholesterol				부신겉질 영상
	^{131}I–MIBG				부신속질 영상 등
	^{131}I–HSA				순환혈장량, 혈액량
	^{131}I–OIH				레노그램
^{133}Xe	식염수에 용해(액체)	5.3 d	0.346	0.81	폐환기영상, 뇌국소혈류량, 폐기능지표
	^{133}Xe gas				폐환기영상, 뇌국소혈류량, 뇌혈류영상,
^{201}Tl					폐기능지표
	$^{201}TlCl$	73 h		0.071	심근·종양 영상

5 생리적 집적기전

1) Pertechnetate

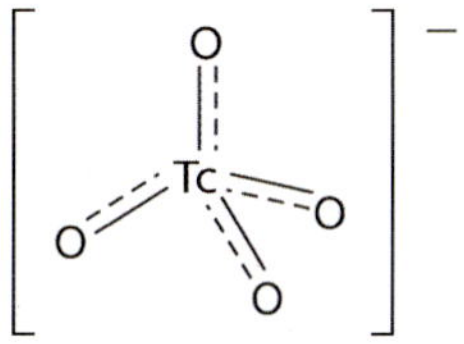

The structure of the technetate(Ⅶ) ion.

화학형은 $^{99m}TcO_4^-$이며, 이 물질이 가지는 화학형태가 iodine과 유사해서 갑상선의 Na/I symporter에 의해 섭취되어진다. 체내에서 흡수되어 위점막으로 분비되는 특징을 나타낸다.

2) Deoxy-2-[^{18}F]fluoro-D-glucose(FDG)

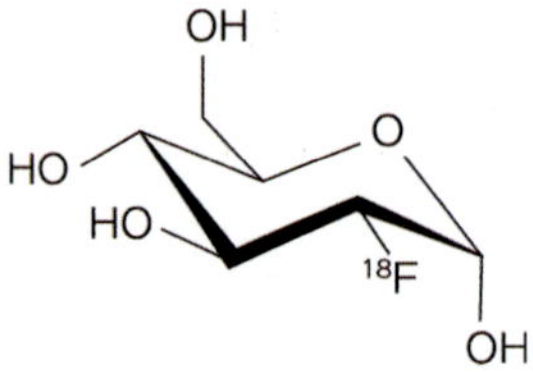

Glucose 구조의 C-2위치 -OH 를 $-^{18}$F로 치환한 구조이다.

인체조직은 에너지 대사를 위해 glucose를 섭취하여 분해대사를 통해 에너지를 얻는다. FDG는 glucose의 유사구조체로 세포내로 이동하여 세포내에서 인산화(phosphorylation)되어 세포내에 머무르게 된다. glucose의 경우 C-2 위치가 -OH 기로 당분해대사 과정으로 진행되지만, FDG는 C-2 위치에 $-^{18}$F로 치화되어 더 이상의 분해대사가 진행되지 않고, FDG-6-phosphate 형태로 세포에 머무르는 것이다.

이러한 원리로 FDG는 세포의 glucose 섭취와 인산화 능력을 반영하는 영상을 제공한다.

3) DMSA

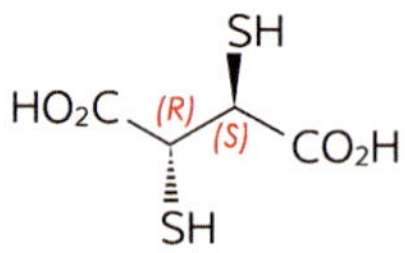

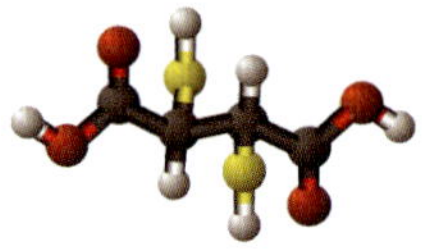

^{99m}Tc-DMSA는 신장의 피질에 결합하여 모양과 구조를 평가하는데 사용된다. 신장의 피질부위에 결합하기 때문에 신장의 배설기능을 평가하기 위해서는 DTPA나 MAG_3를 사용하여야 한다.

4) ^{99m}Tc-MDP, Methylenediphosphonic acid

Medronic acid

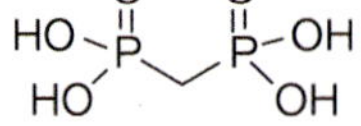

Diphosphonate 계열로 뼈를 이루는 인회석 결정에 흡착하는 성질이 있어, 뼈의 골격을 만드는 조골세포(Osteoblast)가 골의 재생과 형성할 때 조골세포의 활동성을 반영하는 지표로 사용된다.

5) ^{99m}Tc-HMDP, Hydroxymethylenediphosphonic acid

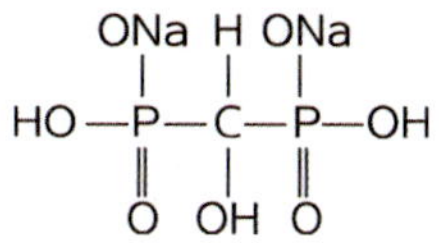

Calcium에 결합 가능한 diphosphonates 계열로 비정상적인 골형성을 영상화에 장점을 가진다.

6) ^{99m}Tc-Pyrophosphate, Technescan PYP

Pyrophosphate

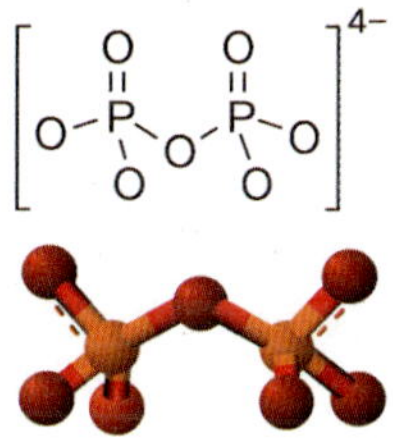

Pyrophosphate는 2가지 계열과 구조적 유사성을 가지고 있다.

뼈 영상에 적용되는 Diphosphonate와 에너지 대사의 중심구조인 ATP의 phosphate bond를 구성하는 것이다. 이러한 구조적 유사성으로 핵의학에서는 골영상과 ATP가 많이 소모되는 심장영상에 적용하고 있다.

7) Thallous-201 Chloride

$^{201}Tl^{+}$ 이온은 K^{+} 이온의 생체내 거동과 유사한 특성을 가진다.

K^{+} 이온은 세포내액에 다량으로 존재하며 근육 및 신경의 기능조절에 관여하는 전해질로 심장근육의 K^{+} 이온 농도가 심혈관 상태에 반영되듯이 $^{201}Tl^{+}$ 이온이 심혈관 상태를 반영한다.

8) ^{99m}Tc Tetrofosmin, Myoview

Technetium (^{99m}Tc) tetrofosmin

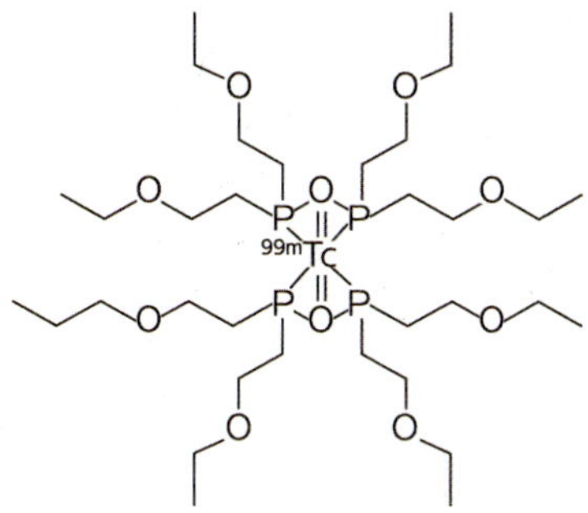

Tetrofosmin은 지방 친화성의 양이온 상태의 복잡한 물질로, 혈액이 많이 이동하는 곳에 있는 세포막을 투과하는 특성으로 심혈관세포나 지방대사에 관여하는 간담도계로 흡수, 분포, 대사가 이루어지는 영상을 보여준다.

9) ^{99m}Tc Hexakis(2-methoxyisobutylisonitril), MIBI(sestamibi, cardiolite)

Technetium (^{99m}Tc) sestamibi

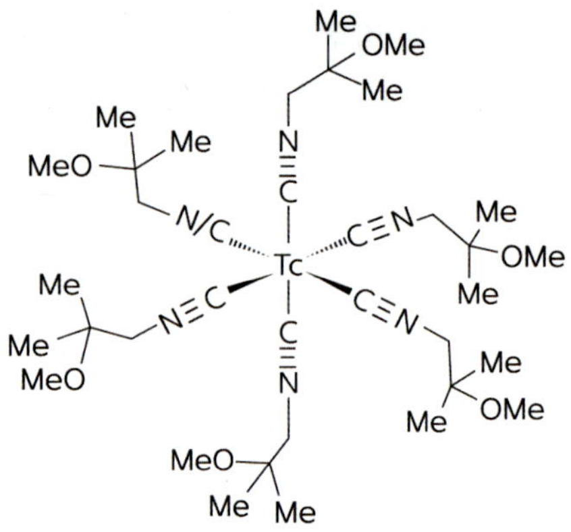

MIBI는 지방 친화성의 양이온 상태의 복잡한 구조를 가지며, 심혈류에 비례하는 심근내 흡수, 분포를 보여준다.

10) 3-Iodobenzylguanidine(Iobenguane, MIBG)

Iobenguane

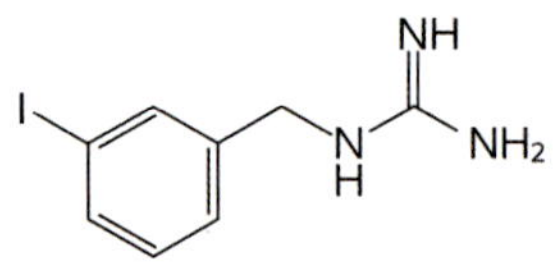

MIBG는 교감신경계의 신경전달 물질 및 호르몬으로 작용하는 노르에피네프린의 유사체로 노르에피네프린이 결합하는 수용체를 block하는 물질이다. 여기에 방사성동위원소로 치환된 MIBG는 교감신경계 수용체가 발현되어 있는 암세포 영상에 사용될 수 있다.

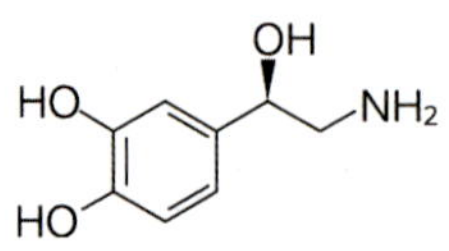

11) N-Isopropyl-4-iodoamphetamine(IMP, Iofetamine)

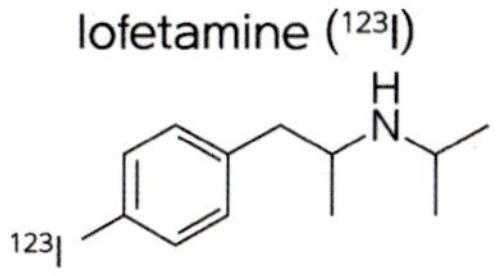

지방 친화성의 아민 물질로, 신경전달과정에서 신경전달물질인 serotonin과 norepine-phrine의 재섭취를 억제하는 기능이 있다.

amphetamine 계의 유도체 중에서 지방친화성이 높아 BBB(Blood Brain Barrier)를 빠르게 통과하여, 뇌혈류영상을 얻는데 사용한다.

12) Xenon-133 injection

Xenon은 반응성이 없는 안정 기체원소로 체내에 정맥을 통해 주입되면, 온몸의 혈류에 따라 분포되며, Brain으로도 쉽게 이동하는 특징이 있어, Cerebral Blood Flow(CBR) 측정에 사용된다.

13) Chromate(Cr-51), Chromitope sodium

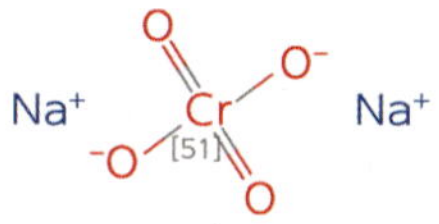

CrO_4^{-2} 정맥내로 주사되면, 혈류 속에 존재하는 적혈구의 세포막을 투과하여 산소와 결합하는 헤모글로빈에 비가역적인 결합을 이룬다.

14) ^{99m}Tc Human Albumin Macroaggregated Injection – MAA

알부민 (albumin)은 혈액내 단백질의 대부분을 차지하며, 혈청단백질 중 절반이상을 구성하고 있다. 분자량은 약 66.5 kDa이다. 여러 알부민을 응집시킨 경우 응집된 알부민의 크기에 따라 생체분포가 달라지는데, ^{99m}Tc MAA의 경우 입자 크기가 5~100 um를 이룬다. 입자 중에 60~80% 10~30 um이라 한다.

입자 크기가 8 um보다 작은 경우는 모세혈관을 통과하여 간, 비장으로 분포되어 배설되고, 15 um보다 큰 경우는 폐의 모세혈관에 축적(보통 12~45 um)된다고 한다.

15) ^{99m}Tc Phytate injection(Lymphoscintigraphy)

^{99m}Tc-phytate가 서로 뭉쳐서 특정 크기의 입자를 이루고 그 입자의 크기가 0.13 um 이하로 주로 0.1 um 크기가 가장 많다. 정맥주사의 경우 80% 이상이 간에 분포하게 된다.

표 3-8. 방사성의약품의 집적기전

집적기전	방사성의약품	집적장기 (부위)
능동적 이동 (친화성, Active transport)	Iodine $^{99m}TcO_4^-$	갑상샘(갑상선, Thyroid), 타액샘(침샘, Salivary gland), 위(Stomach), 맥락얼기(맥락총, Choroid plexus) 등
	Hippuran DTPA MAG_3	콩팥(신장, Kidney)
	IDA 계통	간(Liver), 쓸개(담낭, GB)
	Selenomethionin	이자(췌장, Pancreas)
식작용(Phagocytosis)	Colloid Phytate	간(Liver), 골수(Bone marrow) 지라(비장, Spleen), 림프절(Lymphnode) 등
세포격리(Cell sequestration)	열처리된 RBC	지라(비장, Spleen)
모세혈관 차단(Capillary block)	MAA (Macroaggregated Albumin) HAM	허파(폐, Lung)
단순확산(Simple diffusion)	Xe-gas	허파(폐, Lung)
화학적 흡착	MDP PYP(Pyrophosphate)	골(Bone)
구획구분(Localization)	RBC HSA	심장(Blood pool) 대혈관
이온교환	^{201}Tl	심근
생합성 반응	^{11}C-amino acid ^{18}F-fluorouracil	뇌, 심근 종양
에너지 대사반응	^{11}C-glucose	당대사
면역반응	^{131}I-IgG ^{111}In-IgG	항종양 항체반응

6 방사성의약품의 품질관리(기준 및 시험법)

방사성의약품의 품질 관리는 제조업소에 의해서 이루어지는 것이 일반적이고, 핵의학 검사실에서 조제되는 ^{99m}Tc 표지 방사성의약품은 사용자 입장의 품질관리가 필요한 경우가 있다.

제조업소에서 수행하는 품질관리는 식품의약품안전처가 인정하는 기준 및 시험방법에 따라 수행되어야 한다.

식품의약품안전처가 발행한 대한민국약전의 내용 중에서 ^{99m}Tc-MDP, ^{18}F-FDG 확인시험은 다음과 같다.

메틸렌디포스폰산테크네튬(^{99m}Tc)주사액

Technetium(^{99m}Tc)MethylenediphosphonicAcidInjection

1) 제법: 이 약은 과테크네튬산나트륨(^{99m}Tc) 주사액과 따로 주사제의 제법에 따라 만든 주사용 염화주석(II)이수화물 및 메틸렌디포스폰산을 섞어서 주사제의 제법에 따라 만든다.
2) 성상: 이 약은 무색의 맑은 액이다.
3) 확인시험-방사성핵종순도: 이 약을 가지고 감마선 측정법의 감마선스펙트로미터에 의한 스펙트럼측정법에 따라 시험할 때 0.141 MeV에서 피크를 확인한다.
4) pH: 5.0~7.5
5) 순도시험-방사화학적 이물: 1-부탄올을 전개용매로 하여 박층크로마토그래프법에 따라 약 40분간 전개할 때 원점부근 이외의 방사능은 총 방사능의 5% 이하이다. 다만, 박층판은 박층크로말토그래프용실리카겔을 써서 만든다.
6) 무균시험: 미생물배양법
7) 정량법: 이 약을 가지고 감마선측정법의 정량법에 따라 시험한다.
8) 저장법: 밀봉용기, 차폐

2-데옥시-2-플루오로-D-글루코스(^{18}F)주사액

2-Deoxy-2-fluoro-D-glucose(^{18}F)Injection

이 약은 수성의 주사제로 플루오르-18을 2-데옥시-2-플루오로-D-글루코스의 형태로 함유한다. 이 약은 정량할 때 시험당시 표시된 플루오르-18 방사능의 90.0 ~ 110.0 %를 함유한다.

1) 제법: ^{18}O에 양성자를 조사하여 얻거나 또는 유사한 방법을 사용하여 ^{18}F을 얻은 다음 1,3,4,6-테트라아세틸-2-O-트리플루오로메탄설포닐-β-D-만노피라노스와 친핵치환반응으로 1,3,4,6-테트라아세틸-2-데옥시-2-플루오로-β-D-글루코스(^{18}F)를 합성하고 가수분해하여 아세틸기를 제거하고 정제한 다음 주사제의 제법에 따라 만든다.

2) 성상: 이 약은 무색의 맑은 액이다.

3) 확인시험

(1) 이 약을 가지고 감마선측정법의 감마선스펙트로미터에 의한 스펙트럼 측정법에 따라 시험할 때 0.511 MeV에서 피크를 확인한다.

(2) 이 약을 가지고 반감기를 측정할 때 반감기는 105~115분이다.

(3) 순도시험 (1)에 따라 확인한다.

4) pH: 4.5~8.5

5) 순도시험

(1) 방사화학적이물 이 약을 가지고 아세토니트릴·물혼합액(95 : 5)을 전개용매로 하여 박층크로마토그래프법에따라 시험할 때 2-데옥시-2-플루오로-D-글루코스(^{18}F) 반점(Rf값) 이외의 방사능은 총방사능의 10% 이하이다. 다만, 박층판은 박층크로마토그래프용 실리카겔을 써서 만든다.

(2) 이핵종 이 약을 가지고 확인시험 (1)에 따라 시험할 때 0.511 MeV 및 1.02 MeV 이외의 피크는 나타나지 않는다.

(3) 화학적이물 제법에 따라 각각 다른 화학적 이물을 함유할 수 있다. 아미노폴리 에테르(크립토픽스)를 사용하여 합성한 경우는 다음과 같이 박층크로마토그래프법에 따라 시험한다. 이 약을 검액으로 하고 따로 4,7,13,16,21,24-헥사옥사-1,10-디아자비사이클로[8,8,8]헥사코산표준품을 생리식염수에 녹여 약 50 μg/mL의 농도로 하여 표준액으로 한다. 검액 및 표준액을 가지고 박층크로마토그래프용실리카겔을 써서 만든 박층판에 점적한다. 메탄올·암모니아수혼합액(9 : 1)을 전개용매로 하여 전개한 다음 바람에 말린다. 요오드 결정을 넣은 적당한 용기에 박층판을 넣고 뚜껑을 덮은 다음 3~5분간 방치할 때 검액에서 얻은 표준액과 같은 Rf값의 반점은 표준액에서 얻은 반점보다 진하지 않다.

6) 무균시험: 시험할 때 적합하여야 한다.

7) 엔도톡신: 이 약 1 mL당 엔도톡신으로서 175/V EU 미만이다. 단, V는 유효시간에 mL 당 최대권장량이다.

8) 불용성이물시험: 시험할 때 적합하여야 한다.

9) 정량법: 이 약을 가지고 감마선측정법의 정량법에 따라 시험한다.

10) 저장법: 밀봉용기, 차폐.

위에 제시된 항목은 의약품 품질관리의 기준 및 시험법으로 제조업소에서 확인된 후 제품으로 출시하게 된다. 일반시험법 중에서 방사성의약품의 주요 시험인 방사화학적순도시험과 엔도톡신 시험에 대하여 설명하고자 한다.

1) 방사화학적 순도시험

방사화학적 순도는 2가지를 생각할 수 있다.

첫번째는 방사성동위원소에 대한 순도이다. 방사성동위원소의 생산과정에서 발생될 수 있는 불순물은 원하지 않는 방사성동위원소가 섞일 수 있는 것이다. 방사성동위원소의 순도시험은 감마선 측정법이 있다.

두번째는 순도시험 중 방사성동위원소와 결합된 의약품간의 표지수율에 대한 평가이다.

대표적으로 보면 핵의학과에서 원내조제로 테크네튬 콜드바이알과 제네레에터에서 용출된 과테크네튬 주사액의 혼합으로 만들어지는 것을 의미한다.

(1) 방사성동위원소 순도

일반시험법의 감마선 측정법의 정의를 보면, 방사성핵종이 방출하는 방사선중 감마선 및 X선을 측정하는 방법으로 감마선스펙트로미터는 핵종의 확인, 이핵종의 검출은 감마선스펙트로미터를 써서 검체로부터 방출되는 감마선 스펙트럼을 측정하고, 필요하면 일정시간 경과 후 같은 조건에서 다시 한번 감마선 스펙트럼을 측정하여 비교하여 시험한다.

자세한 방법에 대해서는 이렇게 규정되어 있다.

미리 핵종이 확인이 되어 있는 감마선표준선원을 감마선검출체로부터 일정한 거리에 두고 감마선 스펙트럼을 측정한다. 광전효과에 의한 스페트럼피크와 감마선 에너지의 관계를 저에너지로부터 고에너지까지 적당한 간격으로 구하여 스펙트로미터의 에너지 교정곡선을 작성한다.

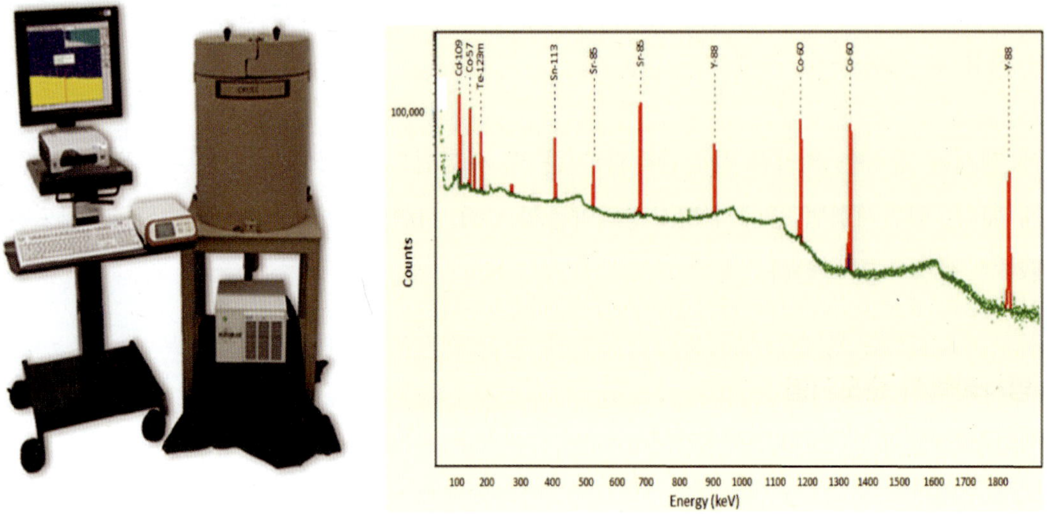

그림 3-7. 방사성핵종분석기와 핵종분석을 위한 표준선원을 이용한 에너지교정 스펙트럼. 알고 있는 표준선원의 에너지와 장비의 검출피크를 맞추는 교정작업 후 분석

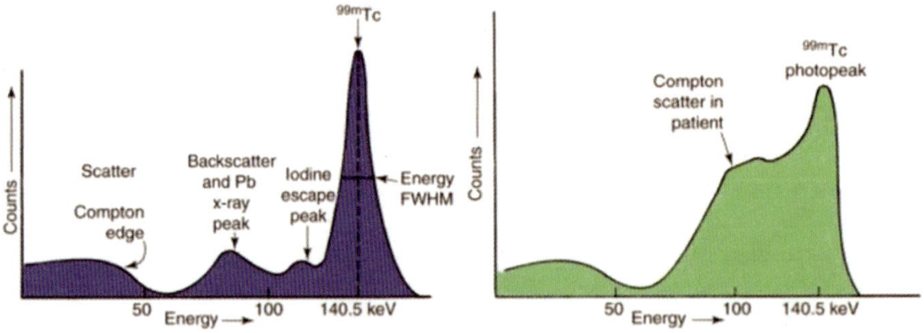

A : ^{99m}Tc 표준선원 스펙트럼　　B: ^{99m}Tc 투여 환자의 스펙트럼

그림 3-8. ^{99m}Tc의 에너지 스펙트럼. A: 표준선원, B: 투여환자의 에너지 스펙트럼.

적당량의 검체로부터 감마선 스펙트럼을 측정하고, 스펙트럼 중에 나타난 피크의 에너지를 에너지교정곡선으로부터 구하여 해당 핵종을 결정한다.

^{99m}Tc 표지 방사성의약품의 경우 방사성의약품 제조업체에서 판매되는 과테크네튬산나트륨 주사액 제너레이터를 사용하여 만들어지는 ^{99m}Tc을 사용하며, 핵의학과에서 콜드바이알 표지하는 원내조제의 경우 별도의 방사성핵종순도 시험을 필요로 하지 않는다.

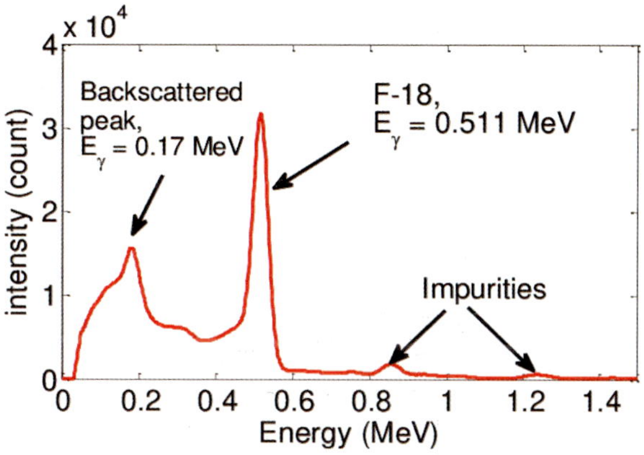

그림 3-9. ^{18}F의 에너지 스펙트럼. Impurities는 ^{18}O-water 표적에 빔조사하여 싸이클로트론에서 생산되는 과정에서 발생될 수 있는 방사성 불순물

(2) 방사표지화합물 순도

일반시험법상으로 2가지 정도를 의미하는데 먼저 불용성이물 시험으로 육안으로 보았을때 맑으며 쉽게 검출되는 불용성이물이 보이지 않아야 한다.

결정적인 방법으로는 박층크로마토그래프법으로 확인할 수 있는 표지수율을 의미한다.

박층크로마토그래프법은 적당한 고정상으로 만든 박층을 써서 혼합물을 이동상으로 전개하여 각각의 성분으로 분리하는 방법이며 물질의 확인 또는 순도시험 등에 쓴다.

조작법의 예시를 들면 다음과 같다. 박층판의 아래끝에서 약 20 mm 높이의 위치를 원선으로 하고 좌우 양측에서 적어도 10 mm를 띄어서 원선 위에 표지 반응을 마친 의약품 검액을 마이크로피펫 등을 써서 약 10 mm 이상의 적당한 간격으로 지름 2~6 mm의 원형상으로 점적하고 바람에 말린다. 미리 전개조에 전개용매를 약 10mm의 깊이로 넣어 전개조를 밀폐하여 상온에서 약 1시간 방치하고 여기에 박층판을 기벽에 닿지 않도록 넣고 전개조를 밀폐하여 상온에서 전개한다.

전개용매의 선단이 원선으로부터 의약품 각조에서 규정하는 거리까지 전개하였을 때 박층판을 꺼내어 바로 용매의 선단위치를 표시하고 바람에 말린 다음 의약품각조에서 규정하는 방법에 따라 검액 및 표준액의 각 반점의 Rf값, 색 등을 비교한다.

$$\text{purity}(\%) = \frac{R}{R+L} \times 100$$

(Rf = Retardation Factor, Retention Factor)

시료가 점적된 원선(origin)에서 부터 용매 (solvent)가 고정상 (TLC, 여지)을 따라 이동한 거리와 시료가 이동한 거리의 비를 의미하며, 동일 용매에서는 일정한 Rf값을 가지기 때문에 어떠한 물질의 확인용으로 사용가능한 분석방법이다.

Rf = 0는 시료 점적 위치인 원선(origin)에서 용매 전개에 따라 이동하지 않은 것을 의미하며 Rf = 1은 시료가 용매 전개에 따라 선단 (solvent front)까지 이동하였음을 의미한다.

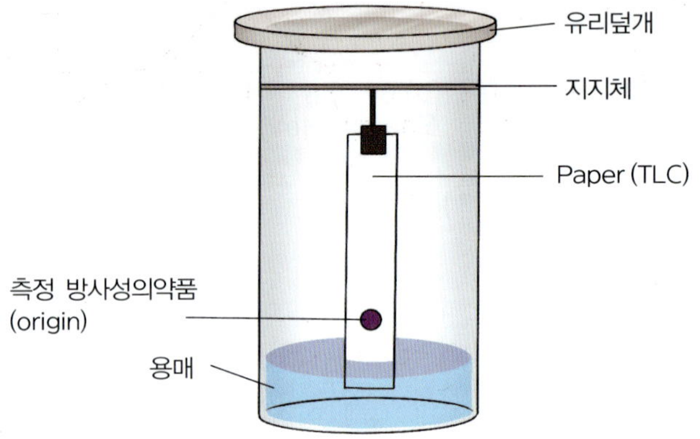

그림 3-10. TLC chromatography용기

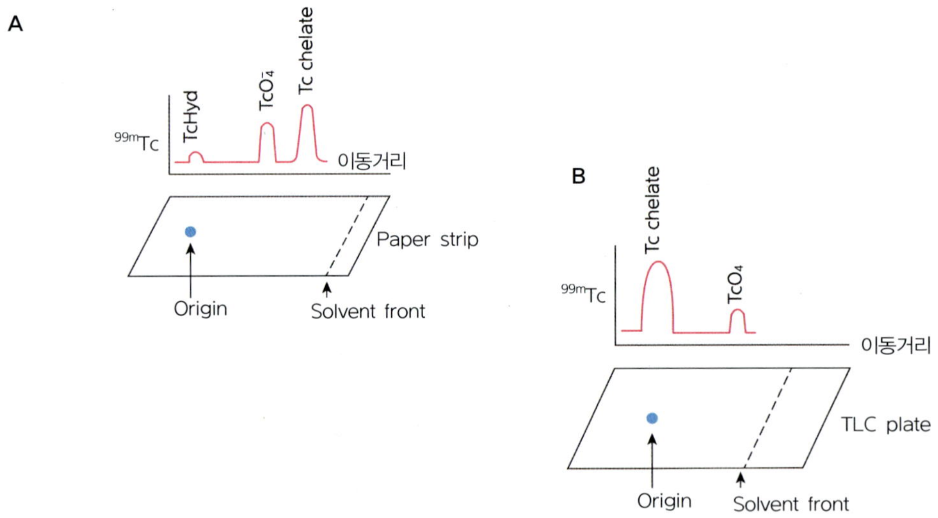

그림 3-11. ^{99m}Tc chelate chromatography

A. Whatman No. 1 paper strip을 이용하여 생리식염수를 이동상으로 사용한 것

B. Silica gel TLC을 이용하여 acetone으로 이동시킨 것

표 3-9. 방사성의약품 관련 일반시험법(대한약전)

<table>
<tr><th colspan="2">시험법</th><th>검사방법</th></tr>
<tr><td rowspan="2">감마선측정법 중 감마선스펙트로미터에 의한</td><td>1) 스펙트럼 측정법</td><td>핵종의 확인, 이핵종의 검출을 목적으로 미리 핵종이 확인 되어있는 감마선 표준선원으로 광전효과에 의한 스펙트럼피크에 대한 스펙트로미터의 에너지교정곡선으로 감마선에너지 측정</td></tr>
<tr><td>2) 정량법</td><td>검체 및 표준품으로부터 방출되는 대표적인 감마선 피크영역의 계수율을 산출. 검체 일정량중의 방사능을 구한다.</td></tr>
<tr><td rowspan="2">순도시험 중 방사화학적 이물</td><td>1) 여지크로마토그래프법</td><td>고정상으로 여지(paper)를 써서 혼합물을 이동상으로 전개하여 각각의 성분으로 분리.</td></tr>
<tr><td>2) 박층크로마토그래프법</td><td>적당한 고정상(일반적으로 실리카겔)으로 만든 박층을 써서 혼합물을 이동상으로 전개하여 각각의 성분으로 분리.</td></tr>
<tr><td colspan="2">무균시험</td><td>검체를 무균시험용으로 혐기성균과 호기성균을 검출할 수 있는 액상 티오글리콜산배지 등에서 14일 이상 배양 후, 배지 일부를 새 배지에 4일 이상 추가 배양하여 미생물 증식이 관찰되지 않아야함.</td></tr>
<tr><td colspan="2">엔도톡신</td><td>투구게의 혈구추출성분으로 만든 시약을 써서 그람음성균에서 유래되는 엔도톡신을 검출 또는 정량. 엔도톡신에 의해 시약이 응고되어 반고체 상태의 겔화법을 사용.</td></tr>
<tr><td colspan="2">불용성이물 시험</td><td>주사제 용기의 바깥쪽을 깨끗이 닦고 첨부한 용제로 녹이고 흰색광원 바로 아래 약 1,000럭스 밝기의 위치에서 육안으로 관찰. 맑으며 볼 수 있는 불용성 이물이 없어야함.</td></tr>
<tr><td colspan="2">pH</td><td>pH는 수용액 중의 수소이온농도값에 활동도계수를 곱한 값으로 검액 중의 수소이온농도의 척도로 사용. 유리전극 및 참조전극으로 된 pH 측정기 조작법에 따라 5회 반복측정.</td></tr>
</table>

표 3-10. 방사성핵종 확인 및 순도시험 허용기준(대학약전)

핵종	제법	확인시험 감마선측정법	물리적 반감기	이핵종	순도시험 감마선측 정법	허용기준
^{99m}Tc	과테크네튬산나트륨 주사액 제너레이터로부터 생리식염액으로 용출	0.141 MeV	6시간	^{99}Mo	0.739 MeV	총방사능의 0.015% 이하
^{18}F	O-18에 양성자 조사하여 F-18생산	0.511 MeV	105~115분			0.511 MeV 및 1.02 MeV 이외의 피크는 나타나지 않아야함
^{67}Ga	Zn-68에 양성자 조사하여 Ga-67 시트르산갈륨액으로 생산	0.093, 0.185, 0.300 및 0.394 MeV	약 78시간			
^{201}Tl	Tl-203에 양성자를 조사하여 생성되는 Pb-201이 붕괴하여 얻어지는 Tl-201을 분리하여 염화탈륨액으로 생산	0.135 및 0.167 MeV	약 73시간	Tl-200(beta+붕괴) Tl-202(beta+붕괴) Pb-203(전자포획)		총 방사능 중에서 Tl-200-1.0% 이하 Tl-202-1.0% 이하 Pb-203-0.01% 이하
^{131}I	핵분열로부터 분리(U-235)	0.364 MeV	약 8일			
^{123}I	Te-124에 양성자를 조사하여 I-123생산	0.159 MeV	약 13.2 시간			총 방사능 중에 I-123방사능 95% 이상
^{123}I	Xe-124에 양성자를 조사하여 Cs-123과 Xe-123의 붕괴에 의해 얻어진 I-123생산	0.159 MeV	약 13.2 시간			총 방사능 중에 I-123이외의 방사능 0.3% 이하
^{133}Xe	핵분열로부터 분리(U-235)	0.031(Cs-133의 엑스선) 및 0.081 MeV	약 5.2일			총방사능 중에 Xe-133 및 Xe-133 m 이외 방사능은 0.01% 이하
^{51}Cr	V-51에 양성자 조사하여 Cr-51생산	0.320 MeV	약 27.7일			비방사능: 크롬산나트륨 1mg에 대하여 370 MBq 이상

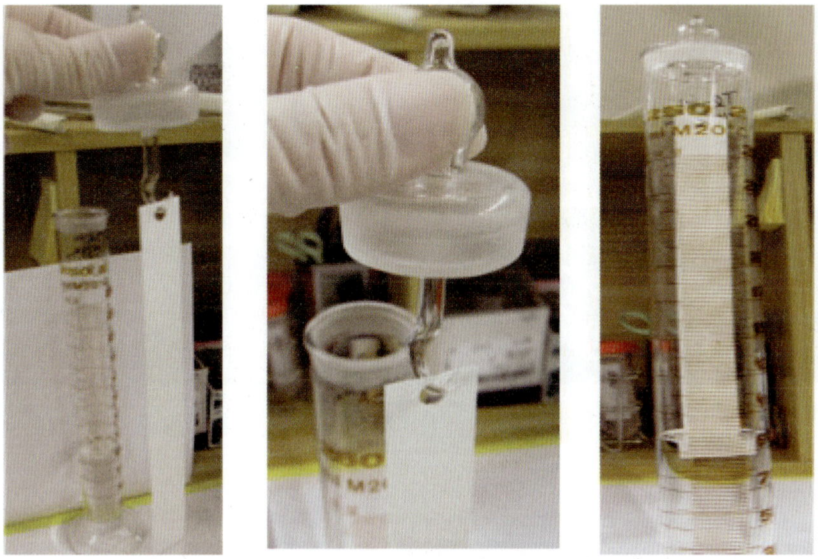

그림 3-12. 박층크로마토그래프법의 실험방법

Reg	(mm) Start	(mm) Stop	(mm) Centroid	RF	Region Counts	Region CPM	% of Total	% of ROI
Rgn 1	7.1	20.9	12.9	0.033	5978.0	597.8	78.64	97.17
Bkg 1	33.9	57.2	44.4	0.382				
Rgn 2	68.4	80.5	74.9	0.722	174.1	17.4	2.29	2.83
Bkg 2	91.7	103.8	96.1	0.956				
2 Peaks					6152.1	615.2	80.93	100.00

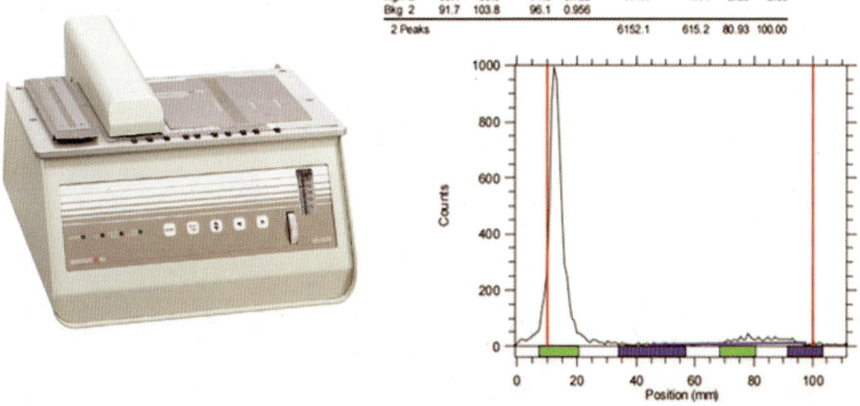

그림 3-13. TLC scanner와 크로마토그램 분석(RF=0.03과 0.72의 2가지 물질검출).

2) 엔도톡신 시험 (endotoxin, 내독소)

주사제의 경우 발열원(pyrogen)을 함유하고 있는지를 확인하는 것이 중요하다.

그람음성균(대장균, 살모넬라균, 콜레라균등)의 외부세포막에 있는 지질다당류(LPS, Lipopolysaccharide)인 엔도톡신이 체내에 유입될 경우 발열증상을 유발하기 때문에 생산공정에서 반드시 제거되어야 한다. 그람음성균이 멸균에 의학 박멸되었을지라도, 엔도톡신이 존재한다는 것은 생산공정에 박테리아의 오염을 의미하기 때문에 무균시험과 함께 꼭 확인하여야 한다. 최초 검사법은 토끼를 이용한 발열성 시험이 표준이었으나, 많은 노동력과 시간과 비용이 소모되어, 현재는

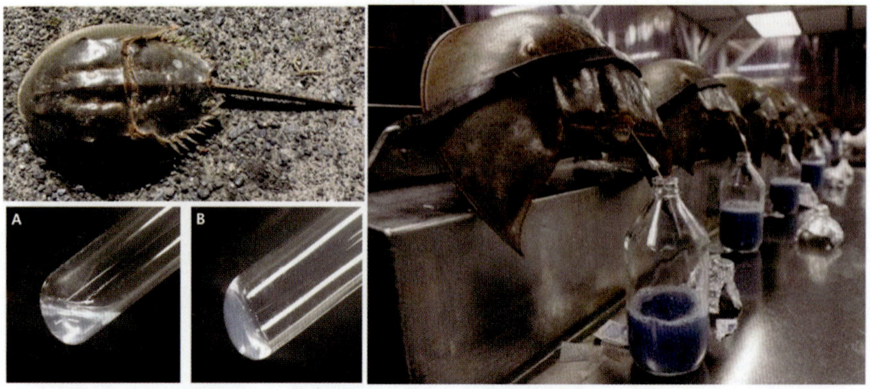

그림 3-14. 투구게로부터 혈액 채취, 겔화법 검사결과 A: 음성, B: 양성

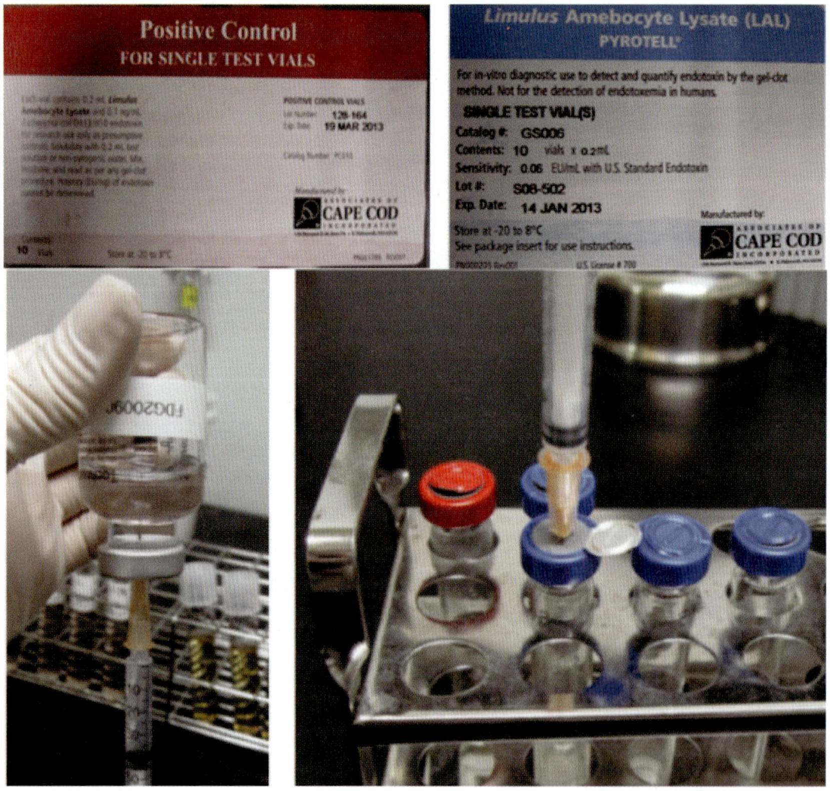

그림 3-15. LAL 시약(양성대조군과 검사시약)와 생산바이알 검액 채취

LAL(Limulus Amebocyte Lysate) test로 대체되어 사용되고 있다. LAL test는 투구게(Horseshoe crab, Limulus polyphemus)의 혈액에 있는 혈구세포(amoebocyte) 추출물이 그람 음성균의 LPS와 반응하여 응고(Gel clot)되는 현상을 이용한 것이다.

엔도톡신시험은 정성시험(겔화법,Gel clot)과 정량시험(속도론적 미색법, Kinetic chromogenic)

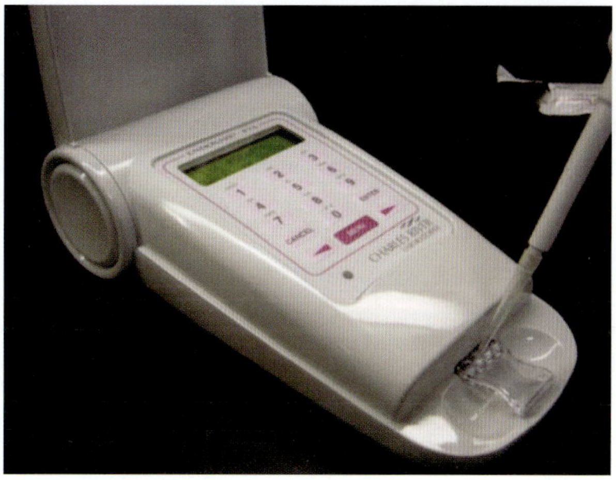

그림 3-16. 엔도톡신 정량시험을 위한 spectrophotometr와 카트리지

이 있다.

겔화법은 특정 감도의 LAL시약(0.25, 0.125, 0.06, 0.03 EU/mL)에 ^{18}F-FDG 생산 바이알에서 검액을 주사기로 채취하여 주입한 후, 37도에서 1시간 배양한 뒤 겔 형성 유무를 육안으로 확인하는 것이다.

정량시험인 비색법은 LAL시약에 발색기질을 첨가하여 엔도톡신과 반응시, 노란색 발색되는 시간을 측정하여 검액의 엔도톡신을 정량하는 방법으로, 제품화되어있는 일회용 카트리지를 사용한다.

3) 방사성 핵종의 순도

방사성 핵종으로서의 순도는 일정량의 핵종 내에서의 그 방사능 양을 말하며 다른 종류의 방사성 핵종의 존재유무를 나타낸다. 이 경우 다른 핵종의 함유량을 반드시 알 수 있어야 하며, 이것은 환자에게 투입하였을 경우 환자의 피폭선량을 평가하는데 필수적이다.

예를 들면, ^{99}Mo로부터 $^{99m}TcO_4^-$을 용출했을 경우 $^{99m}TcO_4^-$ 내에 ^{99}Mo 등 다른 방사성 핵종이

표 3-11. 방사성의약품의 질 평가 내용

항 목	검 사 방 법
방사성핵종의 순도(Radionuclidic purity)	Gamma ray spectroscopy
방사능에너지 순도(Radionuclidic purity)(^{99m}Mo breakthrough)	Differential photon absorption
방사화학적 순도(Radiochemical purity)	Chromatography
화학적 순도(Chemical purity)	Spectroscopy colorimetry
입자의 크기(Particle size)	Microscopy
멸균상태(Sterility)	Microbiologic testing
발열물질의 유무(Pyrogenicity)	Biologic testing

표 3-12. $^{99m}TcO_4^-$ 용액 내 비순수성에 대한 허용범위

^{99}Mo - ^{99m}Tc generator containing neutron bombardment-produced ^{99}Mo		^{99}Mo - ^{99m}Tc generator containing fission-produced ^{99}Mo	
^{99}Mo	1μCi(mCi)	^{99}Mo	1μCi
Other gamma-emitting	(5μCi per dose)		(5μCi per dose)
nuclides	0.5μCi	^{132}I	0.05μCi
		^{103}Ru	0.05μCi
		^{89}Sr	0.0006μCi
		^{90}Sr	0.00006μCi
		Other gamma ray-emitting nuclides	0.1μCi
		Alpha particle-emitting nuclides	0.001nCi

표 3-13. 방사성 핵종의 순도

핵종	반감기 (γ선 에너지)	순도	오염핵종	반감기 (γ선 에너지)	허용범위
^{67}Ga	77.9 hr (93 keV) (184 keV) (296 keV)	99 % ^{67}Ga			
^{111}In	2.81 days (173 keV) (247 keV)		^{114m}In	50 days (558 keV)	〈 3μCi/mCi ^{111}In
			^{65}Zn	243.9 days (1,115 keV)	〈 3μCi/mCi ^{111}In
^{123}I	13.3 hr (59 keV)	85 % ^{123}I			
^{99m}Tc	6.05 hr (140 keV)		^{99}Mo	66.7 hr (740 keV) (181 keV) (778 keV)	〈 0.15μCi/mCi ^{99m}Tc
^{201}Tl	74 hr (60~80 keV) (167 keV)	95 % ^{201}Tl	^{200}Tl	26.1 hr (368 keV) (1.21 MeV)	〈 2 %
				52.1 hr (825 keV)	〈 0.3 %
				12.2 days (439 keV) (522 keV) (961 keV)	〈 2.7 %
^{133}Xe	5.27 days (81 keV)	95 % ^{133}Xe			

존재하지 않아야만 한다. 즉 환자에게 투여 당시 ^{99m}Tc 1 mCi 내에 ^{99}Mo이 0.15 μCi 이상이 함유되어서는 안 된다. 표 3-12는 ^{99m}Tc 용액 내에 다른 방사성 핵종의 허용 함유량이다. 모핵종으로 이용되는 ^{99}Mo도 그 생성과정이 순도에 영향을 미친다. 즉, $^{99}Mo(n, \gamma)$은 비교적 담체가 많아 용출된 $^{99m}TcO_4^-$ 내에 ^{99}Mo이 함께 용출될 확률이 커지며, ^{235}U에 핵분열을 이용한 ^{99}Mo은 담체가 적기 때문에 비방사능이 높은 낭핵종을 얻을 수 있다.

만약 다른 방사성 핵종이 함유되었을 경우 각 핵종의 방사능량을 측정하기 위하여 multichannel analyzer가 이용되어야 하며 가능한 단일 방사성핵종으로 구성되어야 한다.

위와 같이 방사성의약품 순도의 저하는 핵종의 생성방법과 방사화학적 처리과정에서 불완전한 분리 등의 원인에 의해 발생된다. 방사성의약품의 순도는 계속적으로 변화하기 때문에 반감기가 짧은 핵종이라도 사용 직전에 순도를 측정할 필요성도 있다. 표 3-13은 많이 사용되는 방사성의약품 중 핵종의 순도에 관한 사항이다.

4) 화학적 순도시험

의약품 종류에 따라 다르겠지만, 방사성동위원소 순도, 방사성표지화합물 순도외에 화학적 순도로 화학적이물등에 대한 확인이 필요한 품목이 있다.

1) 과테크네튬산 주사액의 경우 과테크네튬산 주사액 제너레이터로부터 생리식염액으로 용출시 제너레이터 컬럼에서 ^{99}Mo를 잡고 있는 알루미늄지지물 중 '알루미늄'이 섞여 있는지를 확인하는 경우, 자외가시부흡광도측정법(UV/vis spectrometer)으로 알루미늄 표준액을 530 nm에서 측정하여 주사액 잔존 알루미늄이 10 ppm 이하로 측정되어야 한다.

   그 외 방법으로는 허가받은 간편키트를 사용하는 방법이 있다. 알루미늄과 반응하여 발색하는 시약이 함유된 크로마토그래프용지와 알루미늄 표준액이 들어 있는 키트를 사용하여 제너레이터에서 생산된 용액과 표준액의 동일양으로 떨어뜨리면 발색정도를 비교하여 확인할 수

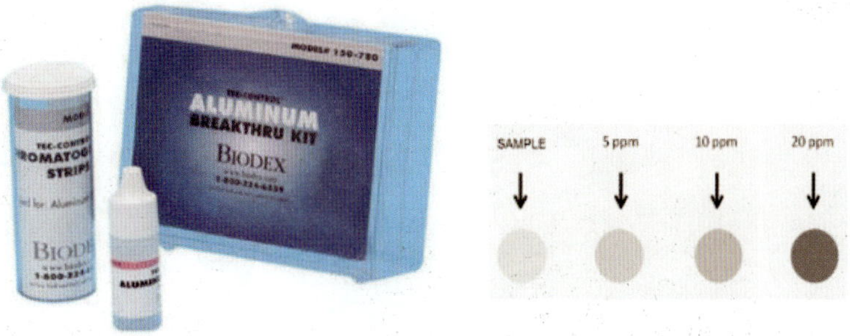

그림 3-17. 알루미늄 잔류농도 검출키트와 발색 크로마토그래프용지 사용의 예.

그림 3-18. 요오드반응을 이용한 데옥시플루오로글루코스 주사액의 화학적 이물 순도시험법.
FDG: 데옥시플루오로글루코스(^{18}F-FDG) 주사액
K: Kryptofix 표준액 50 μg/mL)
참고문헌: Assessment of Aminopolyether on ^{18}F-FDG Samples. International Journal of Pharmacological and Pharmaceutical Sciences 2019

있다(그림 3-17).

2) 데옥시플루오로글루코스 주사액에서 화학적이물에 대한 순도시험은 싸이클로트론에서 만들어진 ^{18}F이 합성전구체와 반응하기위해서는 탄산칼륨과 크립토픽스 촉매를 사용하여 친핵성을 증가시켜야 한다. 크립토픽스의 잔존량이 50㎍/mL 이하인 것을 박층크로마토그래프법을 실시하여 발색시약인 요오드결정으로 확인하는 방법이 있다(그림 3-18).

5) 무균시험

방사성의약품에 대한 멸균방법은 방사성 핵종의 생산방법에 있어 용제, 첨가물 또는 완충제 등에 의해 영향을 받으며, 이 구성 성분의 열(heat)에 대한 효과와 container와 stopper의 열에 대한 반응에 따라 다르다. 박테리아나 균과 같은 생물학적 오염은 검사를 위한 시료를 취급할 때 용기에 의해 발생될 수 있다.

멸균과정에서 감염을 방지하기 위하여 모든 과정을 철저하게 주의해야만 한다. Microa-ggregate

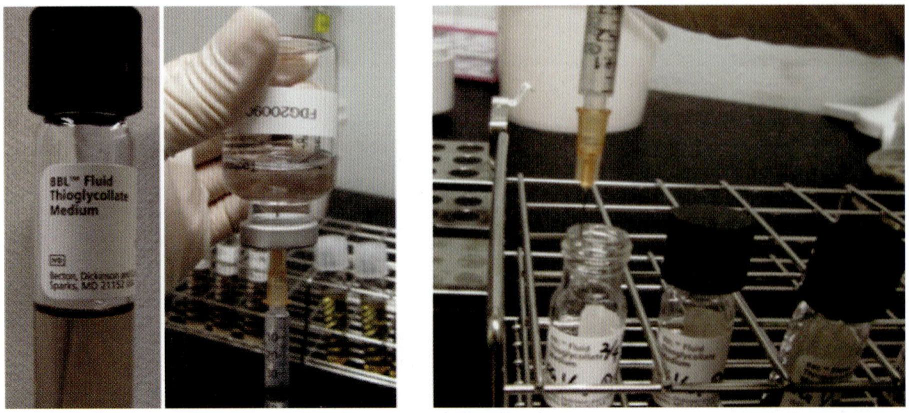

그림 3-19. 생산바이알 검액을 액상티오글리콜산배지(Fluid Thioglycollate Medium) 접종

와 macroaggregate는 가열하거나 여과할 수가 없기 때문에 엄격한 무균조작이 요구된다.

가열멸균법의 한 예를 보면, 121℃에서 15분간 증기소독하며 물론 양이 많으면 시간은 증가되어야 한다.

Sodium iodohippurate와 같은 표지화합물은 약간 낮은 온도인 100℃에서 60분간 가열하여 소독한다. 열에 의해서 화학적 변화를 일으키기 쉬운 것들을 보면 다음과 같다.

㉠ colloid, microaggregate or macroaggregate는 입자의 크기와 그 구성이 변화될 수 있다.
㉡ rosebengal과 같은 것은 열에 민감한 분자로 되었다.
㉢ 탄수화물이나 단백류와 같은 유기복합체와 생화학적 물질은 열에 의해 변화를 일으키기 쉽다.

6) 발열검사

발열물질(pyrogens)은 표지화합물이 인체에 주입되었을 때 작은 유기체의 대사와 성장에 의해 발생되며 이것은 시상하부(Hypothalamus)의 체온 제어부에 영향을 미치므로 체온을 상승시킨다고 믿고 있다.

그 발열물질의 예로서 lipid나 phospholipid들은 polysaccharide나 amino acid 일부분에 결합되어 보통 1 μm 정도의 크기로 입자화시킨다. 많은 유기체들이 발열물질을 생성하게 되고 결국 비위생적으로 취급하거나 항멸균 상태로 취급하지 않을 경우 이것들은 더욱 증가되는 것이다.

용기, 초자기류, 플라스틱 튜브 그리고 주사기 등을 autoclave 소독 후에도 즉시 위생적 처리를 하지 못할 경우 pyrogen(발열원; 發熱源)의 발생 및 성숙은 지속된다. 그러므로 항상 건조 상태에서 멸균처리 상태를 유지시켜야 한다.

초자기류, 주사기 그리고 주사바늘은 175℃에서 3~4시간 동안 또는 250℃에서 30분 정도에서 멸균처리하면 pyrogen free 상태가 된다.

인체 내에 주사되면 45~90분 후에 pyrogen에 의한 현상이 나타나게 되고 초기 증세로 오한, cool skin, 동공의 확장, 고혈압 그리고 가끔 백혈구 감소증이 나타난다. 가장 흔한 증세로 열이 약간 오르고, 등과 다리 통증이 나타나며 열은 2~3시간에 최고에 달하며. 이 열로 인하여 피부의 충혈과 발한(sweating)이 되고 동공의 수축, 저혈압과 백혈구 증다증이 발생된다.

7) 입자의 크기

방사성의약품 중 표지화합물의 입자의 크기, 입자의 수 그리고 입자 표면의 전하와 안정제 등이 장기 내의 분포에 영향을 미치고 있다. 대부분의 colloid는 간, 지라 그리고 골수에 집적이 잘 된다.

표 3-14. Radio colloid 입자의 크기의 예

Material	Diameter (nm)
^{99m}Tc-phytate	in vivo formation
^{99m}Tc-antimony sulfide	4~14
^{113m}In-colloid	10~20
^{198}Au-colloid	10
^{99m}Tc-Sn-phosphate	in vivo
^{99m}Tc-liposomes(neutral)	33
^{99m}Tc-Macroaggregated albumin(MAA)	10~60(μm)

Atkins 등은 H2S와 thiosulfate에 의해서 생성된 sulfur colloid의 분포에 대하여 연구한 결과 colloid수가 증가하든가 또는 gelatin의 농축이 증가되면 골수의 흡수가 증가하였고 gelatin이나 비방사성 colloid로 미리 처리시킨 동물실험에서는 간 흡수(Liver uptake)는 감소하였고 골수(bone marrow)의 흡수는 증가하였다고 보고하였다.

Thiosulfate로 생성된 colloid보다 H2S로 생성된 colloid가 골수에 더 많이 흡수된다. 혈액으로부터 colloid의 배설은 지수함수적인 관계에 있다. 입자의 크기가 작을수록 혈액으로부터 배설되는 시간이 짧다.

Michaelis Menten 방정식은 혈류에서 배설되는 반감시간($T_{1/2}$)

$$T_{1/2}=\frac{0.693}{V_m}(N_{op})+\frac{0.693}{V_m}Ks$$로 표시된다. 여기서,

(N_{op})는 체중 당(Kg) 입자의 수

V_m 은 식균작용의 최고율

K_s 는 상수이다.

표 3-14은 흔히 이용되는 colloid 입자의 크기이다.

제 04 장 핵의학기기

NUCLEAR MEDICINE EQUIPMENT

1 계수 시스템(Counting Systems)

방사선 계수 시스템은 핵의학에서 많은 목적으로 사용된다. 체외 계수 시스템(In vitro system)은 조직, 혈액 및 소변 샘플에서 약물, 호르몬, 및 기타 생물학적 활성 화합물의 방사선 면역 분석 및 경쟁 단백질 결합 분석; 및 방사성 약국 및 방사 화학에서의 방사성 핵종 식별, 품질 관리 및 방사능 분석과 같은 방법을 통해 방사능을 측정하기 위해 사용됩니다. 체외 계수 시스템은 비교적 간단하고, 수동으로 조작되며, 단일의 샘플, 단일 검출기서부터 수백 개의 샘플을 일괄 처리하여 결과 데이터를 컴퓨터로 처리할 수 있는 자동화 시스템에 이르기까지 다양하다.

생체 내 계수 시스템(In vivo)은 인간 피험자(Human subjects) 또는 실험동물의 방사능 측정에 사용됩니다. 생체 내 시스템에서의 차이점은 갑상샘, 콩팥, 신장과 같은 단일 장기의 국소적인 측정, 그리고 전신의 방사능 함량을 측정하도록 설계되었다는 점이다.

1) NaI(Tl) 우물형 계수기(WELL COUNTER)

(1) 검출기의 특징

NaI(Tl) 우물형 계수기의 검출기는 샘플의 삽입을 위한 구멍이 결정의 한쪽 끝에 있는 NaI(Tl)의 단일 결정이다(그림 4-1A). 일반적으로 사용되는 우물형 검출기의 치수는 표 4-1에 나와 있다. 직경 4.5 cm × 길이 5 cm의 크리스탈과 직경 1.6 cm × 깊이 3.8 cm의 깊은 우물은 핵 의학에서 가장 많이 사용되는 기본적인 우물형 검출기이다. 이것은 표준 크기(standard size)의 시험관에 들어있는 시료(samples)들을 측정하기 위해 디자인 되었다. 직경과 길이가 최대 13 cm × 25 cm인 매우 큰 우물형 검출기의 경우 매우 소량의 고 에너지 γ선 방출 물질(예를 들어 40K, ^{137}Cs)을 계수하

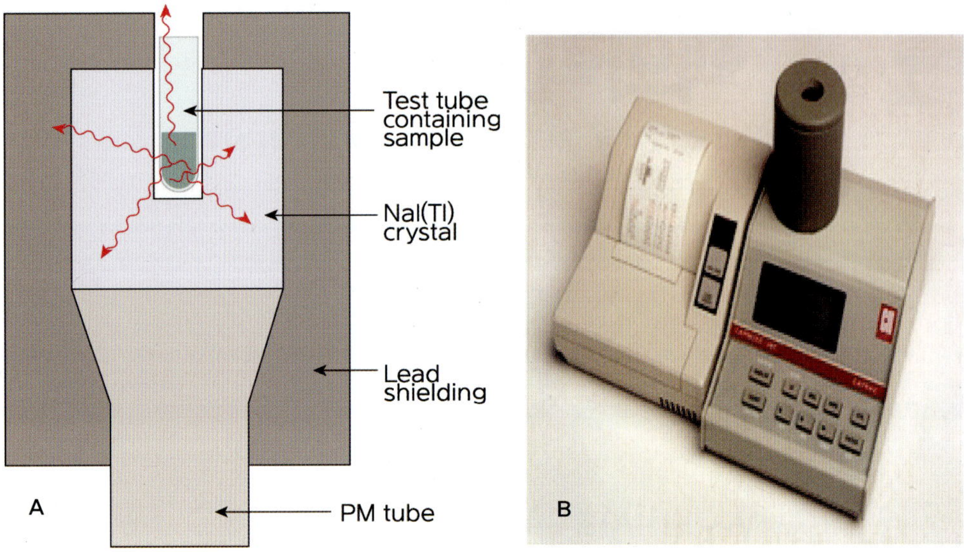

그림 4-1. A. 방사성 시료를 포함하는 우물형 검출기의 단면도. B. 디지털 판독값 및 프린터 출력이 있는 수동으로 장전된 우물형 계수기

표 4-1. 우물형 검출기의 제원

Crystal Dimensions (cm)		Well Diemensions (cm)	
Diameter	Length	Diameter	Depth
4.5*	5.0*	1.6*	3.8*
5.0	5.0	1.6	3.8
7.6	7.6	1.7	5.2
10.0	10.0	3.8	7.0
12.7	12.7	3.8	7.0

기 위해 사용된다. 대부분의 우물형 계수 시스템은 배후 방사선 계수 수준을 줄이기 위해 5 cm 또는 더 두꺼운 납을 검출기 주위에 두른다. 그림 4-1B가 일반적인 수동으로 장전(manually loaded)되는 우물형 시스템이다.

NaI(TI) 크리스탈과 광전증배관(PM tube) 사이의 빛전달(light transfer)은 검출기 크리스탈 내부의 우물 표면에 의한 반사와 산란 때문에 우물형 검출기보다 최적화가 적다. 따라서 에너지 분해능(^{137}Cs일 때 10~15% FWHM)은 최적화된 NaI(TI) 검출기의 설계(대략 6%의 FWHM) 설계에서 얻은 것 보다 떨어진다.

2) 체내 계수 시스템(In Vivo Counting Systems)

체내 계수 시스템은 환자 또는 때로는 실험동물의 방사능 농도를 측정하기 위해 사용된다. 단일 기관이나 국소화된(localized parts) 신체 부위의 방사능을 감시하도록 설계된 시스템을 프로브 시스템(probe systems)라고 한다. 예를 들어, 단 하나의 검출기만을 사용하는 단일 프로브 시스템은(single probe system) 방사성 요오드의 갑상선 흡수를 측정하고 유방암의 림프절 검출에 사용된다. 다수 프로브 시스템(multiprobe systems)은 흔하진 않지만 신장 기능 연구, 폐 간극 연구, 뇌에서 세차 곡선 등을 얻기 위해 사용되어 왔다. 프로브 시스템은 어느 정도 측정 위치(measurement localization)를 제공하지만 영상획득 기술(imaging techniques)의 세부사항은 제공하지 않는다. 왜냐하면 방사선은 일반적으로 몇 센티미터의 연조직을 통과하여 검출기에 도달해야 하기 때문에, 생체 내 계수 시스템의 대부분은 γ선을 검출하도록 설계 되었다.

(1) NaI(Tl) Probe Systems NaI(Tl) 프로브 시스템

가장 간단한 프로브 시스템은 환자의 관심 영역 위로 방향을 설정하고 배치할 수 있는 정지 또는 이동식 스탠드에 장착된 콜리메이터 NaI(Tl) 검출기로 구성된다(그림 4-2). 그러한 검출기는 갑상선 질환에 대한 진단 검사에 흔히 사용된다. 검출기는 에너지 선택을 위해 SCA 및 초당 계수의 수를 기록하는 디지털 계수기 또는 컴퓨터를 포함하여 일반적인 NaI(Tl) electronics 장치에 연결된다. 일반적으로 프로브 시스템은 5 cm 지경 × 5 cm 두께 NaI(Tl) 결정을 사용하며, 검출기 앞에 길

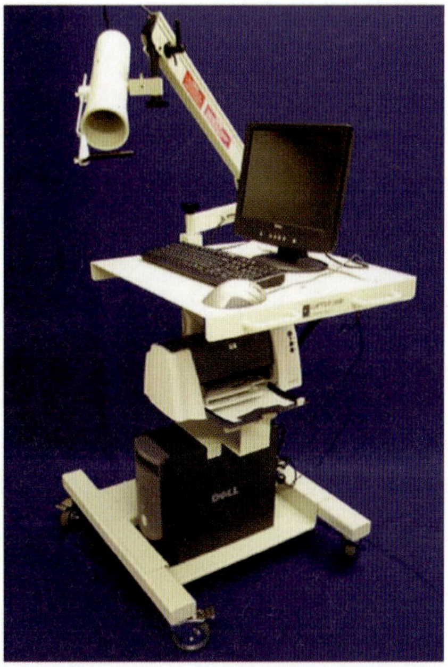

그림 4-2. 방사성 요오드의 갑상선 흡수를 측정하기 위한 대표적인 NaI(Tl) 프로브 시스템

이 15~25 cm의 원통형 또는 원뿔형 콜리메이터를 사용한다. 생체 내 측정을 위해 프로브 시스템을 보정할 때 기록된 계수 속도에 대한 감쇠 및 산란 효과를 고려하는 것이 중요하다. 대개 환자 내 선원 분포의 깊이를 정확하게 알 수 없다. 연조직에 대한 선형감쇠계수는 핵의학에서 대부분의 γ선 에너지에 대해 $\mu l = 0.1 \sim 0.2\ cm^{-1}$ 범위에 있기 때문에 선원이 1~2 cm이면 기록된 계수율에서 10~40% 차이가 날 수 있기 때문이다. 산란 방사선의 강도는 또 다른 중요한 변수이다. 예를 들어 콜리메이터의 직접 시야 밖(direct field-of-view)에 놓여 있는 선원은 선원 분포(source distribution)를 둘러싼 조직에 컴프턴 산란에 의해 기록된 계수율에 기여할 수 있다. 산란 방사선의 기여를 최소화하기 위해 일반적으로 계수할 γ선 방출의 광피크에 SCA 창을 설정한 상태에서 측정을 수행한다. 그러나 특히 저 에너지 γ선을 계수할 때 산란 방사선의 모든 가변적 영향을 제거하는데 완전히 효과적이지는 않다.

2 감마카메라 기본원리

방사성핵종 영상촬영은 핵의학에서 가장 중요한 적용방법이다. 방사성핵종 영상 실험실은 거의 모든 병원에서 발견되며, 대형 기관에서 매달 수백, 심지어 수천 건의 영상 시술을 실행한다. 이 장에서는 방사성핵종 영상의 몇 가지 일반적인 측면에 대해 간략하게 설명하며, 가장 널리 사용되는 영상장치인 감마카메라(Anger scintillation camera)는 Hal Anger의 이름을 따서 만들어졌다.

1) 감마카메라의 기본원리

(1) 시스템 구성 요소들

그림 4-3은 감마카메라로 이미지 형성의 기본 원리를 설명한다. 주요 성분은 콜리메이터, 대영역 NaI(Tl) 섬광 결정, 광도관(light guide), 그리고 광전자증배관(PM tube)가있다. 앞장에서 설명한 기존의 NaI(Tl) 계수 검출기와 다른 두 가지 특징은 영상 형성에 매우 중요하다. 첫 번째는 영상은 콜리메이터를 사용하여 검출된 γ 광선의 방향을 정의한다. 콜리메이터는 일반적으로 많은 수의 구멍이 있는 납판으로 구성된다. 허용되는 γ선을 제어함으로써 콜리메이터는 NaI(Tl) 결정 표면에 γ선 분포의 투영 영상을 형성한다. 두 번째는 NaI(Tl) 결정이 단일이 아닌 일련의 광전증배관에 의해 관찰이 된다. 광전증배관에서 오는 신호는 전자 또는 위치결정회로(digital position logic circuits)에 공급되며, 광전증배관의 가중 평균을 사용하여 각 섬광계수의 X-Y 위치를 결정한다.

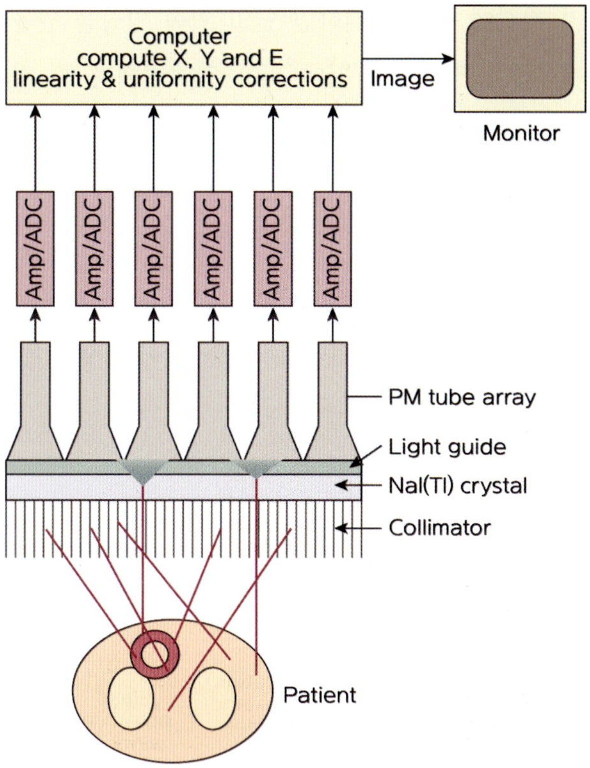

그림 4-3. 현대적의 감마카메라의 기본 원리 및 구성 요소. 각 광전자 증배관(PM)의 출력은 아날로그-디지털 변환기(ADC)를 사용하여 증폭 및 디지털화된다. NaI(Tl) 결정에서 상호 작용하는 각 γ선에 대한 X-Y 위치는 디지털화된 신호에서 계산된다. 측정된 총 펄스 진폭에 비례하는 γ선 E에 의해 침전된 에너지도 합하여 계산한다. 광전증배관 신호 E가 선택한 에너지 창 안에 있으면 계수가 허용되어 영상에서 적절한 X-Y 위치에 배치된다.

개별적인 사건도 모든 PM 튜브의 신호를 합하여 에너지 E를 분석한다. 계수의 펄스 진폭이 선택한 에너지 창 내에 있을 때, 이 값이 허용되고 X와 Y 값은 별도의 2차원 영상 요소 배열, 즉 픽셀에 고정된다. 영상은 가능한 X-Y 위치에서 계수된 수에 대한 히스토그램으로 형성된다. 각 픽셀은 허용 가능한 신호 대 잡음 수준을 달성하기 위해 충분한 수의 계수를 가져야한다. 때문에 많은 수의 계수가 해석 가능한 이미지를 형성하기 위해 필요하다. 영상이 64 × 64 픽셀 또는 128 × 128 픽셀 배열로 형성되는 경우가 많기 때문에, 계수 조건은 단순한 계수 검출기보다 10^3~10^4의 정도 높다. 영상은 컴퓨터 모니터에 표시되며, 여기에서 이미지 밝기와 대조도를 조절하고 다른 색상표(color tables)를 사용할 수 있다. 대부분의 현대 감마카메라는 각각의 출력이 완전히 디지털이라는 점에서 광전자증배관은 아날로그-디지털 변환기(ADC)에 의해 직접 디지털화된다. X-Y 위치 및 펄스 높이 계산은 디지털화된 소프트웨어에서 수행된다. 광전증배관 신호, 아날로그 위치설정 회로에 의한 소음 및 펄스 왜곡에 의한 에너지 및 위치설정 오류는 제거된다. 감마카메라는 연장된 영상 시간(예: 수분)에 걸쳐 변하지 않는 방사성핵종 분포의 영상을 기록할 수 있는 정적 영상 연구에 사용할 수 있다. 감마카메라를 환자 전신에 걸쳐 스캔하면 단일 연속 영상을 얻을 수 있다. 이 움직임을 설명하기 위해 계수위치의 계산을 조정하면서 침대 또는 감마카메라 중 하나를 움직이면 성공할 수 있다. 임상적으로 중요한 전신 연구는 골격의 골격 스캔과 종양의 위치를 알아내는 것 또는 체내 전이를 포함한다. 감마카메라는 또한 초당 여러 개의 영상만큼 빠르게 방사성핵종 분포의 변화를 관찰할 수 있는 동적 영상 연구에 사용할 수 있다. 이를 통해 추적자의 흡수율이나 관심 기관으로부터의 간극과 같은 생리적 정보를 얻을 수 있다. 또한 영상을 심전도 신호와 동시화 할 수 있어 심장의 영상을 심장 주기의 다른 단계에서 형성할 수 있다. 이러한 게이트 영상은 심장 기능에 대한 중요한 정보를 제공할 수 있다.

(2) 검출기 시스템 및 전자

감마카메라는 NaI(Tl) 검출기 결정을 주로 사용한다. 최대 60 × 40 cm 두께이고, 보통은 6~12.5 mm 두께이다. 많은 오래된 시스템에서는 직경 25~50 cm의 둥근 결정체가 사용되었다. NaI(Tl)

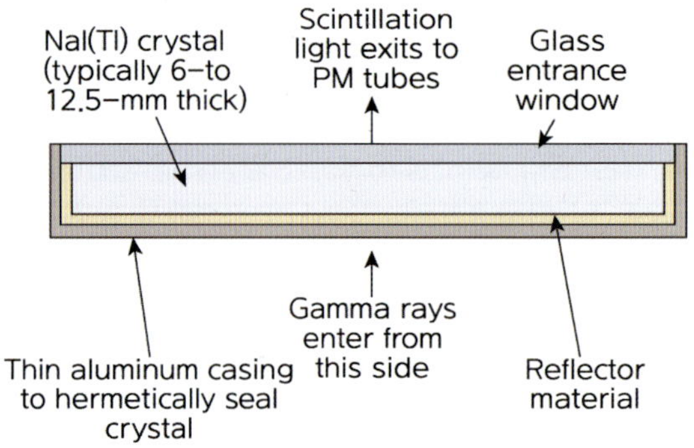

그림 4-4. 감마카메라용 NaI(Tl) 결정 조립체의(crystal assembly) 도식 단면

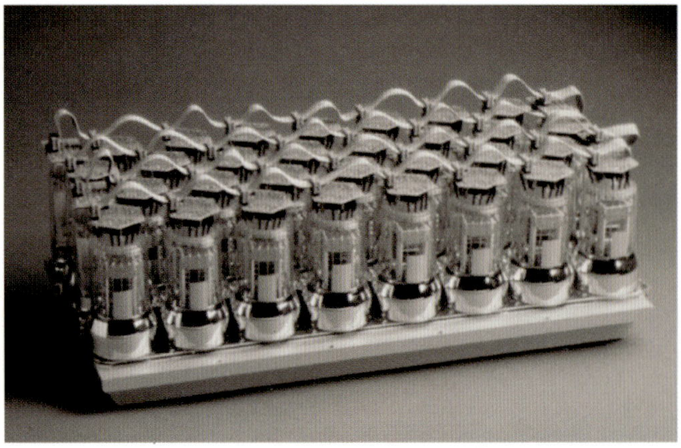

그림 4-5. 덮개를 제거한 직사각형 감마카메라 검출기는 NaI(Tl) 결정에 장착된 광전자 증배관(PM)을 보여준다. 이 예에서 감마카메라 검출기는 50 × 15 cm이며, 직경 5 cm의 PM 튜브 30개에 의해 판독된다. 이것은 디지털 카메라로 각각 한 대씩 PM 튜브 출력은 개별적으로 디지털화된다.

결정은 TiO_2와 같은 고반사성 물질로 둘러싸여 있어 광출력을 극대화하고 얇은 알루미늄 케이스 내부에 밀봉되어 수분으로부터 보호한다. 케이스의 뒷면에 있는 광학 유리창은 섬광등이 광전자증배관에 닿게 한다. 일반적인 감마카메라 결정 조립체의(crystal assembly) 단면은 그림 4-4에 나타나 있다. 대부분의 범용 감마카메라는 약 9.5 mm의 결정 두께를 가지고 있지만, ^{99m}Tc, ^{201}Tl과 같은 저에너지 γ 방출체의 경우 6 mm 두께 검출기 결정에도 검출 효율이 적당하다.

둥근 광전자증배관은 육각형 패턴으로 배열되어 덮은 NaI(Tl) 결정의 면적을 극대화한다. 일부감마카메라는 NaI(Tl) 결정을 더 잘 적용하기 위해 육각형(또는 드물게 사각형) 단면 광전자증배관을 사용한다. 일반적인 PM 튜브 크기는 직경 5 cm이다. 대부분의 최근 카메라는 30개에서 100개의 광전자증배관을 사용한다.

그림 4-5는 30개의 튜브 모델의 사진을 보여준다. 광전자증배관은 자기장에 대한 감마카메라의 방향 변화에 의한 변화를 방지하기 위해 얇은 자기 실드(shield)에 싸여 있다. 초민감도(ultra-sensitivity)의 광전자증배관에서 자기장은 또한 감마카메라를 민감하게 만든다, 포유 전자

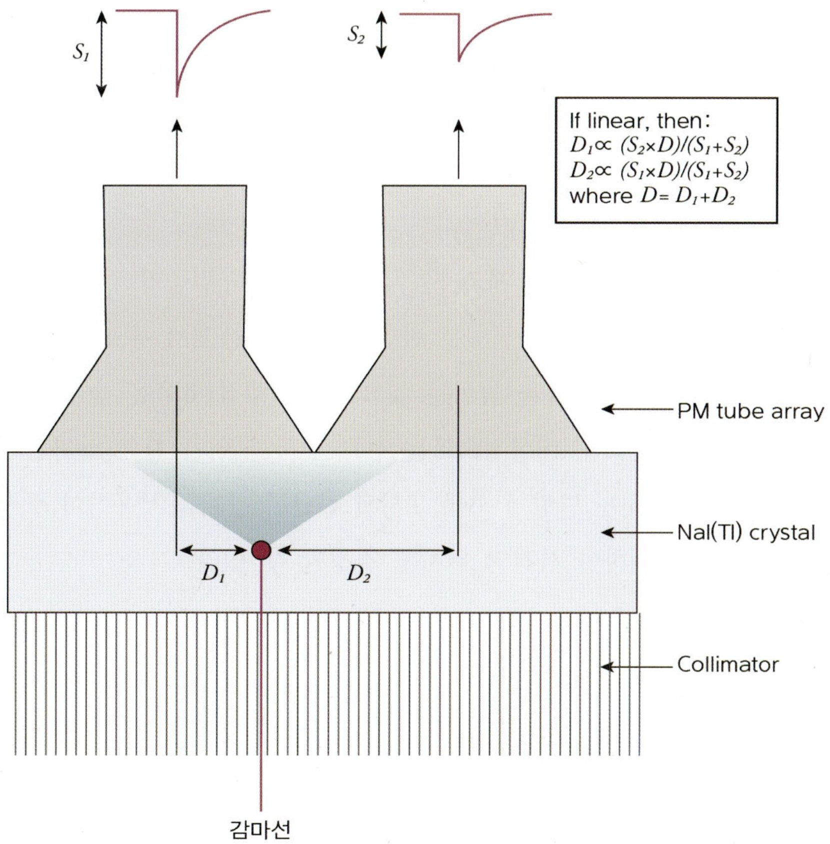

그림 4-6. 광전자 증배관 간 광분배(photomultiplier)를 표시한 영상이며, 광전자 증배관으로부터 발생된 신호인 S는 상호작용하는 영역인 D의 광전자증배관 중심에서 반비례한다.

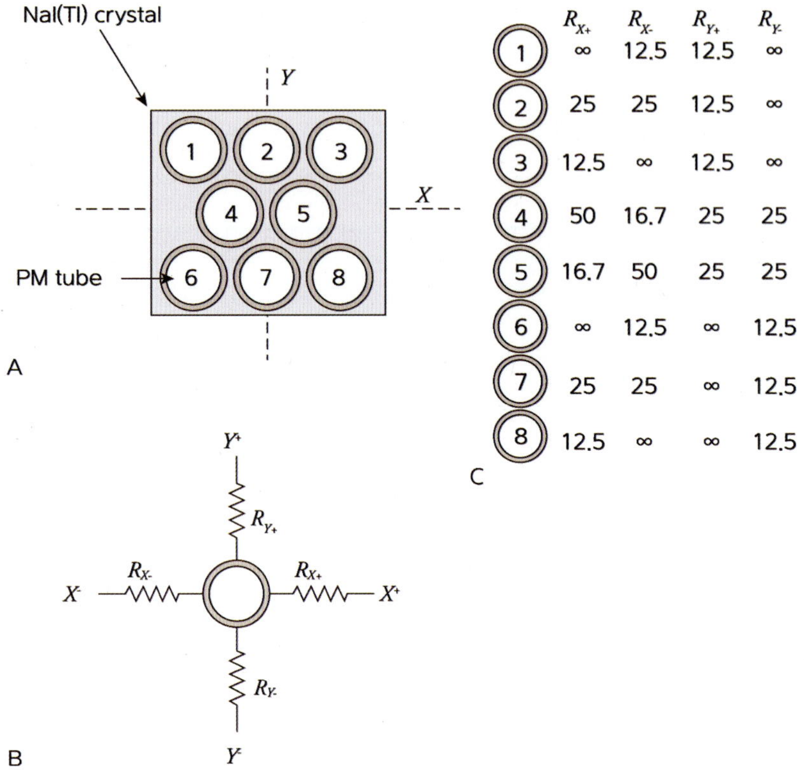

그림 4-7. 감마카메라의 아날로그 위치. A, 광전자증배관 8개의의 카메라에서의 위치. B, 개인 신호 광전자증배관의 지정된 X +, X −, Y + 및 Y −의 네 개의 출력 라인에 저항기를 사용하여 분할된다. C, 8개의 대표적인 광전자증배관에서의 저항값(kΩ). 저항값은 X 및 X와 같이 선택된다. 계산된 Y 위치는 검출기의 상호작용 위치에 따라 선형으로 변화된다.

계에서 자기 공명 영상 시스템까지. 많은 제조자는 검출기 결정과 검출기 결정 사이에 플라스틱 광도관(light guide)를 사용한다. PM 튜브가 있는 반면 다른 튜브는 PM 튜브가 크리스탈에 직접 연결된다. 광도관의 기능은 광 채집 효율을 높이는 것으로, 광 채집 효율을 높이는 데 있다.

이것은 그림 4-6에 설명되었으며, 이상적으로는 신호 진폭과 위치 간의 상관관계에서 광전자증배관은 선형일 것이다. 이렇게 하면 그림 4-6에 표시된 간단한 관계를 사용하여 광전자증배관 신호의 가중 평균 또는 중심선을 취하여 사건의 위치를 결정할 수 있다.

(3) 콜리메이터

감마카메라로 영상을 얻으려면 방사선원 분포에서 γ선을 카메라 검출기에 투과하며, γ선은 초점을 맞출 수 없기 때문에 사진에 사용되는 것과 유사한 "렌즈" 원칙을 적용할 수 없다. 따라서 대부분의 실용적인 γ선 영상 시스템은 영상 형성을 위한 흡수하는 콜리메이션의 원리를 사용한다. 흡수하는 콜리메이터는 특정 방향을 따라 이동하는 γ선만 검출기에 도달할 수 있도록 하여 검출기에 선원 분포 이미지를 투영한다. 적절한 방향으로 이동하지 않는 γ선은 검출기에 도달하기 전에 시준기

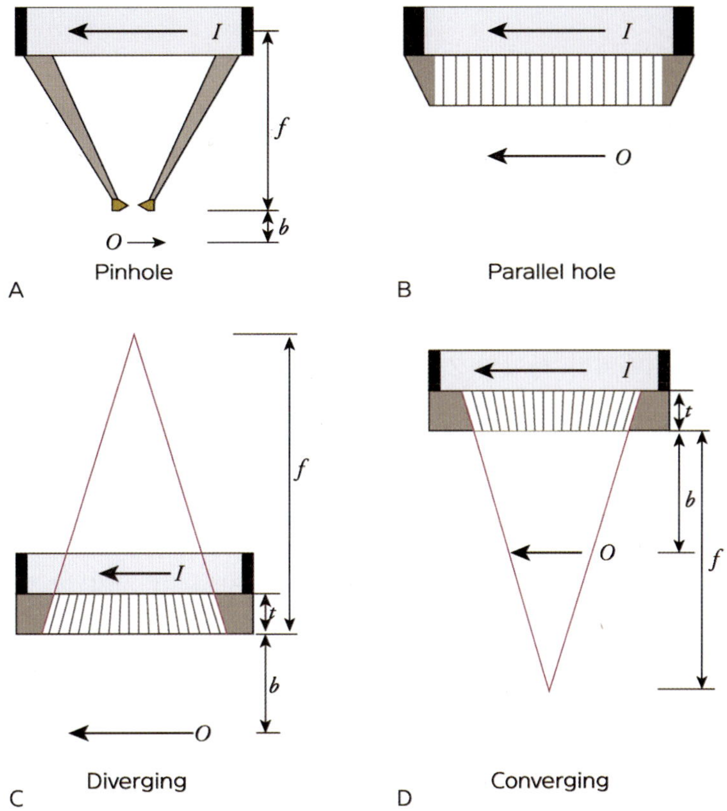

그림 4-8. A-D, 감마카메라의 검출기에 "γ선 영상"을 투사하는 데 사용되는 네 가지 유형의 콜리메이터 유형 (O, 개체(object); I, 투사된 이미지)

에 의해 흡수된다. 이 "흡수에 의한 투영" 기법은 검출기를 향해 이동하는 잠재적으로 유용한 방사선의 대부분이 콜리메이터 구멍 사이의 흡수성 벽에 의해 실제로 정지되기 때문에 방사선 사용을 위해선 본질적으로 비효율적인 방법이다. 감마카메라에는 핀홀, 평행다공형, 확산형(diverging), 집속형(converging)등 4가지 기본 콜리메이터 유형이 사용된다. 이외에도 다양한 유형의 콜리메이터가 이후에 도입되어 사용한다.

핀홀 콜리메이터(그림 4-8A)는 납, 텅스텐, 백금 또는 기타 무거운 철 흡수기의 한 조각에 있는 작은 핀홀 개구부로 구성된다. 핀홀 구멍은 일반적으로 검출기에서 20~25 cm 떨어진 리드 콘의 끝에 위치한다. 핀홀 크기는 탈착식 삽입물을(removable inserts) 사용하여 변경할 수 있으며 일반적으로 직경이 몇 밀리미터가 된다. 핀홀을 통과하는 γ선은 방사선원 분포의 반전된 이미지를 검출기 결정으로 투영한다. 방사선원에서 핀홀까지의 거리 b가 콜리메이터 원뿔 길이 f보다 작을 때 영상이 확대되며, 소스 분배가 더 멀리 있을 때 영상이 미세화된다. 이미지 크기 I 및 개체크기 O는 에 따라 관련된다.

$$I/O = F/b \quad \text{(식 2-1)}$$

또한 핀홀 콜리메이터와의 거리에 따라 영상화된 영역의 크기 또한 변경된다. 검출기 직경이 D이고 확대(또는 분광) 인자가 (I/O)인 경우 검출기에 투영된 영상 영역의 직경은 다음과 같다.

$$D' = D/I/O \quad \text{(식 2-2)}$$

따라서 방사선원과 콜리메이터 사이의 가까운 거리에서 얻은 큰 확대 계수는 작은 영상을 만든다.

이미지 크기는 개체-핀홀 거리 b에 따라 변경된다. 따라서 핀홀 콜리메이터는 콜리메이터와 다른 거리에 있는 방사선원 평면이 서로 다른 양으로 확대되기 때문에 다소 왜곡된 3차원 물체의 이미지를 제공한다. 핀홀 콜리메이터는 주로 작은 장기(예: 갑상선 및 심장)의 확대 영상촬영과 작은 동물 영상촬영에 사용된다. 핀홀 콜리메이터의 또 다른 형태인 멀티 핀홀 콜리메이터에는 일반적으로 7개의 핀홀이 6각형 패턴으로 배열되어 있다. 이 콜리메이터는 과거에 단층촬영을 위해 사용되었다. 이러한 유형의 단층 촬영은 현재 임상적으로 거의 사용되지 않지만, 일부 소형 영상 적용에는 멀티 핀홀 접근법이 널리 사용되고 있다.

평행다공형 콜리메이터(그림 4-8B)는 평행한 구멍은 납에 구멍을 뚫거나 주조하거나 납 포일로 모양을 만든다. 구멍 사이의 납벽은 콜리메이터 중격(septa)라고 불린다. γ 광선이 한 구멍에서 다음 구멍으로 교차하는 것을 방지하기 위해 중격두께를 선택한다. 평행 구멍 콜리메이터의 확대된 보기는 그림 4-9에 나타나 있다. 평행다공형 콜리메이터는 방사선원 분포와 동일한 크기의 γ선 영상을 검출기에 투사한다. 평행 구멍 콜리메이터의 변화는 모든 구멍이 서로 평행하지만 일반적으로 수직 방향에서 약 25도 각도가 되는 slant-hole 콜리메이터가 있다. 이 유형의 콜리메이터는 평행 구

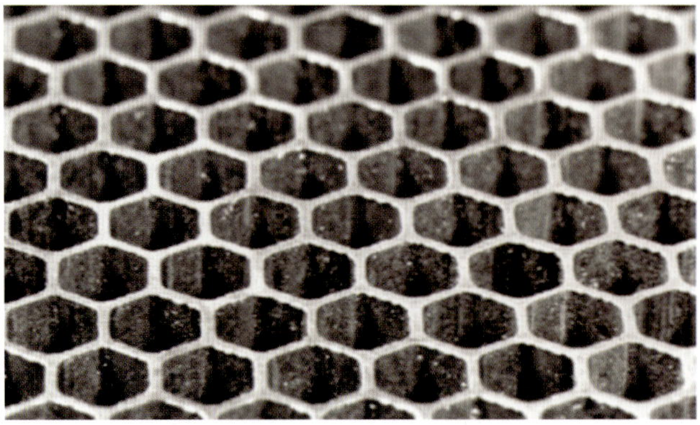

그림 4-9. 확대해서 본 구멍 구조를 보여주는 대표적인 평행 구멍 콜리메이터. 구멍의 각각의 크기는 1.9 mm이다.

멍 유형의 것과 유사한 특성을 가지고 있다. 왜냐하면 이것은 방사선분포의 각도를 주어 보여 주는 것보다 직접적으로 정면으로 배치되었다.

영상 연구에서 환자에게 더 나은 영상을 만들기 위해 확산형(diverging) 콜리메이터(그림 4-8C)에는 검출기 면으로부터 분리되는 구멍이 있다. 구멍은 일반적으로 콜리메이터 뒤 40~50 cm 지점에서 갈라져 소스 분포의 미세화된 반전되지 않은 이미지를 검출기에 투사한다. 분화 정도는 콜리메이터 전면에서 수렴점까지의 거리 f, 콜리메이터 전면에서 물체까지의 거리 b, 콜리메이터 두께 t에 따라 달라진다.

$$I/O = (f-t) / (f+b) \qquad \text{(식 2-3)}$$

여기서 I와 O는 각각 이미지 및 개체 크기이며 영상이 더 미세화 될수록 유용한 영상 영역이 커진다.

일반적인 확산형 콜리메이터는 검출기의 이미지 크기를 줄이고 이미지 영역의 직경을 평행다공형 콜리메이터와 비교하여 약 3분의 1만큼 증가시킨다. 핀홀 콜리메이터와 마찬가지로 영상 크기는 거리에 따라 변하므로 일정량의 영상 왜곡이 발생한다. 확산형 콜리메이터는 주로 간이나 폐와 같은 큰 장기를 단일 시야에서 촬영할 수 있도록 소형 검출기가 장착된 카메라에 사용된다.

집속형(converging) 콜리메이터(그림 4-8D)는 콜리메이터 앞의 40~50 cm 지점까지 수렴되는 구멍이 있다. 콜리메이터 면과 집속점 사이의 개체에 대해, 집속형 콜리메이터는 방사선

분포의 확대된 반전되지 않은 이미지를 투영한다. 이미지 크기 I 및 객체 크기 O는 에 따라 관련된다.

$$I/O = (f+t) / (f-b) \qquad \text{(식 2-4)}$$

여기서 f는 콜리메이터 면으로부터 집속점까지의 거리, b는 콜리메이터 면으로부터 물체까지의 거리, t는 콜리메이터 두께다.

2) 감마카메라 검출기

감마카메라에 의해 방사선을 검출할 수 있는 그림 4-11과 같이 4가지다. 이 중 정확한 위치 정보를 제공하는 곳은 한 곳뿐이다.

A - 유효인자: γ선은 콜리메이터 구멍에 평행하게 방출되어 구멍을 통과하여 NaI(Tl) 결정에서 광전적으로 상호 작용하여 모든 에너지를 단일 위치에 나타난다.

B - 검출기 산란인자: γ선이 콜리메이터 구멍에 평행하게 방출되어 구멍을 통과하고 NaI(Tl) 결정

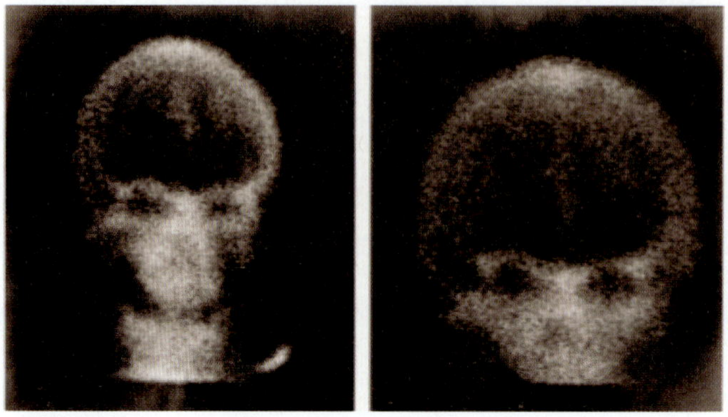

그림 4-10. 집속형 콜리메이터(converging collimator)에 의해 생성된 기하학적 영상 왜곡의 예

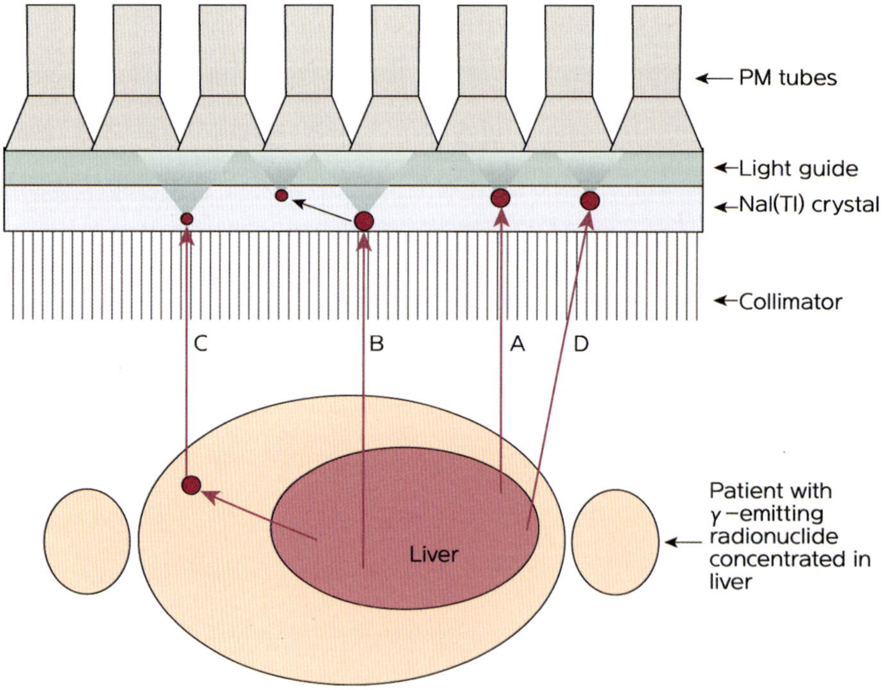

그림 4-11. 감마카메라에 의해 검출될 수 있는 다양한 유형(적색원은 γ선 상호작용의 위치를 나타낸다). A, 유효인자, B, 검출기 산란 인자, C. 물체 산란 인자, D. 투과인자

의 콤프턴 산란에 의해 상호 작용한다. 산란 γ선은 검출기에서 두 번째로 상호작용할 수 있다. 이 경우 γ선의 전체 에너지가 침전되거나 검출기에서 빠져나올 수 있으며, γ선 에너지의 일부만 침전된다. 전자의 경우, 에너지 차에 의해 상호 작용 위치 사이에 잘못 배치될 가능성이 있

으며, 비교적 드물게 발생한다.

C – 물체 산란인자: γ 광선은 콜리메이터 구멍 쪽으로 방출되지 않고 몸 안에 산란된 후 콜리메이터 구멍을 통과하여 검출된다. γ 광선은 산란 중에 에너지를 상실하여 검출기에서 더 작은 신호를 생성한다. 이러한 사건들 중 일부는 에너지 식별에 의해 거부되겠지만 산란의 각도가 작으면(45도 이하) 에너지 손실이 작아서 사건이 받아들여질 수도 있다. 이 경우 방사선원의 위치가 잘못되어, 종종 원래 배출 지점으로부터 몇 센티미터 떨어져 있다. 이러한 방사선원 영상에서 공간 빈도가 낮은 배경으로 이어져 대비가 손실된다. 임상 영상 상황에서 검출된 방사선원의 많은 부분이 물체의 산란에 인해 발생할 수 있으며 감마카메라의 에너지 분해능에 매우 중요하다.

D – 투과인자: 이 경우 콜리메이터 쪽으로 γ선 방출되지만, 평행하지 않다. 얇은 콜리메이터 벽(중격 투과)에 의한 불완전한 감쇠 때문에, γ선이 NaI(Tl) 결정체에 도달하여 상호작용할 가능성은 제한적이다. 모든 방사선원이 콜리메이터면(평행홀 콜리메이터의 경우)에 수직인 방향에서 발생한 것으로 간주되기 때문에 이는 다시 영상이 흐리게 된다. 이 효과는 고에너지 γ 방출체 또는 얇은 격벽을 가진 고해상도 콜리메이터를 사용할 때 점점 더 중요해진다. 방금 설명한 사건 B, C 및 D의 탐지를 줄이거나 제거하기 위해 감마카메라 설계에 상당한 노력을 기울여야 한다. 각각의 것은 흐릿하고, 영상의 대조도 상실의 원인이 된다.

3) 감마카메라의 종류와 임상에서의 사용

감마카메라의 가장 일반적인 유형은 단일검출(single-headed) 시스템이다(그림 4-12). 환자 신체의 다른 부위에 카메라 검출부분을 유연한 방법으로 위치시킬 수 있는 갠트리(gantry) 위에 장착된 감마카메라 검출기로 구성된다. 감마카메라 검출기는 회전하는 갠트리 위에 장착되는 경우가 많아 환자 주위를 여러 번 볼 수 있다.

그림 4-13 같이 감마카메라 검출기 2개가 갠트리 위에 장착된 경우, 일반적으로 두 검출기는 원형 갠트리 상의 다양한 위치에 배치할 수 있다. 듀얼 검출기 카메라의 분명한 장점은 환자의 두 가지 다른 보기를 동시에 획득할 수 있다는 것이다. 예를 들어 전신 영상에서 두 검출기를 서로 180도로 배치하여 전면과 후면 영상을 동시에 보일 수 있다.

감마카메라 시스템으로 획득한 평면 이미지의 예는 그림 4-14에 제시되어 있다. 동적인 과정 또한 시간이 지남에 따라 여러 평면 영상을 촬영하여 측정할 수 있다. 동적 연구의 예는 그림 4-15에 나타나 있다.

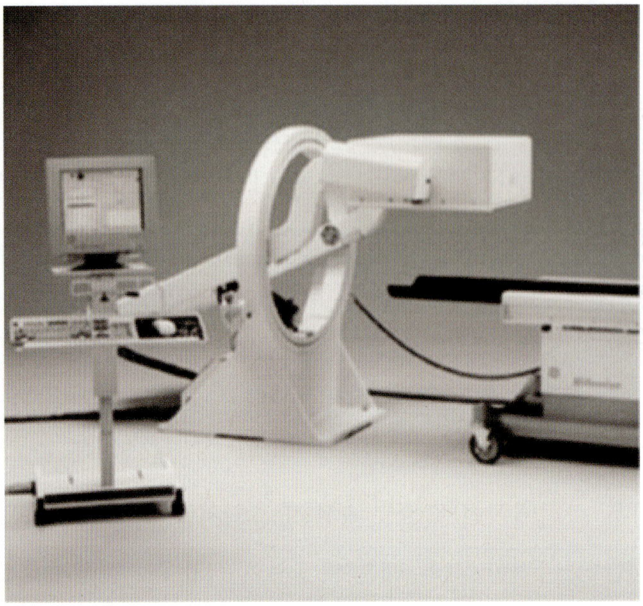

그림 4-12. 회전하는 갠트리 위에 장착된 단일검출기(single headed) 감마카메라(Courtesy GE Medical Systems, Milwawkey, WI).

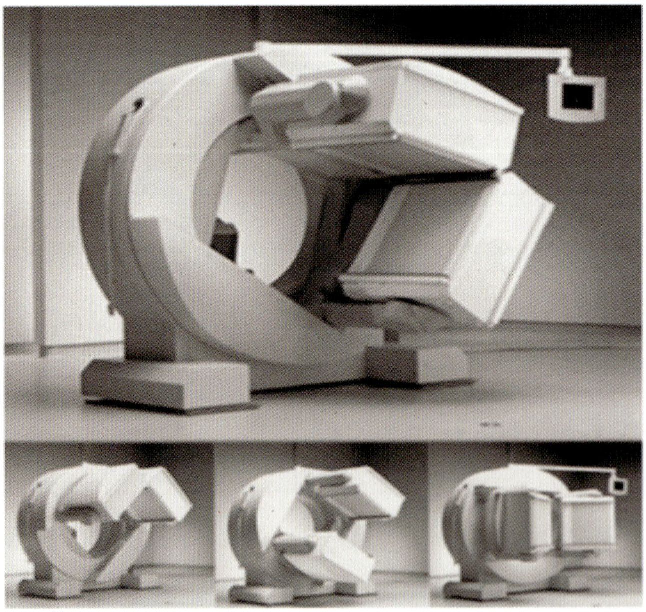

그림 4-13. 듀얼 검출기 감마카메라 시스템으로 서로 다른 방향으로 배치하여 기관이나 신체를 동시에 볼 수 있다 (Courtesy Siemens Medical Systems, Inc., Hoffman Estates, IL).

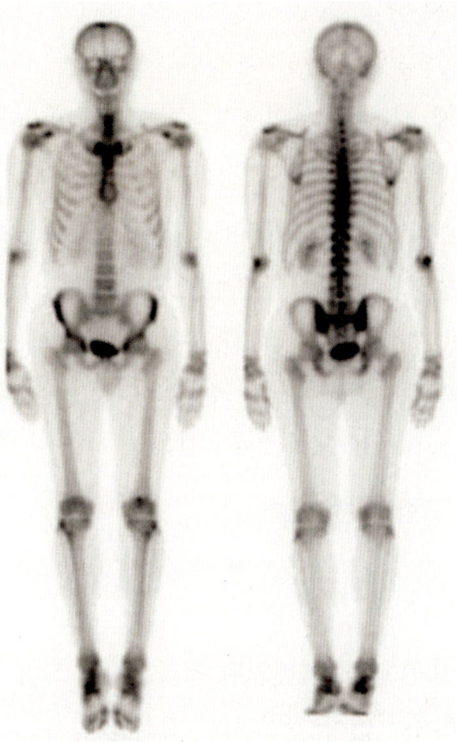

그림 4-14. ^{99m}Tc-MDP를 사용하여 얻은 전신 골격 스캔. 이러한 평면 영상은 전면(왼쪽)과 후면(오른쪽) 보기를 동시에 획득할 수 있는 듀얼 검출기 감마카메라로 획득했다(Courtesy Siemens Medical Systems, Inc., Hoffman Estates, IL).

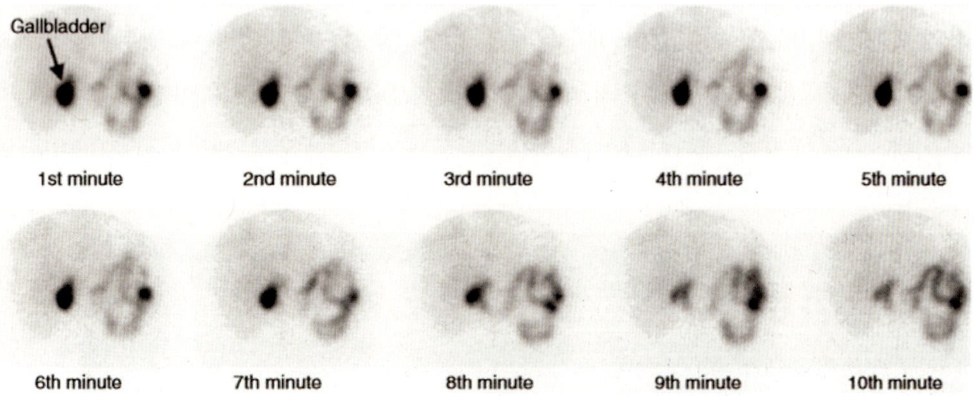

그림 4-15. 방사성의약품 주입 후 담낭 부위에 대한 평면의 감마카메라 영상. 약 7분 후, 담낭의 비우는 것을 자극하기 하였다(Courty GE Medical Systems, Milwawkey, WI).

3 감마카메라 성능측정

일관된 결과를 생성하고, 쉽게 재현할 수 있으며, 특별한 장비가 필요하지 않은 감마카메라 성능을 측정하기 위한 표준화된 실험 프로토콜을 규정하는 것은 중요하다. 그 다음 이러한 프로토콜을 사용하여 감마카메라와 다른 감마카메라를 비교하고, 새로 설치한 감마카메라에 대한 사용 허가 테스트를 수행하고, 카메라가 항상 설계대로 작동하는지 확인하는 품질 보증 프로그램의 일부로 사용할 수 있다. 감마카메라 품질 보증에 대한 정확한 규정과 허용 테스트에 대한 지침은 국가에 따라 다르다. 여기에 제시된 프로토콜은 크게 국가전기제조업자협회의 권고사항에 기초한다. 일반적인 품질 보증 프로그램에는 균일성의 일일 측정, 공간 분해능 및 공간 직선성의 주간 점검 및 기타 성능 매개변수의 반기별 점검이 포함될 수 있다.

1) 고유분해능

고유 분해능은 NaI(Tl)결정 표면에 직접 배치된 것과 같은, 그림 4-16(왼쪽)에서 보이는 직선성 테스트 패턴을 사용하여 콜리메이터 없이 결정된다. 직선간의 폭은 약 1 mm로 측정에서 예상되는 분해능보다 상당히 작다.

점 선원(일반적으로 ^{99m}Tc 또는 ^{57}Co)는 감마카메라 면으로부터 유효시야(UFOV: useful field of view)의 5배 거리에 위치한다. 유효시야는 에지패킹(edge packing) 효과에 의해 영향을 받는 카메라 면의 부분을 가려낸 후 감마카메라의 시야에 해당한다. 데이터 수집은 30,000 cps(작은 시야 감마카메라의 경우 10,000 cps)미만의 계수를 획득한다. 총 두 개의 영상이 촬영되는데, X와 Y 분해능을 모두 측정할 수 있도록 획득 간의 테스트 패턴이 90도 회전한다. 여기에서 피크 채널이 1000 counts 이상 나올 때까지 데이터를 수집하며, 화소 크기가 예상 분해능의 1/10 미만(일반적

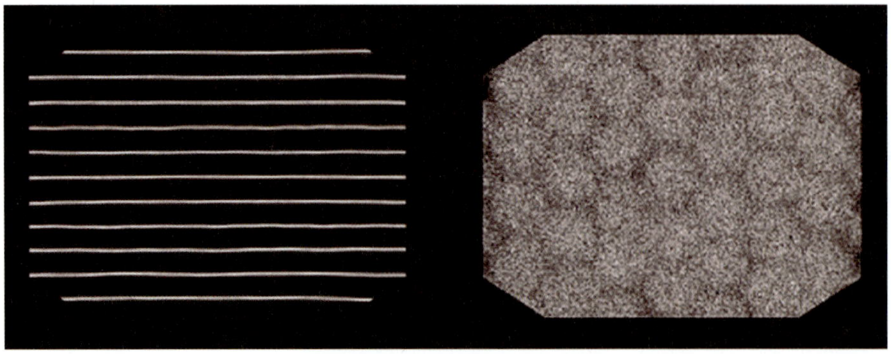

그림 4-16. 좌측: 감마카메라로 얻은 직선 시험 패턴 영상에서 비선형성의 그림. 우측: 동일한 감마카메라를 균일한 방사선장에 노출시켜 얻은 영상. 이것은 불균일성에 대한 보정이 없을 때 얻은 이미지이다.

으로 0.35 mm)인 매트릭스(matrix)에서 영상이 획득된다. 선 선원의 영상을 통한 프로파일(profiles)은 FWHM과 FWTM은 X와 Y 방향 모두에서 측정된다. 표현하는 측정치는 일반적으로 UFOV 전체에서 평균 측정값이며, UFOV의 치수에 대해 선형 치수가 75%까지 선택된 영역이 중앙시야(CFOV: central field of view)의 평균이다. 고유 공간 분해능의 대표적인 값은 2.5~3.5 mm로 나타난다.

2) 시스템 분해능

이 측정은 콜리메이터를 설치한 상태에서 수행되며 각각의 관심 콜리메이터에 대해 반복해야 한다. 선원은 콜리메이터의 전면에서 10 cm 거리에 5 cm 간격으로 배치되는 1 mm 직경의 선 선원 2개로 구성된다. 또한 선원과 콜리메이터 사이에 10 cm의 플라스틱을 배치하고 선원의 뒤에 동일한 물질을 5 cm짜리를 배치하여 산란 매체를 추가하여 측정을 수행할 수 있다. 영상이 획득되고(일반적으로 수 백만 개의 방사선원으로 부터 중첩을 피하기 위해 30,000 cps 미만의 속도로 측정) 선 선원의 영상을 통해 취한 프로파일이 가우스 함수에 결합되어 FWHM과 FWTM을 결정한다. 결과는 사용한 콜리메이터의 유형에 따라 크게 다르지만, 일반적으로 ^{99m}Tc의 경우 8~14 mm 범위에 있다.

3) 계수율

^{99m}Tc 선원 두 개가 감마카메라 면으로부터 약 1.5 m 떨어진 곳에 위치한다. 총계수율은 실제 계수율과 비교하여 관측된 계수율에서 약 20%의 손실을 발생시키기에 충분해야 하며, 계수율은 두 선원을 동시에 측정한 다음 각 선원별로 따로 측정한다. 모든 측정은 정확히 동일한 선원 형상으로 수행되고, 측정 과정에서 선원 붕괴는 무시될 수 있음(〈 1%)을 유의해야 한다.

4) 에너지 분해능

에너지 분해능은 ^{99m}Tc 선원을 사용해 감마카메라 표면과 5 × UFOV의 거리에 위치하여 콜리메이터 없이 측정된다. 그 이후 펄스 높이 스펙트럼을 분석하여 ^{99m}Tc 광전피크의 FWHM을 결정한다. 이는 보통 keV 단위로 기록되거나 광전피크의 에너지에 기반한 에너지 분해능의 백분율로 변환된다. 일반적으로 ^{99m}Tc의 경우 8~11% 범위에 나타난다.

5) 시스템 민감도

시스템 민감도는 각 콜리메이터마다 별도로 측정해야 한다. 일반적으로 저에너지 콜리메이터의 감도는 ^{99m}Tc(Eγ = 140 keV)로 측정하고, 중에너지 콜리메이터의 감도는 ^{111}In(Eγ = 172, 247 keV)를 고에너지 콜리메이터에는 ^{131}I(Eγ = 364 keV)를 사용한다. 방사성핵종은 10 cm 직경의 용기에 2~3 mm 깊이로 위치시킨다. 선원은 콜리메이터 전면으로부터 10 cm 떨어진 곳에 위치되고 영상이 획득된다. 이 때 민감도는 용기 영상 주위에 관심 영역을 그려 해당 영역의 모든 계수를 합함으로써 계산된다. 두 번째 영상은 선원이 제거된 상태에서 동일한 영상화 시간 동안 기록하여 배후방사능(background)의 측정치를 제공한다. 이 영상 또한 동일한 관심 영역이 적용된다.

$$\text{Sensitivity(cps/Bq)} = \frac{\text{counts in ROI} - \text{background counts in ROI}}{\text{time(sec)} \times \text{source activity(Bq)}}$$

범용 콜리메이터는 일반적으로 $2\sim3 \times 10^{-4}$ cps/Bq 또는 0.02~0.03%의 감도를 가진다.

4 단일 광자 방출 컴퓨터 단층촬영(Single Photon Emission Computed Tomography)

1) SPECT 시스템(SPECT system)

(1) 감마카메라 SPECT 시스템(Gamma Camera SPECT Systems)

상업적으로 이용 가능한 거의 모든 SPECT 시스템은 감마카메라 검출기를 기반으로 한다. 회전하는 갠트리(gantry) 위에 장착된 단일 감마카메라 조사부(Head)는 단층 촬영 영상에 필요한 데이터를 획득하기에 충분하다. 감마카메라는 환자 주변의 동일한 간격의 각도 간격으로 2차원 투영 영상을 획득한다. 이러한 영상들은 앞서 설명된 기법을 사용하여 단면 영상(cross-sectional images)을 재구성하는 데 필요한 1-D 투영 데이터를 제공한다. 일반적으로 임상 SPECT 영상은 64 × 64 또는 128 × 129 픽셀(pixel)의 매트릭스(matrix)로 재구성 된다. 감마카메라의 시야(FOV)로 덮인 모든 축 위치(슬라이스들)에 대해 단면 영상이 생성되어 3D 영상 부피(volume)을 형성하는 연속 2D 영상이 쌓이게 된다.

표준 평행다공형 콜리메이터(standard parallel hole collimator)를 사용할 때 필요한 각도 투영수는가 적용되며, 범용 평행다공형 콜리메이터의 분해능은 콜리메이터에서 10 cm 거리에 약 1 cm 이기 때문에, 일반적으로 필요한 시야(view)의 수는 직경 20~60 cm의 FOV에 대해 64~128개이다. 180도 원형 회전을 통해 획득한 데이터는 SPECT의 단층 재구성에 충분하지만, 전체 360도 회전에 걸쳐 데이터를 획득할 경우, γ선의 감쇠에 대한 분해능 균일성 및 보정 측면에서 장점이 있다.

SPECT 시스템의 민감도는 시스템에 여러 개의 검출기 수에 의존한다. 이중 헤드와 삼중 헤드의 SPECT 시스템을 모두 사용할 수 있으며, 이중 헤드의 시스템은 가장 흔하게 접할 수 있다. 이러한 시스템은 두 개 또는 세 개의 투영을 동시에 획득할 수 있도록 한다. 동일한 총 데이터 수집 시간에 대해 각 투영은 2~3회 기록할 수 있어 영상에 대해 획득한 총 계수가 2배 또는 3배 증가하게 된다. 또는 다중 헤드 시스템을 사용하여 단일 헤드 시스템에서 필요한 시간의 1/2 또는 1/3에 동일한 수의 계수를 획득할 수 있다. 이는 동적 SPECT 영상획득 시간의 함수로써 방사성의약품의 분포 변화를 관찰하는데 유용 할 수 있다. 평행다공형 콜리메이터를 집속형 콜리메이터(converging collimator)로 대체하여 향상된 감도를 얻을 수 있다. 하지만 이로 인해 FOV가 작아진다.

많은 SPECT 시스템에는 검출기가 원형 궤도보다 타원형을 추적할 수 있는 보다 정교한 갠트리(gantries)가 있다. 일부는 심지어 환자의 윤곽을 따르는 궤도를 가능하게 하기도 한다. 예를 들어 적외선 광원과 카메라를 사용하여 환자와 침대의 윤곽을 각도의 함수(function of angle)로 추적하는 초기 스캔으로 신체 윤곽을 확인할 수 있다. 그림 4-17과 같이, 환자의 윤곽을 따르는 타원형

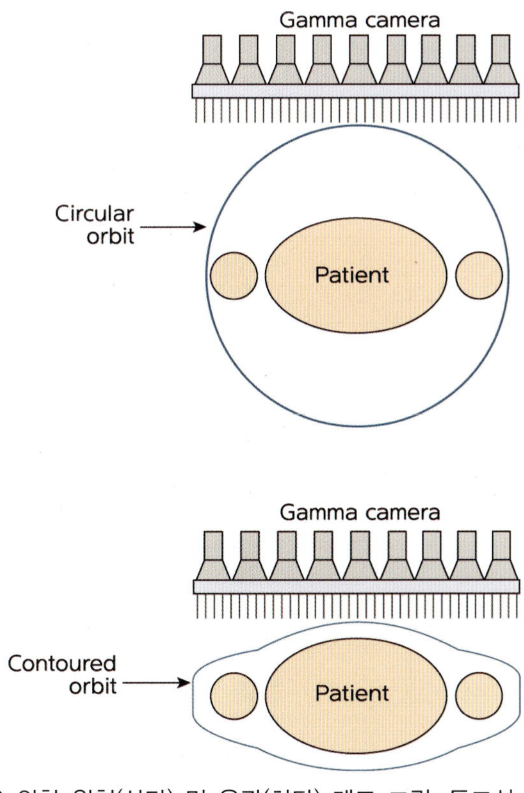

그림 4-17. SPECT 영상획득을 위한 원형(상단) 및 윤곽(하단) 궤도 그림. 등고선 궤도는 검출기와의 거리를 최소화하여 공간 분해능을 최적화한다.

궤도 또는 궤도를 통해 검출기가 원형 궤도를 사용하는 경우보다 환자에게 더 가 가깝게 통과할 수 있으므로 공간 분해능이 크게 향상될 수 있다.

(2) SPECT 데이터 획득 및 저장

① 데이터 획득

각 투사상은 보통 64 × 64 또는 128 × 128의 2 바이트(1 byte = 8 bit) 영상으로 저장하며, 전체 원, 즉 360도에 걸쳐서 얻거나, 반원 180도에 걸쳐서 얻는다. 투사상 간의 각도는 3도 정도를 사용하며 각 투사상을 얻는 시간은 카메라의 성능, 조준기의 종류에 따라 다르나 보통 20~30초 정도이다. 전체 영상을 얻는 총 스캔 시간은 이러한 스캔 파라미터들의 조합에 의해서 결정된다. 예를 들어 180도에 걸쳐 2중 헤드 카메라를 3도 간격으로 회전시키고 각 투사상을 30초씩 얻는다고 가정하면 대략(180°÷3°÷2)×30초=900초=15분의 스캔 시간이 요구된다.

② 데이터 획득 방식

투사상을 획득하고 저장하는 방식에는 각 투사각도 마다 카메라를 멈추고 데이터를 획득하여 투사상으로 저장하는 방식(step and shoot)과 카메라를 멈추지 않고 회전시키며 연속적으로 데이터를 얻으면서 일정 각도 내에서 얻어진 데이터를 하나의 투사상에 저장하는 방식(continuos acquisition)이 있다. 후자는 주로 빠른 영상획득이 요구되는 동적 SPECT 등에 활용된다. SPECT

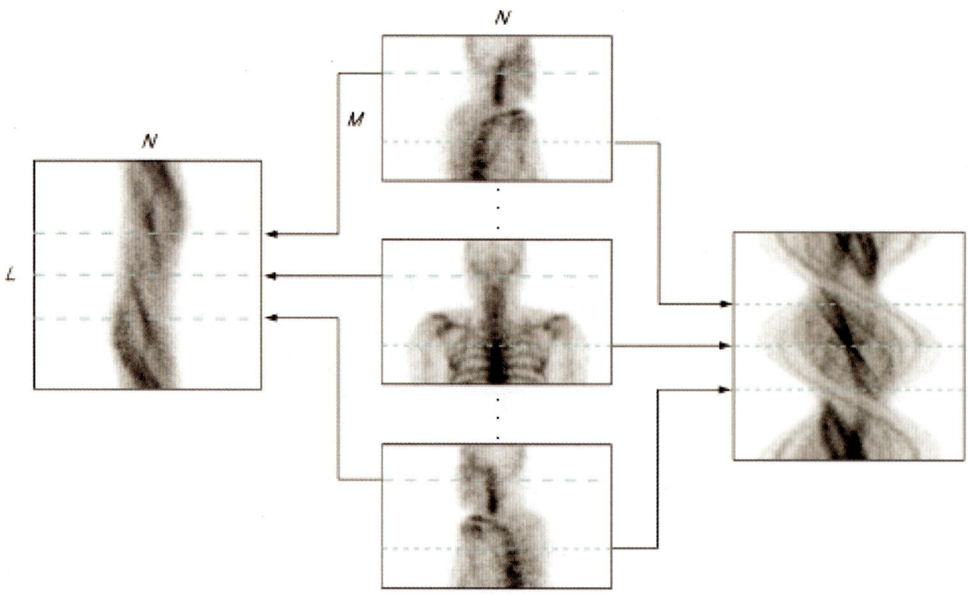

그림 4-18. SPECT 투사상과 사이노그램의 관계

검사 중 다수를 차지하는 것이 심근관류 SPECT인데, 심전도 신호에 데이터를 동기시켜 게이트 영상을 얻으면 심근 관류와 더불어 심박출량, 심근벽 운동 등에 대한 평가가 가능하다.

③ 데이터 저장 및 재구성

일반적인 영상재구성을 위해서는 투사상 형태로 얻어진 데이터를 사이노그램 형태로 변환하여야 한다. 평행구멍조준기나 부채살조준기를 사용한 경우에 그림 4-18과 같이 M×N의 투사상 L개를 얻었다면 각 투사 상에서 동일한 행(row)의 데이터만을 모아 각도에 따 라 재배열하면 M개의 L×N 사이노그램이 얻어진다. 각 사이노그램은 FBP나 OS-EM 알고리즘 등을 통해서 재구성된다. 투사상을 사이노그램으로 변환하기에 앞서 각 2차원 투사상에 대해서 전처리 필터(prefilter)를 적용하기도 한다. 단순한 잡음 제거를 위하여 Butterworth 필터와 같은 저역통과 필터를 적용하기도 하며, 잡음 제거와 해상도 복원을 동시에 이루기 위한 최적필터인 Metz 필터나 Wiener 필터를 적용하기도 한다. 전처리 필터는 재구성된 횡단면간의 급격한 계수 변화를 방지해 주어, 관상면이나 시상면 영상에서 간혹 관찰되는 계수의 불연속성을 줄여주는 장점도 가지고 있다. 투사상에 대하여 전처리 필터를 적용하는 경우에는 여과후역투사 재구성시 영상의 지나친 퍼짐현상을 방지하기 위하여 각 프로파일에 대하여 저역통과 필터는 적용하지 않고 Ramp 필터만 적용하기도 한다.

2) 성능평가와 품질관리

일반적으로 사용되고 있는 SPECT 장치 중 한 대의 검출기(detector)를 가진 Anger형의 회전형 신틸레이션 카메라와 데이터 처리용 컴퓨터가 결합된 것을 중심으로 설명하려고 한다.

SPECT가 양호한 성능평가를 얻기 위하여 데이터를 직접 수집하는 신틸레이션 카메라자체의 성능이 문제이며, 이것을 유지하는 품질관리가 중요한데, 여기에 신틸레이션 카메라를 SPECT 장치로서 이용한 경우의 성능검사와 품질관리를 추가하지 않으면 안 되며, 기술적으로는 각종 팬텀을 이용하여 시행한다. 또한 SPECT의 성능에 영향을 주는 것으로서 수집한 데이터로부터 화상재구성을 하는 프로그램도 관여하며, 컴퓨터 부분의 소프트웨어도 중요한 인자이다.

(1) 성능평가

SPECT의 성능은 SPECT장치를 구성하는 신틸레이션 카메라 고유의 성능과 화상재구성을 하는 컴퓨터의 소프트웨어에 의해 좌우되는데, 데이터 수집조건에 의해서도 다르기 때문에 성능평가를 하는 경우에는 각 기종에 따라 가장 좋은 성능을 발휘할 수 있도록 검사조건을 검사대상에 따라 정하여 놓는 것이 필요하다.

① 공간분해능(Spatial resolution)

화상의 공간분해능 평가방법에는 점(point) 또는 선(line) 응답함수(PSF, LSF), 또는 이것을 Fourier 변환하여 얻을 수 있는 변조전달함수(modulation transfer function MTF)가 이용되나, 일반적으로 PSF(LSF)의 반치폭(full width at half maximum: FWHM, cm)으로 나타내는 것이 간편하다. 또한 검사결과 판독과 직접관계가 있는 방법으로서 시각적으로 여러 크기의 cold 또는 hot spot의 검출능을 보거나, 각종 특수한 팬텀을 이용하여 평가하는 방법도 있다.

가) PSF의 측정

선선원의 횡단 SPECT 영상을 얻어서 그 PSF의 반치폭(FWHM)으로 표시한다.

측정은 두께가 기록된 1 cm 이하의 아크릴수지, 또는 이것과 동일한 흡수계수를 가진 물질로 만들며, 원통형으로 내부직경 20 cm, 축방향의 길이 20 cm의 원통형 팬텀(cylindrical phantom)을 사용한다. 이 원통형 팬텀 속에 내부직경 1 mm 이하의 비닐관으로 된 두 개의 선선원(^{99m}Tc, 370 MBq(10 mCi/ml)을 축에 평행으로 배열하며, 선선원을 일직선으로 배열하면 SPECT에서 선상의 artifact가 발생하기 쉽기 때문에 선선원은 임의로 배열한다(그림 4-19).

측정은 검출기의 회전중심과 팬텀의 중심축을 일치시켜 설치하고, 검출기를 팬텀 주위로 1회전시켜 각 방향에서의 데이터를 수집한다. 분해능은 검출기로부터의 거리(깊이)에 따라 다르기 때문에 여러 점에 대하여 측정하든가 또는 검출기의 회전반경을 변경하여 측정하고 각 FWHM을 산출한다. 또한 동시에 방향성(radial, tangential)도 측정할 필요가 있다.

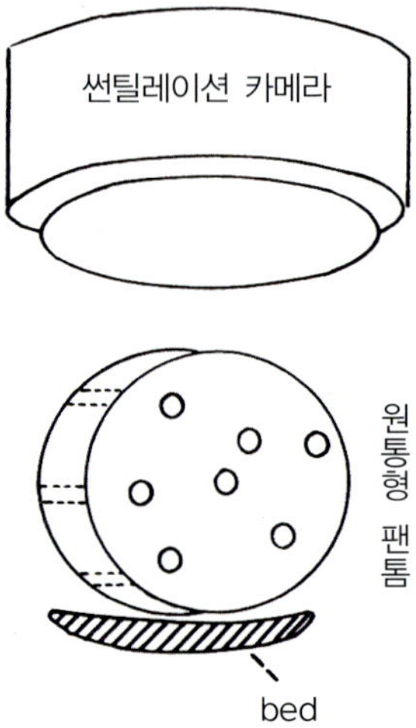

그림 4-19 PSF 측정(cylindrical phantom 사용)

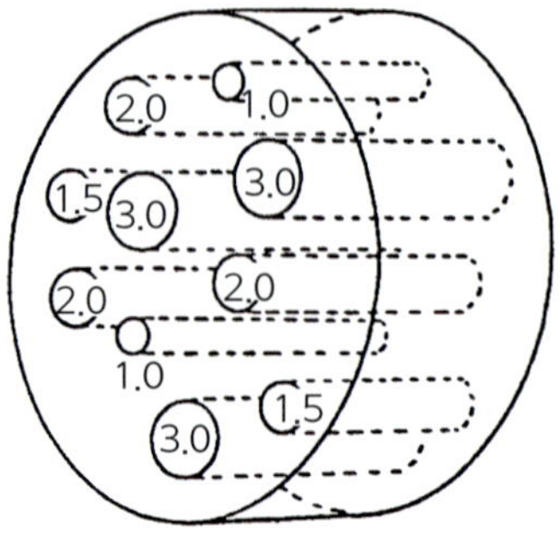

그림 4-20 Cold spot 검출용 팬텀

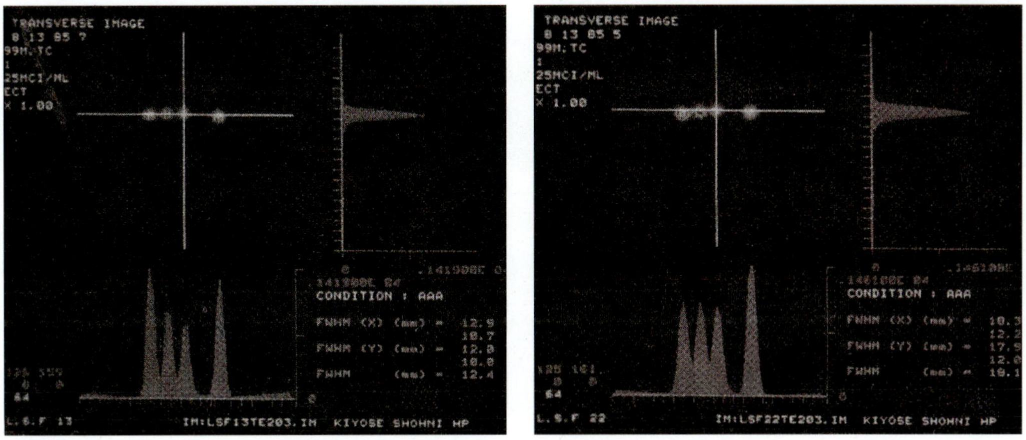

회전반경 13 cm　　　　회전반경 22 cm

그림 4-21 회전반경의 길이에 따른 FWHM의 차
동일 팬텀을 사용한 회전반경의 길이의 변화에 따른 FWHM 측정
회전반경이 짧은 것일수록 좋다.

분해능은 신틸레이션 카메라 자체의 분해능이나 보정계수의 특성에도 의존하며, SPECT 데이터의 수집 간격이나 검출기로부터의 거리, 사용하는 콜리메터의 종류에 따라서도 다르다. 현재 사용되고 있는 대부분의 회전형 신틸레이션 카메라의 유효시야는 직경이 약 40 cm이고, 컴퓨터에 수집된 화상의 matrix가 64×64이기 때문에 SPECT의 분해능은 12 mm 이하로 하는 것은 곤란하며, 회전반경 25 cm에서 17~19 mm 정도이나, 회전반경의 길이에 따라 분해능의 영향은 분명히 차이가 있다(그림 4-21). 분해능을 좋게 하기 위하여 검출기와 피사체와의 거리를 짧게 하며, 현재 검출기를 될 수 있는 한 체표면 가까이에서 회전되도록 고안한 각종 회전형 신틸레이션 카메라가 만들어지고 있다. 또한 심부 분해능이 좋은 콜리메터를 사용하는 방법도 있으며, 각각 콜리메터에 따라 분해능은 다르지만 감도관계에서 충분한 목적을 달성시키는 콜리메터는 없다.

나) Cold spot의 검출능

측정은 원통형 팬텀 속에 37 kBq(1 μCi/ml)의 ^{99m}Tc 수용액을 가득 채우고 그 속에 직경 1.0, 1.5, 2.0, 3.0 cm의 syringe 등으로 만든 water column을 cold spot로서 임의로 배열한 것을 이용한다(그림 4-22). 이 팬텀의 SPECT상을 얻어서 각 크기의 cold spot의 검출능을 시각적으로 평가한다. 이때 cut off level을 기록할 필요가 있다. 또한 시각적 평가만으로는 개인차가 있을 가능성이 있기 때문에 cold spot의 중심에서 절단한 profile의 FWHM도 측정하여야 한다.

Cold spot의 검출능도 PSF 측정과 마찬가지로 신틸레이션 카메라 자체의 분해능 등이

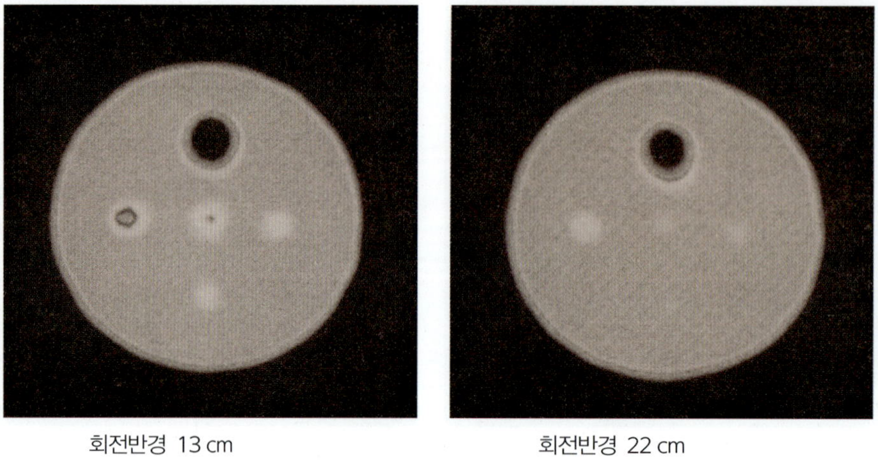

그림 4-22 회전반경의 길이에 따른 cold spot 검출능의 차
동일 팬텀을 사용한 측정에서 분명한 차이가 있다.
(수집조건: 64/360°. 9 point smoothing, Shepp-Logan Filter)

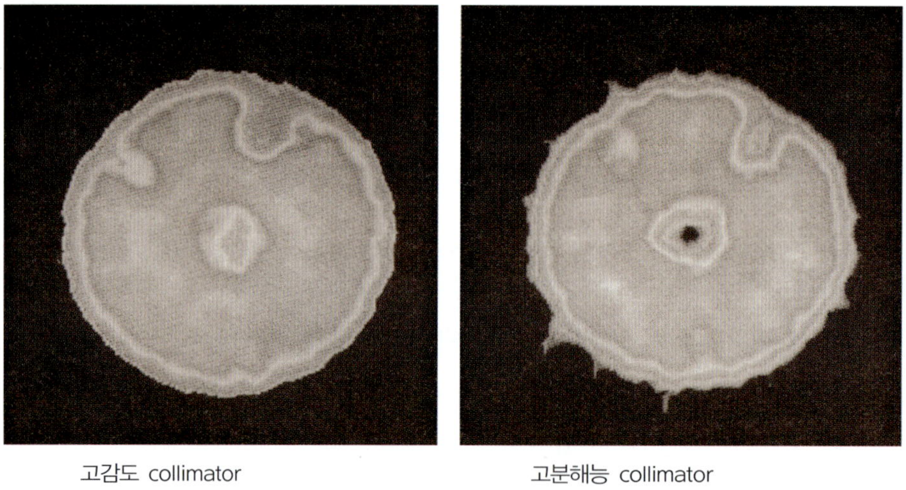

그림 4-23 콜리메터에 의한 cold spot 검출능의 차
고감도 콜리메터에서는 오른쪽 아래의 cold spot의 검출은 할 수 없다.

크게 관여하며, 또한 검출기와 피사체와의 거리, 즉 회전반경의 길이에 따라 검출능도 다르다(그림 4-22). 또한 콜리메터의 종류에 따라 cold spot의 검출능도 다르나(그림 4-23), 현재 일반적으로 사용되고 있는 장치에서는 회전반경 25 cm에서 직경 1.5 cm까지 검출이 가능하다. 이 경우도 데이터 처리조건에 따라 다르다.

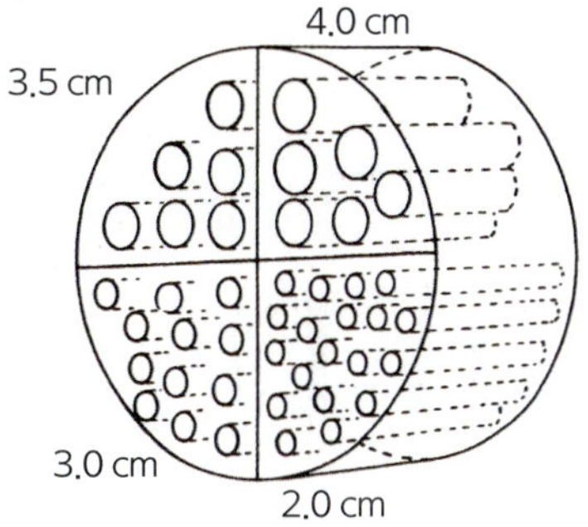

그림 4-24 Derenzo phantom

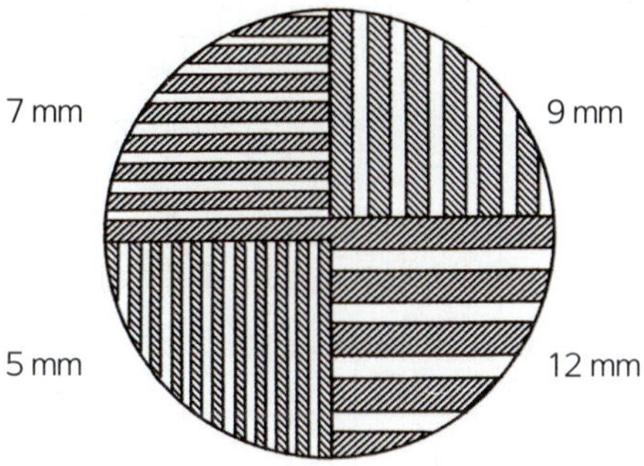

그림 4-25 Jaszczak phantom

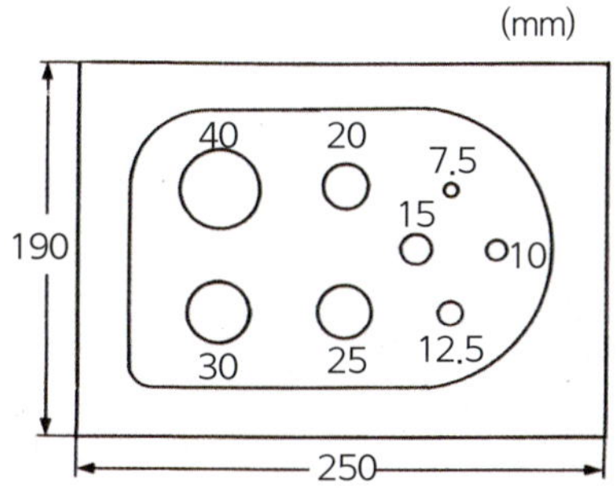

그림 4-26 IAEA phantom

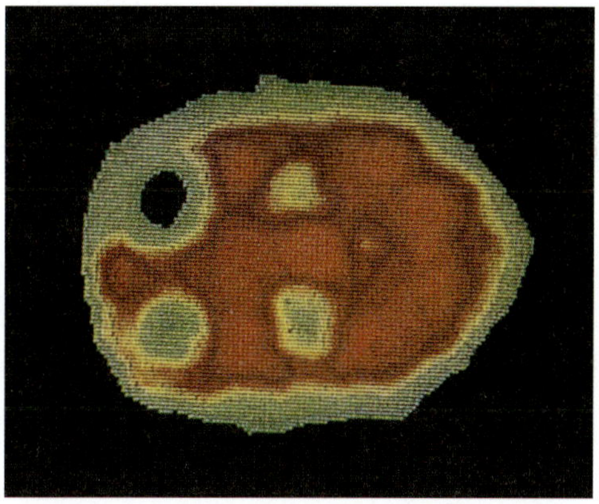

그림 4-27 IAEA phantom을 이용한 SPECT에 의한 cold spot의 검출

다) 특수팬톰을 사용한 경우

공간분해능을 구하기 위하여 팬텀을 4분할하여 각각에 직경 2.0, 3.0, 3.5, 4.0 cm의 cold spot를 넣은 Derenzo phantom(그림 4-24), 원통형 팬텀을 4분할하여 각각에 5, 7, 9, 12 mm의 bar로 된 Jaszczak phantom(그림 4-25). 여러 크기의 cold spot를 배치한 IAEA phantom(그림 4-26)을 사용하여 얻은 SPECT상으로 평가한다(그림 4-27). 다만 Jaszczak phantom의 경우에는 식별할 수 있는 최소의 bar 폭의 2배를 분해능으로 한다.

이러한 팬텀을 사용한 성능평가도 앞의 나)항과 같은 결과를 얻을 수 있다. 그러나 이들 팬텀은 횡단면상 뿐만 아니라 시상면이나 관상면의 성능평가를 하는데 편리하다.

② Slice 두께(Slice thickness)

측정은 원통형 팬텀에 물을 가득 채우고 그 속에 축 방향에 대하여 각도 θ를 가진 ^{99m}Tc 선선

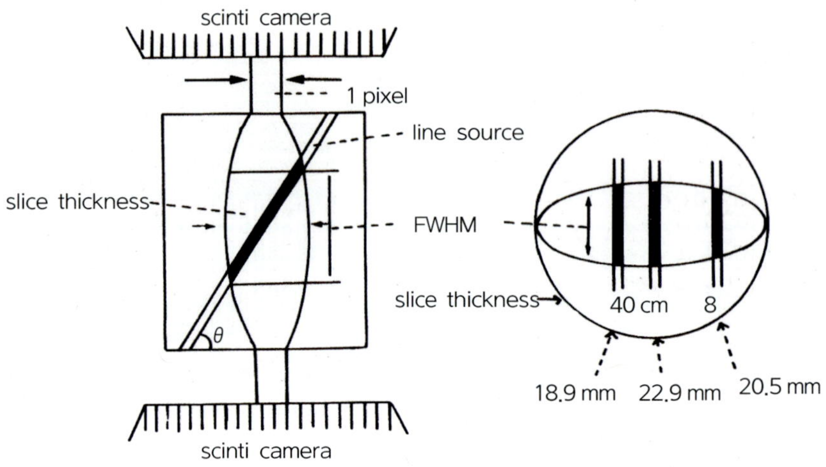

그림 4-28 Slice 두께 측정

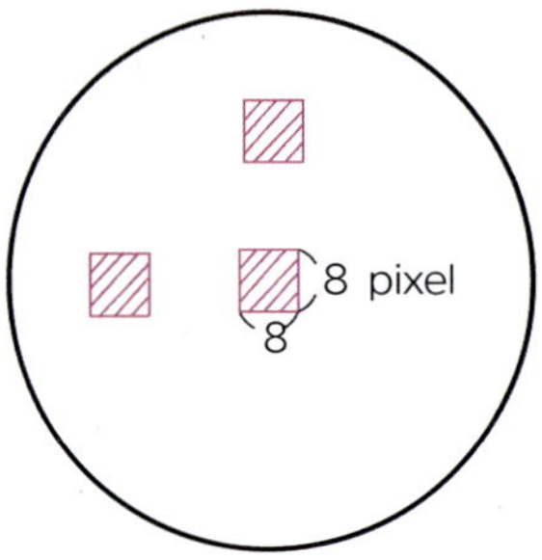

SPECT상 내에 일정한 면적을 설정하여 측정한다.

그림 4-29 SPECT상의 noise 측정법

원(370 MBq(10 mCi/ml)을 놓은 것을 이용한다. 즉, 선선원은 그림 4-28과 같이 팬텀의 중앙 및 주변부에 배치한다. 이것을 이용하여 얻은 SPECT 영상에서 FWHM을 구하고 다음 식에 의하여 slice 두께를 구한다.

두께는 검출기의 분해능이 거리가 멀어짐에 따라 저하하기 때문에 재구성된 단층상의 slice 두께는 실제보다도 두껍다.

$$\text{Slice thickness} = \text{FWHM}/\tan\eta(\text{cm})\text{Slice}$$

③ 불균일성(Non uniformity)

측정은 원통형 팬텀 속에 잘 혼합된 ^{99m}Tc 수용액(37 kBq(1 μCi/ml)을 가득 채우고 이것을 이용하여 SPECT상을 얻는다. 이 SPECT상의 중앙부 및 주변부 여러 곳에 5×5 cm(약 8×8 pixel) 정도의 면적을 설정하여(그림 4-29), 그 각각의 SPECT값 X의 표준편차 S.D. 및 변

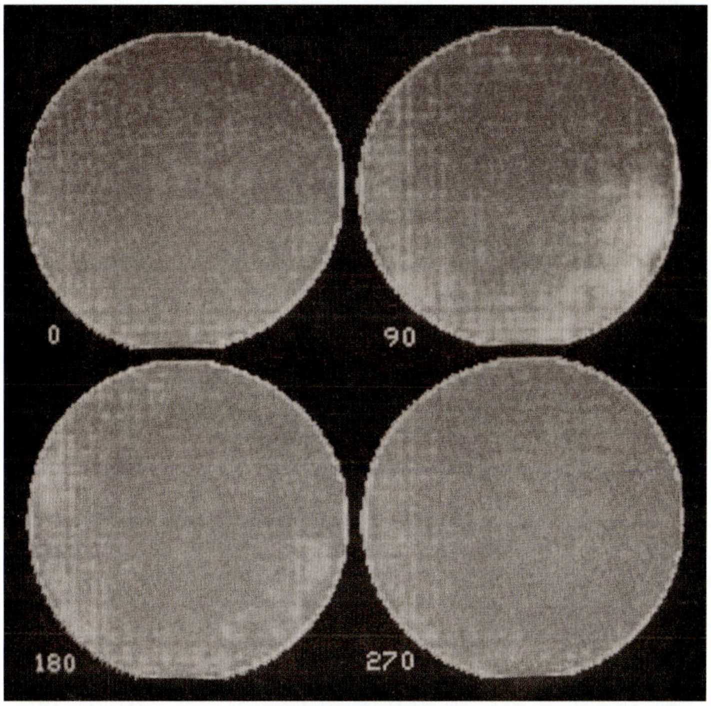

그림 4-30 검출기의 위치(각도)에 의한 불균일성
0°, 90°, 180°, 270°에서 다르다(보정하지 않은 것임)

동계수 C.V를 다음 식에 의해 구한다.

$$S.D = \frac{1}{N-1}\sum_{i=1}^{N}(X_i-\overline{X})^2$$

$$C.V. = S.D./\overline{X}$$

단, $\overline{X} = \frac{1}{N}\Sigma X_i$, N = 화소 수

균일성 신틸레이션 카메라 자체의 감도균일성에 의하여 좌우되며, 감도의 불균일성은 SPECT 상의 ring artifact의 원인이 되기 때문에 먼저 신틸레이션 카메라의 상대적 불균일도를 3% 이내로 하는 것이 바람직하다. 또한 회전형 신티카메라에서는 검출기의 위치에 따라 지구 자기의 영향, 기타의 원인으로 불균일성이 일어날 경우가 있으나(그림 4-30), 현재 사용되고 있는 대부분의 회전형 신틸레이션 카메라는 지구 자기의 영향을 제거한 장치로 만들어져 있다. 조정이 충분히 이루어져 있는 기기에서는 감도 불균일에 의한 artifact는 볼 수 없는 것이 보통이나 화상재구성에 있어서 데이터를 균일하게 보정하는 쪽이 양호한 화질을 얻을 수 있다.

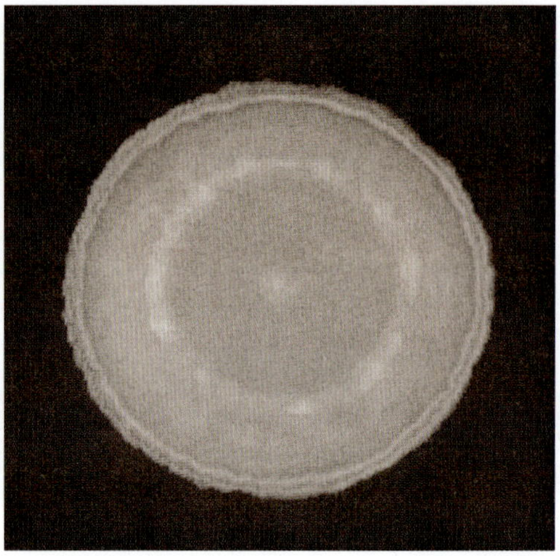

그림 4-31. 감도불균일성에 의한 ring artifact

④ 잡음(Noise)

SPECT상의 화질은 데이터 수집법, 데이터의 계수치, 농도분해능, 공간분해능, 산란선의영향, 화상재구성법 등에 의존하기 때문에 잡음의 평가는 어렵다. 간단한 평가방법으로서는 앞에서의 불균일성과 마찬가지로 팬텀의 SPECT상의 중앙부 및 주변부에 일정한 면적을 설정하여 그 영역의 SPECT값의 표준편차(S.D.)로 표시한다(전항 참조).

S/N비(신호 대 잡음비)는 투영데이터의 count 수가 많으면 개선되며, 공간분해능도 향상된다. Burdinger 등은 S/N비와 계수의 관계를 아래와 같이 나타냈으며, S/N비는 total count 수의 평방근에 비례한다.

$$S/N = \frac{(\text{총 계수수})^{1/2}}{1.2 \times (\text{화소수})^{3/4}}$$

이론적으로는 투영데이터의 count 수를 많이 할수록 S/N비는 좋아지는데, 일상검사에서 count수에 전념할 수 없기 때문에, 일상검사조건에서의 잡음정도를 알아 둘 필요가 있으나 성능평가로서 일정한 의미는 기대하기 어렵다.

잡음의 일종인 artifact가 일어나는 것은 SPECT상에 있어서 어느 정도는 해결할 방법이 없다. Artifact는 중첩적분법에 의한 방사상과 Fourier 변환법에 의한 원형이 있는데, ring artifact는 검출기의 감도불균일성에 의해 일어나며, 약 3 %의 감도불균일성에 의해서도 ring artifact는 나타난다(그림 4-31).

⑤ 농도분해능과 직선성

측정은 원통형 팬텀 속에 백그라운드로서 37 kBq(1 μCi)/ml의 ^{99m}Tc 수용액을 넣어서 속에 여러 농도(74~370 kBq(2~10 μCi)/ml)의 ^{99m}Tc 수용액을 넣은 동일직경(약 3 cm)의 주사기를 임의로 배치한 것을 사용한다. 이 팬텀의 SPECT상을 촬상하여 농도분해능을 시각적으로 평가하고 주사기내의 식별 가능 농도를 관찰한다.

농도직선성은 각 주사기의 방사능 농도와 구한 SPECT 값을 이용하여 기울기 A와 절편 B를 구한다(그림 4-32).

$$\text{SPECT값} = Aa + B$$

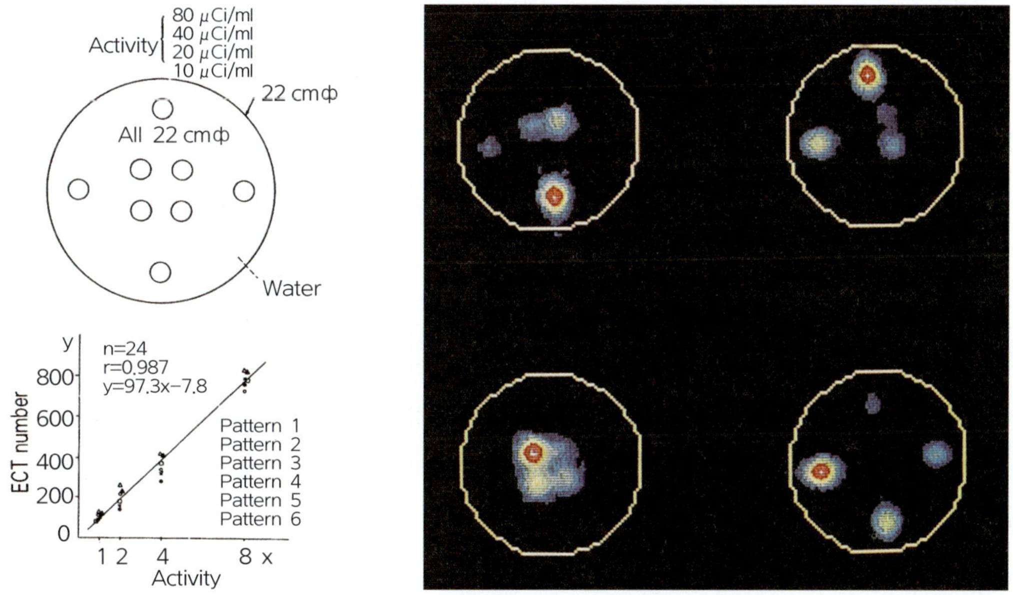

농도직선성 시각적 관찰

그림 4-32. 방사능 농도직선성과 분해능

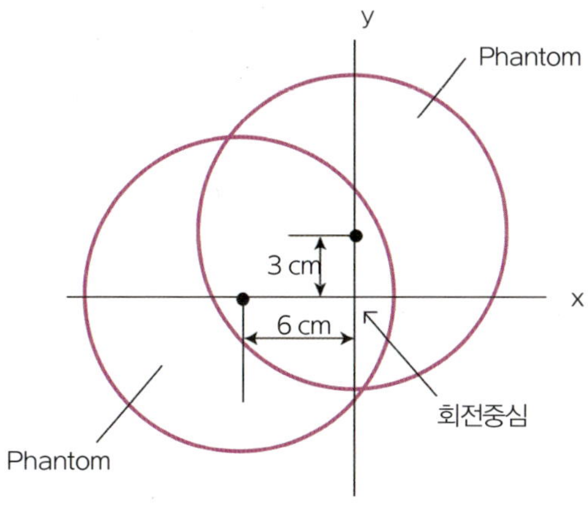

그림 4-33. 위치의존성 측정법

회전축 중심으로부터 팬톰의 중심을 벗어나 측정한다.

농도직선성은 상관계수 0.99로 양호하다. 시각적인 농도분해능에 대하여는 개인차가 어느 정도 있기 때문에 일정한 계수비는 얻을 수 없는 경우가 있으나 일상검사에서 참고할 수 있도록 데이터는 필요하다.

⑥ 위치 의존성

측정은 원통형 팬텀을 검출기 회전중심으로부터 x축 및 y축 방향으로 몇 cm씩 중심에서 벗어나게(예: 0, 3, 6, 9 cm) 설치하고(그림 4-33) SPECT상을 얻는다. 이 데이터로부터 공간분해능, slice 두께, 불균일성, 잡음, 농도분해능 등에 대하여 검토하고, 중심에서 벗어난 화질의 변화를 관찰한다.

SPECT상의 화질은 피사체의 중심점과 검출기 회전중심점과의 차이에 의해 영향을 받는다고 할 수 있으나, 화상재구성에 이용되는 흡수보정법에 의해서도 다르다. Sorenson의 흡수보정법을 이용할 경우에는 피사체의 중심점과 검출기 회전중심점의 차이는 될 수 있는 한 적은 것이 바람직하나, Tanaka나 Chang의 흡수보정법을 이용할 경우에는 그다지 이 점에 관한 엄밀한 요구는 하지 않는다.

SPECT 검사에서 화질을 좋게 하기 위하여 검출기의 회전반경을 될 수 있는 한 작게 하는 것이 바람직하기 때문에, 이 점에서는 일상검사에서는 자연히 몸의 중심점과 검출기회전중심과는 일치하게 되는데, 만일 차이가 있는 경우에는 이에 의한 방사능의 저하를 고려할 필요가 있다.

⑦ Size 의존성

측정은 내부직경 20 cm와 30 cm의 원통형 팬텀을 이용하여 공간분해능, slice 두께, 불균일성, 잡음, 농도분해능 등에 대하여 측정한다.

피사체의 크기가 클수록 검출기의 회전반경도 그에 따라 증가하기 때문에 화질은 저하한다.

⑧ 데이터 수집에 의한 변화

SPECT 검사는 피사체의 주위를 검출기가 회전하여 각 각도로부터 피사체의 360°방향에서 데이터 수집을 시행하는 방법과 180°방향에서 시행하는 방법이 있다. 180°의 경우에는 반대방향에서의 데이터가 없기 때문에 화상에서 왜곡이 생겨 화질이 저하한다. 그러나 검출해야 할 cold spot가 검출기 회전 측에 있으면 그 검출능은 높다. 또한 360°에서는 화상의 왜곡은 보정되지만 반대 측의 투영데이터가 가산되기 때문에 cold spot의 검출능은 저하한다(그림 4-34). 이 점에서 심근에 관한 SPECT 검사는 180°쪽이 허혈부위를 묘출하기 쉽고, 간과 같은 큰 장기에서는 cold spot의 검출능은 어느 정도 저하하여도 충분한 데이터에 의한 화상재구성이 필요하므로 360°가 좋다.

⑨ 재구성시 필터에 의한 변화

SPECT상의 화질은 화상재구성 방법에 따라 크게 좌우되는데, 현재는 재현 정밀도가 좋고 계산시간이 빠르다는 등으로 중첩적분법이 많이 이용되고 있다. 중첩적분법을 이용한 경우에는 사용하는 필터의 특성을 잘 이해하여 그 종류를 선택하지 않으면 안 된다.

또한 수집 데이터에 평활화의 여부도 화질에 영향을 미친다(그림 4-35a, b).

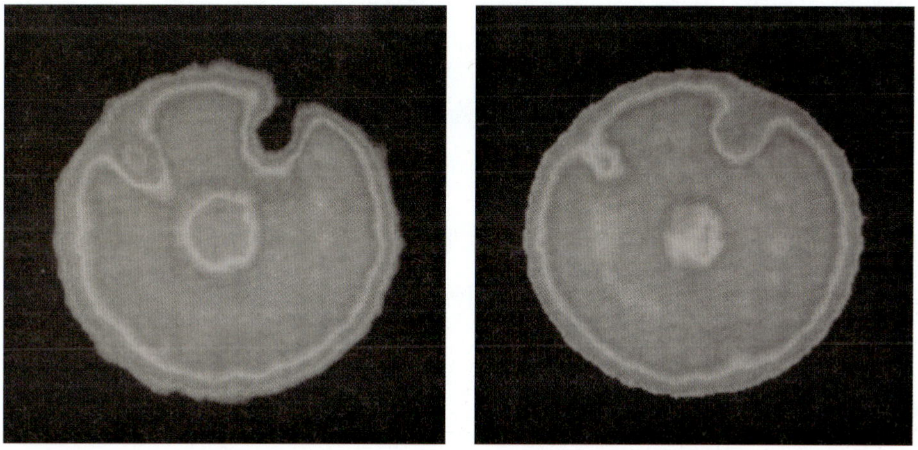

180°수집 360°수집

그림 4-34. 데이터 수집법에 의한 cold spot의 차

180°에서는 검출기 측의 검출은 좋으나 반대 측은 검출할 수 없다.
360°에서는 반대 측의 검출은 할 수 있으나 cold spot 묘출정도는 그다지 좋지 않다.

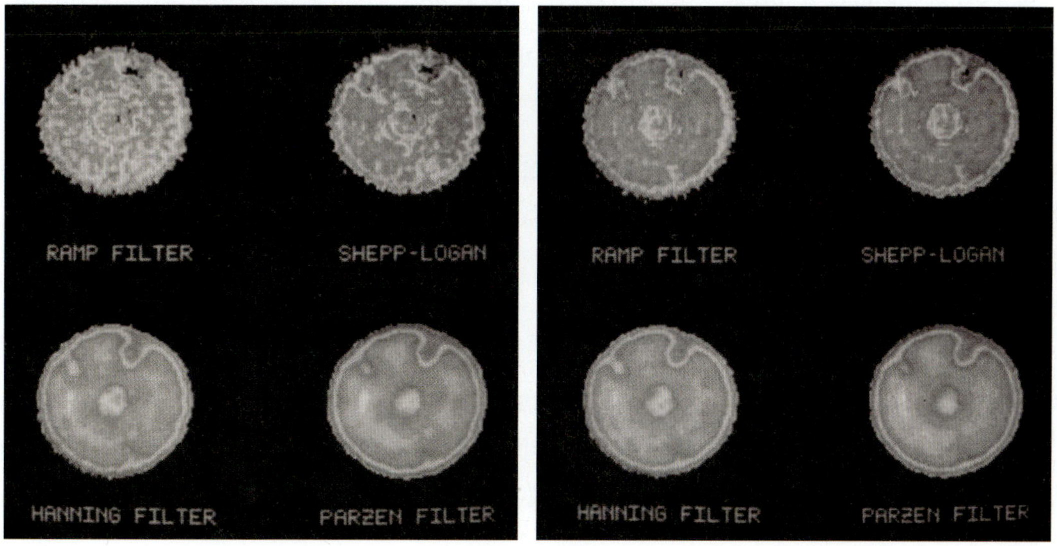

a b

그림 4-35. 필터에 의한 화질의 차이

a. 원래 데이터에 smoothing하지 않고 필터를 사용한 영상
b. 원래 데이터에 smoothing한 후 각종 필터를 사용한 영상

⑩ 검출기 대향형에 의한 SPECT에 대하여

두 대의 검출기를 대향 배치하여 SPECT 촬영시간을 반으로 단축하기 위한 장치이다. 두 대의 검출기로 동시에 데이터를 수집하여 이 데이터를 합하여 화상재구성을 하기 때문에 이 두 대의 검출기는 감도, 유효시야의 크기와 확대 또는 축소율, 균일성이 동일한 것이 요구되며, 이 점에 관한 점검이 필요하다. 또한 검사 시행에 있어서 양 검출기의 회전중심이 일치할 것과 피사체에 대한 검출기의 각도가 동일할 것에 주의하지 않으면 안 된다. 통상, SPECT 검사에서는 1방향에 대하여 5초 이상 데이터 수집 시간이 필요하며, 한 대의 검출기를 사용한 경우에는 검사시간이 길기 때문에 환자의 고정을 충분히 고려하여야만 하는데, 대향형에서는 검사시간이 반으로 되기 때문에 이점에서 유리하며, 중증환자에 이용하기 쉽다.

(2) 품질관리

SPECT의 성능은 화상재구성 소프트웨어나 데이터 수집조건에 의하여 좌우되는데, 그 기본인 신틸레이션 카메라 고유의 성능에 의한 것이 크며, 양호한 성능을 유지하기 위하여 신틸레이션 카메라의 품질관리가 가장 중요하다.

① 신틸레이션 카메라의 성능관리

SPECT의 성능은 신틸레이션 카메라 고유의 성능에 크게 좌우되기 때문에 항상 가능한 카메라의 최고의 성능을 발휘할 수 있도록 관리를 하여야 한다. 특히 오래된 장치일수록 정기점검을 충분히 할 필요가 있다. 신틸레이션 카메라 자체의 관리에 대하여는 Anger형 신틸레이션 카메라의 성능시험조건, 신틸레이션 카메라의 정기점검에 관한 권고 및 NEMA(National Electrical Manufactures Association)의 권고 등을 참고로 하는 것이 좋다.

② 신틸레이션 카메라를 SPECT 장치로서 사용할 경우의 품질관리

가) 검출기의 감도측정

신틸레이션 카메라의 시스템 감도는 형광체의 두께, 에너지분해능, 에너지폭, 콜리메터특성 등에 따라 다르다. 이 중 콜리메터의 종류와 감도의 관계에 대하여도 측정해 놓을 필요가 있다.

측정방법은 원통형 팬텀 속에 잘 혼합된 ^{99m}Tc 수용액을 채워서 팬텀의 축 중심과 검출기의 회전중심을 일치시켜 설치하고 검출기의 회전반경을 25 cm로 하여 카메라 자체의 계수율 특성에 의해 영향 받지 않을 정도의 계수율로 측정한다.

평가는 팬텀의 거의 중앙부의 slice에서 계수율을 cps/μCi/ml/slice의 단위로 구한다(그림 4-36). 이 점검은 카메라 구입 시와 대략 1년마다 실시한다.

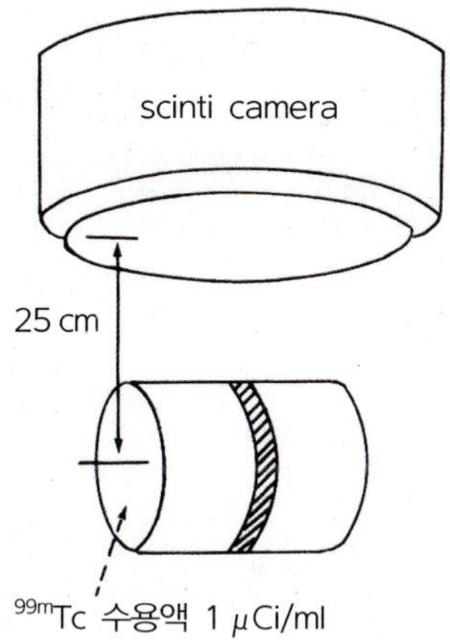

그림 4-36. SPECT의 감도측정시 팬톰의 위치

나) 감도의 불균일성

SPECT에서는 검출기의 공간적 감도 불균일성은 ring artifact의 원인이 되기 때문에 보정하지 않으면 안 된다.

측정은 평판인 아크릴수지로 만든 한 변의 길이가 50 cm, 내부 두께는 약 1.0 cm의 용기에 잘 혼합된 ^{99m}Tc 수용액을 채운 평판선원을 이용한다. 측정법은 평판 선원을 콜리메터에 밀착시켜 고정하고, 화소 수 64×64에 대하여 3,000 K count를 수집한다. 또한 검출기의 위치 등의 원인으로 균일성이 다른 경우가 있기 때문에 각도를 바꾸어 여러 각도에서 불균일성을 보정한다. 최근 회전형 신틸레이션 카메라는 이와 같은 보정을 하는 것이 있는데, 불균일성이 확인된 경우에는 전문가에게 의뢰할 필요가 있다.

불균일성의 계산은 수집된 화상의 80 %(직경) 내의 평균치 $\bar{c}$와 분산 $\sigma\rho 2t$를 다음 식에 의하여 산출한다.

$$\bar{c} = \frac{1}{N}\Sigma ci, \quad c_t^2 = \frac{\Sigma(ci-\bar{c})^2}{N-1}$$

단, ci는 각 화소의 계수, N은 화소수

상대적 불균일도($\sigma\mu/\bar{c}$)는 다음 식에 의하여 구한다.

$$\frac{\sigma\mu}{\bar{c}} = \frac{1}{\bar{c}}\sigma_t^2 - \bar{c}$$

신틸레이션 카메라를 SPECT로 사용할 때에는 상대적 불균일도를 3 % 이내로 하는 것이 바람직하다.

평판선원에 의하여 감도 불균일성을 보정한 후 원통형 팬텀을 이용하여 SPECT 영상의 주변과 중심부에 대하여 이미 기술한 불균일성을 검토하는데, 원통형 팬텀을 이용한 결과

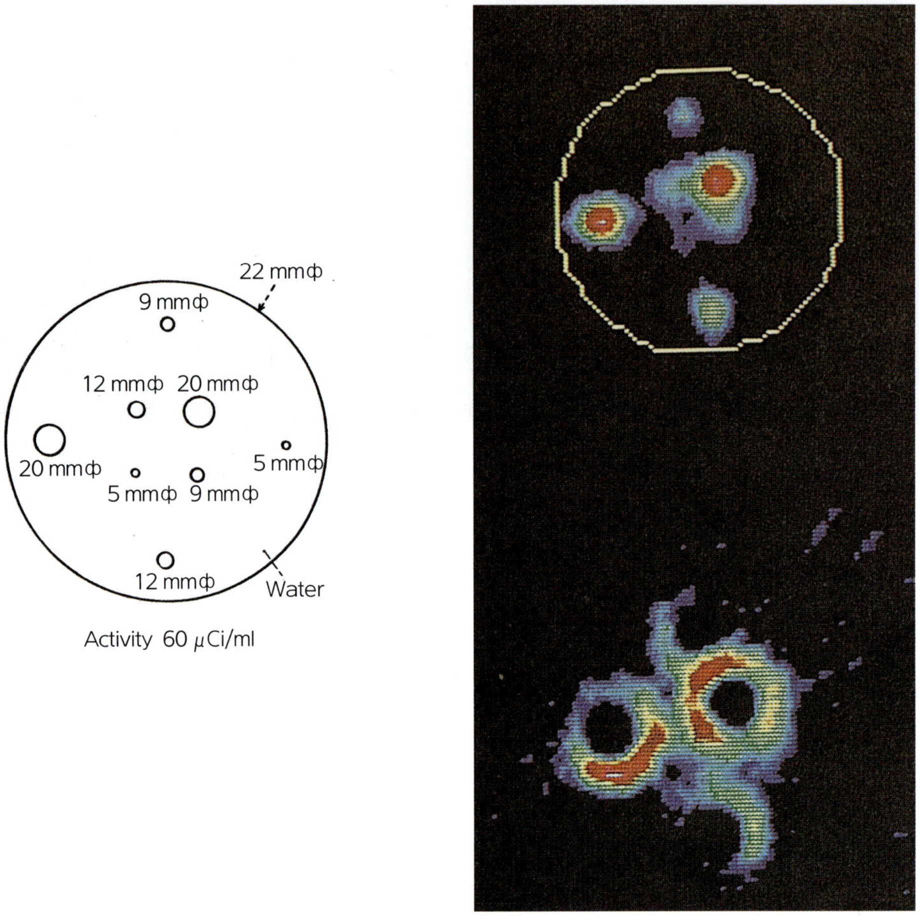

그림 4-37. 회전중심이 3 pixel 차인 경우의 SPECT상의 왜곡

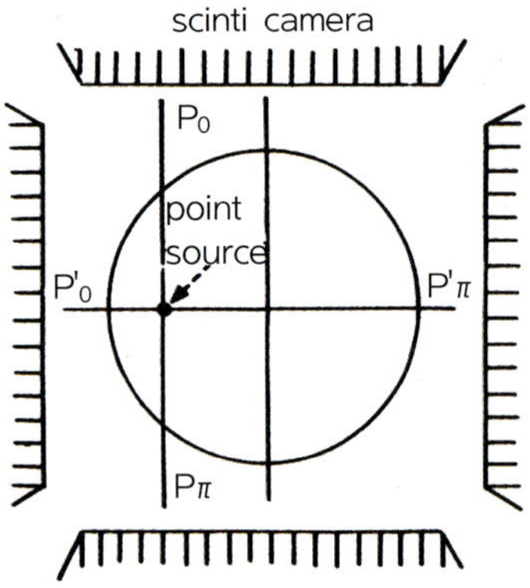

그림 4-38. 검출기 회전중심의 차이 측정

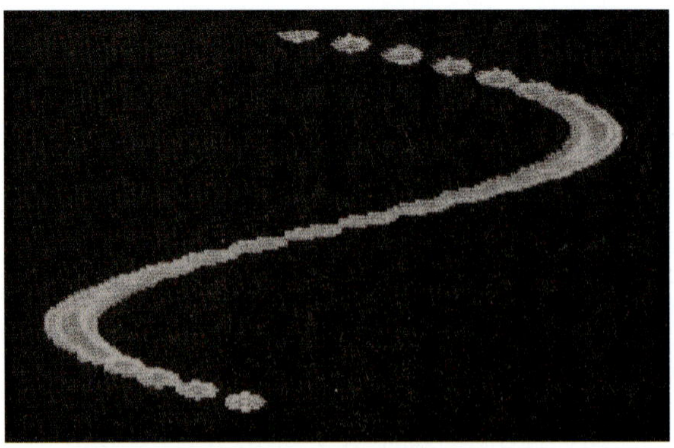

그림 4-39. Sinogram

에 대한 보정은 화상재구성법과의 관계도 있다.

감도의 불균일성의 검토는 원칙적으로 1개월을 초과하지 않는 기간 내에 시행해야 한다.

다) 검출기 회전중심의 차이

검출기 회전형 신틸레이션 카메라에서 회전중심이 벗어나면 재구성된 SPECT영상에 왜곡이 일어난다(그림 4-37). 측정은 신틸레이션 카메라의 시야 내 거의 y = 0의 위치에 점선원을 고정하여 서로 반대방향(0°대 180°, 그림 4-38)에서 측정하여 계산기의 image matrix 내에 수집된 점의 x 좌표에서 화소번호 P_0 및 P_π를 읽어 $P_0 + P_\pi = n+1$임을 확인할 수 있다(단, n은 화소번호). 이것을 90°변경하여 $P'_0 + P\pi' = n+1$임을 확인할 수 있다. 또한 y=0의 위치에 설치된 점선원을 미소한 각도로 측정하여 X 좌표상의 화소번호를 산출하여 그래프(sinogram, 그림 4-39)를 작성하고, 실제 sine 곡선과의 차이를 본다. 이 측정 데이터의 y 좌표상의 화소번호를 계산하여 그래프를 작성하고, 평균치와의 차이를 구함으로서 검출기의 회전축과 콜리메터 표면의 평행성을 알 수 있다.

이러한 오차가 거리에서 ±0.5 pixel 이상이면 회전기구계의 조절이 필요하다. 또한 약간의 중심점의 차이는 보정할 수 있는 소프트웨어가 최근 컴퓨터에는 부착되어 있다.

그러나 검출기 회전중심의 차이는 SPECT 영상에 커다란 영향을 주기 때문에 매월 점검할 필요가 있다.

라) ADC의 위치신호레벨 조절

ADC의 위치신호레벨의 조정이 차이가 있으면 신틸레이션 카메라에 의해 검출된 영상이 컴퓨터 내의 image matrix에 정확히 수집되지 않기 때문에 좋은 질의 재구성화상을 얻을 수 없다.

㉮ Gain의 측정과 조절

측정법은 신틸레이션 카메라에서 콜리메터를 제거하고 신틸레이터 축으로부터 1.5 m 이상 떨어진 위치에서 점선원으로 형광체면을 노출하여 검출된 시야와 image matrix의 크기를 비교한다. 만일 크기가 일치하지 않을 경우에는 ADC의 x, y 위치신호의 gain을 조절한다.

㉯ x, y 신호의 원점의 측정과 조절

신틸레이션 카메라에서의 x, y 신호를 earth에 연결 하고 ㉮와 같은 방법으로 측정한다. Image matrix에 저장된 점이 x 축의 중심화소(n/2+0.5)에 위치하는가를 확인하고, y축에 대해서도 같은 방법으로 시행한다(그림 4-40).

Image matrix에 저장된 점이 중심화소와 일치하지 않을 경우에는 ADC의 x, y 중심

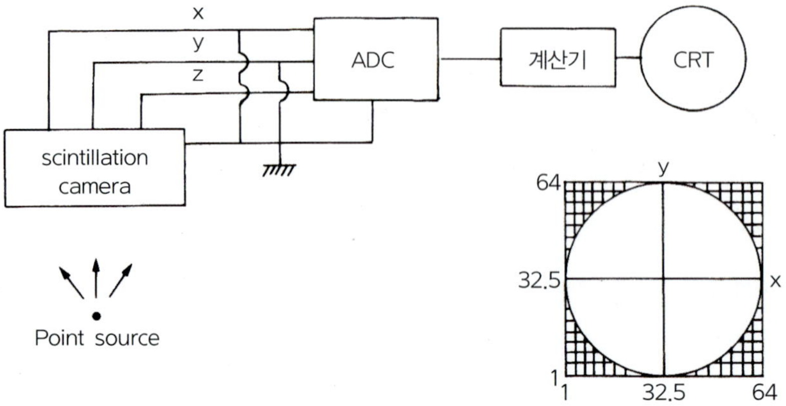

그림 4-40. ADC의 gain 및 원점의 측정

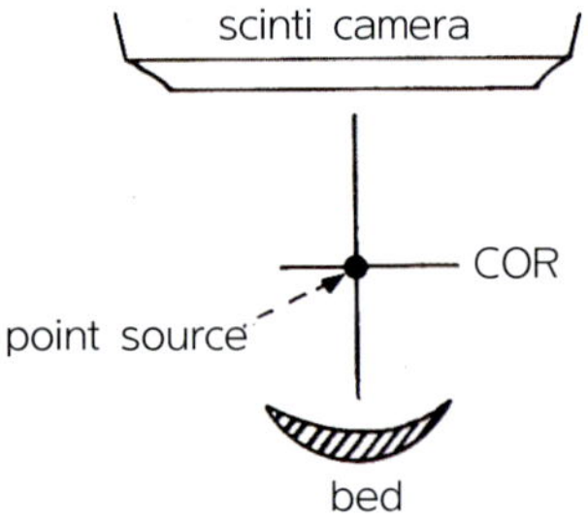

그림 4-41. Bed에 의한 γ선의 흡수 측정법

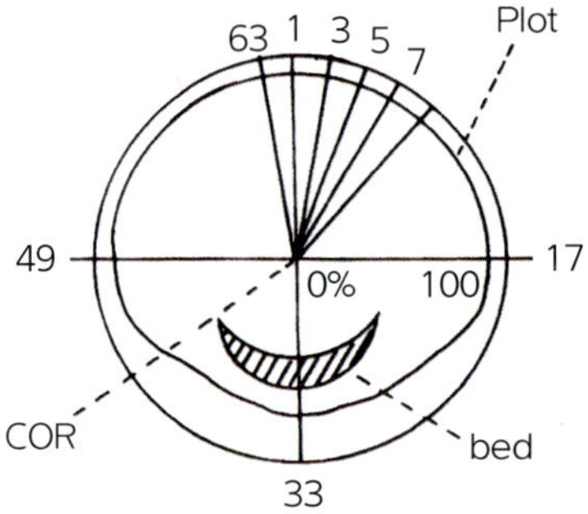

그림 4-42. Bed 흡수율

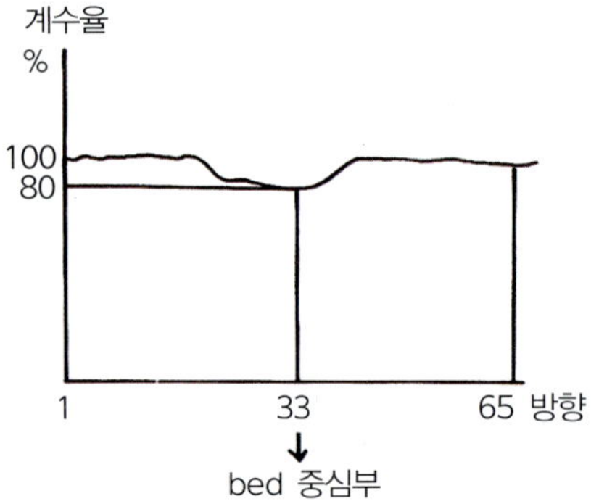

그림 4-43. 흡수 정도(%)의 표현
(그림 4-37에서 구함)

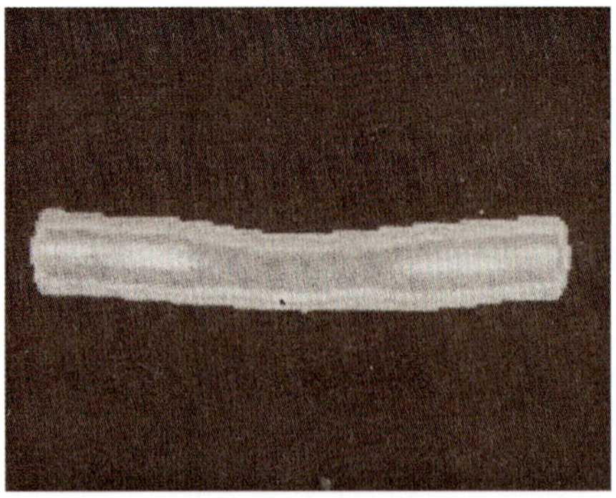

그림 4-44. Bed에 의한 γ선의 흡수상태의 영상

을 조절한다. 이 점검도 매 월하는 것이 좋다.

마) Bed에 의한 γ선 흡수의 측정

환자 bed에 의한 γ선의 흡수가 어느 정도인가를 알아서 SPECT 영상의 평가나 흡수보정을 고려할 때 참고로 하여 흡수계수가 적은 재질로 된 bed를 선택할 필요가 있다.

측정은 점선원을 검출기의 회전중심에 고정하고(그림 4-41), 1회전 동안 여러 방향(예64)으로부터 10초씩 측정하여 그 계수치를 plot하여 나타낸다(그림 4-42). 흡수정도의표현은 bed와 관계없는 부분의 평균치를 100으로 하여 bed에 의한 γ선 흡수정도를 %로 표시한다(그림 4-43). 또한 그 차를 화상으로서 나타내는 방법도 있다(그림 4-44).

Bed에 의한 γ선의 흡수는 재질에 좌우되는데 될 수 있는 한 적은 것으로 하는 것이 바람직하다. 이 측정은 기기 구입 시에 실시하는 것만으로도 좋다.

3) 뇌 영상 SPECT(SPECT Systems for Brain Imaging)

SPECT시스템에서 공통되는 단점은 단층 재구성을 위해 검출기 헤드를 환자 주위로 회전시켜야 한다는 것이다. 기계적 움직임과 검출기의 영상획득 분배에 의해 전체 투영을 기록할 수 있는 시간은 일반적으로 몇 분 정도이다. 비록 현재 상업적으로 이용하지 않지만 감마카메라로 SPECT를 수행할 수 있는 가능적 대안을 설명하기 위해 관련된 몇 가지 개념을 간략하게 설명한다.

미시간 대학교 SPRINT II 시스템은 다각형 배열로 11개의 γ선 검출기 사용하며, 각 검출기는 44개의 얇은 NaI(Tl) 섬광체 (3 mm 너비 × 13 mm 깊이 × 15 cm 길이) 막대로 구성되며 NaI(Tl)막대 뒤에 배치된 20개의 38 mm 직경의 광전자증배관이 밀집된 육각형 배열로 배열된다. 절편 내 콜리메이션은 12개의 동일한 간격의 2.4 mm 폭의 슬릿(slits)을 가진 조리개 링(aperture ring)을 사용하여 정지된 검출기 배열(detector array) 앞에서 회전한다(그림 4-45A). 축방향 콜리메이션은 일련의 쌓인 고정된 납 포일(foils)을 사용하여 콜리메이터 링이 1개의 슬릿 간격(30도)를 통해 회전할 때 시스템은 완전한 팬 빔 투영 데이터를 획득한다.

유사한 원리에 기초한 시스템은 CERASPECT 시스템이다. 이 경우 검출기는 유리광도관(glass light guides)(그림 4-45B)를 통해 68개의 5 cm 직경의 광전자증배관에 연결된 단일 환사형(single annular) NaI(Tl) 결정(31 mm × 8 mm 두께 × 13 cm 폭)이다. 6개 부분으로 나누어진 평행 다공형 콜리메이터가 검출기 앞에서 회전하면서 동시에 6종류의 각도를 통해 각 콜리메이터 구역은 서로 다른 시야(FOV)를 가지고 있다. 이것은 물체 주변 활동과 비교하여 물체의 중심에서 활동에 더 높은 가중치를 부여한다.

이 두 시스템 모두 주로 뇌 영상 적용을 위해 설계되었으며, 두 시스템 모두 검출기를 상대적으

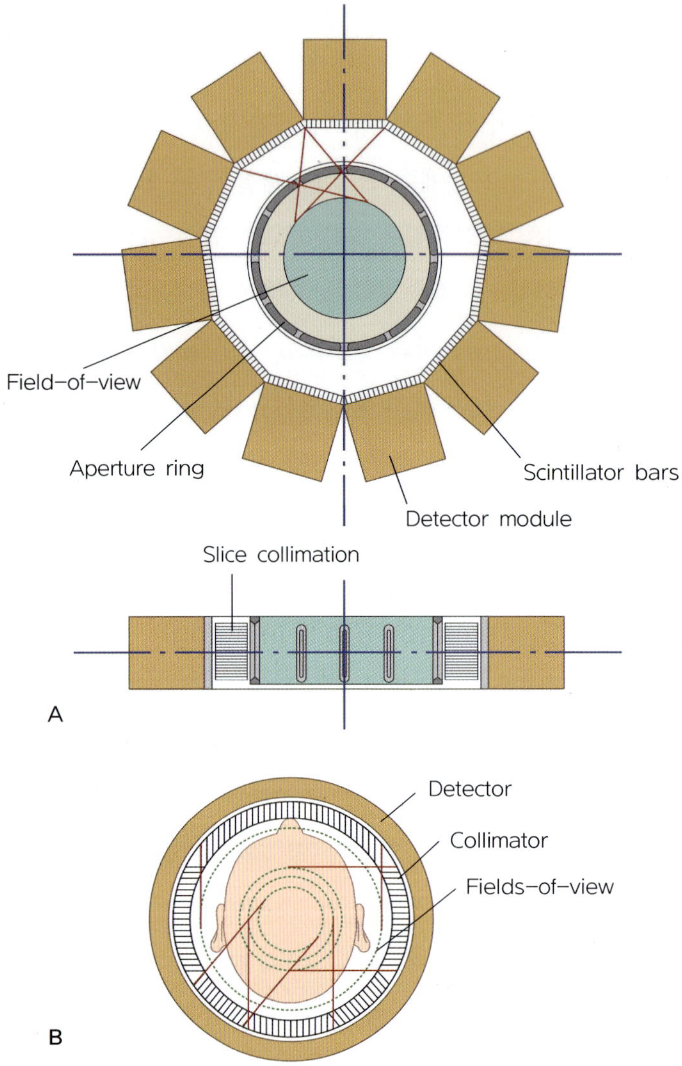

그림 4-45. 뇌 영상을 위해 설계된 두 개의 SPECT 시스템의 설계를 보여주는 단면도. A. 미시간 대학에서 개발된 SPRINT 시스템, B. CERASPECT 시스템

로 머리에 가까이 배치해 기존 SPECT 시스템보다 더 좋은 영상 해상도를 제공한다. 재구성된 공간 분해능은 뇌의 중심부에서 약 8 mm, 뇌의 가장자리에서 약 5 mm로 개선된다. 이에 비해 12.5 cm의 회전 반경으로 작동하는 일반적인 단일 뇌 SPECT 시스템은 뇌의 중심에 있는 반치폭(FWHM)의 분해능이 약 12.5mm일 것이다. 또한 이러한 시스템은 여러 개의 투영 데이터를 동시에 획득할 수 있기 때문에 다목적 평행다공형 콜리메이터가 장착된 단일 검출 감마카메라보다 대략 두 배에서 세 배 높은 감도를 가지고 있다. 또한 보다 많은 방사능을 조사하거나 조사 시간을 연장하지 않고도 더 높은 분해능을 달성할 수 있다.

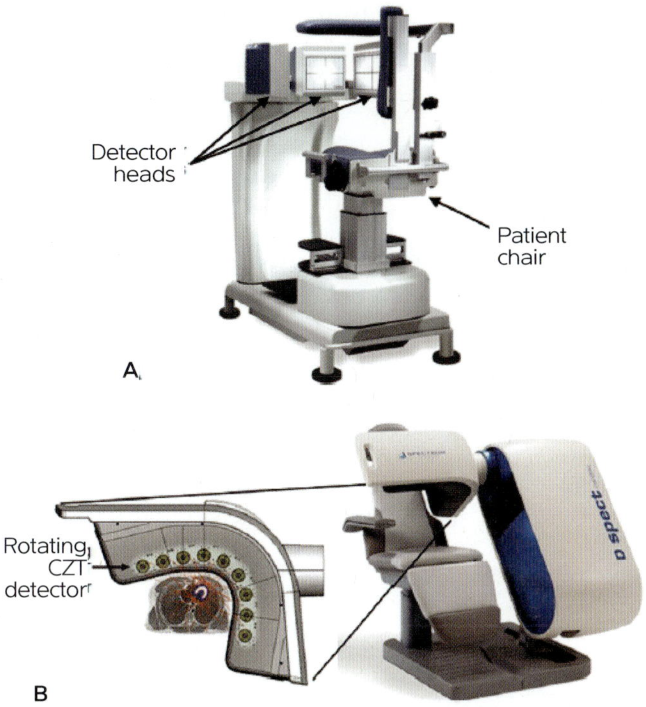

그림 4-46. 전용 심장 SPECT 사진. A. 검출기가 3개인 시스템 B. 환자 주위의 호에 배열된 9개의 카드뮴, 아연, 텔루라이드(CZT: cadmium, zinc, telluride) 검출기로 구성된 시스템

(3) 심장 SPECT(SPECT Systems for Cardiac Imaging)

SPECT의 가장 일반적인 사용방법 중 하나는 다양한 심혈관 질환이 있는 환자에서 심근 기능을 영상화 하는 것이다. 이 응용 분야에 필요한 시야(FOV)가 비교적 작고 소규모 의료시설에서 심장 SPECT의 사용이 증가함에 따라 고감도 전용의 소형 심장 SPECT 시스템이 개발되었다.

범용 SPECT 시스템과 비교할 때 검출기의 크기가 훨씬 작다는 점에 유의한다(그림 4-46A). 검출기는 전자사태 광다이오드(avalanche photodiodes)로 픽셀 처리된 CsI(Tl) 섬광체 결정을 사용한다. 각 CsI(Tl) 픽셀의 크기는 6 mm이며, 각 검출기 헤드에 768개의 픽셀이 있어 검출기 FOV가 약 16 cm × 20 cm를 제공한다. 이 시스템에서 검출기는 고정되고 환자의 의자는 회전하여 단층 촬영 구성을 위해 필요한 각도별로 영상을 획득한다. 다른 종류의 심장 SPECT 시스템은 표준 섬광화 카메라(standard scintillation Anger camera) 디자인을 고밀도 반도체 카드뮴 아연 텔루라이즈(CZT)의 픽셀로 구성된 검출기 대체한다. 이 시스템에는 10개의 작은 검출기가 포함되어 있으며, 환자의 가슴 위 원형형태로에 분산되어 있다(그림 4-46B) 각 검출기에는 평행다공형 콜리메이터가 장착되어 있으며 서로 다른 투영 각도로 영상을 획득한다. 재구성된 공간 분해능은 FOV의 위치에 따라 상당히 달라지며, 비등방성이며, 대략 8 mm에서 14 mm 사이이다. 시스템의 감도는 각 검출기 헤드에 대해 최대 400 cps/MBq(900 cpm / μCi)이다. 높은 감도는 LEHR 콜리메이터에 비해 구멍이 더 크고 짧은 콜리메이터를 사용함으로써 얻는다.

5 양전자 방출 컴퓨터 단층촬영(Positron Emission Tomography)

기존의 단일 광자 계수 모드에서 작동하는 단일 광자 방출 컴퓨터 단층 촬영(SPECT) 시스템을 사용하여 소멸 광자를 탐지할 수 있지만, 이러한 시스템은 상대적으로 높은 소멸 광자 에너지(511 keV)에 최적으로 설계되지 않는다. 또한 SPECT 시스템은 소멸 광자의 서로 다른 양쪽(back-to-back)방향 특성을 이용하지 않는다. PET용 특수 소멸-동시(annihilation-coincidence) 검출기 시스템에는 이러한 고유한 기능이 유리하게 이용된다.

1) PET 영상획득의 기본 원리

(1) 소멸 동시발생 검출

양전자가 음전자로 상호소멸 할 때, 나머지 질량은 한 쌍의 소멸 광자로 변환된다. 광자는 동일한 에너지(511 keV)를 가지며, 양전자의 에너지와 범위에 따라 양전자가 방출된 위치의 수십 mm에서 몇 mm 이내에서 180도 반대 방향으로 동시에 방출된다. 두 소멸 광자의 근거리 검출은 PET이 흡

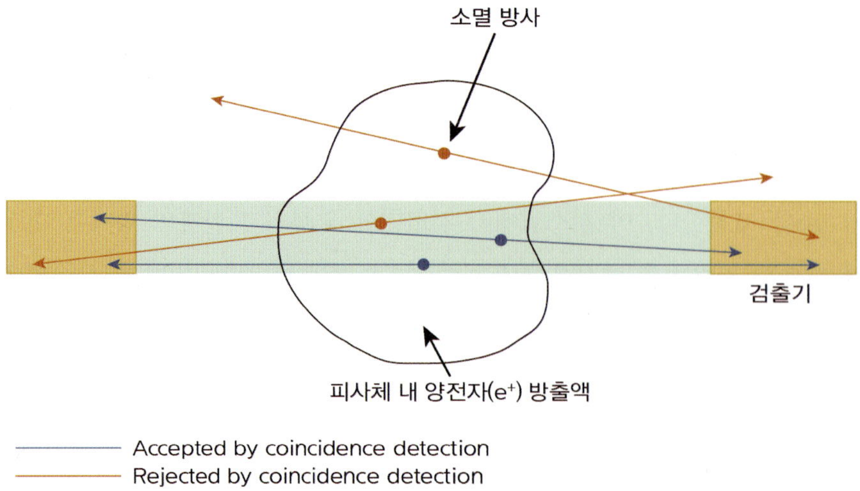

그림 4-47. 한 쌍의 소멸 광자가 동시에 방출되는 영역(녹색 음영 영역)은 검출기 한쌍에 의해 동시에 검출될 수 있다. 두 광자 모두 검출기에 검출되어야 하기 때문에 이 영역의 모든 것이 기록되는 것은 아니다.

수식 콜리메이터를 사용하지 않고 두 검출기 사이의 선을 따라 원점을 국소화할 수 있도록 한다. 이 메커니즘은 동시소멸 검출이라고 불린다(ACD). 상대 검출기에서 한 쌍의 소멸 광자를 검출하는 것은 실제로 방출된 광자의 양을 정의한다.

대부분의 ACD 검출기는 정사각형 또는 직사각형 단면을 가지고 있다. 따라서 부피는 본질적으로 정사각형 또는 직사각형의 단면을 가진 상자로서, 크기는 검출기의 정사각형 단면에 해당한다(그림 4-47).

동시계수법은 반대 검출기의 신호를 분석한다. 대부분의 PET의 경우, 이는 장비에서 검출된 각 방사선 신호의 기록에 디지털 "time stamp"를 첨부함으로써 수행된다. 일반적으로 이것은 약 1 또는 2 나노초(1nscc = 10^{-9}초)의 정밀도로 이루어진다. 동시계수는 각 신호의 time stamp를 반대 검출기에 기록된 신호와 비교하여 검토한다. 하나의 동시계수 신호는 한 쌍의 신호가 일반적으로 6~12 나노초 안에 기록될 때 발생한다고 가정된다.

소멸 광자가 동시에 방출되지만, 장치를 통한 신호 전달 시간 차이는 물론, 소멸 신호에서 검출기까지의 두 광자의 서로 다른 이동 거리를 허용하려면 작지만 유한한 동시발생 창 너비가 필요하다. 또한 PET 검출기는 타이밍(timing) 정밀도가 완벽하지 않아 타이밍이 한정되어 있다.

타이밍 분해능을 결정하는 불확실성은 신호의 통계적 특성(511 keV 광자를 검출기에서 빛, 전자 또는 전자홀 쌍으로 변환하여 생성)과 검출기 및 관련 회로의 전자 노이즈에서 발생할 수 있다. 불확실성은 상호작용이 발생한 시간을 결정하는 데 사용되는 전자적 방법에서도 발생할 수 있다. 유사한 검출기 쌍의 경우 타이밍 불확실성은 일반적으로 가우스 분포에 의해 잘 설명되며, 타이밍 분해능은 이 분포에서 FWHM으로 정의된다. 섬광 검출기의 경우 상호작용 직후 짧은 시간 간격 동안 많은 수의 광자를 생성하는 밝고 빠른 섬광기를 사용하여 타이밍 불확실성을 줄이고 타이밍 분해능을 개선한다. 섬광기와 광 검출기를 사용하는 것에 따라 타이밍 분해능은 일반적으로 0.5~5 nsec의 범위에 있다.

또한 환자 주변의 완전한 링이나 다른 기하학적 배열에 여러 개의 반대되는 검출기를 통합하고 배열의 다른 쪽에 있는 여러 개의 검출기와 동시에 각 검출기를 작동시킴으로써 여러 개의 투영 각에 대한 데이터를 동시에 획득할 수 있다(그림 4-48).

실제로 환자를 완전히 감싸는 비유동적인 링이나 기하학적 배열을 통해 모든 투영 각도에 대한 데이터를 동시에 획득할 수 있다. 이를 통해 상대적으로 빠른 동적 연구의 수행과 환자 움직임으로 인한 인공물(artifact)의 감소가 가능하다.

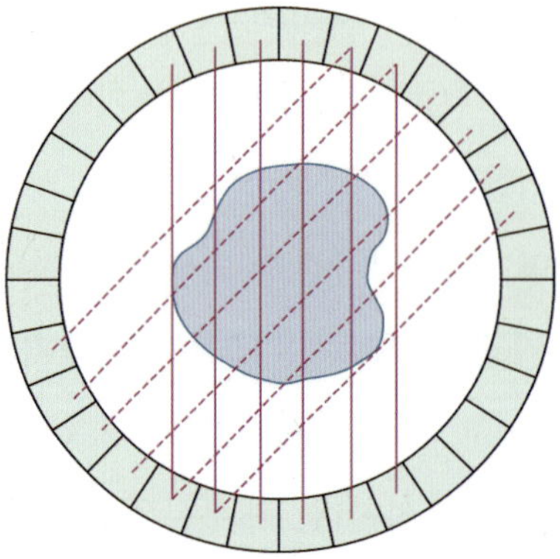

그림 4-48. 링의 반대쪽에 있는 검출기와 전자적으로 일치하는 검출기 배열. 이를 통해 여러 각도에서 투영의 상을 동시에 얻을 수 있다. 실선과 점선은 동시에 획득된 두 개의 투영 상을 보여준다.

(2) Time-of-Flight PET

이론적으로, 위치는 두 검출기에 의해 검출되는 시간의 차이를 결정함으로써 소멸 광자가 있는 두 ACD 검출기 사이의 선을 따라 결정할 수 있다. 수학적 재구성 알고리즘 없이 단층 영상 형성을 허용하는 이 기법을 Time-of-Flight PET라고 한다. 광자의 도착 시간 차이가 Δt일 경우, 두 검출기 사이의 중간점에 관하여 소멸 방사선의 위치는 다음과 같이 주어진다.

$$\Delta d = \frac{\Delta t \times c}{2}$$

여기서 c는 빛의 속도(3×10^{10} cm/초)이다. 이 방정식에 따르면 1cm 깊이 분해능을 달성하려면 약 66 피코초(1 psec = 10^{-12}초 = 0.001nsec)의 타이밍 분해능이 필요하다. 전자 회로가 이 타이밍 차이를 측정할 수 있지만 현재 PET 영상에 사용할 수 있는 섬광기의 빛 출력의 상승 시간이 너무 느려서 이 수준의 타이밍 분해능을 제공할 수 없다. 또한, 소멸 광자가 검출될 때 발생하는 광전자의 수가 한정되어 상승 시간 동안 "time jitter"가 발생하여 타이밍의 불확실성을 가중시킨다. 이 효과는 상대적으로 광 출력이 낮은 검출기에 의해 더욱 심각해진다.

가장 빠른 섬광기와 전자 부품 및 연결부의 세심한 설계로, 몇 백 피코초 수준에서 타이밍 정확도를 달성할 수 있다. 이는 몇 센티미터 이내까지만 국소화할 수 있지만, 이러한 타이밍 해상도의 수준에서 획득한 데이터로부터 재구성된 영상은 Time-of-Flight 정보 없이 재구성된 영상보다 신호 대 잡음 비율이 높다. 이는 개별 신호가 영상 재구성 과정에서 더 작은 부피 내에 있도록 제한될 수 있기 때문이다.

그림 4-49는 Time-of-Flight 정보의 추가에 의해 한 특정 반응 라인을 따라 데이터의 역투영

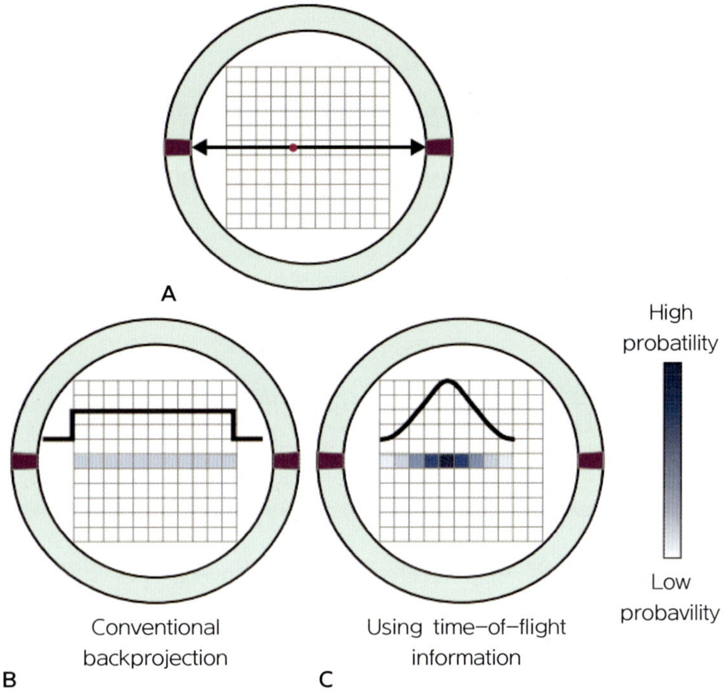

그림 4-49. A. 한 쌍의 소멸 광자가 선원(빨간색 점)에서 방출되어 대향 검출기에 의해 동시에 검출된다. B. Time of flight 정보가 없으면 두 검출기를 연결하는 선을 따라 선원의 위치에 대한 정보가 없다. 재구성하는 동안 이 방사선 계수는 해당 라인을 따라 모든 픽셀에서 발생할 확률이 동일하게 역 투영된다. C. 방사선 계수는 스캐너 중앙에서 픽셀을 중심으로 가우시안 분포를 따르는 확률로 역 투영된다.

(back project)으로 재구성된 영상 매트릭스의 작은 영역으로 제한되는 방법을 보여준다. 실질적으로 유용한 수준의 Time-of-Flight 정보를 제공하기 위해, LSO와 $LaBr_3$와 같이 가장 빠르고, 밝은 섬광기만 사용된다. 상업적으로 구축된 몇몇 시스템에는 이러한 재료를 사용하는 일정 수준의 Time-of-Flight 정보가 포함된다.

BaF_2와 같이 훨씬 더 빠른 붕괴 성분을 가진 섬광기가 있지만, Time-of-Flight 정보에서 실현할 수 있는 신호 대 잡음 개선은 일반적으로 낮은 밀도에 의해 상쇄가 이루어지기 때문에 511 keV 전멸 광자를 검출하는 효율이 낮으므로 선호되지 않는다.

(3) 검출감도

PET 장치의 검출감도는 직경 20 cm의 원통형 팬텀의 단위 방사능농도 당 동시계수율(cps/MBq/ml)로 나타내며, 이것은 검출기의 수에 비례하고, 검출효율 및 단면두께의 2승에 비례하고, 검출기 ring의 직경에 반비례한다.

검출감도를 증가시키기 위하여 단면두께를 크게 하면 우발동시계수나 산란동시계수가 증가하고 그로 인해 산란성분이 증가하여 재구성영상의 화질이 저하를 초래하게 된다. 따라서 검출감도와 화질과의 균형을 고려하여 이용하는 것이 중요하다.

PET scanner에서 검출감도(S)에 영향을 미치는 인자와의 관계는 다음과 같다. 1-ring 검출기의 경우, k는 상수, ρ는 선원의 방사능량(μCi/cm^3/sec), α는 phantom 내에서 소멸산란선이 발생할 확률, η는 검출기배열(packing ratio)상태에 따른 검출효율, h는 영상으로 기록할 슬라이스의 두께, d는 phantom직경, 그리고 D는 ring의 직경이라고 할 때 PET system의 감도는,

$$S = k\frac{\rho\alpha\eta^2 h^2 d^2}{D}(\text{counts/sec}\cdot\mu\text{Ci/cm}^3) \quad \cdots\cdots\cdots(1)$$

로 표시될 수 있다. 이와 같은 감도는 모든 ring의 검출기에서 균등해야 하며 2개 이상의 ring 검출기의 경우 검출기와 선원의 위치에 따라 검출되는 감마선은 검출각도가 다르게 되며 검출감도의 차이도 발생된다.

산란선을 포함한 방사능의 무작위계수율(random count rate)(C_R)은, 1개의 ring검출기에서 계수율(single count rate)을 C_s, 동시계수 분해시간을 τ 그리고 총 검출기 수에 대한 감마선을 직접 검출하는 검출기수와의 비를 f라고 할 때,

$$C_R = \tau f\ C_s^2(\text{counts/sec}\cdot\mu\text{Ci/cm}^3) \quad \cdots\cdots\cdots(2)$$

로 표시된다. C_s는 슬라이스 내외의 방사능에 의해 증가된다. 그러므로 슬라이스 외의 방사능을 차단하기 위한 검출기간의 격막(septa)을 설치하여 비목적부위의 방사능검출을 감소시키는 대책으로 이용되기도 한다. 여기서 f는 피사체의 직경을 d 그리고 gantry의 직경을 D로 한다면,

$$f = (2/\pi)\sin^{-1}(d/D)$$로 표시된다. ························(3)

위의 식(1), (2), (3)에서와 같이 검출기에서 감마선 검출률은 선원의 방사능량, 양전자의 소멸복사율, 검출기의 배열형태와 그 크기, ring의 직경과 ring의 수 등의 요인에 의하여 영향을 받으며, 특히 산란선 계수율은 선원의 크기와 검출기의 위치에 따라 변화됨을 알 수 있다. 계수치에 대한 불균등성을 나타내는 계수치의 표준편차(standard deviation: SD)는

$$SD = \frac{1}{n-1}\sum_{i=1}^{n}(X_i-\overline{X})^2 \quad \cdots\cdots\cdots(4)$$

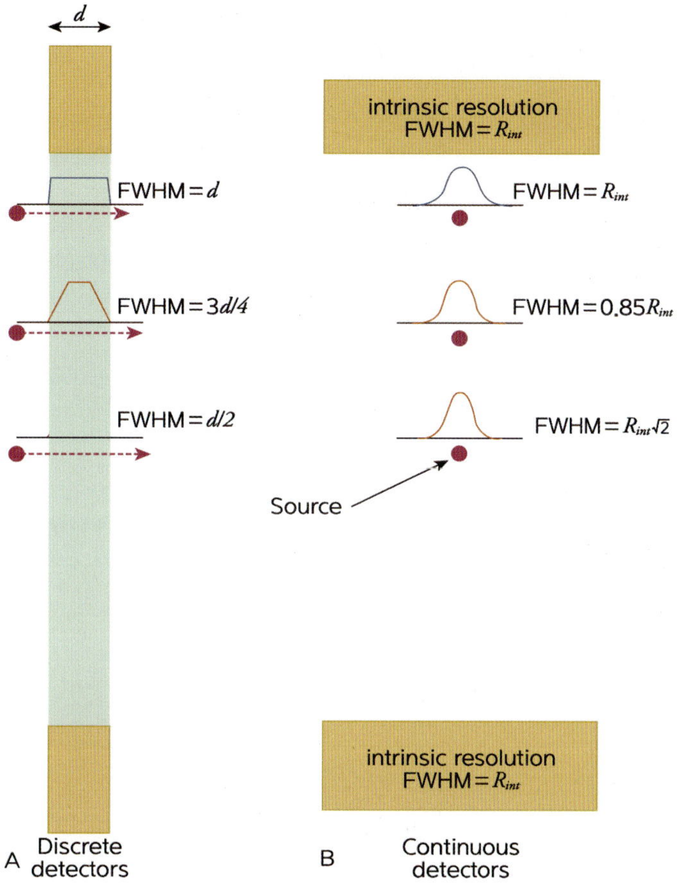

그림 4-50. 동시 계수를 위한 검출기 쌍 (Rdet)의 공간 분해능. A. 이산 검출기의 경우, 공간 분해능은 검출기 요소의 너비 d에 의해 결정된다. B. 연속 검출기의 경우, 공간 분해능은 검출기 (Rint)의 고유 분해능에 의해 결정된다.

이므로 방사능 계수 값 n이 많을수록 편차가 감소되어 균등도를 향상시킬 수 있다.

검출기에서 계측되는 계수효율은 검출기배열형태, phantom 선원에서 감마선 방출률, phantom을 구성하고 있는 물질에서의 감마선 흡수율, 검출기 element와 텅스텐 격벽의 두께에 의한 검출기에서 감마선 검출 효율과 ring 배열된 gantry 내에서 선원의 위치에 따른 기하학적 조건 등에 의해 영향을 받는다.

(4) 공간 해상도: 검출기

개별 검출기 요소를 갖는 ACD의 공간 분해능은 주로 개별 검출기 요소의 크기에 의해 결정된다. 그림 4-50A와 같이, 폭 d 요소의 경우, 검출기 쌍 사이의 중간 평면에서 ACD 점원 반응 프로파일을 통과하는 1차원(1-D) 슬라이스는 삼각형이다. 검출기 분해능(R_{det})은 FWHM = d/2이다. 선원이 검출기(Detector) 쪽으로 이동하면 반응 프로파일은 사다리꼴이 되며, 결국 어느 검출기 면에서

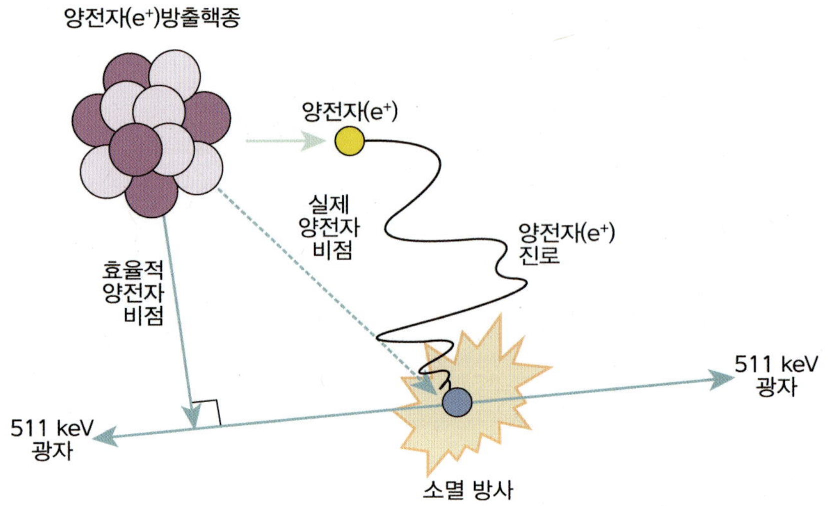

그림 4-51. 양전자 범위 효과(range effect)로 인한 흐림. 원자에서 두 개의 511 keV 소멸 광자에 의해 정의 된 선까지의 수직 거리를 유효 양전자 범위라고 한다.

표 4-2. 주요 양전자방출 핵종의 물리적 특성

Radionuclide	Half-Life	β^+ fraction	Maximum β^+ Energy	How Produced
^{11}C	20.4 m	0.99	960 keV	Cyclotron
^{13}N	9.96 m	1.00	1.19 MeV	Cyclotron
^{15}O	123 s	1.00	1.72 MeV	Cyclotron
^{18}F	110 m	0.97	635 keV	Cyclotron
^{62}Cu	9.74 m	0.98	2.94 MeV	Generator (from ^{62}Zn)
^{64}Cu	12.7 h	0.19	580 keV	Cyclotron
^{68}Ga	68.3 m	0.88	1.9 MeV	Generator (from ^{68}Ge)
^{76}Br	16.1 h	0.54	3.7 MeV	Cyclotron
^{82}Rb	78 s	0.95	3.35 MeV	Generator (from ^{82}Sr)
^{124}I	4.18 d	0.22	1.5 MeV	Cyclotron

도 d 폭의 상자가 된다. 폭 d와 높이 h의 2-D 검출기를 고려하면, ACD 응답 프로파일은 중간 면이 피라미드형이고 두 검출기 면이 면적 d × h의 직사각형 상자인 3-D 함수가 된다. 이러한 극단들 사이에서, 그것은 검출기 크기와 동일한 낮은 베이스 크기와 중간 면의 0에서 면의 검출기 크기로 선형적으로 증가하는 상부 베이스 크기를 가진 피라미드의 절두체다. 또는, 이는 보정되지 않은 감마카메라 검출기 쌍을 고려하며 동시발생 모드에서 작동한다(그림 4-50B). 이들의 내적 공간 분해능이 FWHM = R_{int}의 가우스 함수인 경우, ACD용 검출기 쌍의 공간 분해능도 FWHM = R_{int}/의

중간 평면에 있는 가우스 함수다.

ACD 응답 프로파일은 선원이 검출기(Detector)를 향해 이동함에 따라 넓어지고, FWHM은 검기(Detector) 면의 R_{int}와 동일해진다. 영상 검출기의 분해능이 모든 방향에서 동일하다고 가정할 때, 2-D ACD 반응 프로파일은 중심에서 1-D 가우스 함수를 회전시켜 구한다.

(5) 공간 분해능

ACD 시스템의 공간 분해능은 양전자 방출과 소멸의 기본 물리학과 관련된 두 가지 요인에 의해 그림 4-51에 표시된 단순한 기하학으로부터 도출된 값에서 저하된다. 첫째는 소멸을 겪기 전, 양전자 이동의 한정된 범위다. ACD는 소멸 일어난 선을 정의하고 있는데, 이것은 붕괴하는 방사성 핵이 양전자를 방출하는 정확한 위치가 아니다.

소멸을 겪기 전의 양전자의 이동 범위는 기본적으로 유사한 에너지의 일반 전자(또는 β 입자)의 이동 범위와 동일하다. 핵의학에 사용되는 방사성핵종에서 방출되는 양전자의 최대 에너지는 0.5~5 MeV 범위에 있다. 따라서 이들의 외삽 범위는 0.1~2 cm 범위에 있다. 외삽 범위는 방사성

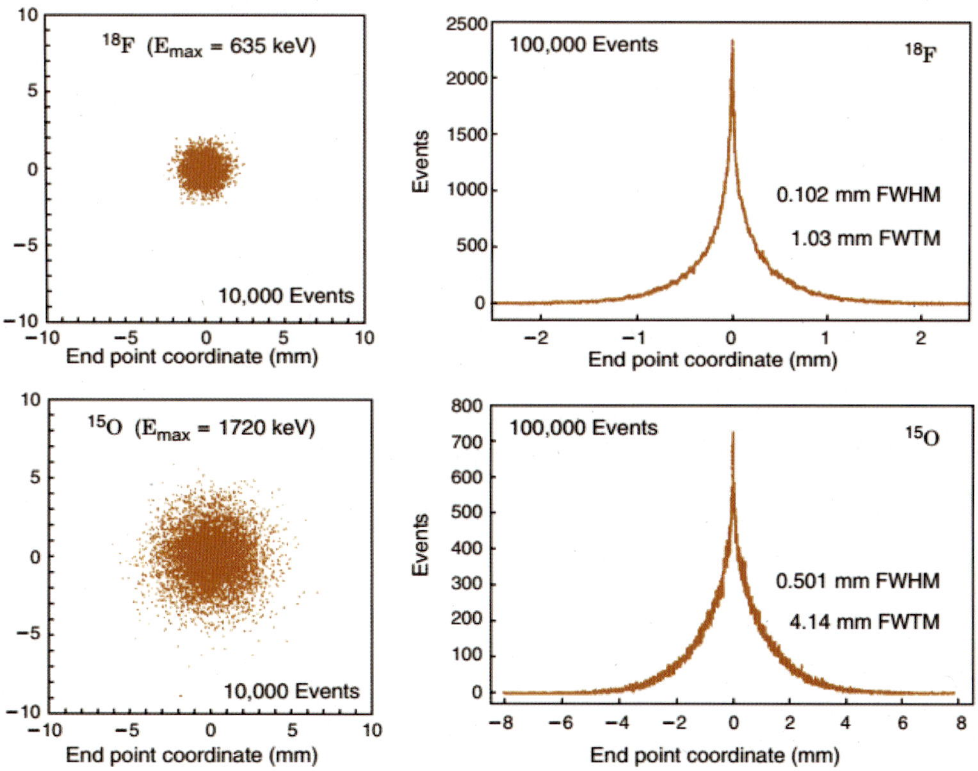

그림 4-52. $^{18}F(E\beta^{max} = 0.635\ MeV)$와 $^{15}O(E\beta^{max} = 1.72\ meV)$에서 양전자 방출 점 선원에 대한 소멸(annihilation site)의 분포를 보여주는 Monte Carlo 시뮬레이션의 결과. 분포의 프로파일은 평균 양전자 에너지가 높기 때문에 ^{15}O에서 더 넓으며, 이는 소멸 이전에 더 긴 양전자 범위로 이어진다.

핵종에 의해 방출되는 최고 에너지 양전자에 적용된다.

그러나 β 입자와 같은 양전자는 에너지의 스펙트럼으로 방출된다. 적은 부분만이 붕괴로부터 이용 가능한 에너지의 전체 양을 가지고 있다. 또한 외삽 범위는 어떤 상호작용에서도 크게 편향되지 않고 본질적으로 그 범위의 끝까지 직선으로 이동했을 경우 전자가 이동하는 최대 거리다. 실제로 대부분의 전자(및 양전자)는 종종 여러 개의 큰 각 변형을 가진 고동 경로를 이동한다. 그 결과 양자의 원점에서 종점까지의 평균 거리가 외삽된 거리보다 상당히 작다.

ACD의 공간 분해능을 정의하기 위한 관심거리는 유효 양전자 범위다. 이것은 방출 핵에서 양전자 범위 끝까지의 평균 거리로서, 소멸 광자의 방향에 의해 정의된 선에 수직으로 측정된다(그림 4-52). 이 거리는 항상 방사성핵종으로부터 방출되는 양전자의 외삽 범위보다 작다.

그림 4-53은 $^{18}F(E\beta^{max} = 0.635\ MeV)$ 및 $^{15}O(E\beta^{max} = 1.72\ MeV)$ 점선원의 양성자 범위 분포를 보여준다. 물에 대한 양전자의 외삽범위는 각각 약 2 mm와 8 mm가 되지만, 분포 프로파일의 FWHM은 0.1 mm와 0.5 mm에 불과하다.

(6) 소멸 동시발생 계수의 유형

ACD는 두 신호가 지정된 동시계수 타이밍 창 내에 기록될 때마다 출력을 생성한다. 일반적으로, 그러한 신호는 신속한 동시계수(prompt coincidences)이라고 불린다. 지금까지 모든 동시계수는 동일한 소멸 방사선에서 생성된 광자 쌍에서 발생하며 소멸 방사선은 검출기 사이의 동시계수부피(coincidence volume) 내에서 발생한다고 가정한다(그림 4-54 참조). 이 신호를 진정한 동시계수(true coincidences)이라고 부른다. 그러나 다른 동시계수도 검출기 시스템의 분해능 시간 내에 발생할 수 있다.

그림 4-54에 두 가지 예가 나와 있다.

무작위 우연 일치 동시계수(random coincidences)는 두 개의 서로 다른 검출기의 관련이 없는 두 개의 양전자 소멸 방사선로부터 단일 우연의 일치로 기록되는 우연의 시간 범위 내에서 광자를 소멸시킬 때 발생한다. 이는 각 검출기 요소에서 각 소멸 방사선의 광자 1개가 검출되는 경우에 발생할 수 있다.

산란 동시계수는 양전자 소멸 방사선이 부정확하게 위치한다. 위치 오차의 정도는 산란 각도와 산란 방사선의 위치에 따라 달라진다. 또한 일반적으로 물체의 중심을 향해 정점에 이른 잘못된 위치의 사건들의 광범위한 분포를 초래한다.

(7) 정량성

PET 장치로 구한 방사능 영상은 국소방사능 분포에 비례하는 영상이므로 투여량의 몇 %가 장기

국소에 섭취되는가를 계산하거나, 동맥혈로 운반된 방사능의 몇 %가 섭취되었는가를 평가하여 뇌 혈류나 대사율의 절대량을 계산하는 것이 가능하다. 따라서 미리 PET 값과 방사능과의 환산 값을 팬텀을 이용하여 구해둘 필요가 있다. 이 관계의 교정상수를 cross calibration factor라고 한다.

이 때 원통형 팬텀에 방사능농도를 알고 있는 방사능용액을 봉입하고 PET로 투영하여 1 PET 값이 몇 Bq/ml에 상당하는가를 구한다. 측정된 cross calibration factor는 PET 부속 컴퓨터에 입력해 놓으면 영상재구성 시 자동적으로 보정이 이루어져 방사능 영상이 Bq/ml의 단위로 작성된다. PET영상의 정량화 방법으로는 DUR(differential uptake ratio), SUV (standard uptake value), DAR(distribution activity ratio) 등과 같이 조직의 방사능을 투여량과 체중에 대하여 보정하여 나타낸 값이 사용되고 있다. 특히, SUV는 흔히 이용되는 반정량적인 방법으로 정상조직과 종양 조직들 간의 방사성동위원소 섭취 비를 측정할 수 있고, 인체 내에 주입한 방사성 동위원소가 균등하

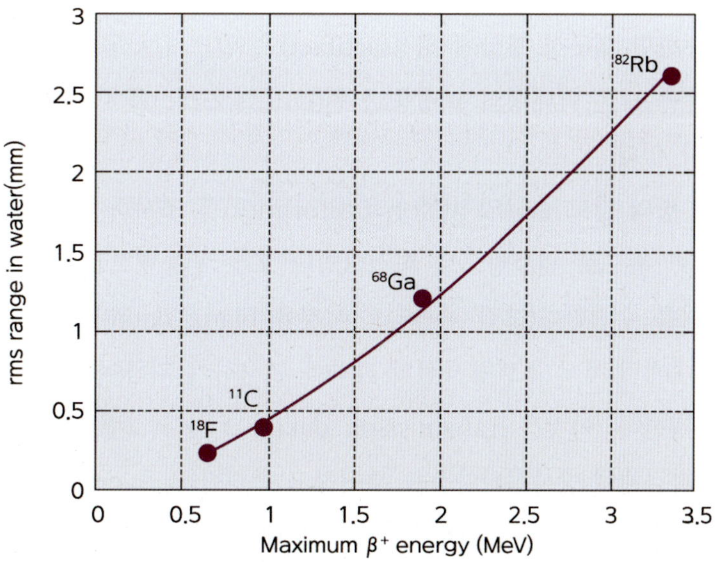

그림 4-53. Root mean square range for positrons in water versus

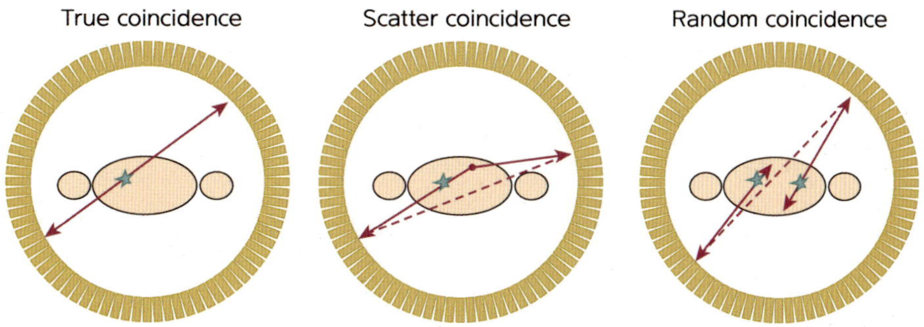

그림 4-54. 실제 일치 계수(왼쪽), 분산 일치 계수(중앙), 임의 또는 우연의 일치(오른쪽)

게 퍼져있다는 가정 하에 종양 내의 분포가 평균보다 얼마나 높게 섭취되는지를 평가하기 위한 하나의 지표이다. 보통 SUV는 아래와 같은 공식을 이용하여 측정하며 체중 대신 체표면적이나 지방을 제외한 체적을 이용하기도 한다.

$$\text{SUV} = \frac{\text{종양 1g당 집적된 방사능량 (mCi/g)}}{\text{주입한 총 방사능량 (mCi)/환자의 체중 (g)}}$$

(8) 데이터 보정

PET 영상재구성을 시행할 때 투영 데이터를 그대로 이용하는 것은 불가능하다. 그 이유 중 하나는 소멸방사선이 검출되기 전에 피사체에서 흡수되기 때문에 이 투영 데이터는 양전자방출 핵종의 분포를 정확히 나타나지 않기 때문이다. 투영 데이터의 보정방법은 다음과 같다.

① 감도보정과 흡수보정

1개의 검출기의 감도가 결정 자체의 성능변화나 광전자증배관의 불량으로 저하되거나, 또는 이상적으로 상승하면 재구성 영상에 허상(artifact)을 일으키는 원인이 되기 때문에 사용 전에 양전자방출 핵종을 넣은 막대형의 교정용 선원(Line source)을 이용하여 각 검출기의 감도를 check할 필요가 있다.

동시계수검출기 쌍의 감도 불균일성(Non uniformity)을 조사하기 위하여 ^{68}Ge 교정용 막대형 선원을 일정한 속도로 원주형으로 회전하거나 또는 원통형으로 막대 선원을 나열한 것을 이용하여 데이터를 수집한다(그림 4-55a). 이것을 blank data라고 한다.

다음에 피사체 내에 있어서 소멸방사선의 감약을 조사하기 위하여 피사체를 교정용 ring 선원의 내측에서 측정한다. 이것을 transmission data라고 한다(그림 4-55b). 그리고 교정용 선원을 제거하고 피검체에 방사성의약품을 투여하고 측정한 것을 emission data라고 한다(그림 4-55c). 이 emission 또는 transmission의 양 데이터를 blank data로 나눔으로서 검출기 감도의 불균일을 보정할 수 있으며(감도보정), transmission을 blank data로 나눔으로서 피검체에 의한 소멸방사선의 흡수를 보정할 수 있다(흡수보정).

② 우발동시계수보정

우발동시계수(Random coincidence)는 서로 독립한 양전자소멸에 의해 발생한 2개의 방사선을 우발적으로 동시계수하여 검출하는 것으로(그림 4-56a), 실제 동시계수치에 대하여 background로 된다. 이 보정방법으로는 지연 time window법이 이용된다.

③ 산란보정

산란동시계수(Scatter coincidence)는 양전자소멸에 의해 방출된 소멸방사선이 피사체 내에

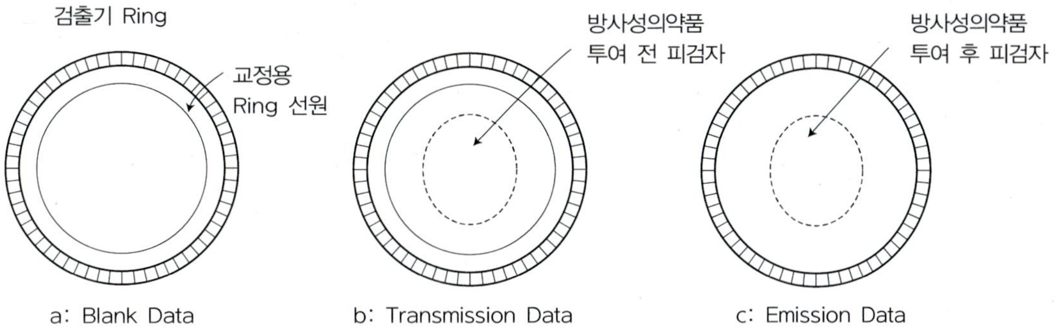

그림 4-55 각 보정 데이터 측정법

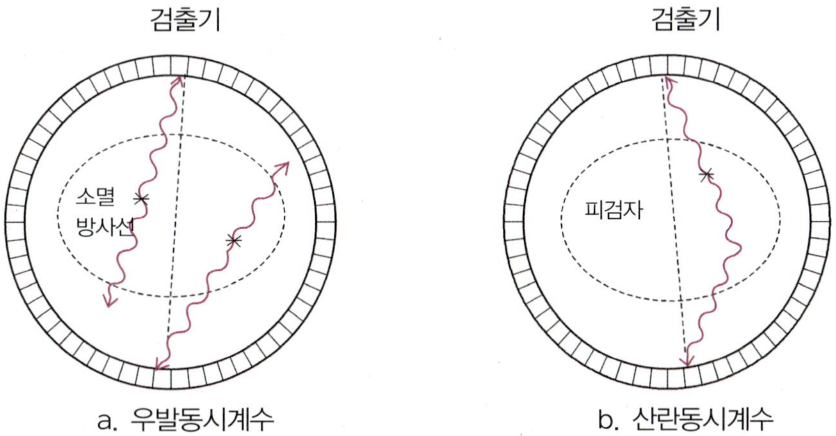

그림 4-56 우발동시계수와 산란동시계수

서 산란하여 방향이 바뀐 후에 다른 위치에서 검출하는 것으로(그림 4-56b) 이 소멸방사선은 생체 내를 투과할 때 반가층은 약 7 cm로 대부분이 콤프턴 산란에 의해 전방으로 산란된다. 따라서 전방산란 에너지는 0.511 MeV 보다 약간 작게 변화할 뿐이며 비산란선과 구별 없이 동시계수회로에 입력되어 재구성 영상에서 background로 작용한다. 산란선 성분은 직경 20 cm의 원통형 팬텀에 물을 채우고 그 속에 선상선원을 넣고 측정한다. 그 결과 영상의 선원 이외의 곳의 count 수가 산란에 의한 것으로 이것은 통상 15~30 %의 산란동시계수가 포함되어 있어 정량성을 손실하는 큰 원인이 된다.

④ 계수손실 보정

일반적으로 방사선계측장치는 불감시간에 의한 계수손실을 일으킨다. PET 장치에서도 계수율(핵종농도)이 높을수록 계수손실의 효과가 증가한다. 측정치로부터 실제 계수치를 구하기 위하여 그 때의 계수율에 따른 계수손실의 보정을 시행할 필요가 있다.

⑤ 방사능 감약보정

PET는 단수명 방사선핵종을 이용하기 때문에 선원강도는 시간과 함께 감약한다. 그 수명에 따라 방사능 감약을 보정하는 것이 필수적이다.

(9) 영상재구성

PET에서 영상재구성은 기본적으로는 X선 CT와 거의 같은 방법으로 이루어진다. 각 방향의 방사 데이터에 감도보정 및 흡수보정 등을 시행한 투영데이터를 만들어 이것을 각 투영방향에 따라 영상면에 역 투영(Back projection)하여 단층상을 구성한다.

영상재구성법으로는 중첩적분법(Convolution back projection method)이 이용되고 있다. 이 방법은 투영 데이터에 적당한 보정함수를 중첩 적분하여 역 투영하는 방법으로 비교적 조작이 간단하고 보정함수를 자유로이 선택할 수 있으며 재구성 시간이 빠르다는 것이 특징이다. 그러나 이 재구성 방식은 계수 부족으로 인한 영상 잡음에 민감하다는 단점이 있다. 이러한 단점을 극복하기 위해서 반복적 계산 재구성 방법이 연구되고 있으며 이러한 연구 중 대표적으로는 MLEM(maximum likelihood expectation maximization)방법이 있다. MLEM방식은 방사선과 물질간의 물리적 반응을 비롯하여 검출기의 반응속도 등으로 일어나는 영상의 잡음을 중첩 적분법 보다 더욱 효율적으로 감소시킬 수 있다는 특징을 가지고 있다. 그러나 이 재구성 방식은 반복 계산으로 인하여 재구성 시간이 많이 소요되며, 적절한 반복 이상의 반복을 수행하였을 때는 잡음이 증폭되어 영상의 질이 더 나빠질 가능성이 있다는 단점이 있다.

OSEM(ordered subsets expectation maximization) 방식은 최근 가장 널리 사용되는 것으로

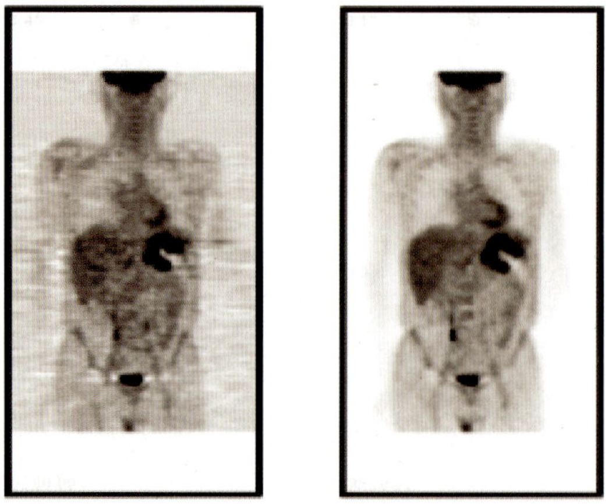

a　　　　b

그림 4-57 FBP로 재구성한 영상(a)과 OSEM로 재구성한 영상(b)

MLEM방식의 단점을 극복하기 위해 연구되어진 새로운 재구성 방법이다. 이는 MLEM보다 재구성 시간이 짧다는 장점이 있다. 이 방법은 MLEM 방법을 적용하면서 투영 데이터를 물리적 특성에 따라 배열된 부분 집합으로 나누어 재구성하는 방식이다. 이 OSEM방식은 적은 계산 횟수로도 MLEM 방식과 거의 동일한 영상의 질을 나타낸다는 특징이 있다. 위의 그림 4-57은 동일한 투영 데이터를 중첩적분법(FBP)방식으로 재구성한 영상과 OSEM방식으로 재구성한 영상을 보여주고 있다.

2) PET 검출기

511 keV 소멸 광자의 상대적으로 높은 에너지 때문에, 일반적으로 요오드화 나트륨은 PET 영상 획득을 위해 선택된 검출기 물질은 아니다. 이러한 이유로, 대부분의 PET 검출기는 영상을 획득한 물체 주위에 있는 분리된 요소들을 다양한 형태로 배열하여 고밀도의 높은 Z-섬광 검출기를 사용한다.

(1) 블록 검출기

초기 PET 시스템은 광전자증배관(PMT)에 결합된 섬광기의 조각으로 구성된 개별 검출기 장치를 사용했다. 그 개별 검출기는 목적 대상 주변의 한 개 또는 여러 링에 배치되었다. 한 쌍의 우연한 검출기의 중간 면에서의 반응 프로파일은 검출기 폭의 1/2과 동일한 FWHM을 가진 삼각형이다. 따라서 PET 스캐너의 고유한 분해능을 개선하기 위해, 검출기는 더 작게 만들어야 한다. 그러나 각 검출기 요소가 PMT 자체를 필요로 할 경우 비용은 급격히 증가한다.

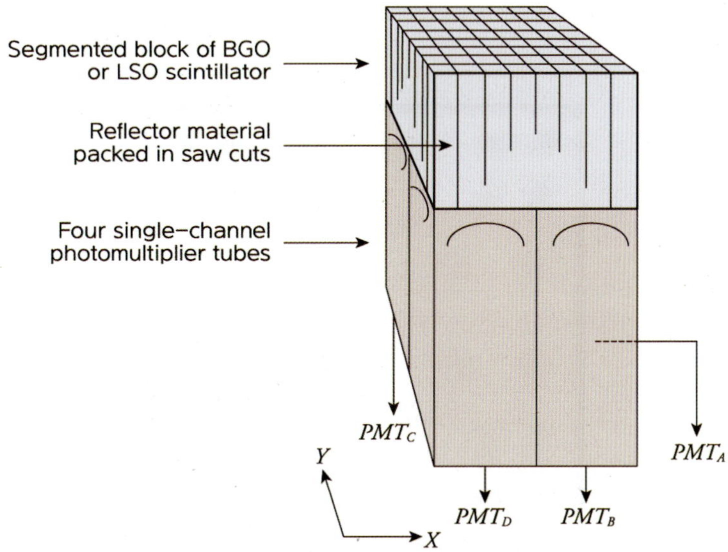

그림 4-58. 임상용 PET 스캐너에서 일반적으로 사용되는 블록 검출기. BGO 또는 LSO 조각은 4개의 단일 채널 광전증바관을 사용하여 판독되는 더 작은 요소의 배열로 나눠진다.

1980년대 중반 Casey와 Nutt가 설계한 블록 검출기는 소형 검출기 요소를 사용할 수 있도록 하는 동시에(공간 분해능 향상하기 위해) 판독하는 데 필요한 PMT의 수를 줄일 수 있다(비용을 조절하면서). 그림 4-58은 대표적인 블록 검출기를 보여주고 있다. 대형 섬광기(대부분의 BGO, LSO, 또는 LYSO)는 우수한 결정을 통한 부분적인 절단을 함으로써 많은 요소의 배열로 나뉜다. 요소들 사이의 절단부에는 섬광기 요소들 사이의 광학적 교차 대화를 줄이고 제어하는 역할을 하는 반사 물질로 채워져 있다. 결정의 배열은 4개의 개별 PMT들로부터 읽힌다. 절단부의 깊이는 상당히 선형적인 방식으로 4개의 PMT에 대한 광분포를 제어하기 위해 경험적으로 결정된다. 소멸 광자가 검출하는 결정의 분할을 알아내기 위해 PMT 4개의 배열의 신호를 다음과 같이 조합한다:

$$X = \frac{(PMT_A + PMT_B) - (PMT_C + PMT_D)}{PMT_A + PMT_B + PMT_C + PMT_D}$$

$$Y = \frac{(PMT_A + PMT_B) - (PMT_C + PMT_D)}{PMT_A + PMT_B + PMT_C + PMT_D}$$

여기서 PMT_A, PMT_B 등은 서로 다른 PMT의 신호다. 여기에서 4개의 PMT만 사용되는 경우를 제외하고 이것들은 본질적으로 위치와 동일하다는 것이 인정될 것이다. 그런 다음 X 및 Y 신호를 사용하여 소멸 광자가 탐지된 배열의 하위 요소를 결정한다.

그림 4-59는 블록 검출기의 균일한 조사로부터 얻은 이미지를 나타낸다. 그 이미지는 균일하지 않다. 오히려 기록된 방사선에 대해 계산된 위치는 개별 검출기 요소에 해당하는 작은 국소적 영역에 군집 된다. 중첩은 적지만 개별 요소는 분명히 분리된다. 배열 패턴은 비선형이지만, 예로, 조회

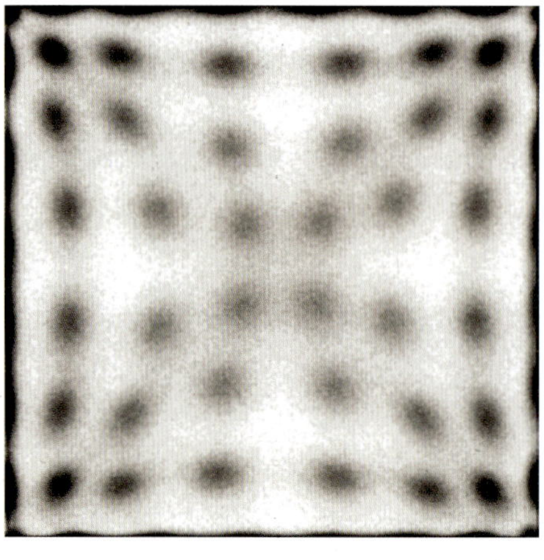

그림 4-59. 511 keV 소멸 광자들로 블록 검출기를 균일하게 조사하여 얻은 Flood Field 이미지. 개별 블록 검출기 요소는 이미지에서 별개의 'blobs'으로 나타나 개별 검출기 요소 내에 기록된 계수를 분리할 수 있다.

표를 사용함으로써 이미지 내의 각 (x, y) 위치는 배열의 특정 검출기 요소에 할당할 수 있을 정도로 분리가 충분히 명확하다.

블록 검출기의 주요 장점은 4개의 PMT만 사용하여 많은 검출기 요소(예: 8 × 8 = 64)를 해독할 수 있다는 것이다. 이는 높은 공간분해능을 제공하면서 검출기 요소당 비용을 크게 절감한다. 대표적인 블록 검출기는 두께가 20~30 mm인 BGO, LSO 또는 LYSO 섬광기 결정으로 제작되며, 폭은 4~6 mm이다.

(2) 변형 블록 검출기

블록 검출기의 기본 설계에 대해 두 가지 중요한 수정이 이루어졌다. 첫 번째는 인접 블록의 부분과 겹치도록 배치된 비례적으로 큰 PMT를 사용하는 것이다(그림 4-60). 따라서 각 블록은 여전히 4개의 PMT에 의해 모니터링되지만, 각 PMT는 4개의 서로 다른 블록의 모퉁이 또한 모니터링한다. 사분면 공유로 알려진 이 접근방식은 앞의 절에서 설명한 기본 블록 설계에 비해 배열에 필요한 총 PMT 수를 대략 4배 감소시킨다.

사분면 공유(Quadrant sharing)는 PET 시스템에서 육각형 또는 다른 다각형 배열로 결합할 수 있는 대형 평면 검출기 패널을 만드는 데 사용된다. 이러한 검출기 패널은 연속 섬광판이 이산 섬광기 요소의 배열로 대체된 경우 표준 감마카메라 검출기와 매우 유사하다. 이 접근방식은 (블록 검출기에 비해 필요한 PMT 및 전자 채널 수를 줄임으로써) PET 시스템의 검출기 요소당 비용을 감소시키지만, 각 PMT는 더 큰 섬광기의 신호를 보기 때문에 더 높은 불감시간(dead time) 손실의 단점이 있다.

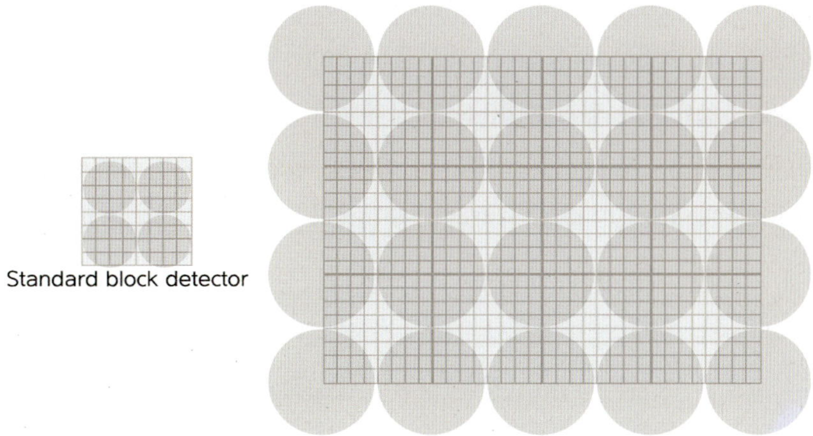

그림 4-60. 오른쪽: 각 섬광체 블록이 4개의 광전증배관 모서리에 걸쳐있는 사분면 공유 검출기. 이를 통해 표준 블록 검출기(왼쪽)와 비교하여 더 큰 광전증배관을 사용할 수 있다.

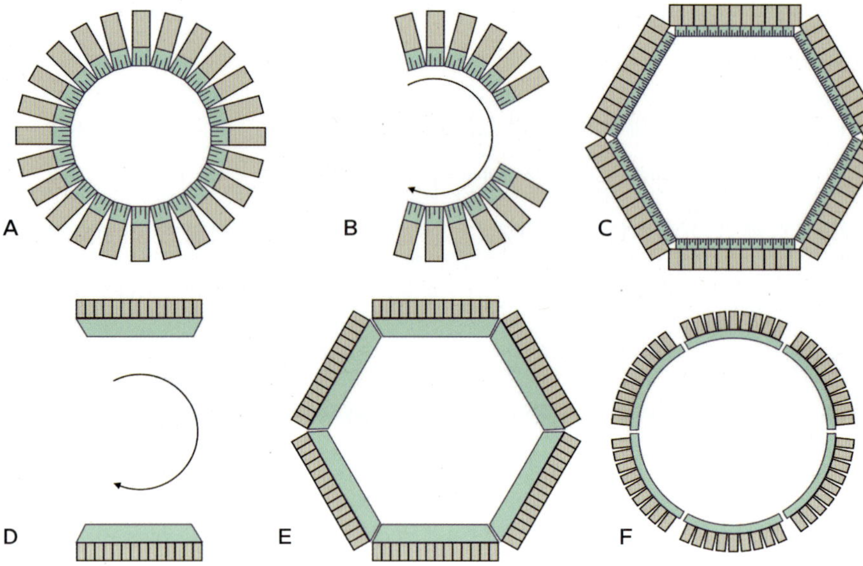

그림 4-61. A. 모듈식 블록 감지기의 전체 링. B. 모듈식 블록 검출기의 부분 링. C. 6각형 사분면 공유 패널 검출기. D. 일치 회로가 있는 이중 감마카메라. E. 6각형 감마카메라 감지기. F. NaI(Tl)의 곡선 판을 사용한 연속 검출기

(3) 전신 PET 시스템

그림 4-61에는 개발된 여러 가지 전신 PET 스캐너 설계가 표시되며, 일부는 이전에 소개된 이산 섬광기 요소(A, B, C)로 구성된 블록 검출기 및 연속적인 광역 감마카메라 검출기(D, E, F)를 사용하는 블록 검출기를 사용한다. 다각성 모드에서 작동하는 검출기(A, C, E, F)의 정지 링 또는 다각형 검출기 배열을 사용하는 시스템은 모든 투영 각도에 대한 데이터를 동시에 획득할 수 있으며, 이 디자인은 대부분의 상업 시스템의 기초가 되었다. 나머지(B, D)는 전체 단층 촬영 정보를 얻기 위해 회전해야 하는 반대되는 검출기 몇 개만을 사용한다. 대부분의 PET 시스템은 80~90 cm의 링 직경을 사용한다. 검출기 및 기타 구성요소를 덮기 위해 산란 차폐체와 장막을 삽입한 후 스캐너의 클리어 보어(clear bore)는 일반적으로 55~60 cm로 대부분의 환자를 편안하게 수용하기에 충분하다. 축 방향의 FOV는 검출기 방향의 축방향에 의해 결정되고 일반적으로 15~40 cm 범위에 있다.

그림 4-62는 블록 검출기에 기초한 대표적인 전신 PET 스캐너의 설계를 도식으로 보여준다. 이 스캐너는 링당 112 블록의 링 3개로 배열된 336개의 BGO 블록 감지기를 사용한다. 각 블록은 6×6 배열로 절단되며, 절단된 요소의 크기는 4 mm(경축)×8.1 mm(축)×30 mm(두께)이다. 검출기 링의 내경은 92.7 cm, 스캐너의 클리어 보어는 59 cm이다. 축 방향의 18개 결정체(3개의 링)는 15.2 cm의 축 방향의 FOV를 덮는다. 갠트리(gantry)는 수직에서 ±20도로 기울어질 수 있으며, 관심 기관에 대한 최적의 시야각과 스캔 평면을 정렬하는 데 유용할 수 있다.

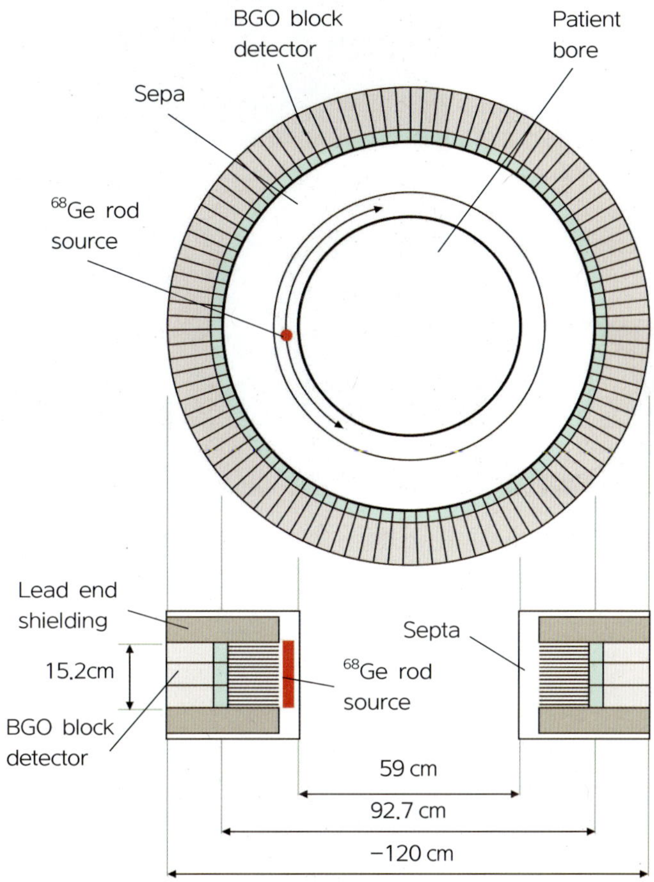

그림 4-62. 대표적인 전신 PET을 통한 횡축(위) 및 축(아래) 단면

시스템에는 결정 링 사이에서 1 mm 두께와 12 cm의 길이를 가진 텅스텐의 날개 상호간 격자(septa)세트가 포함되어 있다. 섹션 C.2에 자세히 설명된 바와 같이, 다양한 수준의 산란을 거부하기 위해 격자를 확장하거나 수축할 수 있다. 또한 그들은 관심 스캔 볼륨 외부의 잠재적 고농도 활동으로부터 차폐를 제공한다.

(4) 특수 PET 시스템

고해상도 뇌영상 및 유방영상을 위한 특수 PET 시스템 또한 개발되었다. 이러한 시스템은 기하학적 효율을 개선할 수 있도록 지름이 작은 검출기 링 또는 배열을 가지며 일반적으로 공간 분해능을 높이기 위해 작은 검출기 요소를 가지고 있다. 그림 4-63은 2.1-mm × 2.1 mm 크기의 섬광요소를 phoswitch 구성으로 통합하여 공간 분해능의 DOI 저하를 제한하는 뇌 영상용 스캐너를 보여주고 있다.

검출기는 사분면 공유 설계(그림 4-63)에 기초하며 8개의 검출기 패널이 머리 주위에 팔각형 구조로 배열되어 있다. 이 시스템에서 이미지의 재구성된 공간 해상도는 2.5 mm로, 전신 PET시스템

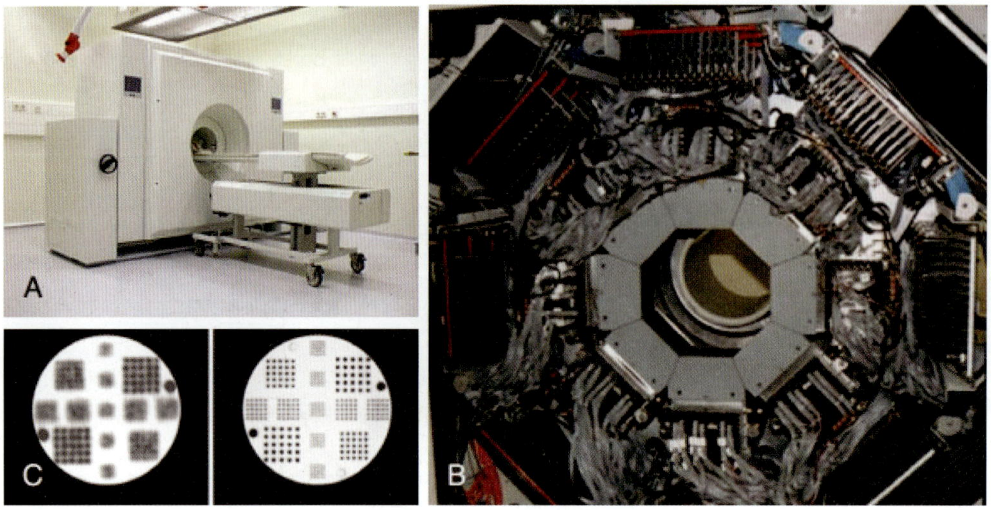

그림 4-63. A. 고해상도의 뇌영상 시스템의 사진. B. 스캐너 내부로 팔각형 구조로 배열된 8개의 검출기 패널이 표시된다. C. 이 시스템의 팬텀이미지(오른쪽)는 일반적인 전신 PET(왼쪽)에서 얻은 이미지와 비교된다. 더 작은 검출기 치수로 인해 공간분해능의 개선이 보인다.

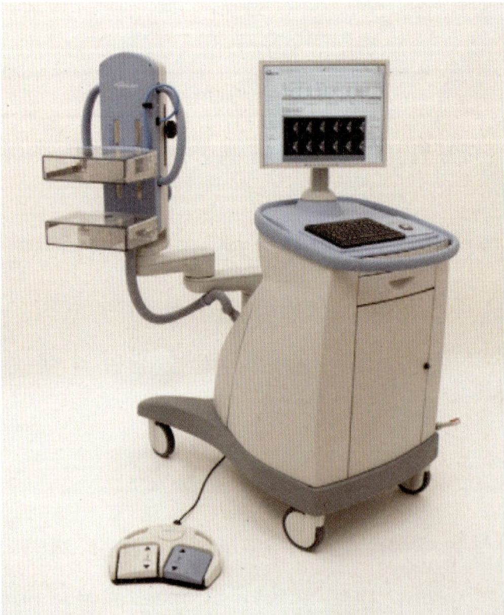

그림 4-64. 유방 영상을 위해 설계된 PET 시스템. 두 개의 검출기 패널이 앞뒤로 스캔하며 가벼운 압박으로 유방의 이미지를 얻는다.

들에서 얻을 수 있는 4~6 mm 해상도보다 우수하다. 이 뇌 영상 시스템의 검출기 분리는 47 cm에 불과해, 비대응직선성으로 인한 흐림이 줄어든다.

그림 4-64는 유방 영상을 위해 개발된 PET 시스템의 예이다. 시스템은 유방을 가볍게 눌러 영상화하기 위해 두 개의 스캐닝 검출기 패널(16.4 cm × 6 cm의 영역)을 사용한다. 스캔 동작으로 FOV는 최대 16.4 cm × 24 cm까지 조절할 수 있다. 시스템은 2 mm × 2 mm × 13 mm 치수의 LYSO 섬광기 요소를 사용하며, 이러한 요소들은 위치에 민감한 PMT를 사용하여 판독된다. 모든 투영 각도가 검출기가 유방을 중심으로 회전하지 않으므로 전부 측정되지 않는다. 그러나 한 검출기에서의 모든 점들은 상대 검출기의 모든 점과 일치하기 때문에 반복적인 재구성알고리즘을 사용한 대략적인 단층촬영 재구성을 위한 충분한 각도 정보를 얻을 수 있다. 이러한 시스템으로 달성할 수 있는 공간 분해능은 검출기 플레이트에 평행한 영상 평면의 경우 2에서 2.5 mm이다. 전용 유방 PET 시스템의 비용은 기하학적 효율 개선과 더불어 검출기 물질의 부피가 훨씬 작기 때문에 전신 스캐너에 비해 저렴하다. 감쇠 효과도 감소하는데, 이는 소멸 광자는 검출을 위해 신체의 전체 단면이 아닌 유방조직을 횡단하기만 하면 되기 때문이다.

3) 임상적용

(1) PET 적용

PET는 종양학, 신경증, 심혈관 질환에 주요 임상 적용으로 이루어진다. ^{18}F-Fluorodeoxy-glucose(FDG)는 임상 연구에 가장 많이 사용되는 방사선추적자다. FDG의 섭취는 조직의 포도당 대사를 반영한다. 많은 병리적 조건들이 지역적으로 ^{18}F-FDG PET를 사용하여 검출할 수 있는 포도당 대사 안에서 특정한 변화를 야기할 수 있다. PET의 가장 광범위한 적용은 암의 검출과 진행상태 확인을 위한 것으로, 전신 FDG 연구가 환자 관리를 결정하는 중요한 도구가 되었다. 전신 FDG 연구는 그림 4-65에 나타나 있다.

^{18}F-FDG는 또한 심근 생존성을 평가하고 우회 수술과 관련하여 관상동맥 질환 환자를 계층화하는 ^{13}N-암모니아 또는 ^{82}RbCl 같은 혈액 흐름 추적과 함께 진단적으로 사용된다. 뇌에서 PET는 간질, 신경 발달 장애 및 정신 질환에 대해 다양한 신경퇴행성 질환(알츠하이머병, 파킨슨병)과 치매에 진단적으로 사용된다. 정상 대조군과 비교한 알츠하이머 환자의 메타볼릭 FDG 영상은 그림 4-66과 같다.

다른 많은 PET 방사추적자는 연구 연구에 사용되며, 향후 임상 사용을 위해 개발되고 있다. 여기에는 뇌의 특정 수용체계에 결합하는 방사선과 특정 종류의 종양에 특정한 세포 표면 분자를 대상으로 하는 방사성 물질이 포함된다. 양전자 방출 방사성핵종도 방사성 라벨 세포(예: 줄기세포)와

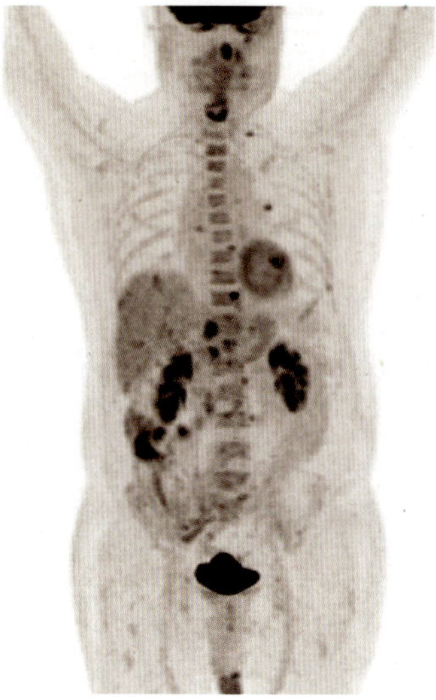

그림 4-65. 암이 있는 환자의 전신 ^{18}F-fluorodeoxyglucose PET 영상(370 MBq 주입)은 광범위한 전이성 질환(암점)을 나타낸다.

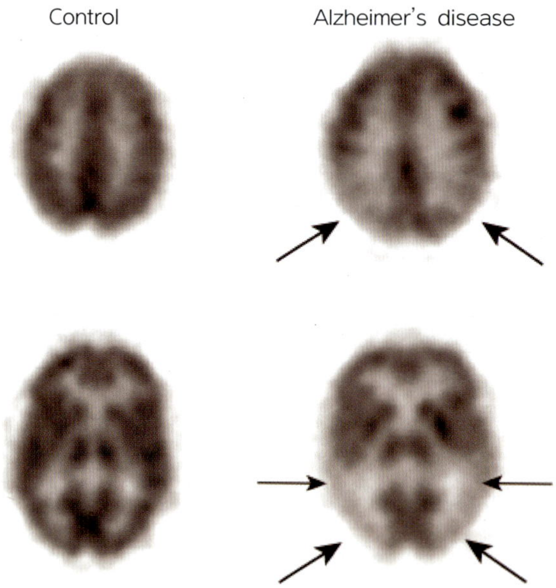

그림 4-66. 정상적인 지원자(대조군)와 알츠하이머 병의 초기 단계에서의 환자의 두가지 다른 수준의 뇌에서 ^{18}F-fluorodeoxyglucose 흡수를 보여주는 축 방향 이미지. 데이터 수집 시간은 ~30분, 주입 용량은 370 MBq(10 mCi). 화살표는 환자의 대사 결함을 나타내며 이 감소된 신진 대사 패턴은 알츠하이머 병을 가진 모든 환자에서 볼 수 있으며 질병이 진행됨에 따라 심각도 및 정도가 증가한다.

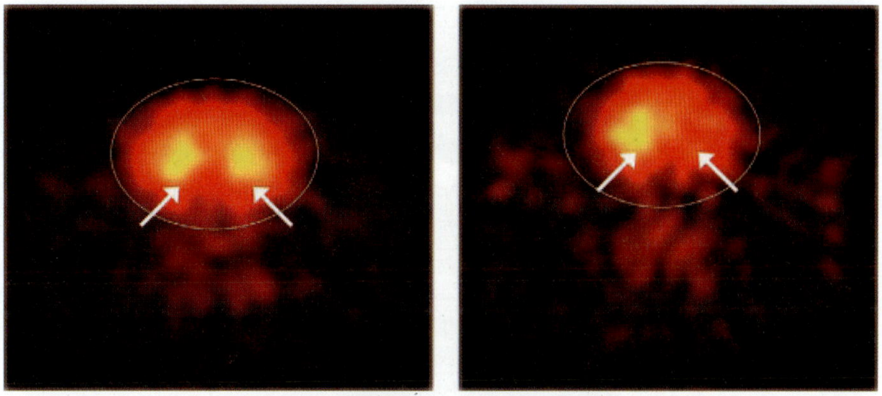

그림 4-67. ^{11}C-raclopride 주사 후 소형 동물 PET에서 획득한 쥐의 뇌 영상. 뇌의 위치는 타원으로 표시된다. 이 방사성 추적자는 주로 선조체(화살표)에 있는 뇌의 도파민 수용체에 결합한다.

나노입자와 같은 약물 전달 차량에도 사용되었다. 이러한 방사형 추적자들 중 다수는 전용 동물 PET 스캐너를 사용하여 동물 모델에서 먼저 평가된다. 그림 4-67은 쥐의 뇌에서 방사선과 ^{11}C-라클로프라이드가 도파민 수용체에 결합하는 이미지를 보여주고 있다.

6 하이브리드 영상: SPECT/CT 및 PET/CT

모든 현대의 PET(양전자 배출 단층 촬영)과 점점 더 많은 수의 단일 광자 방출 컴퓨터 단층 촬영(SPECT) 시스템이 X-ray를 이용한 컴퓨터 단층 촬영(CT)과 통합되어 있다. CT는 핵의학 연구의 진단 해석을 개선하기 위해 해부학적 맥락을 제공할 뿐만 아니라, PET와 SPECT에서 광자 감쇠와 산란을 보정하기 위한 기초로서도 사용될 수 있다.

1) SPECT/CT 시스템

(1) 임상 SPECT/CT

하이브리드 SPECT/CT 시스템을 개발하려는 초기 시도는 1990년대 초에 브루스 하세가와 박사와 동료들에 의해 개척되었다. 한 가지 개념은 고순도 게르마늄에 기초한 단일 검출기를 개발하는 것으로, X-ray 뿐만 아니라 방사성핵종의 방출도 효율적으로 검출하는데 모두 사용할 수 있다. 프로토타입 시스템이 개발되었지만, SPECT와 CT의 상당히 다른 요구 조건을 포괄할 수 있는 단일

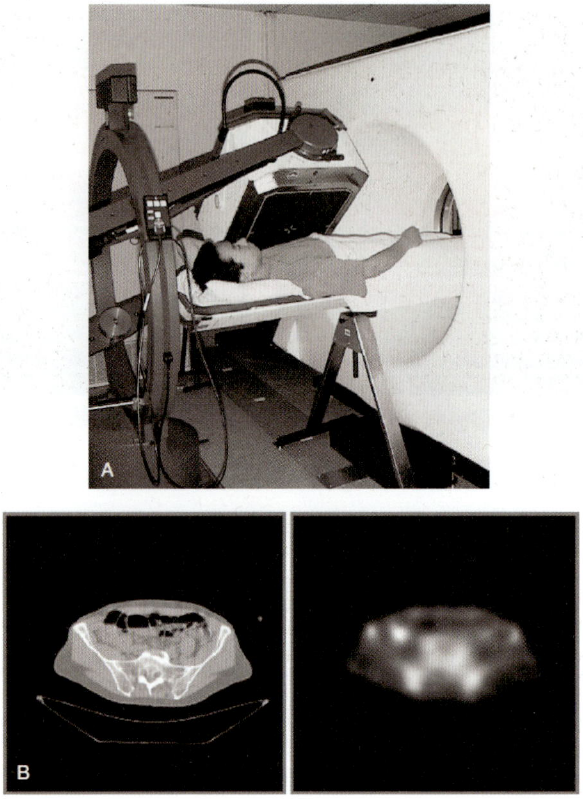

그림 4-68. A. 캘리포니아 대학교 샌프란시스코에서 개발된 최초의 프로토타입 SPECT/CT. 왼쪽에는 단발 회전 감마카메라가 있는데, 단발 X선 CT 바로 옆에 위치한다. B. 이 시스템으로 얻은 영상으로 전립선암 환자의 방사선 약제 ^{111}In-prostascint(SPECT)와 그에 상응하는 해부학적 이미지 슬라이스(CT)의 분포를 보여준다.

검출기 기술을 개발해야 하는 과제는 상당했다. 따라서 기존 SPECT와 CT 시스템을 통합한 접근방식을 추구했다.

그림 4-68은 캘리포니아주-샌프란시스코의 대학에서 개발한 최초의 시스템을 보여줍니다. 단일 검출 SPECT 시스템과 단일 슬라이스 CT 스캐너를 결합하여 구성하였다.

그림 4-69A의 시스템은 이중 헤드 SPECT 시스템과 16-슬라이스를 결합하였으며, 그림 4-69B의 예는 평면 패널 X선 검출기는 0.2 × 0.2 mm 크기의 검출기 픽셀이 있는 비정형 실리콘 광 검출기에 결합된 원주형의 CsI(Tl) 섬광기를 사용한다. 이외에도 SPECT/ CT 시스템은 다양한 임상에 적용되고 있다.

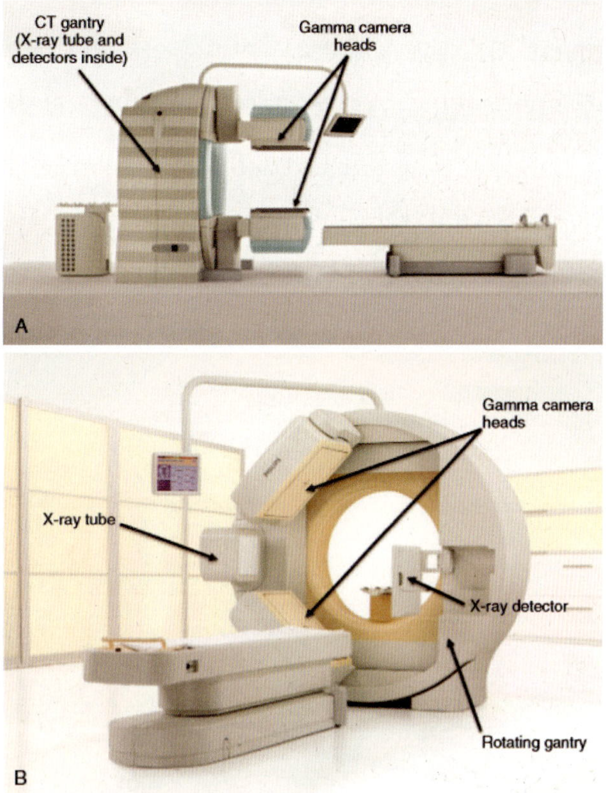

그림 4-69. 두 개의 임상 SPECT/CT 스캐너의 예. A. 2개의 감마카메라 헤드는 고속 슬립 링과 분리된 회전 갠트리 위에 장착된다. CT 시스템. B. 2개의 감마카메라 헤드와 X선 튜브와 검출기는 공통 회전 갠트리 위에 장착된다.

2) PET/CT

(1) 임상 PET/CT

최초의 시제품 하이브리드 PET/CT 스캐너는 1990년대 후반 David Townsend, Ron Nutt 및 동료들에 의해 개발되었다. 그 시스템은 partial-ring으로 구성되었다. PET 스캐너 및 단일 슬라이스 단층촬영 재구성에 필요한 각도 투영 뷰를 제공하기 위해 모든 구성요소가 단일 회전 갠트리에 장착된 CT 스캐너이며 또한 고속 저소음 감쇠 보정을 위한 방법들이 개발되었다.

그림 4-70은 현대의 임상 PET/CT 스캐너의 예를 보여준다. 이 시스템의 PET 구성 요소는 28,336개의 LYSO 섬광기 요소를 사용하며, 각각의 치수는 단면 4 × 4 mm이고 두께는 22 mm이다. 이 요소들은 28개의 평면 모듈로 배열되어 있으며, 각각 23 × 44개의 요소들로 구성되었다.

(2) 소형동물 PET/CT

소형 하이브리드 SPECT/CT 시스템에서 제공되는 것과 동일하거나 매우 유사한 CT도 소형 동물에서 PET/CT로 사용할 수 있다. 그림 4-71은 하이브리드 스캐너를 형성하기 위해 함께 도킹할 수 있는 독립적인 PET 및 CT 구성 요소로 구성된 PET/CT 스캐너를 보여준다. 소형 PET/CT의 적용은 새로운 방사선 약제의 생물분포를 영상화하고, 새로운 치료제의 생물분포를 연구하며, 인간 질병의 동물 모델에서 새로운 치료법의 효과를 모니터링하는 것과 관련이 있다.

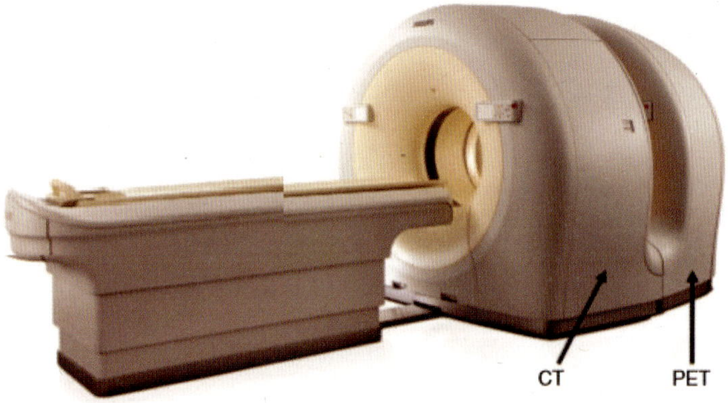

그림 4-70. 하이브리드 PET/CT 스캐너. 사이의 축 분리 PET와 CT 구성품은 조절이 가능하다.(Courtesy Philips Healthcare, Andover, MA)

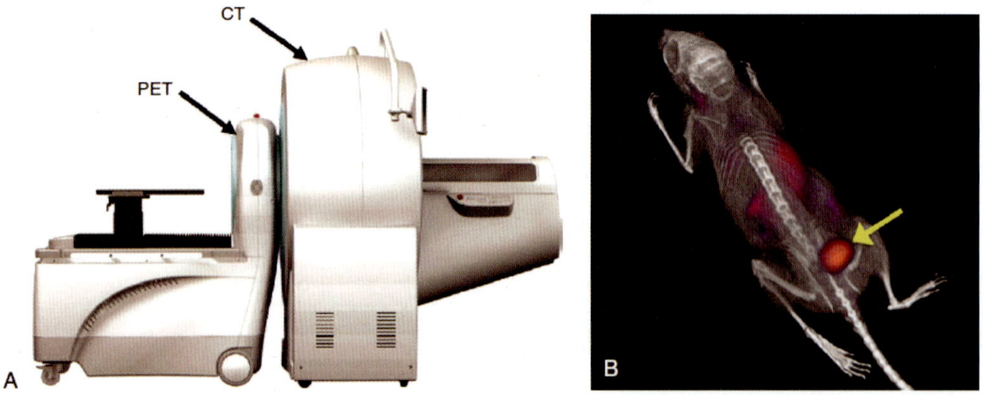

그림 4-71. A. 소형 영상용 도킹식 PET/CT 스캐너. B. PET(사이버토콜러)와 CT(그레이스케일) 데이터가 3D로 융합되고 렌더링된 시스템의 예제 이미지. PET 스캔에서는 마우스 측면(화살표)에서 자라는 종양에서 방사선 약제 64Cu-Oxo-DO3A-trastuzumab이 축적되는 것을 보여준다.

7 하이브리드 PET/MRI 및 SPECT/MRI

CT보다는 MRI가 선택의 해부학적 영상기법인 임상적 상황이 많다. MRI는 기능적, 생리학적 과정을 영상화할 수 있고, 자기공명 분광영상을 통해 신진대사 경로를 연구할 수도 있다. 따라서 MRI 시스템과 핵의학 단층촬영을 통합해야 한다는 주장은 설득력이 있어 보인다. 그러나 여러 가지 고려사항으로 인해 CT 기반 하이브리드 시스템이 먼저 등장하게 되었고, 2005년에야 처음으로 실용적 하이브리드 PET/MRI 시스템이 생산되었다. SPECT/MRI 시스템은 훨씬 덜 개발되었다. PET와 MR의 SPECT의 통합은 여러 가지 이유로 도전적이다. 첫째, 임상 MRI 시스템은 일반적으로 자기장 강도가 1~3 T인 반면에 연구와 소동물 시스템의 장 강도는 10 T를 초과할 수 있다. 강한 자기장은 내부뿐만 아니라 종종 가장자리 주위에 존재한다. MR 시스템도 대부분의 핵의학 시스템에 사용되는 광전자증배관은 작은 자기장에도 매우 민감하다. 예를 들어 SPECT에서 광전자증배관은 30~60 μT에 불과한 지구 자기장을 통해 감마카메라 검출기를 회전할 때 자기장 효과를 방지하기

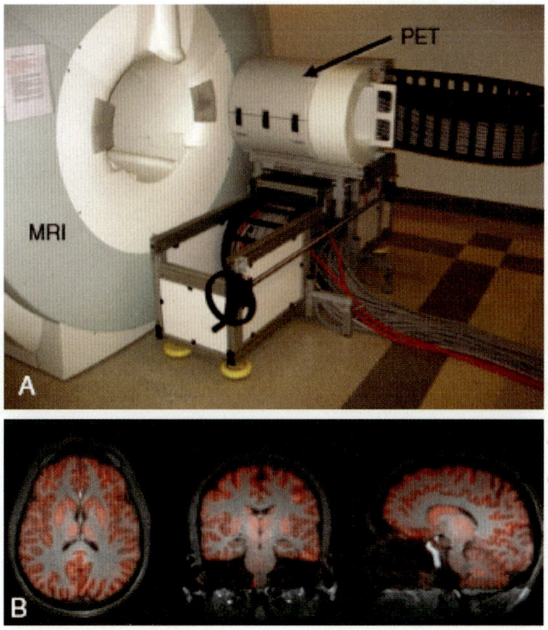

그림 4-72. A. 하이브리드 PET/MRI 스캐너. PET 스캐너는 자석의 보어 내부에 삽입되어 동시 획득이 가능하다. 뇌의 PET 및 MRI 영상. MRI 스캐너의 전계 강도는 3 T. B이며, 동시에 ^{18}F-플루오로데옥시글루코스(fluorodeoxyglucose PET 영상(빨간색 눈금)이 중첩됨 MRI 영상(회색 배율)은 정상 피사체에 있다. 3차원 PET/MRI 데이터 세트에서 단일 가로, 관상 및 시상 슬라이스가 표시된다(Courtesy Dr. Ciprian Catana and Dr. A. Gregory Sorenson, MGH/HST, Athinoula A. Martinos Center for Biomedical Imaging, Charlestown, MA.)

위해 차폐된다. 대부분의 광전자 증배관은 약 0.01 T 이상의 필드에서는 전혀 작동할 수 없다. 따라서 광전자증배관 기반의 검출기는 자석으로부터 멀리 떨어져 있어야 하지만, 하이브리드에서는 여전히 사용할 수 있다. PET/MRI 시스템은 두 스캐너가 물리적으로 분리되어 있고, 레일에 환자테이블이 있으면 한 스캐너에서 다른 스캐너로 환자를 이동시킨다. 둘째, 이와는 달리 CT, 자기공명은 고해상도 진단 품질의 영상을 대량으로 획득하는데 상대적으로 느린 형식이다. 일반적인 임상 검사는 PET와 SPECT와 같이 몇 분이 필요하다. 이는 총 검사 시간이 다소 길 수 있기 때문에 순차 영상(PET/CT 및 SPECT/CT의 표준 접근방식)을 덜 매력적으로 만든다. 처리량을 향상시키기 위한 동시 영상 촬영은 가능하지만, 자석의 보어 내부에 들어갈 수 있는 매우 작은 PET나 SPECT 시스템을 만들어야만 매우 강한 자기장에서 동작할 수 있다. 초기 접근방식은 긴 광선 안내서 또는 광섬유를 사용하여 섬광 전송하였다. 최근에는 전자사태 광다이오드(APD: avalanche photodiodes)를 이용하여 소동물 및 임상적용을 위해 실용적인 하이브리드 PET/MRI 시스템이 개발되었다.

제 05 장 분자 영상

MOLECULAR IMAGING

1 분자영상이란

분자영상은 세포 수준에서 일어나는 복잡한 유전자의 발현이나 생화학적, 생물학적 변화를 직관적인 한장의 사진으로 표현하는 기술을 의미한다. 물론, 한 장의 사진으로 복잡 다양한 생명체계를 정확하게 표현하기에는 부족하지만 한 장의 사진으로 비전문 분야의 사람들이 이해할 수 있게 만드는 강력한 표현 방법이라고 할 수 있다. 현재 사용하고 있는 의료영상기술인 자기공명영상법(Magnetic Resonance Imaging, MRI), 전산화단층촬영법(Computed Tomography, CT), 양전자단층촬영법(Positron Emission Tomography, PET), 단일광자방출전산화 단층촬영법(Single Photon Emission Computed Tomography, SPECT), 초음파 영상법(Ultrasonography, US), 광학영상법(Optical Imaging) 등이 모두 분자영상기술이며, 핵의학도 분자영상기술 중 하나이다.

해부학적 형태 변화를 영상화하는 MRI, CT, US와 달리 핵의학영상기술은 방사성의약품 또는 방사성추적자를 사용하여 생체의 생리, 병리적 현상을 반영하는 영상화 할 수 있고, 광학영상법은 형광물질이나 발광현상을 이용하여 유전자의 발현과 형광표지 추적자를 영상화 할 수 있어 복잡한 현상을 단순화하는 분자영상기술로 장점이 많다. 분자영상기술은 환자의 질병을 진단하는 의료영상기술로도 사용되고 있으며, 의약품개발과 분자생물학적 특성을 규명하고 정량화하는 연구에 활용도가 높다. 특히 의약품개발에 필요한 동물실험단계의 연구에 널리 활용되고 있다.

여기에서는 전리방사선을 검출하는 방사성핵종 영상(Radionuclide imaging)과 가시영역의 방사선을 검출하는 광학영상(Optical imaging)을 중점으로 설명하고자 한다. 방사성핵종 영상과 광학영상은 서로 관계없는 영상기술로 생각할 수 있으나, 두 가지 방법이 전자기파 방사선을 검출하는 영상장비로 방사성핵종은 원자나 분자를 이온화 시킬 수 있는 에너지를 가지는 전리방사선(0.1 nm 이하)영역을 이용하고, 광학영상은 전자기파 방사선 중에서 가시광선 영역과 적외선 영역의 파장에

표 5-1. 영상장비별 특성비교

영상장비	해상도(mm)	영상신호 발생원	소요시간	조직투과(um)
PET	1-2	고에너지 감마선(511 KeV)	수십분	무제한
SPECT	1-2	저에너지 감마선	수분-수십분	무제한
Optical Imaging	1-5	가시광선-근적외선	수초-수분	0.1-8
MRI	0.03-0.1	라디오파(수십-수백 MHz)	수십분-수시간	무제한
CT	0.01-0.1	엑스선 발생장치	수분	무제한

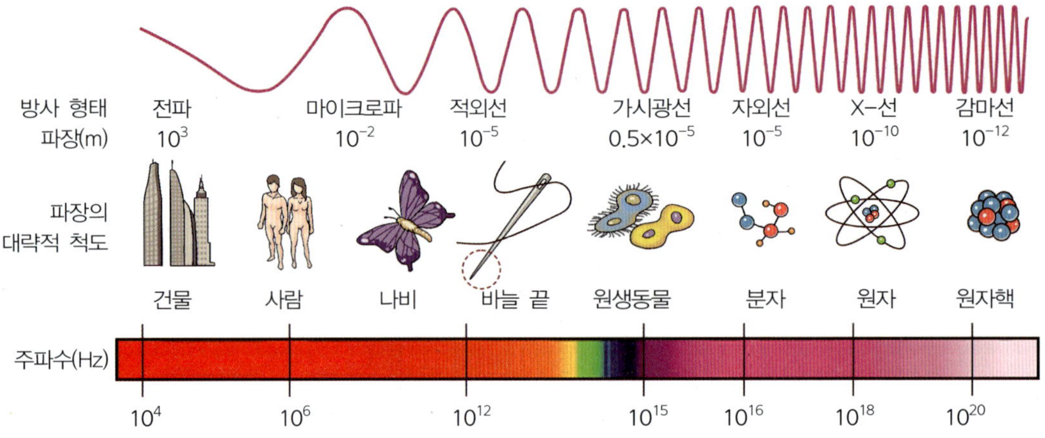

그림 5-1. 전자기파 스펙트럼의 파장과 물질의 크기(google wikipedia ref.)

해당되는 400~900 nm 영역의 전자기파 방사선을 검출할 수 있는 CCD(Charged Coupled Device) 검출기를 이용한다.

위의 방사성핵종과 광학을 이용한 분자영상에서 중요한 요소로 2가지 정도를 들 수 있는데, 첫 번째는 영상프로브(imaging probe)로 핵의학에서는 방사성의약품이나 방사성추적자의 역할에 해당된다. 세포내 분자수준에서의 변화를 반영하는 유전자의 발현정도, 대사기능변화와 수용체나 운반체 그리고 항원의 발현을 검출할 수 있는 물질로 영상장비에서 검출할 수 있는 신호를 방출할 수 있는 방사성핵종이나 형광체와 결합되어 있거나 변화의 영향을 직간접적으로 받아 발현정도가 달라진 세포내 효소와 반응하는 기질로 신호발생이 가능한 물질을 말한다. 두 번째는 확립된 생물학적 평가모델로 질병의 분자 및 세포학적 현상들을 영상프로브를 이용하여 영상평가가 가능한 세포주나 질환동물모델이 필요하다.

영상프로브와 생물학적 평가모델은 상호적인 관계로, 사용자가 필요로 하는 분자영상을 위한 영상프로브를 개발하기 위해서는 그에 적합한 생물학적 평가모델이 필요하고, 의약품개발시 약효를 평가하기 위해서는 개발 중인 의약품이 목표로 하는 질병이 반영된 생물학적 모델이 있어서 의약품의 효과를 영상프로브로 평가할 수 있기 때문이다.

2 소동물 영상

소동물모델은 생명과학의 발달과 더불어 여러 분야에서 폭넓게 이용되고 있어 국내에서는 연간 약 400만 마리의 실험동물을 주요대학, 생명과학, 제약회사 등의 연구소에서 사용하고 있는 것으로 추정되며, 세계적으로는 연간 약 5억 마리의 실험동물이 사용되고 있다.

현재 사용하는 대부분의 동물 조직이나 분자 분석기술은 동물을 희생시켜야 하기 때문에 필요 동물의 숫자가 크고 외부 영향을 받지 않은 시스템을 측정하는데 많은 어려움이 있다. 또한, 한 동물에서 시간이 경과함에 따른 생물적 변화 과정을 측정하기는 불가능하다. 이러한 문제점을 개선하기 위하여 실험동물을 희생시키지 않는 비침습적이고 동일 개체를 반복적으로 체내의 세포나 분자수준까지 측정 가능한 소동물용 분자영상기기와 영상프로브개발 기술이 발전하고 있다.

지난 10여 년 사이에 비침습적으로 두뇌의 활동을 가시화 할 수 있는 의학 영상이 눈부시게 빠른 속도로 발전하였는데, 이러한 기술의 발전으로 말미암아 연구가 가능하여진 의학 생물학 분야의 새로운 지평을 열어가는 것이 영상연구 분야이다.

미국이나 유럽에는 동물애호가 단체가 큰 영향력을 가지고 있어서 실험동물 사육, 실험동물 처치시 사용하는 방법, 실험에 사용하는 실험동물의 수 및 종류 등에 상당한 간섭을 하고 있고, 이를 잘 따르지 않는 사람은 동물 실험에 어려움을 겪게 된다.

동물 실험이 들어간 연구 내용을 이들 나라의 학술지에 제출할 때는 반드시 어떠한 기관이나 기구의 규칙을 따라서 동물실험을 하였는지를 명시하게 되어 있고, 또한 실험동물을 잔인하게 다루었다는 증거가 나타나면 실험 내용이 아무리 좋더라도 출판 거부가 된다. 분자영상기술을 이용한 동물영상연구는 생물학적인 정보를 포함한 기능영상을 제공하여 동물과 인체 사이의 차이를 손쉽게 평가할 수 있다.

최근 암 발생의 기전 연구와 신약개발 그리고 임상응용에서 그 필요성이 부각되고 있는 분자영상기술은 향후 각종 질병의 진단과 치료에 중요한 역할을 할 것으로 보인다. 핵의학에서는 관류영상이나 FDG PET으로 혈관신생에 따른 병변의 관류나 대사변화 정보를 얻을 수 있다. 또한, 암이나 뇌

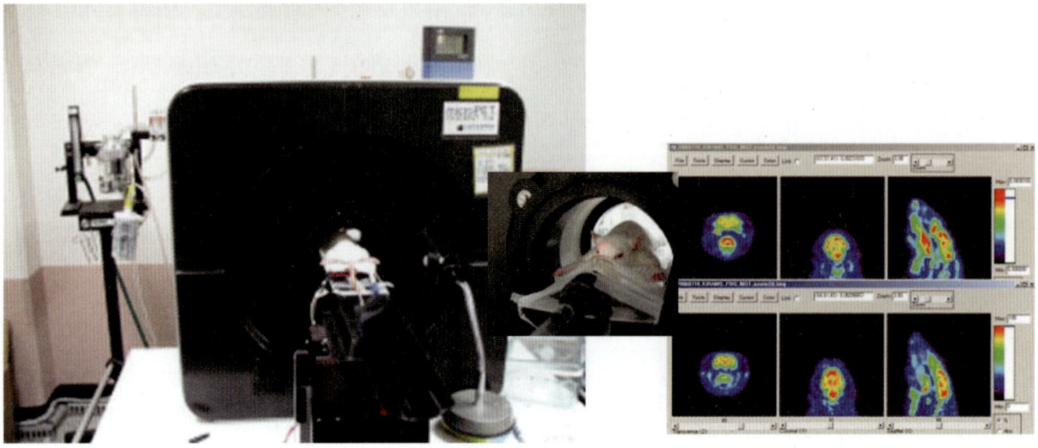

그림 5-2. 소동물의 brain FDG 영상획득

질환 치료제 등에 방사성동위원소를 표지하여 흡수, 분포, 대사 및 배설 평가를 영상으로 평가한 자료가 새로운 의약품허가에 필요한 자료로 요구되고 있다. 마우스나 래트와 같은 소동물은 사육 및 취급이 용이하고 체중이 적어 여러 개체를 동시에 영상프로브를 주입할 경우 소모되는 영상프로브 양의 소모를 줄일 수 있다. 또한 신체크기가 작아 주입된 영상프로브의 발생신호가 신체조직 내에 흡수되거나 산란 정도가 낮다.

3 분자영상 장비

1) 방사성핵종영상 장비

방사성붕괴 과정에서 불안정한 에너지를 방사선으로 방출하는 방사성핵종이 표지된 분자영상용 프로브로부터 나오는 방사선 신호를 영상화할 수 있는 핵의학 영상장비들은 전자기파 방사선에 해당되는 X선이나 감마선을 검출할 수 있는 방사선검출기로 생체에 투여된 영상용 프로브의 흡수, 분포, 대사, 배설의 정보를 영상으로 관찰할 수 있다.

방사성핵종을 이용한 기기로는 PET, SPECT, Autocyrotome이 있다. 앞선 3가지 장비에서 PET과 SPECT 영상장비의 자세한 설명은 다른 장에서 잘 다루고 있어, 이 장에서는 대부분 생략하고, 영상용 프로브를 중심으로 설명하기로 한다. PET과 SPECT의 구별되는 차이점은 기기적인 면에서 PET이 SPECT보다 정량성과 분해능이 좋고, 측정치에 대한 재현성과 PET의 측정값과 방사능 농도

간의 비례관계 성립 이외에도 양전자 방출하는 핵종이 한정되어 있고, 가속기 생산핵종이면서 물리적 반감기가 짧아 양전자 핵종이 생산되는 근처로 사용에 제한이 많다. SPECT에 사용되는 방사성핵종은 제네레이터 시스템으로 얻어지거나 물리적 반감기가 길어 접근성이 좋고, 소동물용 SPECT에서 사용되는 ^{125}I는 60일이라는 반감기를 가지고 있어 투여 후, 장기간에 걸쳐서 반복 영상획득이 용이하다. 화학적 원자의 특성으로 보더라도 PET용인 ^{11}C은 표지대상 물질의 구조 변형이 없거나 적고, ^{18}F도 화학적 특성의 변화를 적게 줄 수 있는 원자로 분자량 1,000 Da 이하의 저분자 물질 표지용 방사성핵종으로 장점이 있다.

핵의학영상용 프로브로 사용되는 대부분의 방사성의약품은, 진단하고자 하는 질병의 직접적인 현상을 영상화하는 것이 아니라, 질병의 상태를 간접적으로 반영할 수 있는 생물학적 기준이 되는 지표인, 바이오마커(biomarker) 개념을 가지고 있다. 그 예로 FDG(2-fluoro-2-deoxy-

표 5-2. 영상장비별 특성비교

용 도	방사성핵종	특 징
Autoradiography	^{3}H	베타선, 최대 에너지 약 18 KeV 반감기 약 12년
	^{14}C	베타선, 평균 에너지 약 156 KeV 반감기 약 5,730년
	^{125}I	오제전자, 특성 X선 반감기 약 60일
SPECT	^{99m}Tc	감마선, 140 KeV 반감기 약 6시간
	^{111}In	감마선, 171 KeV, 245 KeV 반감기 약 2.8일
	^{131}I	감마선, 364 KeV 반감기 약 8일
	^{125}I	오제전자, 특성 X선 반감기 60일
	^{123}I	감마선, 159 KeV 반감기 약 13시간
PET	^{11}C	양전자방출, 소멸방사선 511 KeV 반감기 약 20분
	^{18}F	양전자방출, 소멸방사선 511 KeV 반감기 약 109분
	^{64}Cu	양전자방출, 소멸방사선 511 KeV 반감기 약 12시간
	^{124}I	양전자방출, 소멸방사선 511 KeV 반감기 약 4일

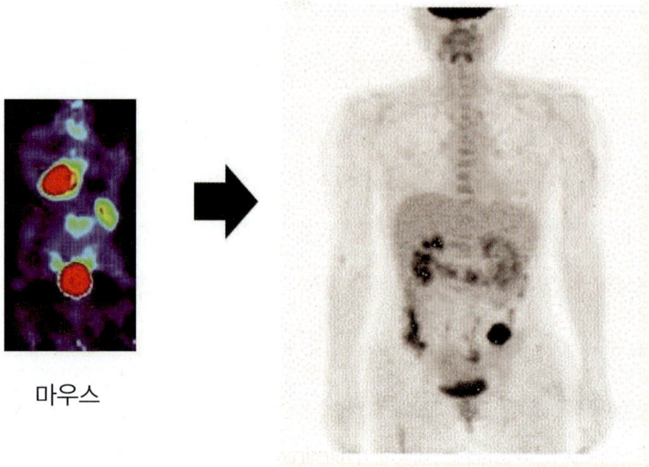

그림 5-3. FDG 영상

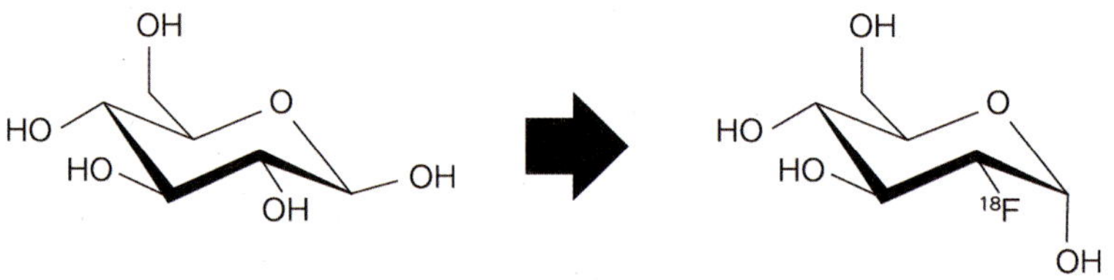

그림 5-4. D-Glucose와 FDG(Fluoro-Deoxy-D-Glucose)의 화학구조

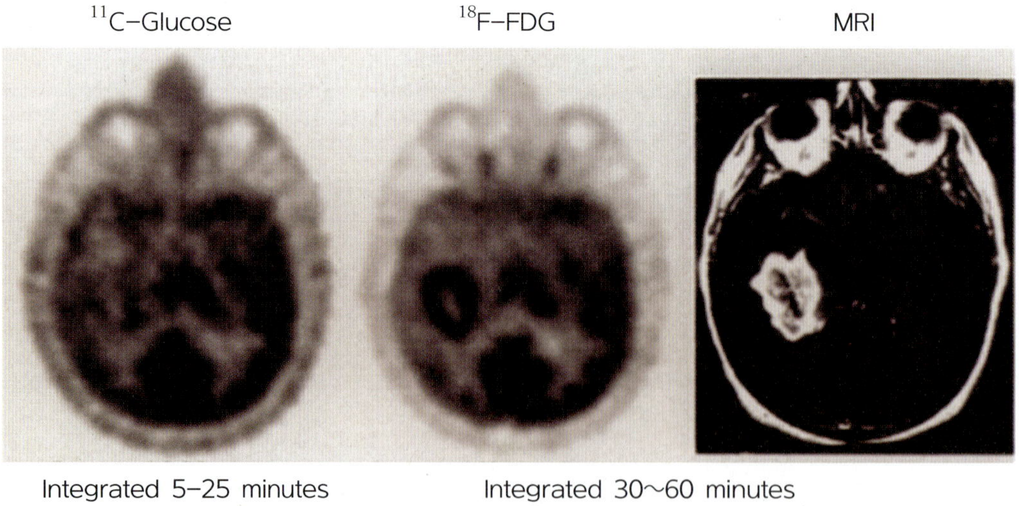

그림 5-5. 뇌종양 환자에서 포도당(D-glucose)과 동일 구조인 ^{11}C Glucose와 변형체인 ^{18}F FDG의 영상(JNM 1998)

D-glucose)의 경우 포도당(D-glucose) 대사영상을 얻기 위하여 포도당에 존재하는 OH 대신 ^{18}F 방사성핵종을 도입한 형태로 암세포의 세포분열의 증가와 포도당 분해효소의 증가에 의한 포도당 섭취 활성을 측정하여 암진단을 하는 바이오마커로서 사용되고 있다. 생물학적 지표 물질로 사용하는 FDG는 포도당의 화학적 구조에 ^{18}F은 OH와 치환하여 섭취기전은 포도당과 동일하지만, 세포내 섭취 후 포도당 대사의 해당과정에서 분해되지 않고 FDG-6-phosphate로 존재한다.

^{11}C을 사용하여 포도당과 동일한 화학구조를 갖는 방사성의약품을 만들어 사용할 경우 세포내 섭취 후, 빠르게 대사되어 암세포 내의 방사능이 측정되지 않는다. 이러한 이유로 대사는 동일하거나 유사하여 섭취는 이루어지지만 변형된 구조에 의해 분해과정을 거치지 않는 바이오마커를 방사성의약품으로 개발하고 있다.

영상용 프로브를 특성물질의 유사구조체로 만들어 흡수, 분포, 대사 경로를 반영한 영상화 목적으로 사용하기도 하고, 신약개발을 위해 방사성동위원소인 ^{14}C를 포함하는 신약후보물질과 동일한 구조로 합성된 영상용 프로브의 Whole body autoradiography 영상정보를 신약개발 승인자료에 사용하기도 한다. 그러나 이러한 autoradiography는 ^{14}C 표지 영상용 프로브를 실험동물에 투여한 후, 희생시켜야 하기 때문에 핵의학 영상장비와 달리 신약개발을 위한 비임상단계에 한정되어 사용되고 있다. 현재에 이르러서는 ^{11}C 표지화합물을 이용하는 연구들이 진행되어 PET 장비를 이용한 비임상, 임상의 중개연구가 활발히 진행되고 있다.

whole body autoradiography(전신자가방사영상)는 방사성핵종이 표지된 물질을 투여한 실험동물을 급속 동결시킨 뒤, 전신 절편을 두께 20~40 μm로 접착테이프를 이용하여 절편을 만들어

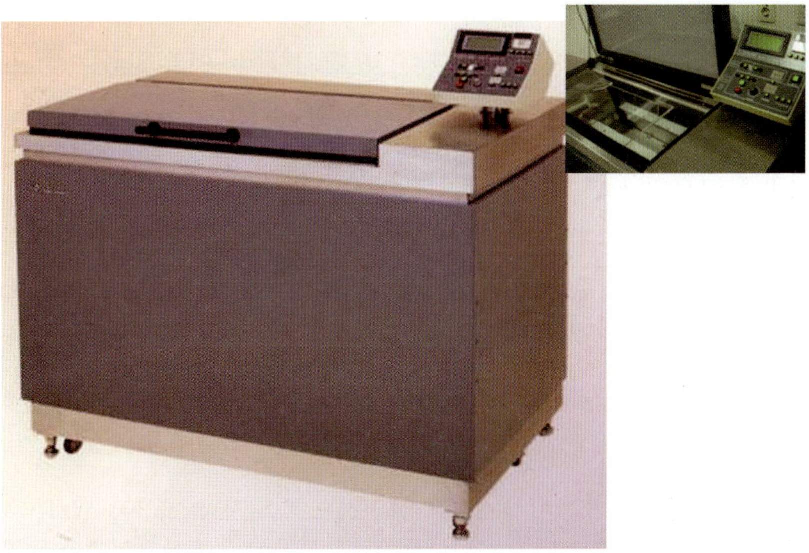

그림 5-6. Whole body autoradiography 표본 제작을 위한 autocryotome

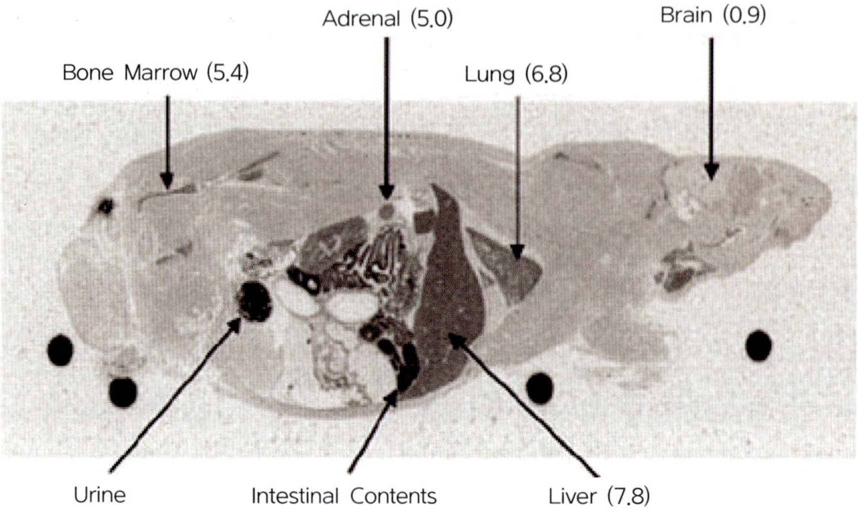

그림 5-7. 전신자가방사영상의 예

동결 건조한 표본을 X선 필름이나 TLD 소재로 만들어진 imaging plate를 사용하여 적당한 시간동안 밀착 노출된 전신방사화 사진영상을 말한다. 이 영상을 얻기 위해서는 투여 후 경과시간마다 실험동물의 희생이 필요하지만, ^{3}H이나 ^{14}C과 같은 방사성핵종을 사용하여 물질을 합성할 경우 화학구조의 변화없이 생체 내에서의 흡수, 분포, 대사, 배설을 전체적인 분포와 특정 장기 내에서의 약물 분포를 세밀한 영상으로 관찰할 수 있어서 신약개발과정에서 대사정보를 증명할 수 있는 자료로 사용되고 있다.

2) 광학영상장비

광학영상은 전자기파 방사선 중에서 인간의 눈으로 감지할 수 있는 400~700 nm까지의 파장범위인 가시광선 영역과 가시광선 영역의 적색부분 바깥쪽에 해당되는 760~1,500 nm 파장범위인 근적외선 영역의 광자를 검출하여 영상화하는 것을 의미한다. 특히, 700~900 nm의 근적외선영상은 인체를 구성하고 있는 물과 혈액에 의해 빛이 흡수되는 정도가 가시광선과 원적외선에 비해 낮아 인체 조직 투과율이 10배 이상 좋다. 또한 광학영상에 주로 사용되는 CCD(charged coupled device)는 400~1,000 nm 파장의 광자의 검출 예민도가 높아 근적외선의 생체 광학영상이 가장 효율적이다. 광학영상을 이용한 생체 실험방법은 발광(bioluminescence)영상법과 형광(fluorescence)영상법 2가지가 있다.

발광영상법을 이용한 대표적인 분자영상기법은 인위적으로 특정 유전자를 원하는 세포내로 삽입시켜, 이 유전자가 삽입된 세포가 활동능력에 이해 유전자가 코딩하고 있는 특정 단백질이 발현되고

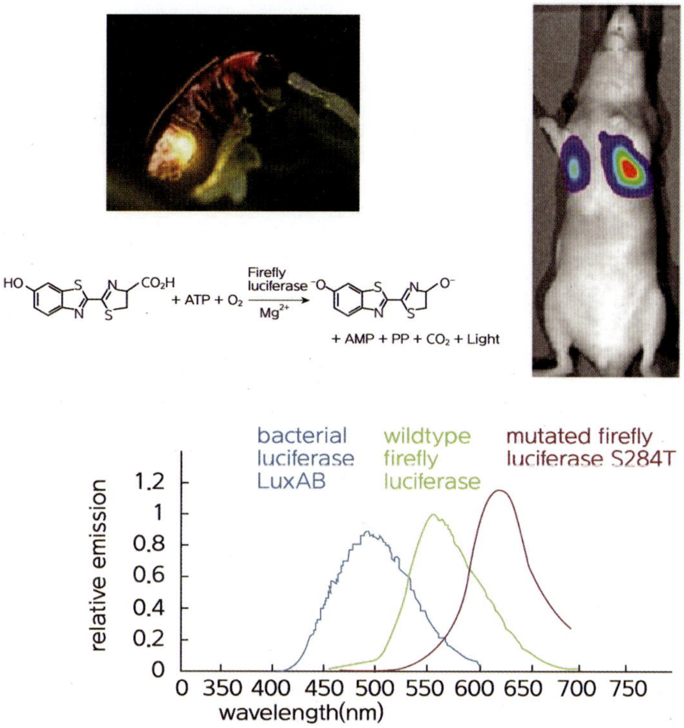

그림 5-8. Firefly luciferase를 이용한 리포터 유전자 영상

이 단백질을 검출함으로써 유전자 삽입 세포의 활성을 측정하는 리포터 유전자(reporter gene)를 영상화하는 방법이다. 이 중에서 반딧불의 발광은 반디의 하복부에 있는 루시페라아제(luciferase)라는 발광효소가 루시페린(D-luciferin)에 작용하는 원리로, 루시페라아제라는 발광효소의 유전자를 리포터유전자로 사용하면 리포터 유전자가 발현된 조직에서 빛을 내게 되는 것이다. 여러 종류의 반디 중에서 북아메리카 반디의 루시페라아제(firefly luciferase)는 가장 널리 사용되고 있으며, 500~650 nm 사이의 발광 스펙트럼을 가지고 있다.

형광영상법은 주로 핵의학 영상용 프로브에서 표지자(indicator)로 방사성핵종 대신 형광염료(fluorescent dye) 물질을 사용하는 방법이 있다. 형광염료에 의한 형광은 형광염료에 일정 파장대의 빛 에너지를 조사하면 형광염료는 이 빛에너지를 흡수하였다가 다른 파장대, 즉 다른 에너지의 빛을 방출하는 데 이 현상을 말한다.

조사된 빛에너지 파장보다 방출되는 빛에너지의 파장이 긴 것은 빛에너지의 파장이 짧을수록 에너지가 크기 때문이고 조사되는 빛에너지보다 방출되는 빛에너지의 파장이 길어지는 것을 스토크스의 법칙(stoke's law)이라고 한다. 형광염료의 종류에 따라 각기 고유한 조사되는 빛에너지와 방출되는 빛에너지의 파장이 다르다. 형광염료의 구조에 따라 다양하게 존재하고 측정 파장에 따라 크게

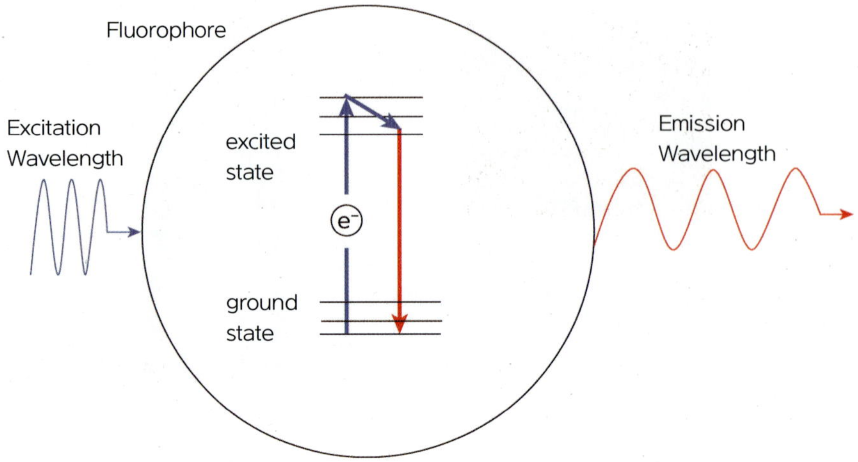

그림 5-9. 형광작용의 원리인 스토크스 이행

표 5-3. 광학영상에서 사용되는 형광물질의 특징

형광염료	여기파장	방출파장	파장 영역
FITC	490 nm	525 nm	가시광선
Rhodamine B	492 nm	625 nm	가시광선
Cy 5.5	645 nm	750 nm	근적외선
ICG	750 nm	845 nm	근적외선

4가지로 구별지을 수 있다.

이 4가지 중에 생체 영상프로브의 표지자로 유용한 것은 근적외선 영역의 Cy 5.5와 ICG가 생체 내 흡수계수가 낮아 조직 투과율이 좋다. 형광염료는 다양한 종류의 화합물과 단백질 등에 결합이 용이하여 분자영상기법을 이용한 새로운 영상용 프로브를 만들 수 있다.

4 분자영상의 실제 응용사례

1) 리포터 유전자 영상(Reporter gene imaging)

리포터 유전자는 연구하고자 하는 식물이나 동물의 세포에 존재하지 않는 특별한 유전자로 세포 내에 인위적으로 삽입되며, 삽입된 세포에서 특정한 분자생물학적인 변화가 일어날 경우 리포터 유전자가 코딩하고 있는 단백질이 발현된다. 리포터 유전자가 코딩하고 있는 단백질은 어떠한 신호를 만들어 낼 수 있는 효소나 형광 단백질 등이 대부분이며, 이 단백질을 관찰할 수 있는 형광현미경이나 분자영상장비를 이용하여 리포터 유전자의 발현 정도를 측정할 수 있다.

가장 널리 쓰이는 리포터 유전자로는 앞서 설명한 루시페라아제로 세포 내에서 일어난 변화 정도가 루시페라아제의 발현 양과 상관관계를 가지고 발현되었다면, 루시페린을 투여하여 발생되는 발광정도를 분자영상장비로 측정하여 관찰할 수 있다.

리포터 유전자를 이용하여 인체의 분자생물학적인 변화를 관찰하기 위해서는 핵의학적인 방법을 사용하는 것이 좋다. 대표적인 핵의학방법에 사용되는 리포터유전자는 HSV1-TK (Herpes Simplex Virus Type 1 - Thymidine Kinase)로 인체에는 없는 특정 바이러스만이 가지고 있는 효소를 코딩하고 있다. 이 유전자는 치료하고자 하는 종양세포에 삽입되면 HSV1-TK에 특이적으로 작용하는 항바이러스 제제를 투여하면 정상세포에는 영향을 주지 않고 HSV1-TK가 발현된 세포에만 선택적으로 독성을 나타내는 프로드럭(prodrug) 개념의 유전자 치료에 사용된다. 이러한 방법을 자살 유전자 치료(suicide gene therapy)라 하며, 이 HSV1-TK 전략에 적절한 핵산(nucleosides) 유도체에 방사성핵종을 표지한 영상프로브를 개발하면 HSV1-TK 발현정도에 따라 영상평가가 가능할 것이다.

HSV1-TK의 발현을 가장 잘 반영할 수 있는 핵의학 영상프로브를 개발하는 연구들이 많이 진행되고 있다.

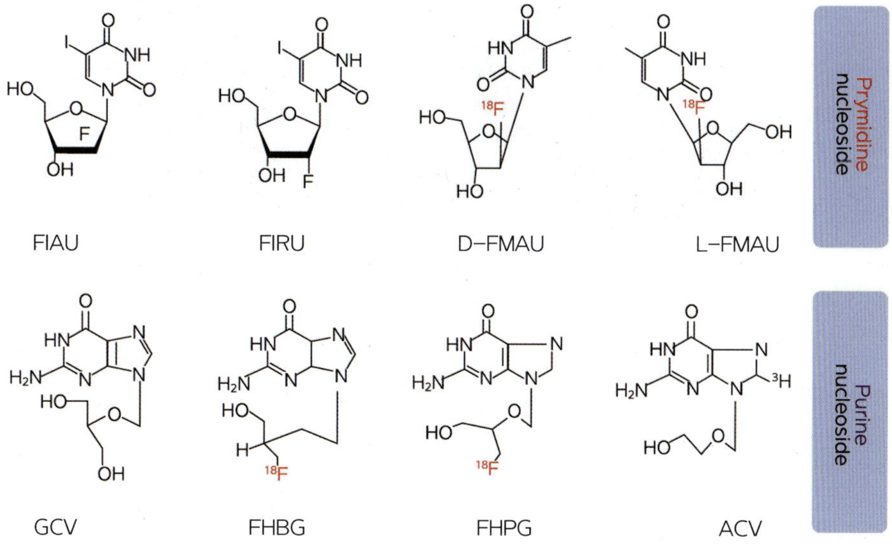

그림 5-10. Herpes Simplex Virus Type 1 리포터 유전자 영상용 프로브들

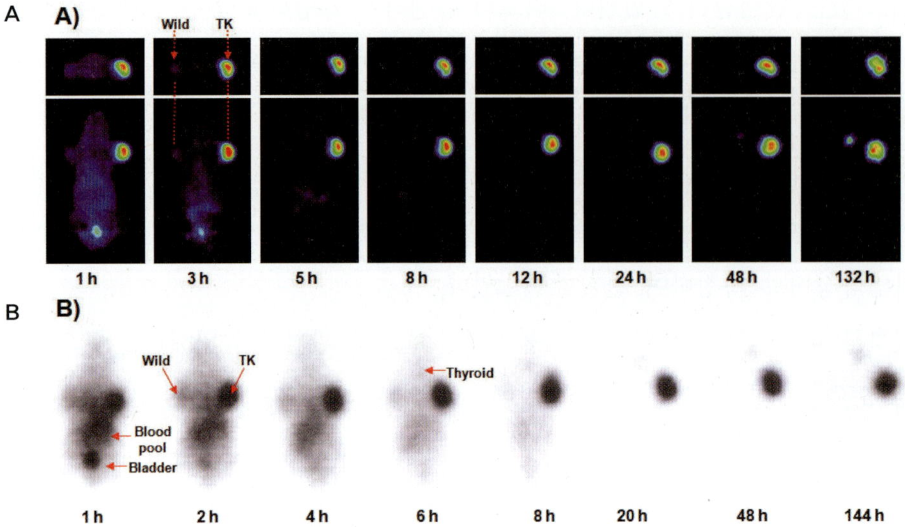

A. I-124 FIAU 영상, B. I-131 FIAU 영상

그림 5-11. HSV1-TK 리포터 유전자가 이식된 종양 마우스 모델의 영상

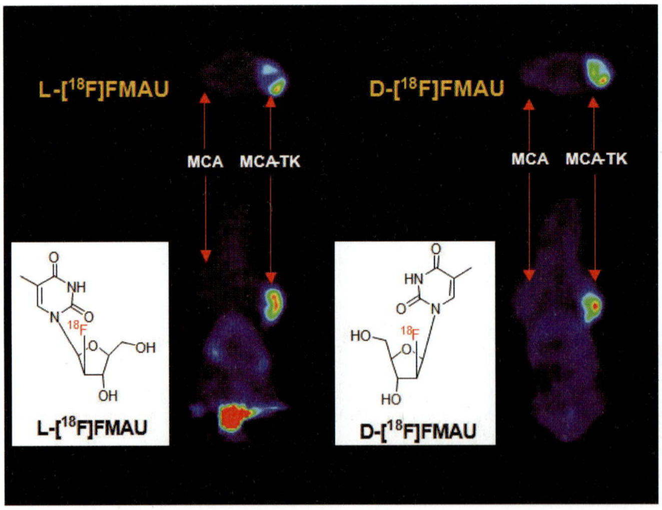

	%ID/g		TK/MCA ratio	D-FMAU/L-FMAU ratio*
	MCA	MCA-TK		
L-FMAU	1.00	4.18	4.18	2.77
D-FMAU	3.53	11.57	3.28	

그림 5-12. FMAU 이성질체인 D-, L- form의 유전자 영상평가

그림 5-11을 보면, 종양세포와 종양세포에 HSV1-TK 유전자를 삽입한 두 가지 세포를 한 개체의 마우스의 왼쪽과 오른쪽에 이식하고 방사옥소(^{124}I, ^{131}I)를 표지할 수 있는 FIAU를 합성하여 정맥 주사 후 시간경과별로 얻은 영상이다. FIAU 생체 분포 특성에 따라 주사 후 약 8시간 경과에서 HSV1-TK 유전자가 삽입된 것과 그렇지 않은 종양세포의 FIAU 섭취비가 뚜렷하여 유전자 영상이 가능함을 알 수 있다. ^{124}I의 경우 microPET으로 영상을 얻고, ^{131}I은 감마카메라로 영상을 얻을 수 있는 차이에 의한 정량성이나 장비의 접근성 외에도, 두 개의 방사성핵종의 물리적 반감기 차이에 따라, 지연영상을 얼마나 오랫동안 얻을 수 있는지의 차이가 있을 수 있다. 그림 5-12는 핵산유도체 중에서 FMAU는 클레부딘(clevudine)이라는 B형 간염 바이러스 치료제로 이성질체의 구조차이에 따라 HSV1-TK가 발현된 것과 그렇지 않은 종양세포에서 섭취정도가 차이나는 것을 ^{18}F을 표지하여 정량적인 평가를 한 예이다.

2) 항체 영상

항체는 외부에서 침입한 항원(박테리아, 바이러스 등) 또는 내부의 이상 발현된 항원(종양관련 항원)에 대해 인간의 면역체계에서 생산, 분비하는 혈장 단백질을 총칭하는 말로, 물에 잘 용해되지 않는 단백질 군을 칭하는 글로불린과 면역체계에서 외부물질들과 특이적 결합을 하는 기능을 합쳐서 면역글로불린(Ig, immunoglobulin)이라고도 한다. 이 면역글로불린은 단백질 구조차이에 따라 크게 IgG, IgA, IgM, IgD, IgE로 구분한다.

이 중에서 IgG(immunoglobulin Gamma)는 면역글로불린 종류 중에서 혈장농도의 대부분을 차지하며, 특이항원에 친화도가 높아 백신주사에 의한 면역력을 가지는 항체이다.

특이 항원에 대한 모노클론 항체를 만드는 하이브리도마(hybridoma) 기술이 1975년에 성공하면서 현재, 모노클론 항체는 임상진단용 시약으로 널리 응용되고 있으며, 암, 면역성 질환 및 바이러스성 질환 치료를 위한 항체요법분야에 응용되고 있다.

하이브리도마란 림프구 유래의 B 세포로부터 외부항원에 의해 활성화된 플라즈마(plasma) 세포는 항체를 생산하나 수명이 2~3일 후에는 사멸되는데, 항체를 생산하는 기능을 계속적으로 사용할 수 있도록 종양세포의 특징을 갖는 불사의 골수종(myeloma)과 융합(hybrid)시켜 핵이 2개로 세포수명에 제한을 받지 않고 계속해서 항체를 생산하는 융합세포를 말한다. 하이브리도마 기술의 계기로 모노클론 항체를 대량생산할 수 있게 되어 항체의 산업화가 급격하게 진행될 수 있었다.

하이브리도마 기술이 마우스 유래의 항체이기 때문에 인체에 투여되는 데에는 생산성이 낮고, 외부항원으로 작동할 수 있으며 그로 인한 효능이 떨어질 수 있는 문제점이 있다. 1980년대 이후 항체의 구조를 분자생물학적 방법을 이용하여 인간화항체의 개발기술이 도입되어 항체의 산업화가 급

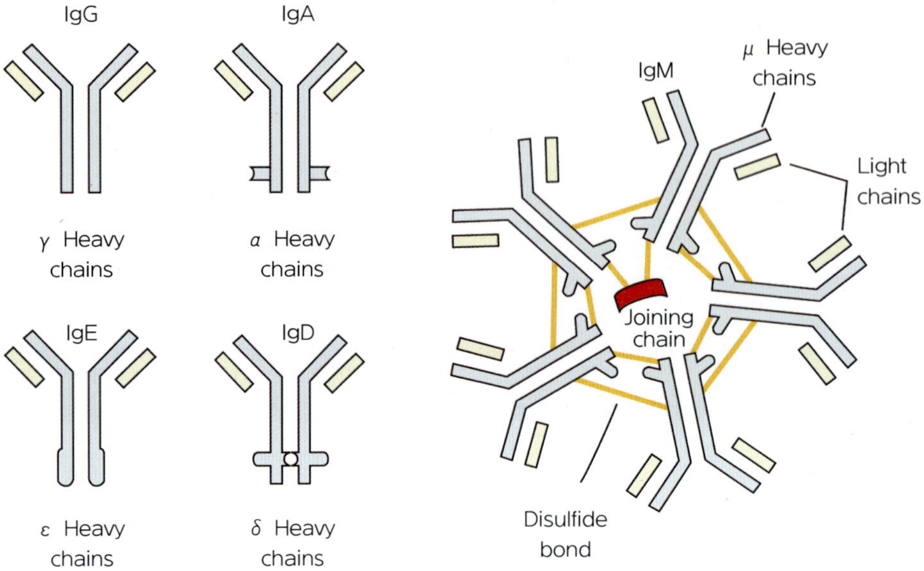

그림 5-13. 인체에 존재하는 5가지 항체구조(Ig A, D, E, G, M)

격히 이루어지고 있으며, 특히 치료용 항체는 바이오의약품 중에서 각광받는 의약품개발 대상으로 국내 대기업에서 막대한 투자를 하고 있는 분야이다.

이러한 항체의약품 개발에서 분자영상기술을 응용하면 개발 기간단축과 비용 절감을 할 수 있어 난치성 질환을 앓고 있는 환자들에게 도움을 줄 것이다.

분자영상을 이용한 항체영상평가의 예를 보면, 종양이 증식될 때 과발현되는 표피성장인자수용체(EGFR, Epidermal Growth Factor Receptor)를 표적하는 모노클론 항체의 개발을 위해 항체의 표적 능력과 생체 내 분포특성을 보기위해 실험의 결과이다. EGFR이 과발현된 종양을 실험용 마우스의 허벅지에 이식하고, 모노클론 항체에 근적외선 형광물질을 표지하여 꼬리정맥에 주사한 뒤 시간이 경과함에 따라 9시간에서 최고 높은 종양 집적을 나타내고, 14일까지 종양에서의 분포가 관찰되었다. 형광물질은 방사성핵종과 달리 물리적 반감기가에 따라 붕괴되지 않아 오랜 기간 동안 관찰이 가능한 장점이 있다. 단점으로 근적외선의 조직 투과깊이가 얕아 마우스의 심부까지 관찰이 불가능하기 때문에 적절한 물리적 반감기를 갖는 PET용 방사성핵종인 ^{124}I를 항체에 표지하여 영상을 관찰하면 물리적 반감기 시간 내에 각 장기별 분포 영상을 확인할 수 있다. 아래 그림에서 투여 후 72시간까지 종양관찰이 가능하였다.

표 5-4. 단일클론 치료용 항체 제품

제품명	용 도	출시년도	개발회사
Orthoclone OKT 3	장기이식	1986	Ortho Biotech
ReoPro	Angioplasty adjuvant	1994	Centocor
Panorex	대장암	1995	Centocor
Ritufan	Non-Hodgkin's lymphoma	1997	IDEC
Zenapax	장기이식	1997	PDL
Herceptin	유방암	1998	Genentech
Synagis	RSV	1998	Medlmmune
Simulect	장기이식	1998	Novartis
Ramicade	류머티즘, Crohn 병	1998	Centocor
Enbrel	류머티즘	1998	Immunex
Myrotarg	급성 myeloid 백혈병	2000	Celltech
Campath	만성 임파구 백혈병	2001	Millenium
Zevalin	Non-Hodgkin's lymphoma	2002	IDEC

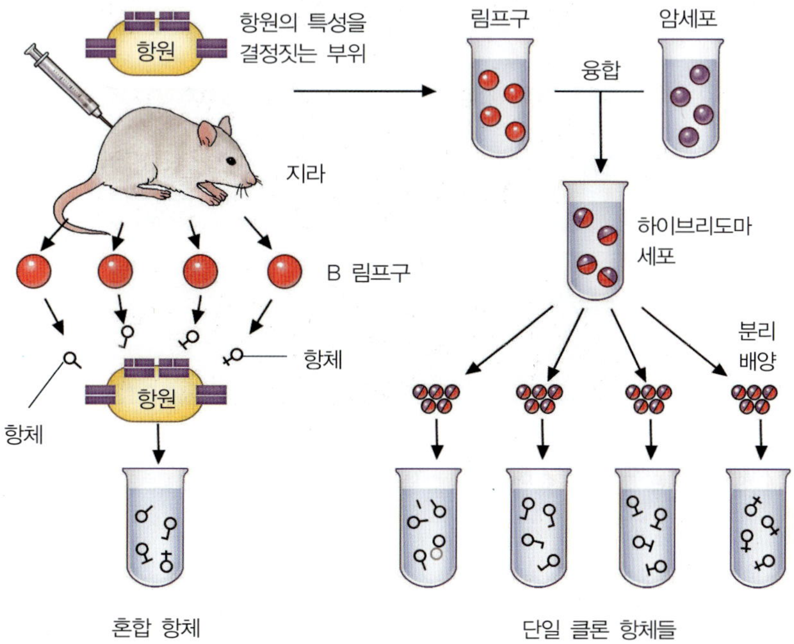

그림 5-14. 다클론 항체생산 및 Hybridoma 기술을 이용한 모노클론 항체생산

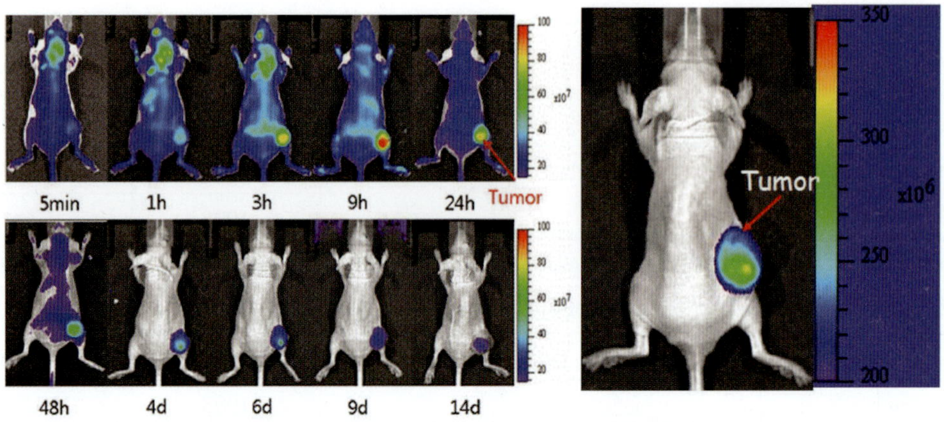

그림 5-15. EGFR 과발현 종양 이식 마우스에 근적외선 형광물질 표지 항체 투여 후 영상

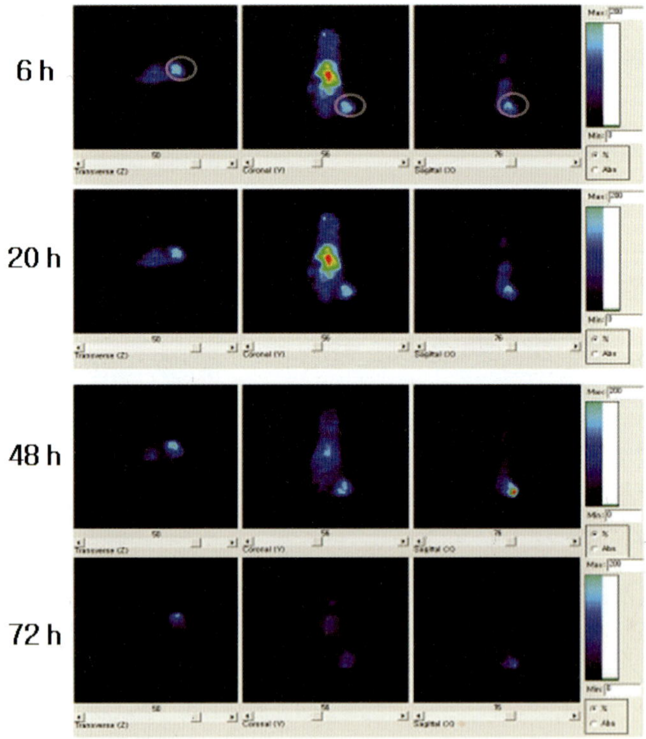

그림 5-16. EGFR 과별현 종양 이식 마우스에 ^{124}I 표지 항체 투여 후 microPET 영상

NUCLEAR MEDICINE SCIENCE

제2부

임상핵의학

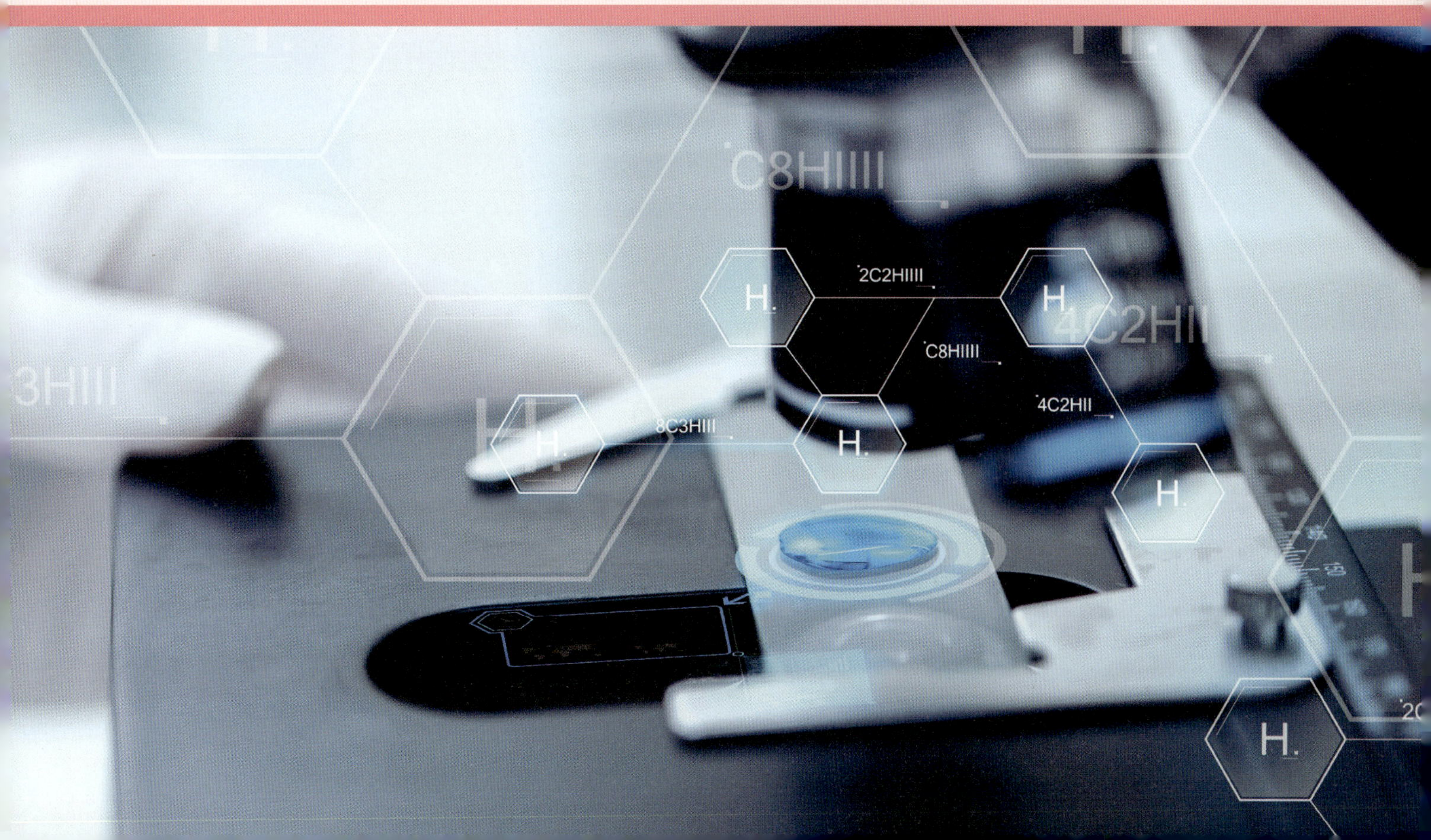

제 01 장 내분비계

ENDOCRINE SYSTEM

Ⅰ. 갑상샘(Thyroid gland)

1 해부생리

갑상샘(Thyroid gland)은 후두 바로 아래에 위치하며, 2개의 엽(lobe)은 기관(trachea)의 양쪽에 위치하고 갑상샘잘록(협부, Isthmus)에 의해서 연결되어 있다. 갑상샘의 무게는 20~30 g, 길이 4~5 cm으로 내분비샘 중에서 가장 크다. 갑상샘 조직은 갑상샘 소포(갑상샘 여포, Thyroid follicle)라는 수많은 구형의 낭으로 구성된다. 소포의 내부에는 교질(Colloid)을 갖고 있으며, 요오

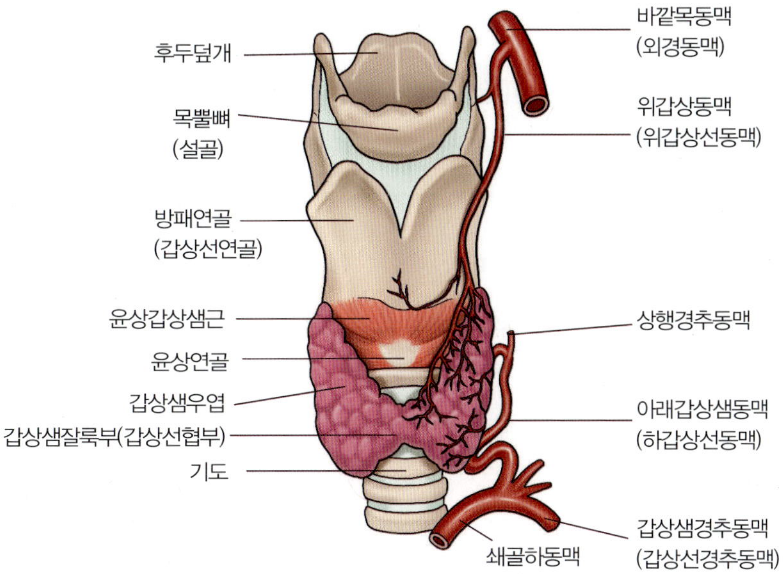

그림 1-1. 갑상샘의 모양과 주변의 장기

드 함유 단백질(Iodine containing protein)로 알려진 thyroglobulin(TGB)이 채워져 있다. 갑상샘자극 호르몬(Thyroid stimulating hormone, TSH)에 의해서 T3(Triiodothyronine)와 T4(Thyroxine)가 생성되어 교질 내의 TGB에 저장되었다가 이 결합체에서 티록신(Thyroxine)이 유리되어서 혈액으로 배출된다. 티록신을 분비하는 소포세포 이외에 갑상샘은 또한 칼시토닌(Calcitonin)호르몬을 분비하는 부소포세포(Parafollicular cell)를 갖고 있다. 칼시토닌은 혈중 칼슘농도를 감소시키는 작용이 있다. 즉 뼈 속 칼슘의 혈중 유리를 억제하여 뼈의 침착을 증진시킨다.

윤상연골(Cricoid cartilage)의 하단 부위에 갑상샘 잘룩부가 위치하며 갑상샘 후면에 부갑상샘(Parathyroid)이 두 쌍이 있으며 바깥 목동맥(External carotid artery) 분지인 위 갑상샘 동맥(Superior thyroid artery)과 빗장밑 동맥(Subclavian artery)의 분지인 아래 갑상샘 동맥(Inferior thyroid artery)으로부터 혈액공급을 받고 있다.

1) 갑상샘 호르몬의 생성 및 분비

① 옥소포획(Iodide trapping), ② 산화와 유기화(Oxidation and organification), ③ 결합(Coupling), ④ 방출(Release) 단계로 이루어진다. 자세히 살펴보면, 섭취하여 체내에 들어온 요오드가 능동 운반(Na/I symporter)에 의해 갑상샘 세포 안에 들어가 세로에 있는 단백질인 갑상샘글로블린과 결합하여 갑상샘 호르몬으로 합성된다. 요오드는 갑상샘글로불린(티로글로불린, thyrogloblulin) 단백질 속의 티로신(tyrosine) 아미노산에 결합하게 된다. 요오드 하나가 결합하면 모노요오도티로신(monoiodotyrosine, MIT)이 되고 2개가 결합하면 디요오도티로신(diiodotyrosine, DIT)이 된다. 두 분자의 DIT가 결합하여 테트라요오도티로닌((levothyroxine 또는 tetraiodothyronine, T4)이 되고 하나의 MIT와 DIT의 결합은 트리요오도티로닌(triiodothyronine, T3)을 형성한다. 이 시점에서 T3와 T4를 가수분해하여 유리된 호르몬을 혈액으로 분비한다. 유전자 활성을 통해 갑상샘 호르몬은 단백질 합성을 자극하고 신경계의 성숙을 촉진하며 세포 호흡률을 증가시킨다. 이러한 작용을 통해 티록신은 기초대사율(basal metabolic rate, BMR)을 증가시킨다. 칼시토닌(calcitonin)은 부갑상샘 호르몬과 작용하여 혈액의 Ca^{2+} 수준을 조절한다. 그리고 칼시토닌은 뼈의 인산칼슘의 용해를 억제하고 오줌(urin)으로 칼슘배설을 촉진한다. 이러한 작용으로 인해 결국 혈액칼슘 농도가 저하된다.

2) 갑상샘 기능의 조절

시상하부에서 분비되는 갑상샘 자극 호르몬 방출 호르몬(Thyrotro-pinreleasing hormone, TRH)은 뇌하수체를 자극시킨다. 자극받은 뇌하수체는 갑상샘 자극 호르몬(Thyroid stimulating

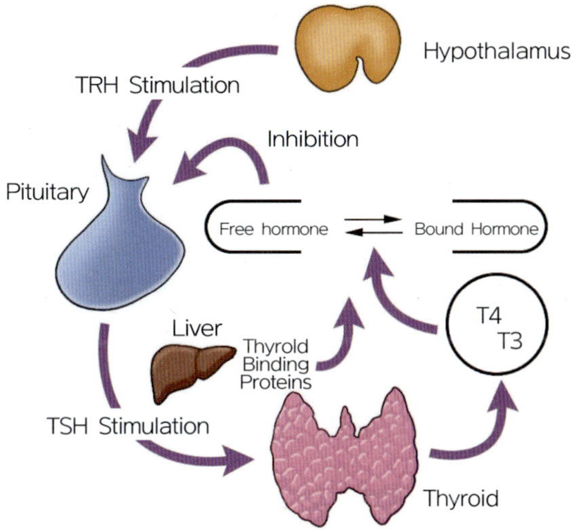

그림 1-2. 갑상샘 호르몬의 분비과정 TRH는 hypophyseal portal venous system을 경유해서 뇌하수체로 운반된다. TSH는 T3, T4의 합성과 방출의 모든 단계를 자극한다. Negative feedback mechanism을 통해서 순환갑상샘 호르몬을 억제하여 TSH를 방출한다.

hormone, TSH, Thyrotropin)을 분비 및 생산을 촉진하며 갑상샘을 자극하여 갑상샘 기능을 증진시킨다. 즉, 갑상샘-뇌하수체-시상하부는 음성되먹임기전(Negative feedback mechanism)을 형성하고 있기 때문에 시상하부는 혈청 내에서 갑상샘 호르몬의 수치 변화에 민감하게 작용한다.

T3, T4 호르몬이 부족할 경우 TRH 분비가 증가되어 TSH 방출을 촉진시킨다. 즉, 갑상샘으로부터 호르몬을 방출하도록 자극한다. T3, T4 호르몬이 증가될 경우 TRH 방출은 감소되며 TSH 방출이 감소되고 갑상샘으로부터 호르몬 분비량이 감소된다.

이와 같은 feedback mechanism은 필연적으로 정상적인 대사 작용에 의해서 이루어지며 이를 갑상샘의 자동조절 기전이라고 한다(그림 1-2).

3) 갑상샘 호르몬의 운반과 대사

혈액 내로 분비된 T3, T4는 극미량을 제외하고는 거의 전부 TBG(Thyroxine binding globulin), Alibumin, Transthyretin 등의 혈장단백에 결합되어 있다. T4는 약 75% T3는 약 80% 정도가 TBG에 결합되고 혈액 내 유리 T4는 전체 T4의 0.02~0.03 %에 불과하며 유리 T3는 0.3~0.4% 정도만이 존재한다. T3, T4의 대사 작용은 다음과 같다.

(1) 대사촉진작용

① 뼈대(골격)와 조직의 성장과 발육 촉진

② 산화 및 체온의 상승

③ 산소의 소비 증가

④ Cholesterol 대사 증가

⑤ 유리지방산의 합성 촉진

⑥ 칼슘 및 인산염의 대사증가 등

(2) 대사억제작용

① Glycogen 합성 억제

② 단백합성의 억제 등

(3) T4와 T3의 차이점

유리 T3의 혈액 중 농도는 T4의 1/10 정도이나 T3의 생물학적 활성도가 T4에 비해 10배나 짧기 때문에 전체 호르몬 활성은 같다. 혈액 중 T3의 80%는 말초에서 T4의 탈옥소화(Deiodination)에 의해 생성되며 나머지는 갑상샘에서 생성된다.

4) 옥소의 갑상샘 외 대사

음식으로 섭취된 옥소는 소장 상부에서 I−(음이온 옥소)로 환원되어 처음 60분 이내에 약 90%가 흡수된다. 음이온 옥소는 혈액 내에서 주로 갑상샘과 콩팥(신장)을 통하여 제거되며 극소량의 옥소가 침샘(타액선)이나 위점막에 섭취되나 이는 재순환에 의해서 혈액 내로 돌아온다.

정상성인의 경우 T4는 80~90 μg, T3는 3~6 μg이 하루에 분비되며 혈중의 80~85 %의 T3는 T4가 변화(Deiodination)한 것이다.

옥소는 콩팥도리(신사구체)에서 완전히 여과되지만 성인에서 1일 콩팥 제거율(Renal clearance rate)은 30~40 ml/min이고 나머지는 세뇨관에서 재흡수 된다. 옥소의 갑상샘 제거율(Thyroid clearance rate)은 정상인 경우 5~40 ml/min, 옥소결핍 시 100 ml/min까지 증가되고, 옥소가 과잉상태에서는 2~5 ml/min으로 감소된다.

2 갑상샘 섭취율 검사

1) 검사목적

이 검사는 방사성옥소의 갑상샘 내 축적, 호르몬 생성 및 섭취율을 알아보는데 있다. 방사성옥소가 선택적으로 갑상샘 내에 능동적으로 집적(Active transport)되는 친화성의 원리를 이용한 것이다. 방사성옥소 투여 후 일정한 시간에서의 갑상샘 내 방사능치는 곧 갑상샘 대사기능의 활성도를 반영하는 지표가 된다. 따라서 옥소 섭취율 검사는 갑상샘의 전반적인 기능 상태를 직접적으로 알아보는 검사법이다.

갑상샘 섭취율은 일정한 시간동안 주입된 방사성의약품이 갑상샘에서의 상호작용을 백분율로 표시한 것이다. 만일 방사성옥소가 경구로 투여되었다면 그림 1-3에서와 같이 측정된 섭취율이 점진적으로 증가하며 섭취 후 18~24시간 사이에서 plateau(Peak)를 형성한다. 만일 방사성의약품을 정맥주사하면 섭취율은 더욱 빨라지며 실제 측정은 주입 후 10~30분에서 이루어진다.

2) 전처치

$^{99m}TcO_4^-$(^{99m}Tc-pertechnetate)를 이용하는 경우 특별한 전처치가 필요 없으나 ^{131}I이나 ^{123}I을 이용하여 갑상샘의 전반적인 대사검사를 목적으로 할 경우 다음의 전처치 사항에 유의하여야 한다.

① 방사성의약품을 경구 투여하기 12시간 전부터 공복상태를 유지한다.

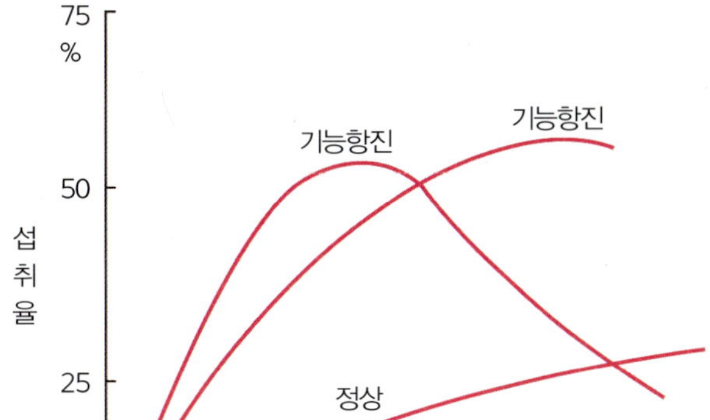

그림 1-3. 방사성옥소 투여 후 갑상샘 섭취율의 특성 곡선

② 검사 전 1주일간은 미역, 김, 다시마와 같은 해초류 음식물 섭취를 제한한다.

③ 갑상샘 섭취율에 영향을 주는 인자

㉮ 조영제와 같은 옥소 저장량을 증가시키는 물질은 섭취율을 감소시킨다.

㉯ 콩팥(신장)의 기능

㉰ 항갑상샘제($KClO_4$, SCN^-(시안화 유황), thyroxine 등)

㉱ 약물(스테로이드, 항응고제, 설파제, 항히스타민제, ACTH 등)

㉲ 갑상샘 호르몬(T3, T4)

㉳ 경구옥소제(Lugol액, 비타민, 거담제 등)

표 1-1. 갑상샘 섭취율에 영향을 미치는 물질(약품)

물 질	약 품 명	영향을 미치는 기간
갑상샘 약제	thyroxine triiodothyronine methimazole propylthiouracil	4~6주 2주 4주 4주
옥소 함유물	potassium iodide providone-iodine 해초류 진해(鎭咳)제 옥소성 연고제 옥소성 용액 요도포름(iodoform)	2~3주
조영제	수용성 혈관 조영제 경구성·지성 조영제	2~4주 2개월~1년

콩팥(신장) 기능부전으로 인한 콩팥 옥소 제거율이 감소되는 경우에는 갑상샘의 옥소 섭취율은 감소된다.

3) 방사성의약품

체내 검사에 사용되는 방사성의약품은 표 1-2와 같다.

표 1-2. 갑상샘 검사에 이용되는 방사성의약품

방사성 의약품	붕괴형식	γ선 에너지 (keV)	물리적 반감기 (T1/2)	방사선 흡수선량(rads)	
				Whole body	Thyroid
^{131}I	β^-, γ	364	8.04 d	0.02~0.04	25~150
^{123}I	EC	159	13 h	0.01	0.4~2.0
$^{99m}TcO_4^-$	IC	140	6.02 h	0.03	0.2~2.0

① ^{131}I: 갑상샘 검사에 이용되는 ^{131}I은 여러 단점들을 가지고 있다. 반감기가 길고 β^-선을 방출하기 때문에 갑상샘에 흡수되는 방사선량이 증가된다. 또한 γ선의 에너지(364 keV)가 높아서 대부분 임상에서 사용하고 있는 카메라에 의한 γ선 계수효율이 떨어지며 반감기가 길어서 TSH 자극검사나 T3 억제검사를 위해서 방사성의약품을 재주입시 배후 방사능(BKG) 교정이 필요하다. 이런 이유 때문에 ^{123}I과 $^{99m}TcO_4^-$를 선호하고 있다.

② ^{123}I: 중요한 장점은 방출에너지가 낮고(159 keV, 84 %), β^-선을 방출하지 않는다. 반감기가 13시간이기 때문에 갑상샘 섭취율과 영상검사에 가장 이상적인 핵종이다. 그러나 싸이클로트론(Cyclotron)에서 생성되기 때문에 가격이 비싸고 공급시간이 소요되어 사용상 제한을 받는 것이 단점이다.

③ $^{99m}TcO_4^-$: 물리적 특성이 우수하여 대부분 경우에 갑상샘 스캔에 사용되며 반복 검사에서 발생될 수 있는 방사능의 장애가 거의 없고 섭취율 검사와 스캔은 1시간 이내에 끝낼 수 있다. 그러나 $^{99m}TcO_4^-$는 요오드 이온과 같은 기전으로 포획은 되지만 유기화 작용은 일어나지 않으므로 갑상샘 호르몬의 합성능력이 없는 결절을 진단하는 데는 제한을 받는다.

4) 검사방법

(1) $^{99m}TcO_4^-$를 이용한 섭취율 검사

표 1-3. $^{99m}TcO_4^-$를 이용한 갑상샘 섭취율 검사에 이용되는 방사성의약품

방사성 의약품	사용량	투여방법	집적기전
$^{99m}TcO_4^-$	37 MBq (1 mCi)	정맥 주사	능동이동

37 MBq(1 mCi) 이하를 정맥 내에 주사한 후 15~20분에 섭취율을 측정한다.

비록 검출기에 의해 갑상샘 외의 배후 방사능은 무시될 수 있으나 갑상샘 주변의 조직에서 나오는 배후 방사능은 보정해야 한다.

교정방법은 목(Neck) 구조의 배후방사능(BKG)과 거의 유사한 무릎뼈(슬개골)로부터 상단 10 cm 가량의 대퇴부를 향해 검출기를 조준하여 갑상샘 섭취율을 계측한 조건과 동일하게 측정한다.

환자에게 경구 투여할 방사성의약품의 방사능계수율을 미리 측정하기 위해서는 목의 직경과 모양이 유사한 아크릴 팬텀(IAEA neck phantom)에 방사성의약품이 담긴 용기를 넣고 환자의 갑상샘 측정과 같은 시간과 조건으로 측정을 한다. 섭취율 계산은 다음과 같다. 정상범위는 2~8%이다.

$$\text{섭취율}(\%) = \frac{\text{갑상샘방사능계수(neck cpm)} - \text{배후방사능계수(cpm)}}{\text{투여방사능계수(cpm)} - \text{배후방사능계수(cpm)}} \times 100$$

(2) ^{131}I을 이용한 섭취율 검사

표 1-4. ^{131}I을 이용한 갑상샘 섭취율 검사에 이용되는 방사성의약품

방사성 의약품	사용량	투여방법	집적기전
^{131}I	1.8~3.7 MBq (50~100 μCi)	경구 투여	능동이동

환자에게 방사성의약품을 투여하기 직전에 1.8~3.7 MBq(50~100 μCi)를 capsule화한 것, 또는 1회용 용기에 마시기 쉽도록 30~40 ml 정도의 양으로 준비하여 검출기로 계수율을 미리 측정하여 기록한다. 경구투여 24시간 경과 후 검출기로 갑상샘의 방사능계수율을 측정한다. 계수율 측정은 환자를 앉히고 갑상샘으로부터 25~35 cm 거리에 검출기를 위치시켜 계수율을 측정한다. 목 주위의 배후방사능(Background)을 교정하기 위해 차폐체(B-type filter)로 갑상샘을 차폐하고 측정하거나, 대퇴부에서 계수율을 측정한다. 방사능 계측시간은 ^{131}I 투여 후 필요에 따라 2, 4, 6, 12, 24시간 후에 시행하는데, 일반적으로 24시간 섭취율이 주로 이용된다.

(3) ^{123}I을 이용한 섭취율 검사

표 1-5. ^{123}I을 이용한 갑상샘 섭취율 검사에 이용되는 방사성의약품

방사성 의약품	사용량	투여방법	집적기전
^{123}I	7.4~14.8 MBq (200~400 μCi)	경구 투여	능동이동

7.4~14.8 MBq(200~400 μCi)를 경구로 투여하고 4~6시간 후, 그리고 20~24시간 후에 섭취율을 측정한다. 24시간 갑상샘섭취율 검사 후 스캔을 같이 시행한다.

5) 임상증례

방사성옥소 섭취율의 정상범위는 식사 중 옥소 섭취량에 따라 약간의 차이가 있지만, 일반적으로 정상적인 갑상샘(Thyroid gland)에서 ^{131}I 경우 2시간에서 6~12%, 6시간에서 8~25%, 24시간에서 10~45%의 섭취율을 나타낸다.

^{131}I의 경우 6시간 섭취율값으로 24시간 섭취율을 다음에 의해 예측할 수 있다.

$$24\text{시간 섭취율}(\%) = 73.2 \times \log_{10}(6\text{시간 섭취율}) - 55.7$$

^{123}I의 경우 2시간 섭취율은 8~29%, 6시간은 3~16%의 섭취율을 나타내며 6시간의 섭취율 값으로 24시간 섭취율은 예측은 ^{131}I 섭취율검사에서 24시간 예측식과 같다. $^{99m}TcO_4^-$의 경우 방사성의약품 투여 후 15~20분 섭취율의 정상범위는 2~8%이다.

3 방사성옥소의 혈장치(Plasma levels of radioiodine, PB^{131}I)

1) 검사목적

혈액 내에서 분비되는 대부분의 갑상샘 호르몬은 단백질을 운반하는 TBG(Globurin)와 TBA(Albumin)에 결합된다. PB^{131}I(Protein-bound radioiodine) 측정방법은 최근에 T3, T4, TBG를 측정하는 방사면역측정법(RIA)으로 대체되고 있다.

갑상샘 내의 옥소를 혈액 내의 옥소량으로 평가함으로써 갑상샘이 옥소를 호르몬 내의 옥소로 전환하는 기능을 측정하며 방사선 치료 시 적절한 방사선 옥소량을 계산하는데 유용하게 이용되고 있다. 방사성옥소를 경구 투여하면 투여 후 60분경에 혈장 내 방사능치가 최고에 달하고 그 후부터는 감소하여 24시간에서는 혈장 1ℓ당 투여량의 0.2~0.5%만이 혈액 내에 존재한다. 이 양을 방사성옥소의 총 혈장치라 하고 만약 혈장단백에 결합되어 있는 ^{131}I양만 측정하면 이는 곧 방사성옥소의 유기분할치가 되며 PB^{131}I의 전환율을 구할 수 있다.

$$\text{PB}^{131}\text{I전환율}(\%) = \frac{\text{유기분할 옥소치}}{\text{총혈장 옥소치}} \times 100$$

이는 갑상샘이 옥소를 호르몬 내 옥소로 전환시키는 비율이 된다.

2) 전처치

방사성옥소를 이용한 갑상샘 섭취율 검사의 전처치와 동일하다. 4시간 이상 금식을 요하며 2주일 전부터 옥소섭취와 조영제를 이용한 검사를 금지한다.

3) 방사성의약품

표 1-6. 방사성옥소의 혈장치 검사에 이용되는 방사성의약품

방사성 의약품	사용량	투여방법	집적기전
^{131}I	555~740 MBq (15~20 μCi)	경구 투여	능동이동

4) 검사방법

이 검사는 ^{131}I 555~740 kBq(15~20 μCi)을 경구 투여한 후 24시간에 혈액을 채취하여 우물형 섬광계수기를 이용하여 검사한다.

5) 임상증례

정상치는 20~30 %이다. 갑상샘 기능항진증은 70 % 이상이며, 기능저하증은 10 % 이하이다.

4 요 배설검사(Urinary excretion of radioiodine)

대부분의 혈장내 요오드는 갑상샘에 포획되지 않고 콩팥에서 제거된다. 정상에서 24시간에 25 %가 갑상샘에 섭취되고, 75 %가 소변으로 배설된다. 이 검사는 우물형 섬광계수기를 이용하여 요 중 옥소 배출량을 측정하여 갑상샘의 옥소섭취율을 간접적으로 평가하는 방법이다. 또한 방사성옥소 요 배설측정은 ^{131}I을 이용한 갑상샘 치료 시 체내에 남아있는 방사능 양을 측정하는데 사용된다.

5 과염소산($KClO_4^-$) 방출시험(Perchlorate Discharge Test)

1) 검사목적

Perchlorate 방출검사는 갑상샘 기능을 평가하는 데는 적합하지 않아도 선천성 갑상샘종(Congenital goiter)과 하시모토 갑상샘염(Hashimoto's thyroiditis) 진단에는 유용하다. 이 검사는 potassium perchlorate($KClO_4^-$)가 요오드 이온(I^-)과 경쟁적으로 갑상샘의 여포세포에 포획되면서 동시에 요오드 포획을 억제해서 유기화 되지 못한 요오드 이온을 방출시키는 점을 이용한 것이며 요오드 이온의 유기화 과정의 장애 유무를 확인하기 위해 시행한다. 과산화 효소의 부족으로 인한 유기화 결핍은 갑상샘으로부터 trapping된 iodide를 갑상샘으로부터 방출한다.

2) 전처치

방사성옥소를 이용한 갑상샘 섭취율 검사의 전처치와 동일하다. 4시간 이상 금식을 요하며 2주일 전부터 옥소섭취와 조영제를 이용한 검사를 금지한다.

3) 방사성의약품

표 1-7. $KClO_4^-$ 방출 시험에 이용되는 방사성의약품

방사성 의약품	사용량	투여방법	집적기전
^{131}I	0.74 MBq (20 μCi)	경구 투여	능동이동

4) 검사방법

① 방사성의약품을 경구투여하기 전에 투여량과 배후방사능(BKG)의 계수율을 측정한다(이후 투여량이나 갑상샘 계수율은 경과시간에 따른 붕괴량을 보정해준다).

② 준비된 방사성의약품(^{131}I)을 방사성옥소 섭취율 검사방법과 같은 방법으로 환자에게 경구 투여한다.

③ 2시간 후에 갑상샘의 방사능을 측정하여 기초 갑상샘 섭취율(Basal uptake)을 구한다(Up).

④ 2시간 기초섭취율 측정 후 즉시 $KClO_4$ 1 gm을 경구투여 한다.

⑤ 갑상샘 섭취율은 2시간 동안 30분 간격(4번)으로 측정한다.

⑥ 2시간 섭취율(기초갑상샘 섭취율)에 대하여 $KClO_4$ 투여 후 섭취율이 시간변화에 따라 얼마나 감소되었는지 계산한다(Us).

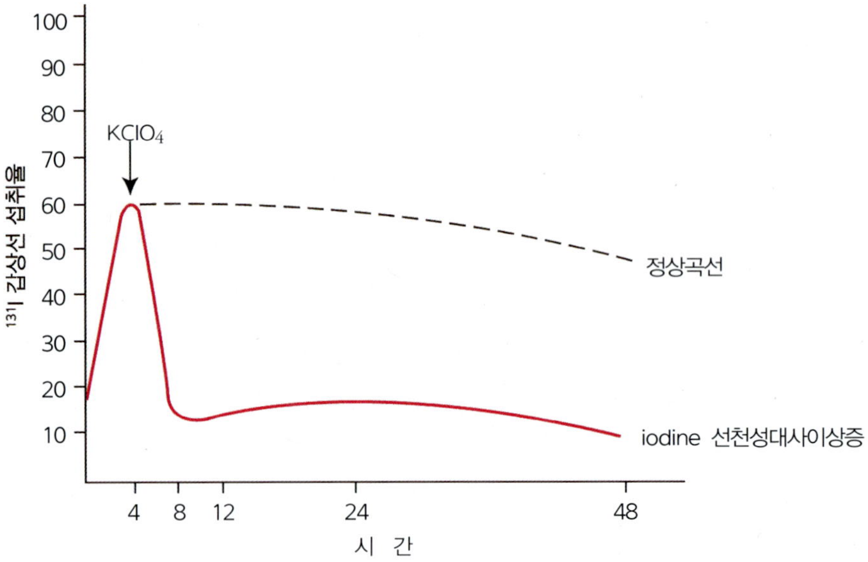

그림 1-4. Perchlorate 방출 시험

$$방출률(\%) = \frac{Up - Us}{Up} \times 100$$

5) 임상증례

정상에서는 갑상샘 내의 방사능 변화가 없다. 만일 유기화 결핍이 있으면 갑상샘 내의 방사능은 $KClO_4^-$ 투여 전에 비하여 15% 이상 감소된다. Hashimoto 갑상샘염, 효소결핍에 의한 선천성 갑상샘종, 항갑상샘제 투여 중인 경우 과염소산 방출 시험이 양성으로 나타난다.

6 T3-억제시험(T3-suppression test)

1) 검사목적

이 검사는 Cytomel(T3) 억제검사 또는 Werner 검사라고도 하며 뇌하수체의 TSH 분비에 의한 갑상샘 조절기능을 측정한다. 인위적으로 갑상샘 호르몬인 Cytomel(T3)을 투여하여 혈중 갑상샘 호르몬을 증가시키면 갑상샘의 자동조절기전에 의해 TSH 분비가 억제되고 따라서 갑상샘 섭취율이 감소되는 것을 이용하여 정상 갑상샘(Euthyroid)과 갑상샘기능항진증(Hyperthyroidism)의 경계값을 구별할 수 있다.

2) 전처치

방사성옥소를 이용한 갑상샘 섭취율 검사의 전처치와 동일하다. 4시간 이상 금식을 요하며 2주일 전부터 옥소섭취와 조영제를 이용한 검사를 금지한다.

3) 방사성의약품

표 1-8. T_3-억제시험에 이용되는 방사성의약품

방사성 의약품	사용량	투여방법	집적기전
^{131}I	0.37~1.11 MBq (10~30 μCi)	경구 투여	능동이동

4) 검사방법

먼저 기초 갑상샘 섭취율검사를 시행한 후 7~10일 동안 매일 T3 75 μg을 경구투여 후 기초갑상샘 섭취율 검사와 동일한 방법으로 방사성옥소 섭취율을 측정한다.

5) 임상증례

정상인 경우에는 섭취율이 기초 갑상샘 섭취율에 비하여 50~60 % 이상 감소된다. 일차성(원발성) 기능항진증인 경우는 갑상샘이 억제가 되지 않는다.

7 TSH 자극검사

1) 검사목적

이 검사는 TSH의 자극에 대한 갑상샘의 반응을 측정하여 갑상샘 기능저하의 원인에 대하여 원발성(Primary)과 속발성(Secondary)을 감별하는데 있다. TSH는 iodide trapping에서 호르몬 분비까지 갑상샘의 모든 효소작용 과정을 자극한다. 또한 갑상샘 섭취율의 변화를 측정하는데 사용되며, 경우에 따라서는 순환 T3값을 측정할 수 있다.

2) 전처치

방사성옥소를 이용한 갑상샘 섭취율 검사의 전처치와 동일하다. 4시간이상 금식을 요하며 2주일

전부터 옥소섭취와 조영제를 이용한 검사를 금지한다.

3) 방사성의약품

표 1-9. T_3-억제시험에 이용되는 방사성의약품

방사성 의약품	사용량	투여방법	집적기전
^{131}I	0.37~1.11 MBq (10~30 μCi)	경구 투여	능동이동

4) 검사방법

이 검사는 24시간 방사성옥소 섭취율 검사가 끝난 후 즉시 환자에게 TSH 10 unit를 환자에게 3일 동안 근육 주사한다. 4일째 방사성옥소 섭취율을 반복해서 측정한다.

5) 임상증례

정상 갑상샘에 기저치(TSH 투여 전)에 비하여 섭취율이 50 % 이상 증가된다. TSH 투여 후에도 섭취율의 변화가 없을 경우 갑상샘 실질세포의 파괴로 야기되는 원발성 갑상샘기능 저하증을 의심할 수 있다.

8 갑상샘 스캔(Thyroid scan)

1) 검사목적

Blood pool 분포의 static 영상은 cystic과 solid mass를 감별할 수 있으며 초기 static 영상에서 침샘과 갑상샘 사이의 섭취율비의 상대적 측정은 물론 침샘과 비교해서 갑상샘의 크기를 측정할 수 있다.

Thyroid scanning을 함으로써

① 갑상샘결절(Thyroid nodules)의 평가

② 갑상샘중독증(Thyrotoxicosis)의 원인 진단

③ 갑상샘종(Goiter)의 평가

④ 이소성 갑상샘(Ectopic thyroid)의 평가

⑤ 갑상샘암(Thyroid cancer)의 평가 등을 할 수 있다.

2) 전처치

$^{99m}TcO_4^-$를 사용할 경우 전처치는 없다. 방사성옥소를 이용할 경우 1주일 전부터 옥소섭취와 조영제를 이용한 검사를 금지한다.

3) 방사성의약품

갑상샘 스캔에 사용되는 방사성의약품은 ^{131}I, ^{123}I 등의 방사성옥소와 $^{99m}TcO_4^-$이 주로 이용되며 생리학적으로 방사선옥소의 사용이 가장 바람직하지만 반감기가 길고 γ선 에너지가 높기 때문에 $^{99m}TcO_4^-$이 주로 많이 사용되고 있다. ^{131}I은 갑상샘 내에 능동적으로 섭취되어 갑상샘 호르몬의 합성에 이용되기 때문에 갑상샘의 기능상태를 동시에 분석할 수 있는 장점이 있으나 반감기가 길고 β^-선을 방출하고 364 keV의 비교적 고에너지의 γ선을 방출하기 때문에 카메라를 이용한 일상적인 갑상샘 스캔에는 부적당하다.

표 1-10. T_3-억제시험에 이용되는 방사성의약품

방사성 의약품	사용량	투여방법	집적기전
$^{99m}TcO_4^-$	185~370 MBq (2~10 mCi)	정맥 주사	능동이동
^{123}I	4~15 MBq (200~400 μCi)	경구 투여	
^{131}I	1.85~3.70 MBq (50~100 μCi)		

^{131}I의 경우 환자에게 1.85~3.7 MBq(50~100 μCi)을 경구 투여한 후 24시간에 scanning을 하며 비교적 환자의 피폭선량이 비교적 많은 편이다. ^{123}I은 반감기가 13시간, γ선 에너지가 159 keV로 갑상샘 스캔에 가장 이상적인 물리적 특성을 가지고 있으나 cyclotron에서 생성되는 방사성의약품으로 공급에 제한을 받는다. 보통 4~15 MBq (200~400 μCi)를 경구 투여하고 16~24시간 후에 스캔한다. $^{99m}TcO_4^-$은 갑상샘에서 옥소와 같은 기전으로 포획되지만 유기화(Organify)되지는 않는다. 185~370 MBq(5~10 mCi)을 정맥주사하고 10~20분 이내에 스캔이 가능하므로 검사시간이 짧고 상대적으로 해상력이 우수하여 갑상샘 스캔에 가장 많이 사용된다.

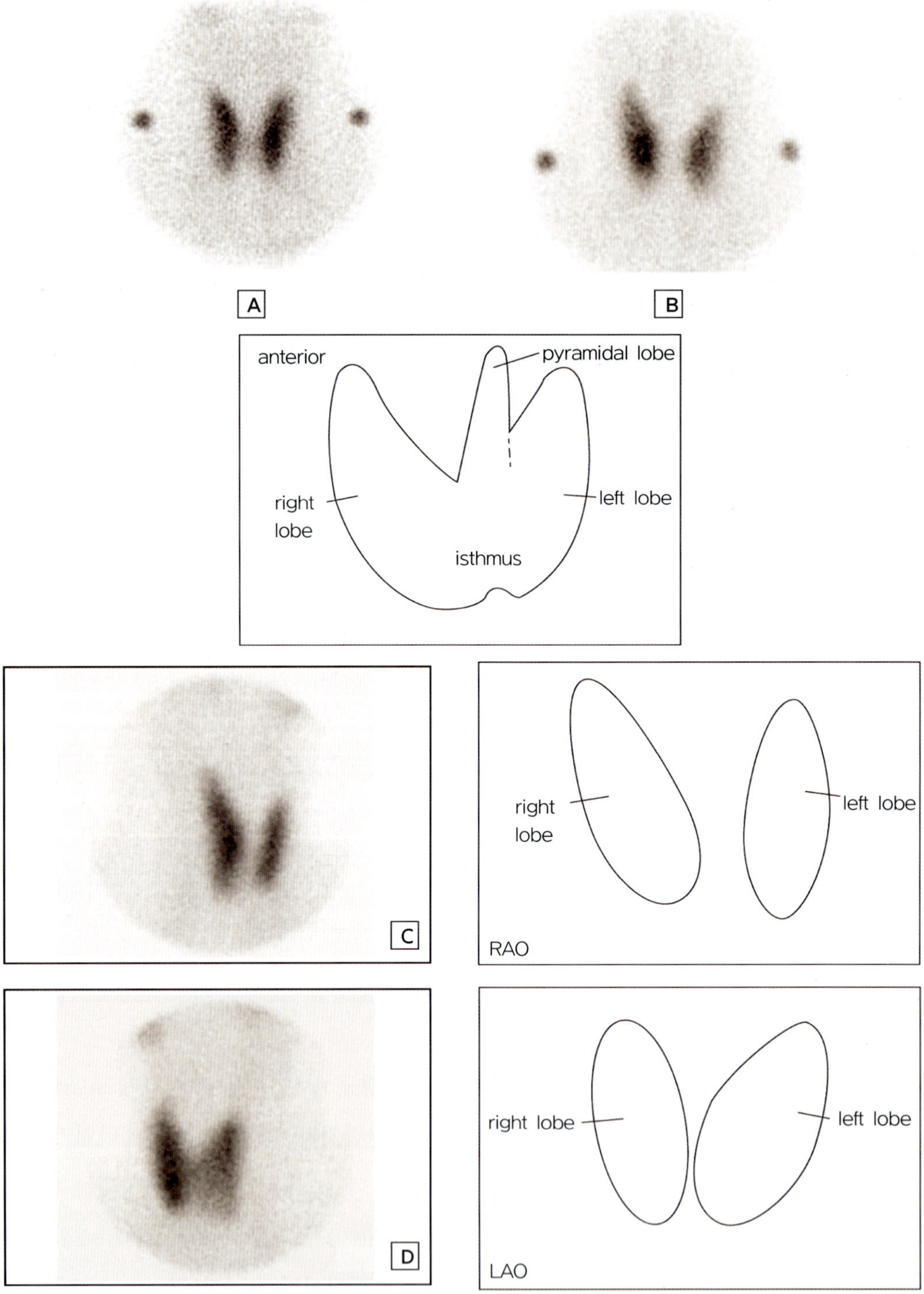

그림 1-5. $^{99m}TcO_4^-$를 이용한 thyroid scan (정상)

A, B. anterior view, C. RAO view, D. LAO view

4) 검사방법

갑상샘 스캔에서 ^{131}I을 사용하는 경우 1.85~3.7 MBq(50~100 μCi)를 경구 투여한 후 24시간 후에, $^{99m}TcO_4^-$을 사용한 경우 185~370 MBq(5~10 mCi)를 정맥주사하고 10~20분 후에 스캔을 시행한다.

사용하는 장치는 pinhole collimator를 장착한 gamma camera가 주로 사용된다. $^{99m}TcO_4^-$을 사용한 경우에는 영상기록 전 물을 먹여, 환자의 구강내 또는 침을 삼킨 후 식도 방사능이 나타나지 않도록 한다. Gamma camera는 좋은 영상을 만들어 주고 스캔에 소요되는 시간도 짧다. 그러나 pinhole collimator를 사용하기 때문에 갑상샘의 거리에 따라 갑상샘 영상의 크기가 변하므로 크기 판정에 어려움이 있다. 따라서 영상과 실제 갑상샘과의 크기의 비를 알 수 있도록 약 10 cm 너비의 표준거리를 갖는 두 점선원을 만든 다음 촬영 직후 갑상샘 위에 올려놓고 영상에 중복 투영시켜 촬영하면 크기를 짐작할 수 있는 영상을 얻을 수 있다.

Anterior 영상은 일정한 목표계수를 정해놓는 계수설정법(Preset count)에 의해 각각 5~10만 계수를 얻는다. oblique 영상은 anterior 영상에서 나타나지 않는 측면과 후면에 놓여있는 결절을 구분하는데 필수적이다. LAO와 RAO는 anterior 영상기록에 소요된 시간을 설정하여 영상을 얻는 시간설정법(Preset time)을 이용한다. 필요에 따라 갑상샘 혈류영상을 기록하여 동적인 영상진단이 시행된다. 이때 $^{99m}TcO_4^-$ 370~740 MBq(10~20 mCi)를 순간 주사하여 평행다공형 collimator로 영상을 기록하며 촬영범위(FOV)는 침샘에서 복장뼈(흉골) 상부까지 포함한다.

^{123}I을 사용할 경우 14.8 MBq(400 μCi)를 경구로 투여하고 6시간 후 중 에너지 고분해능의 평행다공형 collimator를 이용하여 영상을 기록하며 필요에 따라 20~24시간 후에 영상을 다시 기록한다. ^{131}I을 사용할 경우에는 3.7 MBq(100 μCi)를 경구로 투여하고 20~24시간 후에 고에너지용 collimator를 이용하여 환자를 바로 누운 자세(Supine)로 영상을 기록한다. 필요에 따라 1.5~2.0배의 확대영상으로 기록한다.

장기의 위치를 확인하기 위하여 suprasternal, cricoid cartilage, chin 그리고 골반의 경우 hip 부위에 ^{57}Co 또는 ^{99m}Tc 점선원을 이용하여 marking을 한다. Whole body scan이 요구되는 경우 방사성의약품을 투입하고 24시간 후에 10~15 cm/min의 속도로 anterior와 posterior view로 영상을 기록한다.

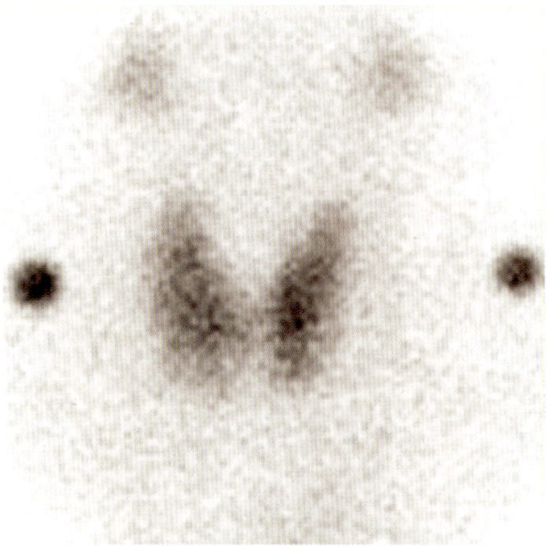

그림 1-6. 정상인의 갑상샘 영상

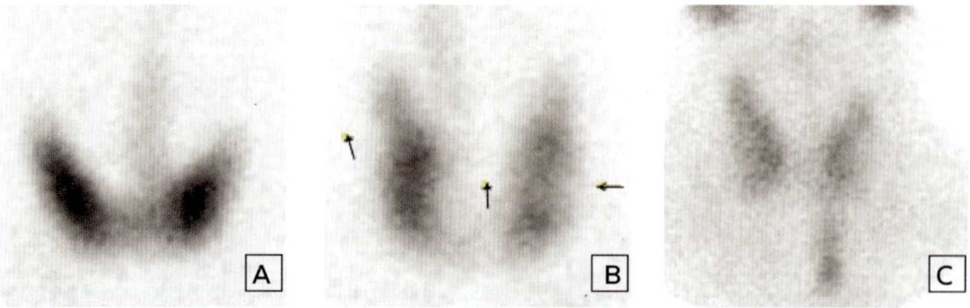

그림 1-7. 변형된 갑상샘(정상)

A. pyramidallobe가 보이는 영상
B. 화살표시 변형된 것처럼 보이나 정상임
C. Thyroid의 extension으로 나타난 방사능(이 경우 식도방사능과 구분하기 위해 환자에게 물을 먹게 한 후 재검사함)

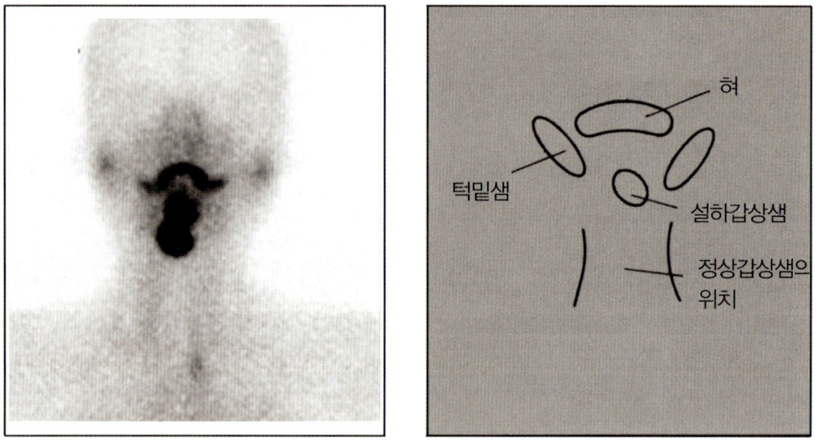

그림 1-8. $^{99m}TcO_4^-$를 이용한 설하 갑상샘(Sublingual thyroid)의 anterior view. 갑상샘에서는 방사능 집적이 없지만 혀(Tongue)의 아래 부위에서 방사능 집적이 나타나 있다(갑상샘 기능 저하증 환자임).

5) 임상증례

(1) 정상 갑상샘 영상

정상 갑상샘은 왼오른 엽(Lobe)에 균등하게 방사능이 섭취되며 정상 무게는 15~25 g이다. 각엽은 약 2×5 cm 정도이고 각 엽의 크기가 비대칭인 것이 일반적이다. 각 엽은 갑상샘 잘룩부(Thyroid isthmus)에 의해서 연결되어 있으며 어떤 경우에는 이 지역에 방사능이 집적되지 않는다. $^{99m}TcO_4^-$을 이용한 갑상샘 검사에서 가장 흔한 아티팩트는 침샘에 의해서 분비된 방사능을 삼킬 때 식도 상부에 방사능이 남게 되어 열소(Hot)로 나타나는 경우가 있다. 따라서 검사 중에는 환자는 침을 삼키지 않도록 해야 한다.

(2) 비정상적인 갑상샘 영상

비정상적인 갑상샘 영상 중 sublingual thyroid와 골반에서의 struma ovary 또는 mediastinum의 substernal goiter 등이 나타나는 경우도 있다. 이것을 이소성 갑상샘(Ectopic thyroid)이라 하며, 이와 같은 경우는 ^{123}I이나 ^{131}I을 이용하는 것이 편리하다. 가끔 chest X-ray 영상에서 중격(Mediastinam) 앞쪽에서 미상의 mass가 관찰되는데 이때 ^{131}I을 통해 substernal thyroid로 진단되는 경우가 있다.

흉부 내의 갑상샘 조직은 중년여성에게서 가장 흔히 볼 수 있으나 성별이나 나이에 관계없이 나타난다. 흉부 내의 갑상샘 조직은 neck에서와 같이 ^{131}I의 높은 집적이 나타나지 않으며 전혀 기능이 없는 것도 있다.

난소 갑상샘종(Struma ovary)과 같은 이상기능을 가진 갑상샘 조직이 드물게 난소 기형종(Teratomas)에서 나타나기도 한다. 이것은 가끔 기능항진을 나타내어 갑상샘 기능 항진증의 증상을 유발하기도 한다.

이소성 갑상샘조직은 옥소가 집적되어 유기화 기능이 있기 때문에 설하 갑상샘(Sublingual thyroid), 흉골하 갑상샘(Substernal thyroid) 그리고 난소종(Sturuma ovary) 내에 방사성옥소가 집적된다.

임상적으로 고립성 갑상샘 결절(Solitary thyroid nodule)은 갑상샘 질환 중 가장 흔한 것 중의 하나이다.

결절(Nodule)은 보통 방사능 집적 상태에 따라 구분되며 냉결절(Cold nodule)은 방사능집적이 없는 부위를 의미하고 열결절(Hot nodule)은 정상조직에 비해 방사능 집적이 집중적으로 증가된 부위를 의미한다. Hot나 cold 부위가 아니면 주위 조직에 비해 약간의 증가된 방사능 집적 상태를 온결절(Warm nodule)이라고 한다(그림 1-10).

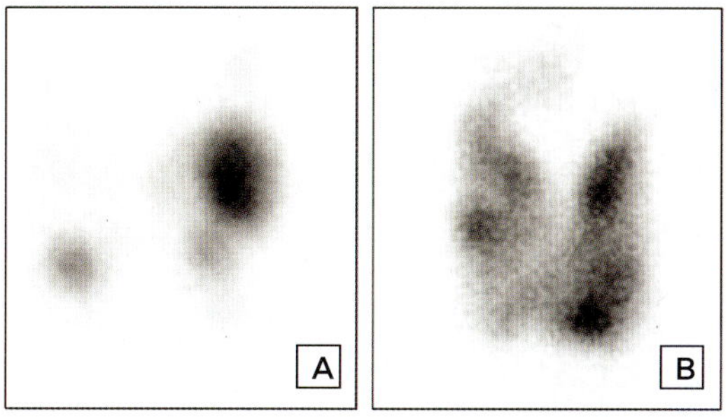

그림 1-9. ^{123}I를 이용한 thyroidscan

A. hot nodule, B. cold, hot nodule

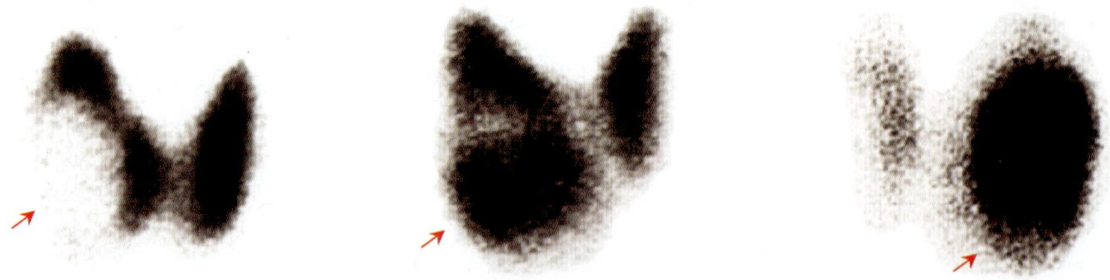

그림 1-10. 갑상샘 내의 결절(nodule)

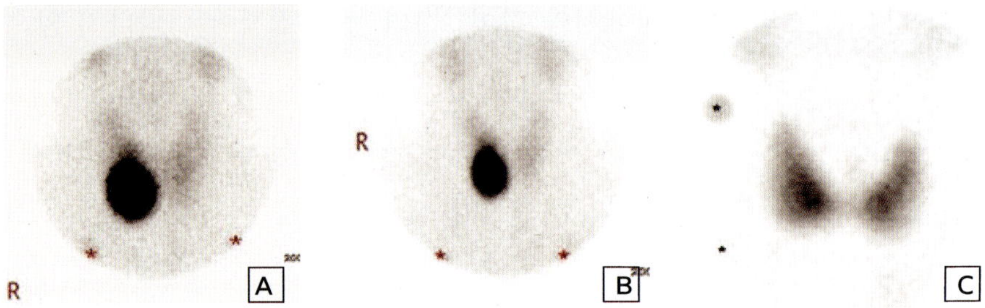

그림 1-11. Autonomous non-toxic nodule
A. 갑상샘의 오른쪽엽에 자율적 기능성 결절
B. T_3-suppression test를 한 영상
C. 6개월 치료 후 영상

① 냉결절(Cold nodule)

Cold nodule의 대부분은 양성이고 약간(12~25 %)은 악성종양이다. 악성인 경우는 젊은 남녀에서 주로 발견되며 머리나 목 부분에 방사선 치료를 받은 사람의 경우에 cold nodule이 악성인 경우는 약 40 % 정도이다. 냉결절의 원인은 낭종의 변성이나 갑상샘염, 섬유화, 석회화, 선종양, 갑상샘종 등에 의해 나타난다.

② 자율기능성 결절(Autonomous Functioning nodule)

기능이 있는 nodule은 악성종양이 아니며 갑상샘중독증(Thyrotoxicosis)의 경우가 많다. 자율기능성 결절의 특징은 자율적으로 갑상샘 호르몬을 생성하며 양성선종(Adenoma)이나 선종양 갑상샘종(Adenomatous goiter)의 경우가 대부분으로 치료법이나 관찰을 위한 진단이 필요하다. 결절로 나타난 경우 이 결절이 기능성 결절인지를 확인하기 위해 몇 가지 방법이 있는데 열결절인 경우 TSH를 주사하여 정상 갑상샘 조직에 방사성옥소가 섭취의 증가가 발생되는지로 판단한다. 결절의 섭취에 변화가 없는 경우 TSH에 결절이 의존하지 않기 때문에 이것을 자율성 결절이라고 진단할 수 있다. 온결절인 경우 T3를 경구 투여 후에는 정상조직에 방사성옥소의 섭취가 감소된다(그림 1-11).

③ 갑상샘중독증(Thyrotoxicosis)의 원인 진단

갑상샘중독증은 다량의 갑상샘 호르몬의 분비로 인해 발생하는 중증의 갑상샘항진증 증상이 나타나는 것으로 표 1-11은 갑상샘중독증(Thyrotoxicosis)의 원인을 영상의 특징과 연결하여 설명한 것이다.

표 1-11. 갑상샘중독증의 원인

원 인	Scan 영상
Diffuse toxic goiter(Graves' disease)	Diffuse, high uptake
급성 Hashimoto씨 질환	Difuse, high uptake
Multinodular goiter의 Graves' disease	Diffuse, irrgular uptake
Mulitipe toxic nodule	Irregular focal uptake
Toxic nodule	정상조직은 억제된 상태에서 집중적인 섭취로 나타난다.

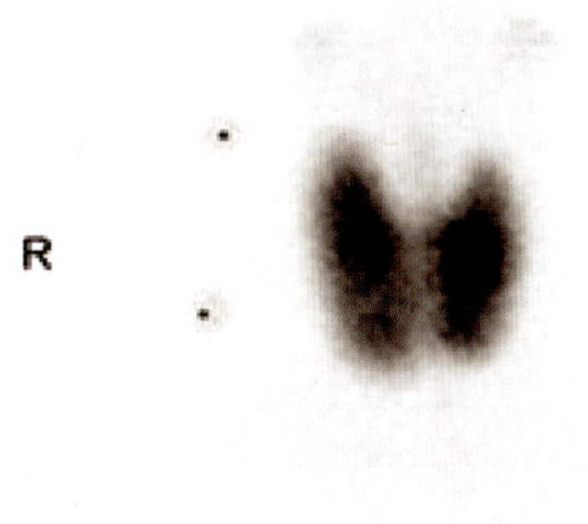

그림 1-12. 방사능 집적이 증가되어 나타난 영상(Graves's disease)

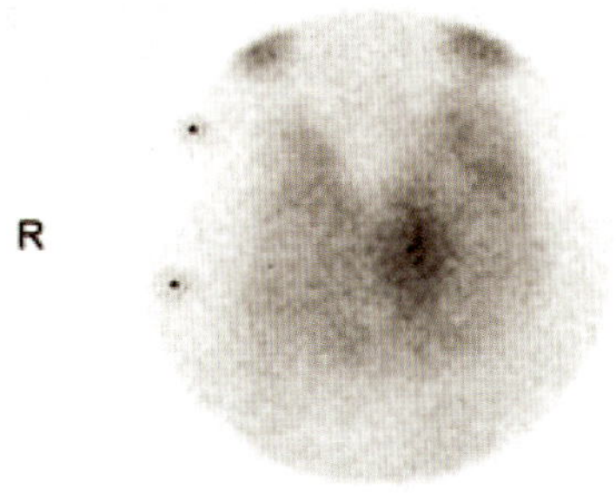

그림 1-13. 기능항진증 영상의 다결절 갑상선종

④ Hyperthyroidism에서 흡수율이 낮은 경우

Thyrotoxicosis에서 방사성 핵종의 집적이 낮은 원인과 기전은 표 1-12와 같다.

표 1-12. Thyrotoxicosis에서 섭취율이 낮은 원인과 그 기전원인

원 인	기 전
아급성갑상샘염	갑상샘 세포의 손상 T_4 분비에 의한 TSH의 suppression
Iodine 섭취와 관련된 Thyrotoxicosis	옥소 함유물 섭취로 인한 iodine pool 내에 iodine이 충만된 관계로 갑상샘 내로 섭취가 되지 않음
갑상샘 호르몬의 과잉 투여	TSH의 suppression

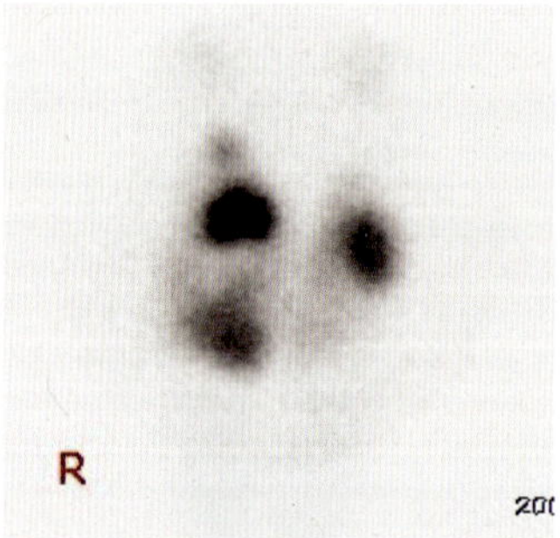

그림 1-14. Multiple toxic nodule
양쪽 toxic nodule이 보임

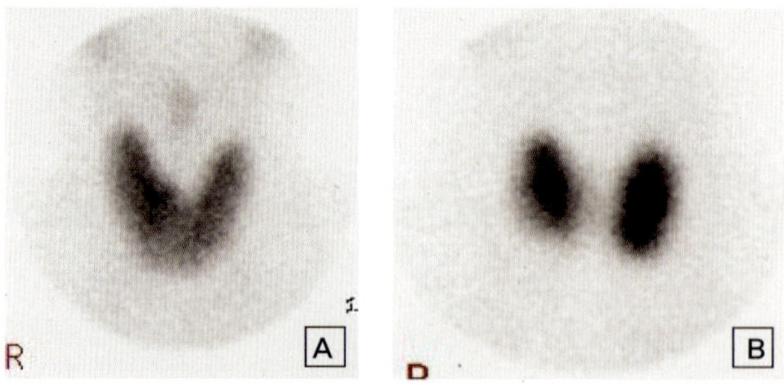

그림 1-15. Hashimoto disease
A. 하시모토 갑상샘염
B. 하시모토 질병

⑤ Thyroid cancer의 평가

갑상샘암 중 여포성암과 유두선암은 전이가 잘되고, 특히 갑상샘 주위의 림프절이나 뼈, 허파(폐)에 전이가 잘된다. 치료방법은 다양하며 갑상샘절제술(Thyroidectamy), 방사성옥소(^{131}I)치료나 levothyroxine을 이용한 thyrogloburin 호르몬억제치료 등의 방법이 이용될 수 있다.

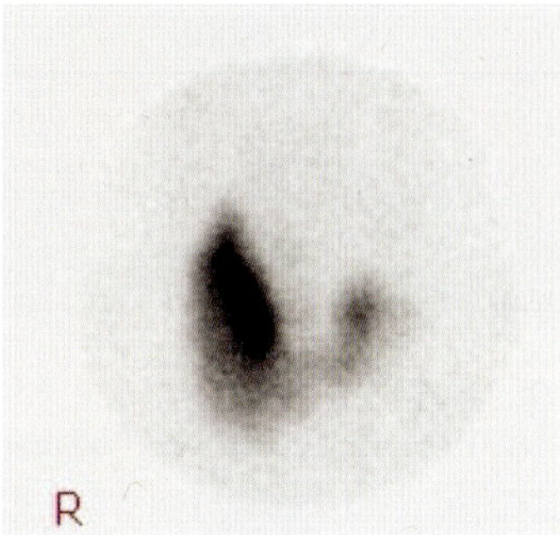

그림 1-16. Thyroid cancer 영상
오른쪽엽은 보이나 왼쪽 엽에 mass로 잘 나타나지 않음

9 옥소 전신검사(^{131}I Whole Body Scan)

1) 검사목적

방사성옥소(^{131}I)를 이용한 whole body scan은 갑상샘 종양에 의해 갑상샘의 일부분 또는 전체를 절제 수술받은 환자에서 잔류하는 정상 갑상샘 조직의 유무와 갑상샘암의 전이유무를 확인한다. 치료목적으로 갑상샘 호르몬제를 투여한 환자의 경우 검사 수주 전부터 투여를 금한다. 예를 들면, T3를 치료목적으로 투여한 환자의 경우에는 검사 2주 전부터 투여 금지해야 한다. 검사는 ^{131}I 111~185 MBq(3~5 mCi)를 경구로 투여하고 48~72시간 후에 anterior와 posterior view로 영상을 각각 기록한다. Scan 속도는 10 cm/min으로 기록한다.

보통 정상인의 경우 침샘, 위, 대장, 방광과 유방에 ^{131}I 섭취가 나타난다.

갑상샘 영상기록을 위해 각 방사성의약품을 투여한 경우 환자의 장기에 대한 방사선 흡수선량은 표 1-13과 같다.

표 1-13. 갑상샘 scan시 장기의 방사선흡수선량(성인 기준)

	^{99m}Tc-pertechnetate	^{123}I-Iodide	^{131}I-Iodide	^{201}Tl-thallous chloride
투여량, MBq(mCi)	185(5)	10.5(0.3)	74(2)	74(2)
흡수선량, rad				
Thyroid gland	0.43	2.1	1,550	1.9
Whole body	0.65	0.008	0.48	0.42
Ovaries	0.19	0.013	0.32	0.88
Testes	0.05	0.006	0.20	4.2

2) 전처치

- 옥소나 갑상선 호르몬 제재의 복용 중단
- T3는 2주, T4는 4주전부터 복용 중단
- 저요오드식
- 주스 1병

3) 방사성의약품

환자 상태에 따라 2~10 mCi 경구 투여하며, 갑상샘암 환자에서는 30~300 mCi를 투여한다.

4) 검사방법

① 기본검사

- 검사 전 배뇨하고 24~72 hr 전신촬영을 시행한다.
  - 10 cm/min Scan Speed
  - Medium Energy Parallel collimator
- 전신 Scan 후 Neck 부위를 추가 촬영한다.
  - 256 × 256 Matrix Size
  - 300 K Count or 600 sec

^{18}F-FDG를 이용한 PET scan방법은 특히, 종양세포성 갑상샘암(Oncocytic thyroid carciroma) 환자와 초기성(Primary tumor stage) 갑상샘암 환자의 경우 중요한 검사방법이다.

5) 임상증례

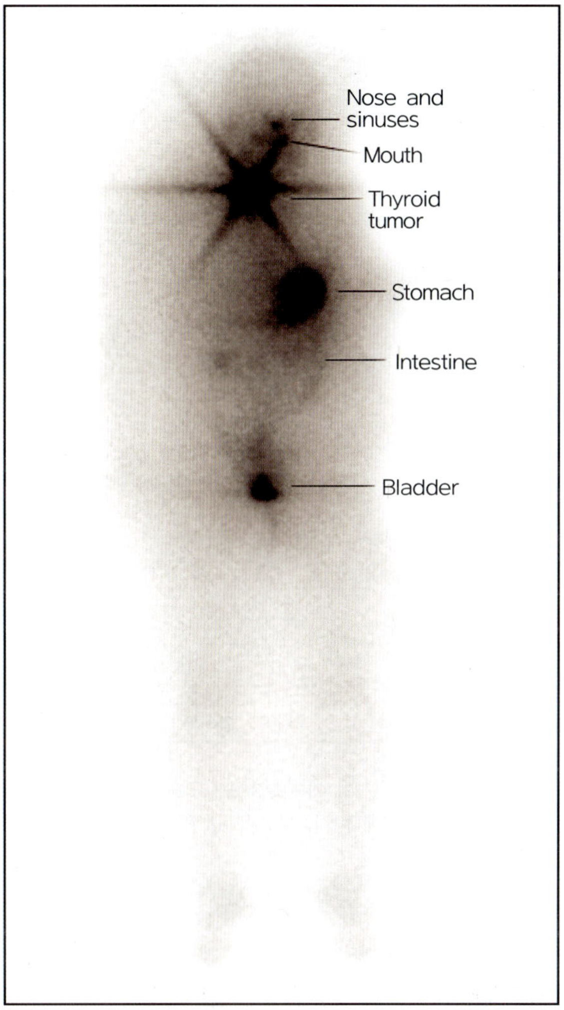

그림 1-17. ^{131}I을 이용한 whole body scan
갑상샘암의 전이(Metastases)를 검사하기 위한 whole body scan

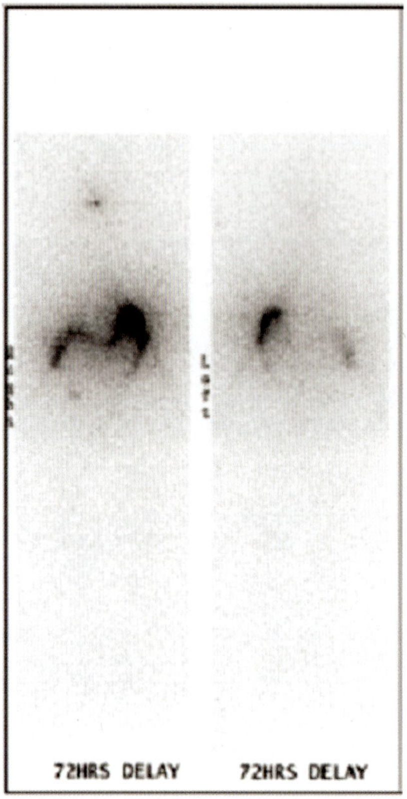

그림 1-18. ^{131}I whole body scan
(정상인으로 대장에 방사능이 잔류해 있음)

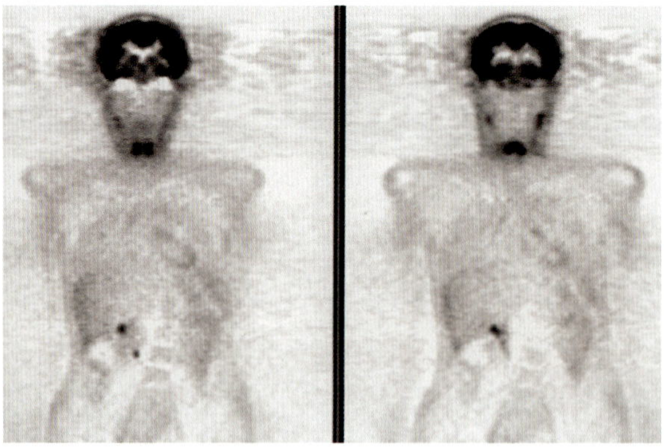

그림 1-19. ^{18}F-FDG thyroid PET영상

Ⅱ. 부갑상샘(Parathyroid)

1 해부생리

정상적인 부갑상샘의 크기는 길이가 3~8 mm, 지름이 2~5 mm, 두께가 1.5 mm로 그 무게는 약 35 mg 정도의 아주 작은 기관으로 갑상샘의 왼오른엽 뒷면에 아래위 각각 2개씩 위치하며 황갈색 소체이다. 부갑상샘 호르몬(PTH)은 아미노산으로 구성된 물질로 혈중의 칼슘 변화에 따라 합성, 분비된다. 혈중의 칼슘농도가 떨어지면 부갑상샘은 호르몬을 분비하여 뼈로부터 칼슘을 이동시키거나 장이나 콩팥으로부터 흡수를 증가시켜 칼슘의 혈중 평형을 유지시킨다.

2 부갑상샘 스캔(Parathyroid scan)

1) 검사목적

정상 부갑상샘은 그 크기가 작으나 부갑상샘암(Parathyroid adenoma)이나 부갑상샘 과형성(Hyperplastic parathyroid) 그리고 갑상샘 기능항진증과 같은 이상이 생기면 그 크기가 커져 체내 무기질 대사에 이상을 초래한다.

2) 방사성의약품

표 1-14. 부갑상샘 검사에 이용되는 방사성의약품

방사성 의약품	사용량	투여방법	집적기전
^{201}TI-chloride / $^{99m}TcO_4^-$	74~111 MBq(2~3 mCi) / 185~370 MBq(5~10 mCi)	정맥 주사	능동이동
^{99m}Tc-sestaMIBI ^{99m}Tc-tetrofosmin	740~925 MBq (20~25 mCi)	정맥 주사	

^{201}TI-chloride는 아직 그 집적 기전은 밝혀지지 않았지만 갑상샘 및 부갑상샘에 집적되며, $^{99m}TcO_4^-$는 그 특성상 갑상샘에만 집적된다. 이 특성을 이용하여 각각의 영상을 비교하거나 컴퓨터에 입력시켜 ^{201}TI영상에서 $^{99m}TcO_4^-$의 갑상샘영상만을 소거(Subtraction)하여 줌으로써 부갑상샘

만의 소거영상(Subtraction image)을 얻을 수 있다.

방사성의약품은 ^{201}TI-chloride 74~111 MBq(2~3 mCi)와 $^{99m}TcO_4^-$ 185~370 MBq(5~10 mCi)를 정맥 주사하여 핀홀 콜리메터나 집속형 콜리메터로 얻은 각 영상을 비교한다. 이 검사는 이중 선원법(dual isotope method)에 의해 시행되므로 각 선원의 영상은 선원의 에너지(^{99m}Tc: 140 keV, 201TI: 80 keV)에 photo peak 설정이 잘 이루어져야 정확한 영상을 얻을 수 있으므로 주의를 요한다. ^{99m}Tc-sestaMIBI는 심근관류를 평가하는데 사용되는 방사성의약품으로 세포내 미토콘드리아에 섭취된다. ^{99m}Tc-sestaMIBI를 정맥주사한 후 갑상샘과 부갑상샘에 최대로 섭취되는 시간은 주사 후 4~5분이다. 갑상샘에서 최대방사능섭취를 보인 후 섭취가 점차 감소하나 부갑상샘에서는 섭취가 계속된다. ^{99m}Tc-sestaMIBI는 갑상샘이나 부갑상샘종(Adenoma)에 빠른 시간 내(5분 이내) 집적되나 정상적인 갑상샘 조직과는 다르게 부갑상샘종(Adenoma)에서의 sestaMIBI의 배설은 늦은 편으로(2~3시간 이상) 지연영상에서 높은 대조도의 영상을 획득할 수 있다.

3) 검사방법

(1) 이중선원법

① Pinhole collimator를 부착한 카메라 아래 환자를 편안한 자세로 바로 누운 자세(Supine)를 취하게 하고 머리를 고정한다.

② ^{201}Tl-chloride 74~111 MBq(2~3 mCi)를 정맥 내에 주사한다.

③ 주사 후 5분에 중격(Mediastinam) 상부를 중심으로 pinhole collimator로 영상을 기록하고 갑상샘과 심중격 사이에서 방사성의약품의 집적유무를 확인한다.

④ 주사 후 15분에 thyroid를 중심으로 thyroid 전체가 잘 나타나도록 영상을 기록한다.

⑤ 15분 ^{201}Tl-chloride 영상기록이 끝나면 $^{99m}TcO_4^-$를 185~370 MBq(5~10 mCi) 정맥 내로 주사한다.

⑥ 5분 후 계수를 측정하기 시작하여 ^{201}Tl 15분 영상을 기록할 때와 동일한 계수만큼 영상을 기록한다.

⑦ ^{201}Tl-chloride 영상과 $^{99m}TcO_4^-$ 영상 모두 컴퓨터로 기록한 다음 동일한 계수만큼 제거하면 갑상샘 영상만 제거된다.

이와 같은 $^{201}Tl-^{99m}TcO_4^-$ subtraction 영상을 기록할 때 환자가 절대 움직이지 않아야 한다.

(2) 단일선원법

^{99m}Tc-sestaMIBI는 ^{201}Tl 심근영상을 위한 방사성의약품을 대신하며 1989년에 소개된 후

$^{99m}TcO_4^-$ 영상소거방법을 이용한 부갑상샘 영상기록에 사용되고 있다.

^{99m}Tc-sestaMIBI는 종양에 잘 집적된다. 특히, 부갑상샘종(Parathyroid adenoma)에 집적이 잘 되며 배설이 정상조직에서보다 늦기 때문에 주입 후 2시간 지연상(Delay image)에서 부갑상샘종이 잘 나타난다. ^{99m}Tc-sestaMIBI를 이용한 부갑상샘 영상 기록방법은 다음과 같다.

① LEAP, Pinhole collimator를 이용하여 환자의 목(Neck) 표면으로부터 10 cm 정도 거리에서 영상을 기록한다. 이때 FOV 내에 갑상샘과 상부 복장뼈(흉골)를 포함시킨다. 만약 동적인 영상을 기록하기 위해서는 1 frame/min으로 10 frame의 영상을 128 × 128 matrix로 기록하고 10분에 정적인 영상을 기록한다.

② ^{99m}Tc-sestaMIBI 740~925 MBq(20~25 mCi)을 주정백 내로 주입하고 1 frame/min으로 20 frame을 128 × 128 matrix로 dynamic 영상을 기록하고 5분에 정적인 영상을 기록한다.

③ 저에너지 고분해능 collimator로 교체하고 FOV 내에 갑상샘을 포함하고 흉부에 대한영상을 기록한다. 1.2~1.5배로 확대시킨 상태로 10분 영상을 128 ×128 matrix로 기록한다.

④ 필요에 따라 2~2.5배의 확대영상을 10분에 침샘이 잘 나타나도록 경부의 영상을 기록한다.

⑤ SPECT를 이용한 흉부와 경부 scan시에는 360° 회전하여 60~64면(View)의 영상을 128 × 128 matrix로 30~40초/view로 기록한다(Single head). 2개 또는 3개의 검출기(dual 또는 triple head system)로는 20초/view로 기록한다.

4) 임상증례

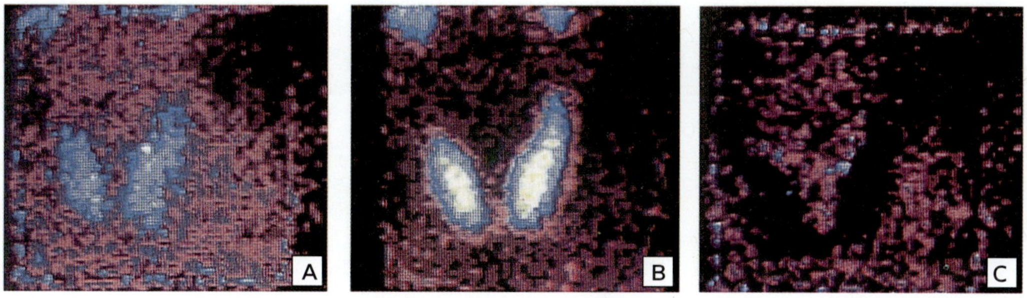

그림 1-20. 부갑상샘선종의 영상소거영상
^{201}Tl영상(A)과 ^{99m}Tc영상(B), ^{201}Tl-^{99m}Tc영상소거영상(C)

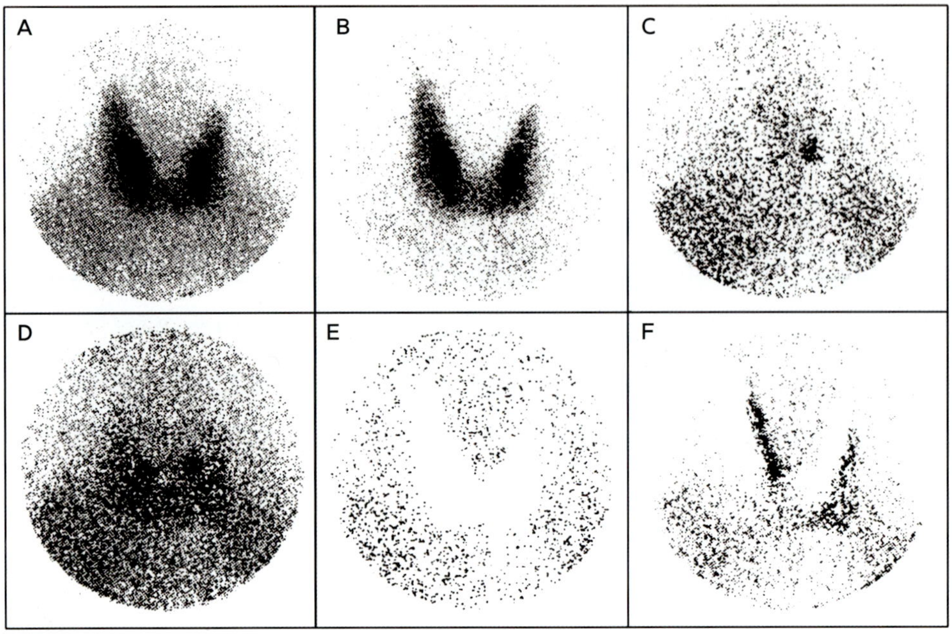

그림 1-21. 부갑상샘 영상

A. ^{201}T1영상　B. $^{99m}TcO_4^-$ 영상
C~F. 소거 영상　C. 정확한 소거영상
D. 소거가 불완전한 영상　E. 소거과도 영상
F. 2개의 방사성의약품을 이용한 영상의 잘못된 배열에 의한 소거 후의 영상

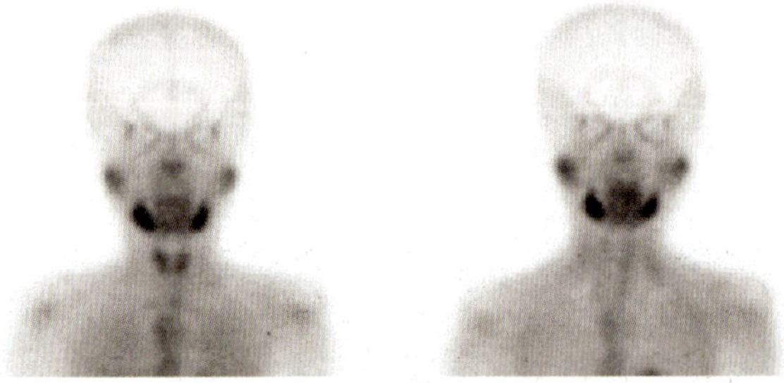

A. 10분 영상　B. 2시간 영상

그림 1-22. ^{99m}Tc-sestaMIBI 부갑상샘 영상(정상)

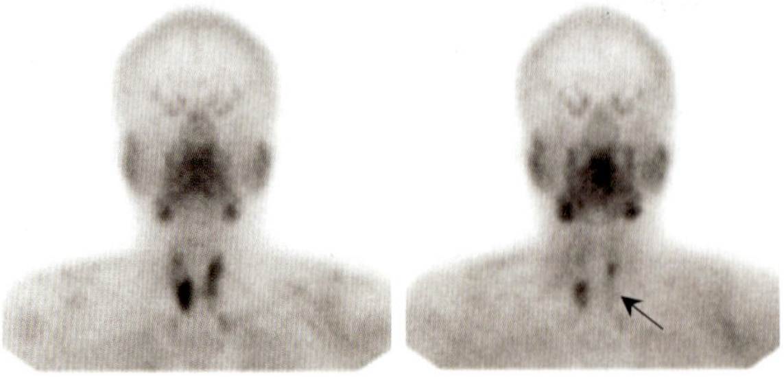

A. 10분 영상　B. 2시간 영상

그림 1-22. ^{99m}Tc-sestaMIBI 부갑상샘 선종 영상(화살표시)

Ⅲ. 부신(Adrenal gland)

1 해부생리

부신(adrenal gland)은 양측 콩팥의 위를 덮고 있는 한 쌍의 기관으로 피질과 수질로 구성된다. 부신피질과 수질의 기능적 차이는 발생과정의 기원에서 오는 차이와 관련이 있다.

부신겉질(adrenal cortex)은 코르티코스테로이드(corticosteroid) 또는 코르티코이드(corticoid)라 하는 스테로이드호르몬을 분비한다. 코르티코스테로이드에는 ① Na^+과 K^+ 평형을 조절하는 염류코르티코이드(mineralocorticoid), ② 포도당과 다른 유기분자의 대사를 조절하는 당류코르티코이드(glucocorticoid), ③ 성스테로이드(sex steroid: dxhydroepiandrosterone, DHEA) 등이 있다. 이 호르몬은 피질의 다른 구역에서 분비된다. 알도스테론(aldosterone)은 가장 강력한 염유코르티코이드이다. 염류코르티코이드는 사구대에서 생성되고, 콩팥을 자극하여 NaCl과 물을 보유하도록 하며 K^+은 오줌으로 배설된다. 이 작용은 혈액의 용량과 압력을 증가시키고 혈액의 전해질 평형을 조절하는 데 도움을 준다.

부신속질(adrenal medulla)은 에피네프린(epinephrine)과 노르에피네프린(norepinephrine)을 약 4 : 1의 비율로 분비한다. 이 카테콜아민 호르몬의 효과는 교감신경계의 자극에 의해 일어나는 효과와 매우 유사하다. 이 호르몬은 심장박동 증가, 관상혈관 확장, 호흡수 증가, 대사율 증가, 정신적 민첩함 등을 도모한다. 부신속질은 신경절전 교감신경 축삭(preganglionic symphthetic axon)에 의해 자극을 받고 교감신경계가 격투-도주 반응 중 활성화될 때마다 호르몬을 분비한다. 이러한 교감신경-부신작용의 효과는 에피네프린과 노르에피네프린의 대사작용에 의해 일어나는데, 즉 글리코겐 분해에 의한 혈액 포도당량 증가와 지방분해에 의한 혈액 지방산 증가 등을 일으킨다.

2 부신속질 스캔(Medullary scan)

1) 검사목적

^{131}I–MIBG(Metaiodobenzylguanidine)는 갈색세포종(Pheochromocytoma)에 높은 감수성을 나타내며 신경아세포종(Neuroblastoma), 속질성 갑상샘암(Medullary thyroid cancer), 부신경절(Paraganglioma) 그리고 악성종양 등에 이용된다.

2) 전처치

검사전 lugol액 검사 2일 전부터 검사 종료 후 1~2주 동안 투여하며 갑상샘을 차단한다.

3) 방사성의약품

표 1-15. 부신속질 검사에 이용되는 방사성의약품

방사성 의약품	사용량	투여방법	집적기전
^{131}I–MIBG	18.5~37 MBq (500~1,000 μCi)	정맥 주사	능동이동
^{123}I–MIBG	370 MBq (10 mCi)		

MIBG섭취율에 영향을 미치는 요인은 표 1-16과 같다.

표 1-16. MIBG 섭취율에 영향을 미치는 요인

MIBG 섭취를 감소시키는 요인	
심혈관의 감수성을 저하시키는 인자	labetabol reserpin calcium channel 차단제
항우울제(Antidepressant)	amitriptyline imipramine doxepine
기타	cocain

4) 검사방법

(1) ^{131}I MIBG를 이용한 검사방법

① 비교적 넓은 유효시야(FOV)를 이용하여 18.5~37 MBq(500~1,000 μCi)를 정맥 내에 서서히 5분 이상 주사(혈압상승 우려)하고 24~72시간 후에 영상을 기록한다.

② Spot 영상을 기록하기 위하여 1,000 kct 또는 20분간 영상을 기록한다(256 × 256 matrix).

(2) ^{123}I MIBG를 이용한 검사방법

① 370 MBq(10 mCi)를 정맥 내에 주사하고 24시간 후 큰 유효시야의 dual head camera를 이용하여 anterior와 posterior view를 5 cm/min의 속도로 whole body scan 한다.

② Single head system으로 SPECT 영상을 기록할 경우 64 × 64 matrix로 360도 회전하여 영상을 기록하며 40 sec/view로 60개의 view로 기록하거나 20 sec/view로 120개의 view의 영상을 기록한다. FOV는 50~60 cm로 한다.

③ Dual 또는 triple head system의 경우 64 × 64 matrix로 360도 회전하여 15~20 sec/view로 120개의 영상을 기록한다.

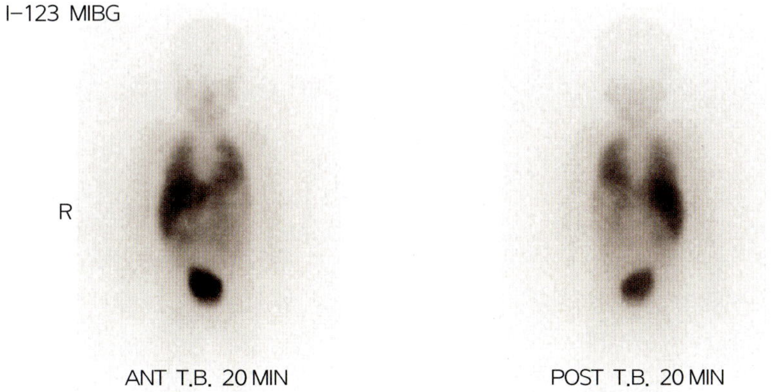

Whole body scan (20분)

그림 1-23. ^{123}I-MIBG 부신속질 scan 영상 (계속)
A. 평면 영상

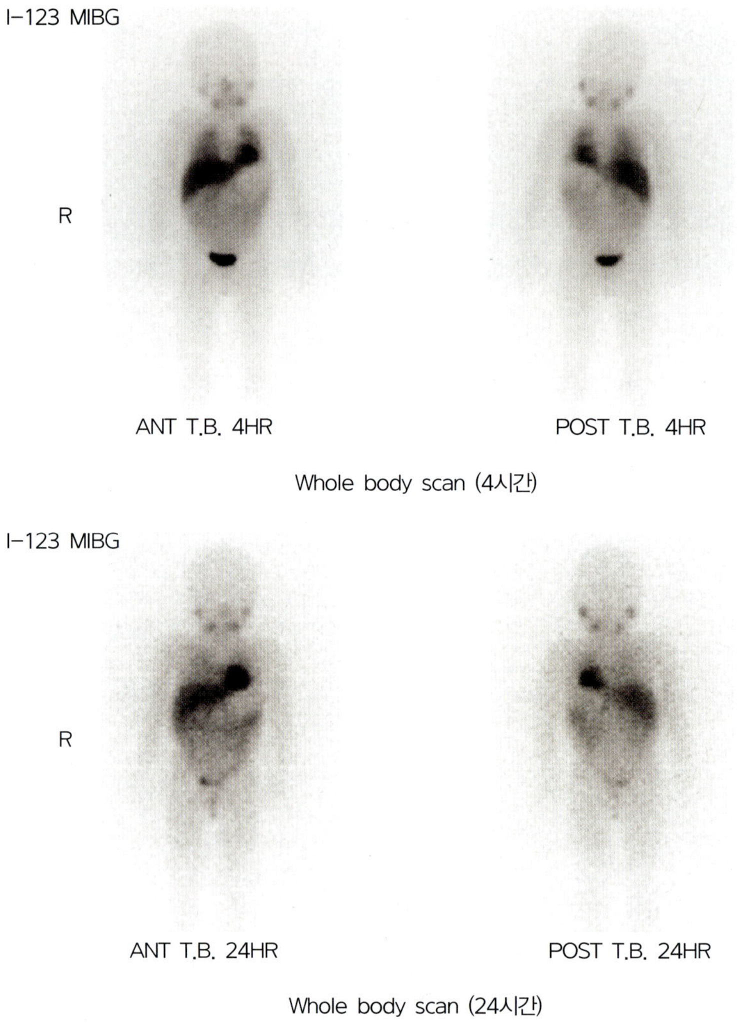

그림 1-23. ^{123}I-MIBG 부신속질 scan 영상 (계속)
A. 평면 영상

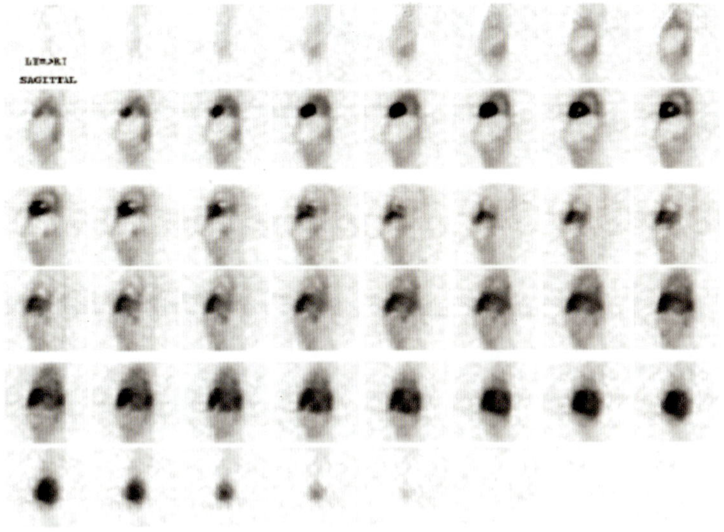

Sagittal section

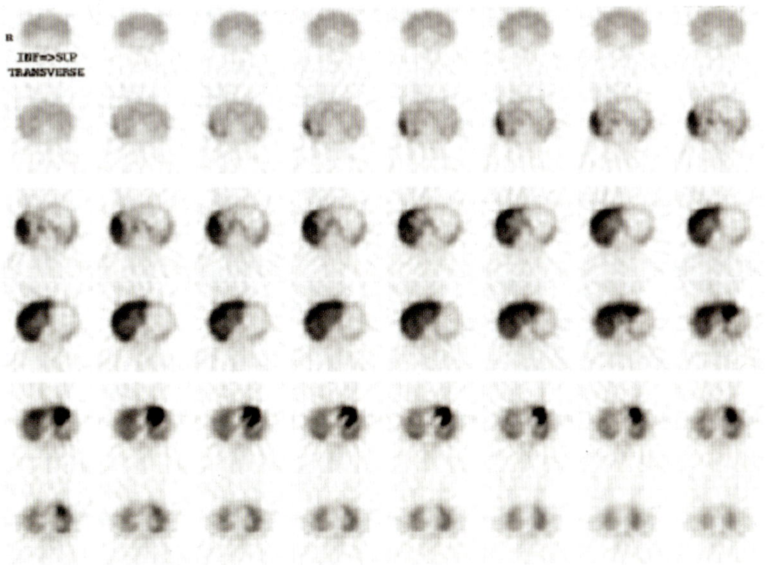

Transverse section

B

그림 1-23. ^{123}I-MIBG 부신속질 SPECT 영상 (계속)
B. 단면 영상

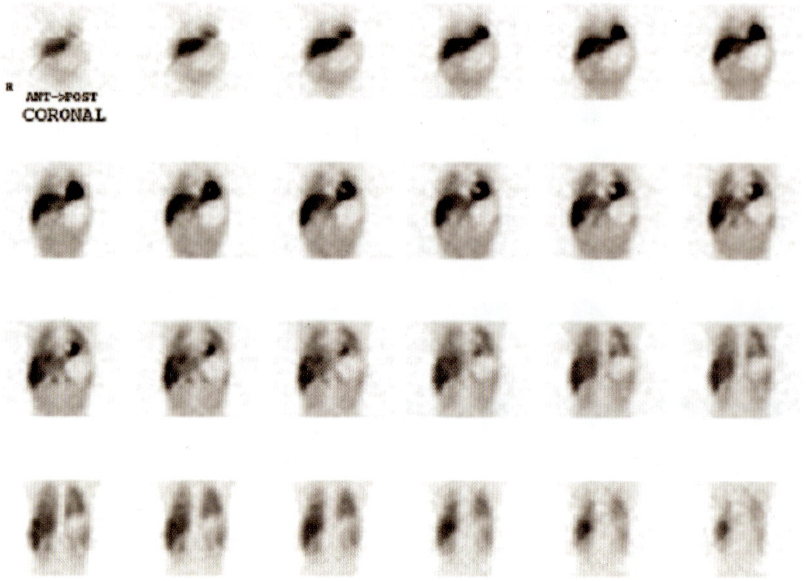

그림 1-23. ^{123}I-MIBG 부신속질 SPECT 영상
B. 단면 영상

MIBG는 정상적인 경우에도 심장, 간, 지라(비장), 침샘, 갑상샘 그리고 가끔 대장에서 나타나며 정상적인 부신에서는 ^{131}I-MIBG로 잘 나타나지 않으며 특히 크롬친화성종양이 양성으로 나타난다. 부신의 위치를 확인하기 위해서 작은 양의 ^{99m}Tc-DTPA나 ^{99m}Tc- DMSA를 주입하여 콩팥을 영상화 한다.

3 부신겉질 스캔(Adrenal cortical scan)

1) 검사목적

^{131}I-NP-59(^{131}I-6-β-iodomethylnorcholesterol)는 부신겉질과 난소종양(Ovarian tumor)에 집적된다. 체내에 주입 후 NP-59는 저농도의 지질단백(lipoprotein)에 흡수되며 이것은 부신겉질에 의하여 추출된다.

2) 전처치

검사전 lugol액을 투여하며 갑상샘을 차단한다.

주의사항

① 경구피임약이나 염분의 과잉섭취, adrenocorticoid 등과 같은 물질들은 NP-59 섭취에 영향을 받는다.

② NP-59 주입 전 1~2일간, 그리고 주입 후에도 7~10일간 potassium iodide(Lugol액) 10방울을 투여하여 갑상샘을 차폐한다.

표 1-17은 ^{131}I-NP-59가 부신겉질 섭취에 영향을 미치는 요인들이다.

표 1-17. ^{131}I-NP-59가 부신겉질에 영향을 미치는 요인

섭취율을 감소시키는 요인	섭취율을 증가시키는 요인
glucocorticoids	대사억제인자(예: metyrapone)
dexamethasone	외인성 부신겉질 자극호르몬
대사억제인자(예: aminoglutethimide)	이뇨제
항고혈압인자	경구피임약
길항물질	혈중 cholesterol치를 낮게 하는 물질
염분의 과잉섭취	
cholesterol 과잉혈증	

3) 방사성의약품

표 1-18. 부신겉질 검사에 이용되는 방사성의약품

방사성 의약품	사용량	투여방법	집적기전
^{131}I-NP-59	18.5~74 MBq (0.5~2 mCi)	정맥 주사	능동이동

4) 검사방법

① 방사성의약품을 18.5~74 MBq(0.5~2 mCi) 서서히 정맥내 주입 후 3일, 5일, 7일에 복부 posterior view 영상을 기록한다(256 × 256 matrix). 정상인 경우 간, 쓸개, 대장에서 방사능 집적이 보이고 Posterior view에서 오른쪽부신이 왼쪽보다 높게 나타난다(그림 1-24).

② 섭취율을 측정은 다음과 같다.
방사성의약품 주입량과 시간을 기록한 다음 left와 right lateral view에서 각각 10분간 256 × 256

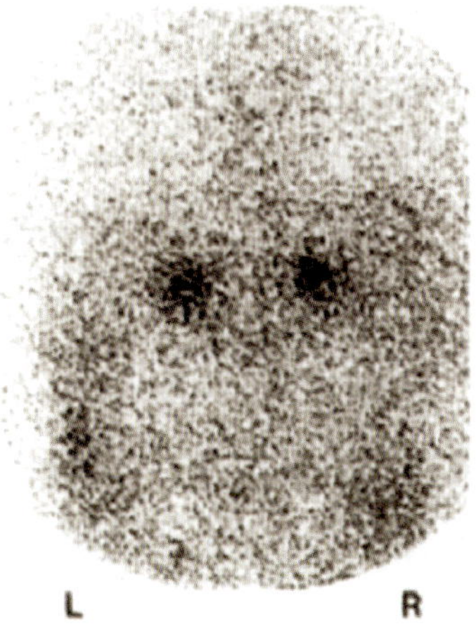

그림 1-24. ^{131}I-NP-59를 이용한 부신겉질 영상

matrix로 기록한다. 1.85 MBq(50 μCi)의 방사성의약품을 2~ 3 ml의 물과 혼합하여 표준용액으로 이용한다. 이것을 collimator의 표면에 놓고 5분간 256 × 256 matrix로 검출한다. 표준용액의 검출은 환자 검출 후 즉시 시행한다.

섭취율은(왼쪽 부신의 경우) 다음에 의하여 산출한다.

$$\text{섭취율}(\%) = \frac{\text{왼쪽 부신에서의 계수}}{\text{주입한 방사성의약품의 총 계수}} \times 100$$

4 ^{111}In-Octreotide Scan

1) 검사목적

신경 내분비 및 비신경 내분비 종양이 의심되는 환자들의 전이성 여부를 확인하고 진단한다(소마토스타틴 수용체를 가지고 있는 원발성 및 전이성 신경내분비종양의 위치 진단).

2) 전처치

- ^{111}In-Pentetreotide(팬테트레오티드, DTPA-D-Phe-Octreotide) 투여전 24 hr 동안 Octeoride 투여중지
- 복부가 관심영역일 때 검사 전날 저녁에 완하제(Laxative) 투여 고려할 수 있다(단 설사가 심한 환자의 경우 완하제 투여하지 말 것).
- TPN(total parenteral nutrition) 혼합물과 함께 투여하거나 TPN 정맥투여 라인으로 주사하면 안된다.
- 고용량의 인슐린을 투여받는 당뇨병 환자에 ^{111}In-Pentetreotide 투여는 일시적인 루카곤의 분비 저하로 저혈당이 나타날 수 있다.
- ^{111}In-Pentetreotide는 신장을 통해 배설되므로 신부전 환자에는 신중히 투여한다.
- 드물게 어지러움, 발열, 홍조, 두통, 고혈압, 간효소의 변화, 관절통, 구역, 발한, 허약감이 일시적으로 나타날 수 있으며, 서맥이나 헤마토크리트와 헤모글로빈의 감소가 나타날 수 있다.
- 방사능 피폭을 줄이기 위하여 촬영 전 후 수 시간 동안은 충분한 수분섭취를 하여 가능한 자주 방광을 비우도록 한다. 투여 후 하루 동안은 수분섭취를 증가시키고, 자주 배뇨해야 한다.

3) 방사성의약품

표 1-19. ^{111}In-Octreotide scan에 이용되는 방사성의약품

방사성 의약품	사용량	투여방법
^{111}In-Pentetreotide	평면영상: 111 MBq(3 mCi) SPECT 영상: 222 MBq(6 mCi)	정맥 주사

(1) ^{111}In-Pentetreotide 주사액의 조제

모든 조작은 방수용 장갑을 착용하여 무균적으로 하고, 염화인듐(^{111}In) 용액을 운반 및 취급 시에는 차폐주사기를 사용한다.

① 뚜껑 있는 차폐용기에 리액션 바이알(B)을 넣은 다음 고무마개를 적당한 살균제로 닦은 후 건조한다.

② 차폐된 멸균 주사침을 이용하여 염화인듐(^{111}In) 멸균 용액(A)을 빼내 리액션 바이알(B)에 주입한다.

③ 내용물이 완전히 용해되도록 리액션 바이알을 부드럽게 흔든다.

④ ^{111}In-Pentetreotide 주사액을 25℃ 또는 그 이하에서 적어도 30분 동안 방치한다. 30분 미만으로 방치하면 부적절한 표지가 이루어질 수 있다.

⑤ 적절한 차폐 상태에서 내용물을 검사한다. 내용물은 무색, 투명하고 이물질이 없어야 한다. 그렇지 않으면 사용하지 말고 안전하고 허가된 방법에 따라 폐기하여야 한다.

⑥ 적당한 방사능 측정기기(radioactivity ionization chamber)로 방사선량을 측정한다. 방사능 정보 라벨에 날짜, 시간, 방사능 량, 환자의 인적사항(이름, 번호)을 기재하여 차폐용기에 부착한다.

⑦ 재구성 용액의 표지율을 측정하고, 순도가 90% 미만일 경우에는 사용하지 않는다.

⑧ ^{111}In-Pentetreotide 주사액을 함유하는 리액션 바이알을 사용 전까지 25℃ 이하에서 보관하고, 조제 후 6시간 이내에 사용한다.

⑨ 필요시, 주사 직전에 생리식염 주사액으로 최대용량 3 mL까지 희석하여 사용할 수 있으며, 차폐 무균 주사기를 이용하여 환자에 투여한다.

4) 검사방법

(1) 기본검사

- Medium Energy Parallel Collimator 사용

- 주사 후 4 hr & 24 hr 전신촬영
- 영상 확인 후에 SPECT 촬영 또는 48 hr 전신촬영

5) 임상증례

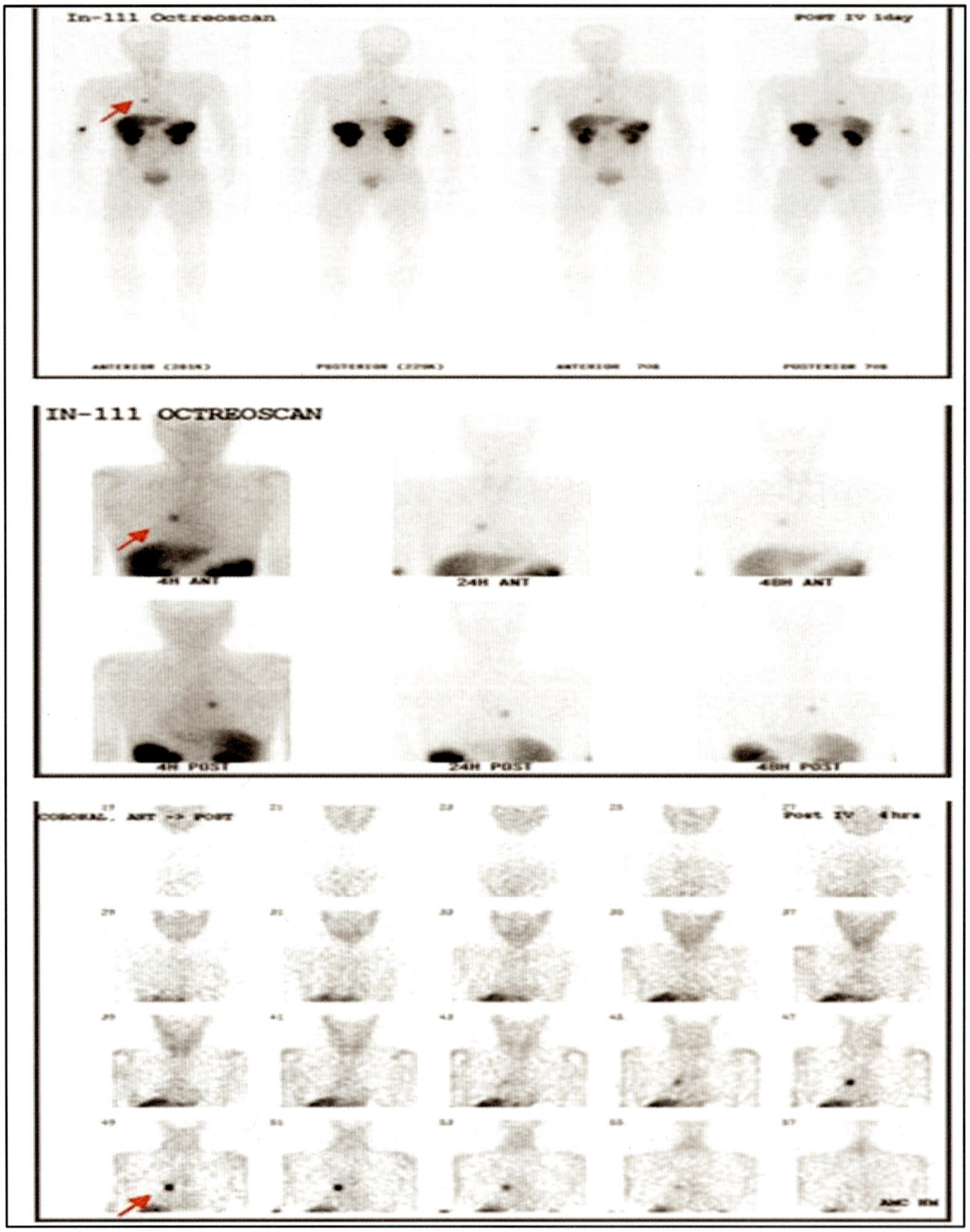

그림 1-25. 부신결절종 환자의 ^{111}In-Octreoscan 영상

제 02 장 순환계

1 해부 및 생리

심장은 우리 몸에 피를 공급하는 펌프와 같은 기능을 하기 때문에 심장기능과 관련된 해부 및 생리학적 검사가 중요하다. 정상적인 상태의 심장은 심방(Cardiac chamber)을 통해서 흐르는 혈류가 항상 일정해야 하므로, 심장의 판막(Valve)의 크기와 압력 등이 심방에 균등한 혈류가 흐르도록 도와준다. 각 심방의 용적은 최대 확장기말 용적(End-diastolic volume, EDV)으로 나타내며 이것은 확장기말 동안에 혈류가 완전히 심방에 채워진 이후의 용적을 의미한다.

비록 심방의 확장기말 용적(EDV)이 다르다 할지라도 박출량(Stroke volume, 수축기말 동안에 각 심실에 의해 박출되는 혈류용적)은 같아야 하며 정상에서 80~100 ml 범위에 있다. 심박출률(Ejection fraction, EF)은 심장의 수축기간 동안에 심실에 의해서 박출된 확장기말 용적의 백분율로, 확장기말 용적과 박출량을 고려해서 임상에서도 측정되고 있다. 심장은 수축기간 동안에 대부분 전벽(Anterior wall)으로 움직인다. 핵의학 검사에서 벽 운동(wall motion)은 심실벽구역(Ventricular wall segment)에 의해서 평가되며, 비정상적인 국소적 벽운동의 경우 운동저하증(Hypokinesia), 운동불능증(Akinesia) 혹은 운동이상증(Dyskinesia)으로 분류할 수 있다. 특히 운동이상증은 수축기 동안에 특정 구역(Segment)이 안쪽으로 수축되기 보다는 바깥쪽으로 운동하는 특징이 있다.

심장근육은 오른, 왼 심장동맥에 의해서 혈류가 공급되며 왼 심장동맥의 주요 분지(Branch)는 좌전하행분지(Left anterior descending branch), 좌회선분지(Circumflex branch), 둔각변연분지(Obtuse marginal branch)이다. 좌전하행분지는 앞쪽으로 심실중격과 왼심실의 전외측벽(Anterolateral wall)에 혈류를 공급한다. 오른 심장동맥은 예각변연분지(Acute marginal branch)를 가지며 후하행동맥(Posterior descending artery)에서 끝난다. 이것은 오른심방, 오른

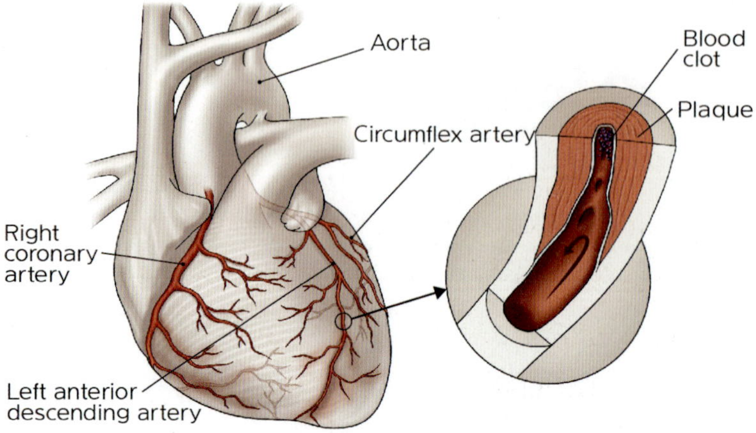

그림 2-1. 심장의 관상동맥과 혈전에 의한 혈관 협착

심실, 왼심실의 하벽(Inferior wall)과 심실중격의 여러 부분에 혈류를 공급한다. 정상적인 심장동맥 혈류는 약 224 ml/min이지만, 운동시에는 심장동맥 혈류와 심박출량이 4~6배 증가될 수 있다(그림 2-1).

심박동기(Cardiac dynamics)는 이완기와 수축기로 구성되어 있다. 이완기(Filling phase)는 세 부분으로 이루어지는데, 제 1 기는 심실 내에 혈액이 급속히 채워지는 기간이다. 심실 수축이 끝나면 심실압이 심방압보다 감소되며 판막이 열리면서 심실의 수축기 동안 심방 내에 모여 있던 혈액이 일시에 심실 내로 들어오면서 급속히 채워지는 시기가 형성된다. 이 시기가 심실 확장기의 처음 1/3을 차지한다. 제 2 기는 정맥을 통해서 계속적으로 심방으로 들어오는 소량의 혈류가 심방에서 심실로 넘어 오면서 이루어지고, 마지막 제 3 기는 심방의 수축에 의해서 형성되며 그 양은 확장기말 용적의 20~30 %를 차지한다.

수축기는 네 부분으로 구성된다. 제 1 기는 등장성수축(Isometric contraction) 기간으로 심실 내 용적은 변화 없이 압력만 증가하는 시기로 그 기간은 20~30 msec 정도이다. 제 2 기는 혈액을 박출하는 시기로 심실압이 대동맥이나 허파동맥의 확장기말 압력보다 증가되며 판막이 열리면서 혈액을 방출한다. 이 때 심실 내 혈액의 약 1/2을 방출한다. 수축기의 마지막에는 혈류의 방출없이 심근이 수축되어 있는 상태로 되며 이를 확장초기(제 2 심음 직후)라 하고 결국 수축하고 있던 심근이 갑자기 이완되면서 심실내압이 떨어지고 소위 등장성 이완 상태로 수축기가 끝난다. 이와 같은 방법이 반복됨으로서 혈액을 순환시키게 한다(그림 2-2).

심장질환은 크게 세 가지로 분류할 수 있는데 첫 번째 심방중격 결손, 심실중격 결손 등으로 심장의 혈류순환이 본래의 순환방향과 다르게 왼심실에서 오른심실로 혹은 오른심방에서 왼심방으로 역류되는 선천성 심장질환(Congenital heart disease, CHD)이 있다. 이러한 질환을 진단하기 위한

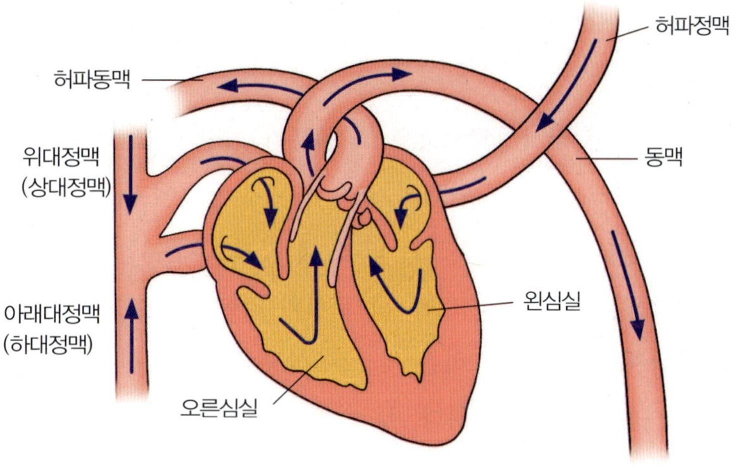

그림 2-2. 심장 내 혈액의 순환

핵의학적 진단방법으로는 주로 순환혈류의 누출 혈류량을 측정하는 단락검사나 심실-허파의 방사능 곡선을 이용하는 방법이 있다. 두 번째로 심판막의 감염이나 손상으로 인한 판막기능 상실로 심박출 기능저하를 가져오는 후천성 심장질환(Chronic heart failure, CHF)이 있다. 이 질환은 판막의 협착(Stenosis)이나 부전(Regurgitation)으로 인하여 심박출기능이 현저히 저하되며 심방과 심실이 비정상적으로 확장되고 이로 인하여 폐혈류의 재분포(Redistribution)를 보이게 된다. 이를 진단하는 방법은 심혈류 통과시간을 측정하여 심기능을 간접적으로 측정하거나 혈액풀(Blood pool)을 이용한 심박출계수와 컴퓨터를 이용한 심실운동을 관찰하여 진단한다. 세 번째로 심근에 혈류를 공급하는 심장동맥의 협착이나 폐쇄로 발생되는 허혈성 심근질환이나 심근경색 등의 심장동맥 질환(Coronary artery disease, CAD)이 있다. 이 질환은 심장동맥을 통한 혈류량의 감소로 유발되는 심근의 기능저하를 심실의 운동영상이나 심박출계수 등을 컴퓨터로 진단하는 방법이 있고 심혈류를 따라 직접 심근에 집적되는 ^{201}Tl이나 ^{99m}Tc 표지화합물인 sestaMIBI, teboroxime 등의 방사성의약품을 순환기 내에 정맥투여 하여 심근에 분포하는 정도를 영상화함으로써 심장동맥의 폐쇄나 협착 정도를 진단하는 방법이 있다. 이상 심질환에 따른 검사법은 일부의 예에 불과한 것으로 이외의 검사법은 각론을 통하여 설명하기로 한다.

2 방사성의약품

심장 핵의학검사에 이용되는 방사성의약품은 그 종류가 심장질환의 종류만큼이나 다양하고 같은 목적으로 사용되는 방사성의약품에도 장단점이 있기 때문에 상황에 따라 약간의 변형이나 응용방법이 다를 수 있다. 사용목적과 기전을 중심으로 크게 세 가지로 분류할 수 있는데 우선 심장의 혈류를 통과하면서 혈류의 이동경로를 추적자(Tracer)로서의 역할을 수행하는 방사성의약품이 있다. 이것은 단 수 분 이내 추적자의 역할을 요하는 것으로 심장 통과 후 신속히 배설되는 성질을 가져야 하므로 $^{99m}TcO_4$나 ^{99m}Tc−DTPA가 적당하다. 두 번째로 심실의 모양을 관찰하기 위한 것으로 혈관계에서 혈액풀(Blood pool)을 형성하여 검사시간 동안 장시간 머무를 수 있는 성질을 갖는 ^{99m}Tc−RBC나 ^{99m}Tc−HSA 등을 들 수 있다. 세 번째로 심근집적이 용이한 방사성의약품으로 ^{201}Tl이나 ^{99m}Tc 표지화합물인 sestaMIBI, teboroxime과 같이 심장의 관상동맥을 통하여 분포하면서 심근의 무기질대사에 이용되는 과정에서 집적된다.

심장의 핵의학검사에 따른 방사성의약품의 예는 표 2−1과 같다.

표 2−1. 검사목적 및 방사성의약품

검사목적	검사방법	방사성의약품
심근혈류	운동부하 또는 약물(Dipyridamole 등) 부하를 이용한 심근관류 검사	^{201}Tl−chloride ^{99m}Tc−sestaMIBI ^{99m}Tc−tetrofosmin ^{99m}Tc−teboroxime
심실기능	일회통과검사(First pass study) 또는 게이트 혈액 풀검사(Gated blood pool scan)	^{99m}Tc−RBC ^{99m}Tc−HSA
심장내단락	일회통과검사(First pass study)	^{99m}Tc−DTPA $^{99m}TcO_4^-$ or ^{99m}Tc−RBC, HSA
심근경색	Tracer uptake('Hot spot' imaging)	^{99m}Tc−pyrophosphate ^{111}In−antimyosin antibody ^{201}Tl−chloride

이외 심근영상기록에 이용되는 최근 핵종으로 ^{113m}In−TEBAT, ^{62}Cu−PTMS 등이 있다. 그 외 혈액풀(blood pool)에 ^{191m}Ir(^{191}Os/^{191m}Ir), ^{195m}Au(^{195}Hg/^{195m}Au), ^{178}Ta(^{178}W/^{178}Ta) 등이 이용된다.

임상적으로 심장질환의 진단을 위해 핵의학 검사방법을 이용하는 경우는 아래와 같을 때 매우 유용하다.

- 흉통(Chest pain)의 원인 평가

- 심장기능의 평가
- 심근에 대한 허혈현상
- 심실동맥류
- 수술전 예후 평가
- 심근의 생존능력평가
- 심장동맥 질환진단 등

3 일회통과검사(Single pass study)

1. 검사목적

① 심장내 단락(shunt)의 유무

② 심박출량 평가

③ 심장 순환시간 측정

④ 심실의 용적 측정

2. 방사성의약품

주로 ^{99m}Tc-DTPA, $^{99m}TcO_4^-$ 등

3. 검사방법

① 환자자세: 앙와위(supine)

② 영상: 전면상(anterior) 또는 좌전사위상(LAO)

③ 투여방법: 순간주사(bolus injection)

4. 임상증례

그림 2-6 참고

일회통과검사는 Single pass study, First pass study, Cardiac angiography라고도 불린다. 방사성의약품을 바깥쪽정맥(External jugular vein)이나 앞팔꿈치정맥(Anticubital vein)에 순간 주

사하여 방사성의약품이 심혈관계로 이동하는 상태를 시간에 따라 감마카메라로 촬영하고 분석을 통하여 심질환 진단에 필요한 다양한 진단자료를 제공한다. 즉 순간주사한 방사성의약품이 심장의 심방과 심실을 순환하는 동안 영상을 획득하여 순환시간, 심실의 용적, 심장내 단락(shunt)의 유무 등을 평가할 수 있으며, 30~60초의 비교적 짧은 시간 내에 심장의 기능 평가가 가능하다. 임상적으로 방사성의약품을 순간 주사할 때에는 검사의 정확도를 위해 오른쪽(Right) 바깥쪽정맥이 우선적으로 시도된다. 심장중격결손(VSD, ASD)이나 동맥관 개방질환(PDA)의 경우 폐혈류량과 체혈류량의 비(Qp/Qs)를 산출하여 단락(Shunt)의 유무와 정도를 비관혈적(Non invasive)으로 평가할 수 있다. 뿐만 아니라 심방, 심실 내의 혈류순환시간(Transit time), 심박출계수(Ejection fraction) 등을 얻을 수 있어 선, 후천성 심장질환의 수술 전후의 비교나 교정여부를 쉽게 진단할 수 있다.

환자는 바로 누운 상태에서 전면상이나 LAO 30~45°로 촬영하며 고감도 혹은 범용콜리메터를 이용하며, 1초에 2~4개의 영상을 64 × 64 matrix 또는 128 × 128 matrix로 약 60초간 영상으로 기록한다. 심박출계수를 구할 경우에는 20~30영상/sec의 조건으로 입력되도록 한다. 방사성의약품을 투여정맥주사할 때에는 바깥쪽정맥이나 앞팔꿈치정맥에 19 G 주사기와 3-way stopcock를 사용하여 순간주사(Bolus injection)를 시행한다(그림 2-3).

방사성의약품은 ^{99m}Tc-DTPA 550~740 MBq(15~20 mCi)를 사용하며 경우에 따라서 $^{99m}TcO_4$, ^{99m}Tc-HSA를 사용하기도 한다. ^{99m}Tc-RBC는 제조과정의 특성상 투여량이 수 ml 이상이 되므로 순간주사에 부적합하여 거의 사용되지 않는다.

3-way stopcock를 이용하여 6 ml의 생리식염수(10세 이하는 2~3 ml)를 빠르게 주입시키고 1~2초 후 영상을 기록한다. 컴퓨터를 이용하여 50초 동안 1 frame/0.5 sec로 기록하며 10세 이하

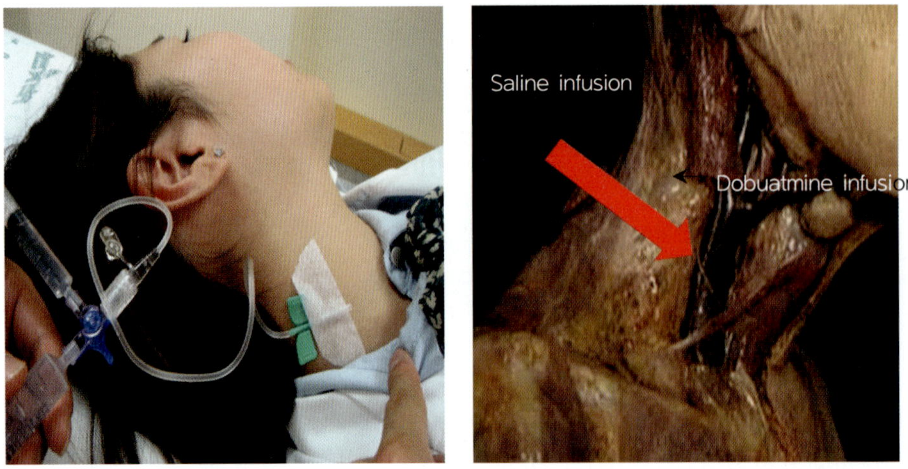

그림 2-3. 3-way stopcock를 이용하여 바깥정맥에 방사성의약품을 주입하기 위한 준비상태

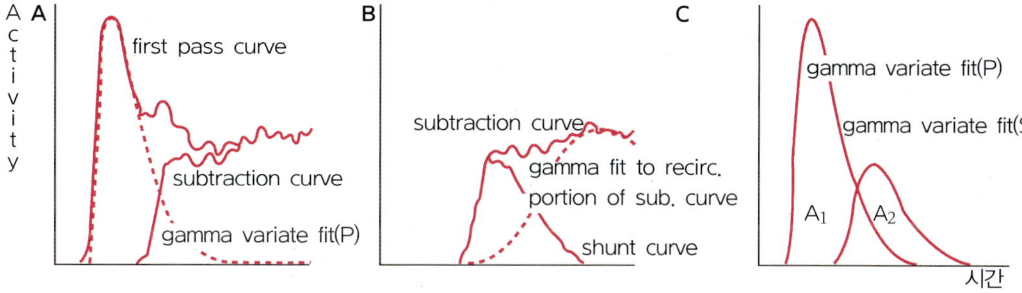

그림 2-4. Gamma variate에 의한 좌우 단락의 분석

A. Gamma variate(점선)에 의해 만든 제 1 곡선은 허파순환과 비례한다.
B. 재순환 부분에 대한 gamma variate로 단락(Shunt)을 통한 혈류량과 비례한다.
C. 허파순환량과 체순환량과의 비(Qp/Qs)는 $\frac{Q_p}{Q_p - Q_{shunt}}$ 이며 이것은 $\frac{A_1}{A_1 - A_2}$ 과 같다.

The bolus score is: 1.4977

The bolus was adequate

Pulmonary bolus:
Fit start time: 3.3215
Fit end time: 6.5000

Recirculation curve:
Fit start time: 7.7500
Fit end time: 11.000

C2 / C1 METHOD
PERCENTAGE IS 60.000

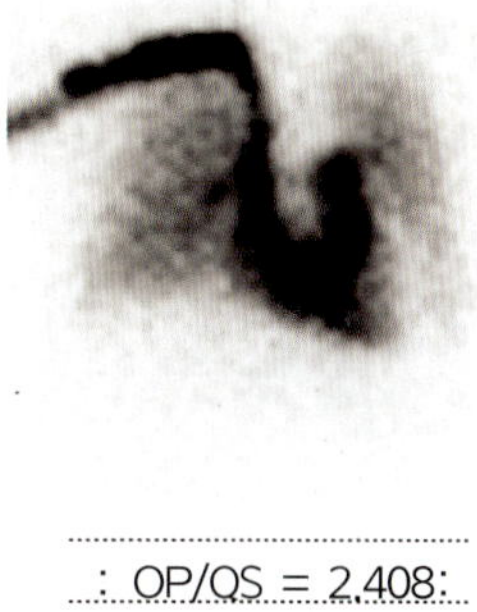

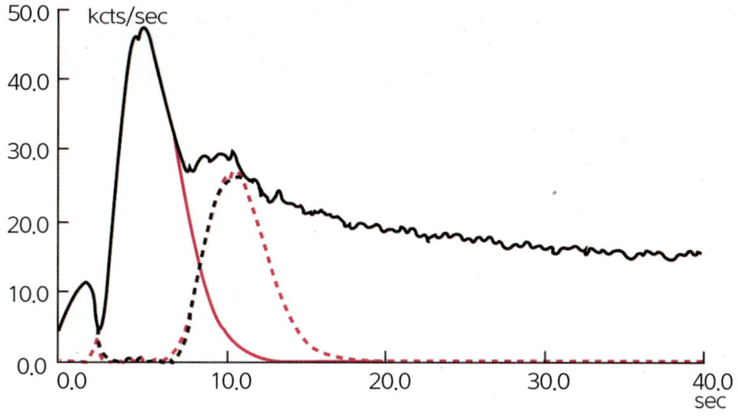

그림 2-5. 시간-방사능 곡선(T-A curve) 단락

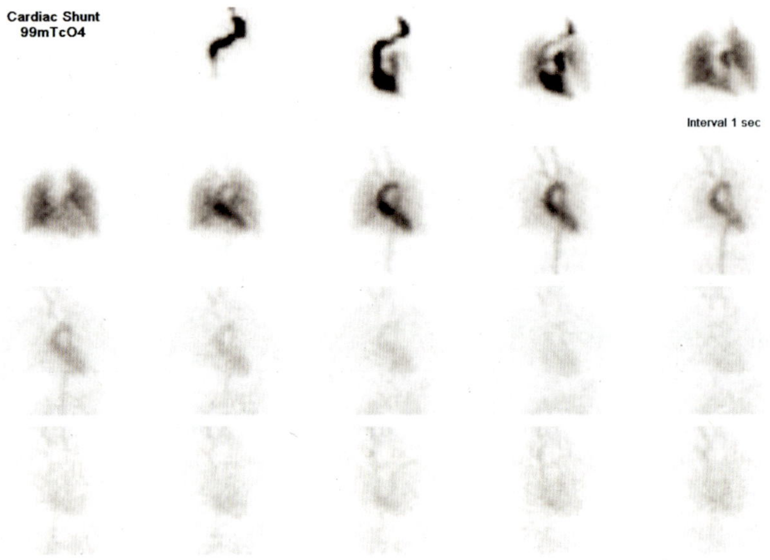

A. 일회통과검사(동적검사 결과) 정상소견

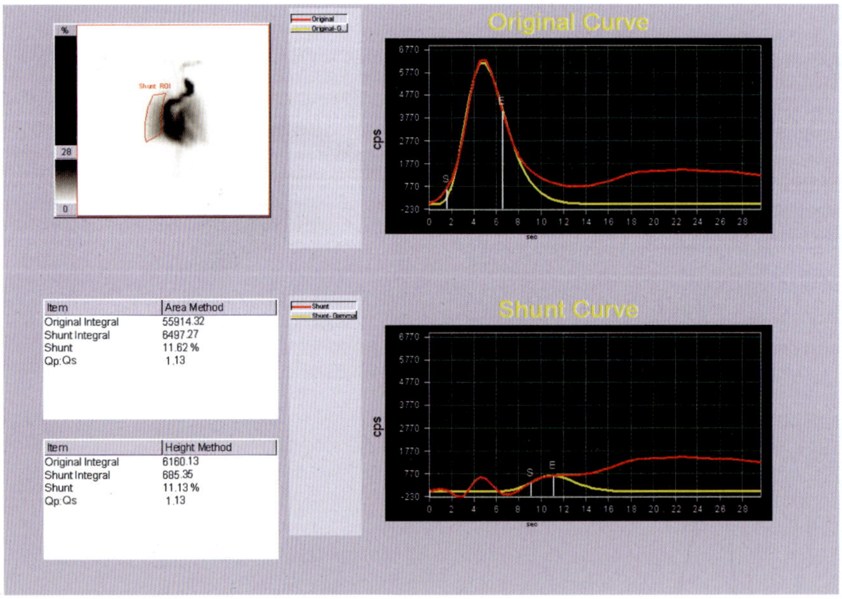

B. 일회통과검사(단락분석) 정상소견

그림 2-6. 일회통과검사의 정상, 비정상 소견(계속)

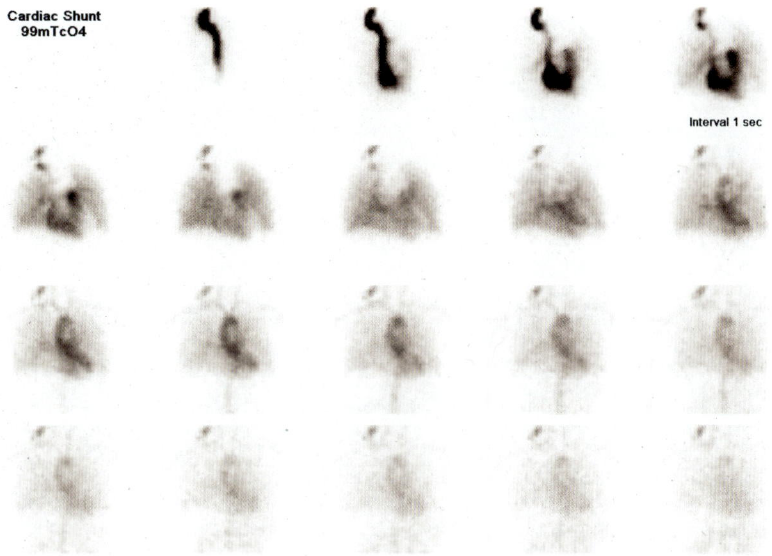

C. 일회통과검사(동적검사 결과) 비정상소견

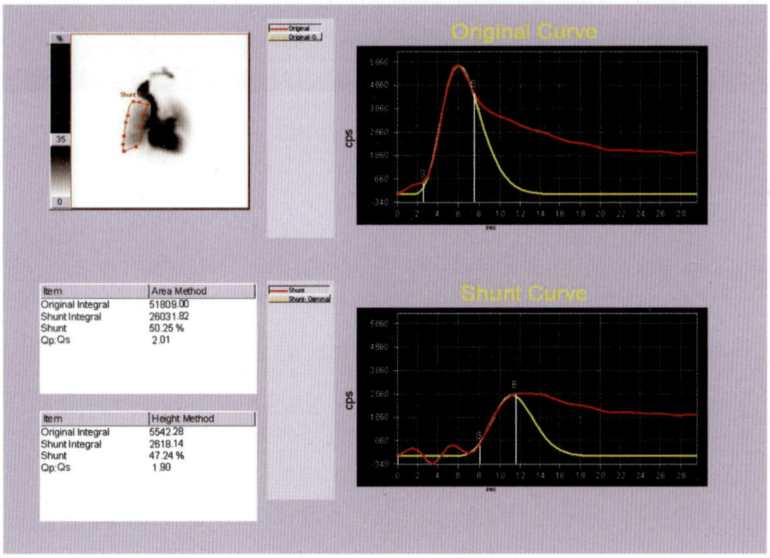

D. 일회통과검사(단락분석) 비정상소견

그림 2-6. 일회통과검사의 정상, 비정상 소견

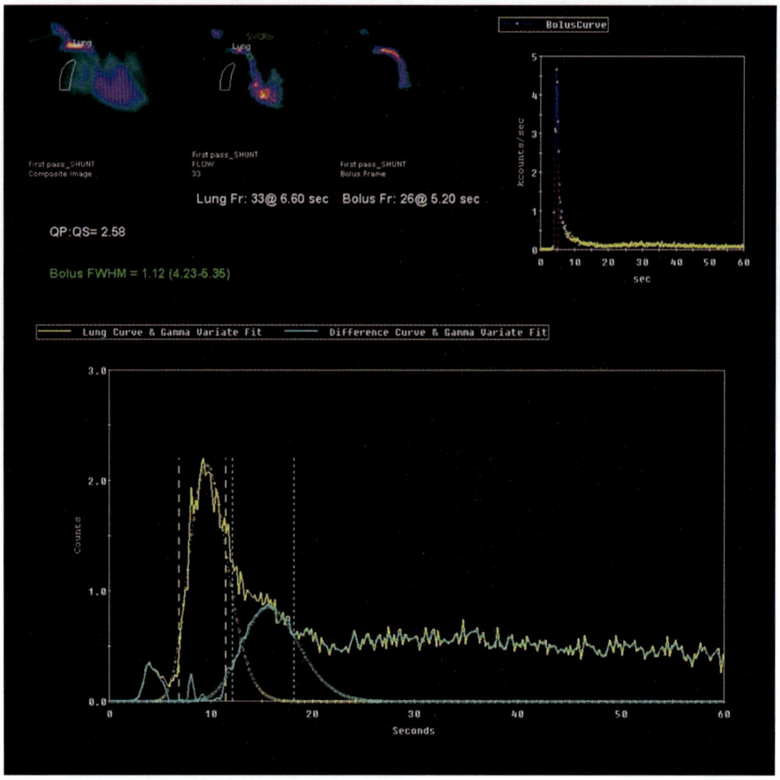

그림 2-7. 심장의 단락비(shunt rate)를 측정한 경우의 예

의 어린이의 경우 1 frame/0.25 sec로 30초간 영상을 기록한다. 상대정맥(Superior vena cava)의 상부에 관심영역(Region of interest: ROI)을 설정하고 왼오른심방 심실이나 동맥의 방사능으로부터 영향을 많이 받지 않는 오른허파 부위에 관심영역을 설정한다. 이 두 장소의 관심영역으로부터 시간-방사능 곡선(Time-activity curve: TAC)을 작성한다.

단락량 측정법은 Gamma variate model을 주로 이용하며, First-pass peak 곡선에 맞도록 Gamma variate를 작성한 뒤 허파의 T-A curve로부터 Gamma variate를 제거(Subtraction)시킨다. 그 다음 subtraction 곡선의 재순환 부위에 맞는 Gamma variate를 작성하고 첫 번째의 Gamma variate(P)와 다음의 Gamma variate(S) curve를 작성하여 폐혈류량(Qp)과 체혈류량(Qs)의 비를 구한다(그림 2-4). 정상적인 Qp/Qs비는 1.0~1.2 범위 내에 있어야 한다.

그림 2-5는 Qp/Qs가 2.4로 단락현상이 있는 심장의 단락곡선이다.

분석방법

① 허파 순환시간 측정(Pulmonary transit time evaluation)

심장 판막부전 등으로 인하여 허파순환기능이 저하된 경우 오른심실, 허파, 왼심실에 이르는 혈류통과시간을 측정하여 진단지표로 사용할 수 있다. 오른심실, 허파, 왼심실 순서로 관심영역을 그린 후 각 관심영역의 시간-방사능곡선을 얻는다. 각 곡선의 최대값 사이 즉, 시간간격이 혈류의 통과시간이 된다. 정상 혈류통과시간은 오른심-허파가 2~3초, 허파-왼심이 3~4초 가량이며 전체 허파순환시간은 5~7초 정도이다.

② 왼-오른쪽단락(Left to right shunt, Qp/Qs) 측정

심실 혹은 심방중격 결손(Ventricular septal defect: VSD, Aterial septal defect: ASD), 대동맥관개존(Patent ductus arteriosus: PDA)과 같이 허파순환계의 혈류흐름이 결손부위를 통하여 재분포를 보일 때(L-R shunt) 측정한다. 영상을 통해 상대정맥(Superior vena cava: SVC), 왼오른허파의 방사능곡선을 그린 후 상대정맥의 방사능곡선으로부터 순간주사의 시행이 적당한지 확인하고 허파의 방사능곡선을 이용하여 분석한다. 계산방법은 허파순환곡선 점유면적을 허파순환곡선 점유면적으로부터 재순환곡선의 점유면적을 뺀 값으로 나눈다. 정상인의 Qp/Qs값은 1.0~1.2 정도이다.

③ 오른-왼쪽단락(Right to left shunt)

오른-왼단락이 있는 경우 혈류의 일부가 허파순환을 거치지 않고 왼심실 혹은 대동맥궁으로 빠져 나가는 것을 관찰할 수 있다. 시간-방사능곡선으로부터 오른심실 방사능곡선은 최대값 이후에 감소되는 비율이 현저히 낮고 오른심실의 최대 방사능치가 나타나는 시간에 왼심실의 방사능 증가를 볼 수 있다. 왼심실 방사능 곡선으로부터 초기의 곡선 점유면적과 허파순환으로부터 유입된 곡선 점유면적의 비로 오른-왼단락의 정도를 측정할 수 있다.

또한 ^{99m}Tc-MAA를 정맥주사하면 정상인의 경우는 거대응집알부민이 폐의 모세혈관에서 색전을 일으켜 통과하지 못하지만, 오른-왼단락이 있는 경우 오른 심실에서 단락을 통해 바로 체순환으로 넘어가 폐의 모세혈관을 거치지 않아 색전을 일으키지 못한다. 폐에서 색전을 일으키지 않은 거대응집알부민은 뇌 모세혈관에서 색전을 만들고, 이를 통해 오른-왼단락을 진단할 수 있다.

④ 심장박출량(Cardiac output)

심장의 박출기능을 절대평가하기 위해서는 심장에서 실제 박출되는 혈류의 용적을 산출할 필요가 있다. 왼심실의 방사능곡선의 점유면적은 단위시간당 혈류의 통과량에 비례하므로 방사성의약품이 체내에서 평형을 이룬 후 채혈한 혈액의 단위 용적당 방사능을 측정하여 이 값으로 왼심실의 방사능곡선의 점유면적(왼심실 통과 방사능치)을 나눈다.

⑤ 오른심박출계수(RV ejection fraction, RVEF)

오른심실은 해부학적으로 우전사위(RAO)에서 잘 관찰되는 관계로 혈액풀을 이용할 경우 왼심실의 배후 방사능으로 인해 그 진단적 가치가 떨어진다. 동적심장신티그램을 변형하면 심장박동주기(800~1,000 msec) 내에 15~24장의 영상을 얻을 수 있다. 이 영상의 오른심실의 관심영역에 나타나는 방사능 변화는 심방박출에 의한 용적변화로서 최대치에서 최소치를 뺀 값을 최대치로 나눈 백분율이 오른심실 박출계수가 된다.

일회통과검사(First pass study)의 평가 기준

- 순간주사가 잘 되었는가?
- 추적자가 희석없이 오른심방, 오른심실 내에 들어갔는가?
- 추적자가 허파에 들어갔을 때 왼심실이 negative(Empty)인가?
- 추적자가 왼심실에 들어갔을 때 방사능이 허파에서 완전히 제거되었는가? (제거율 부족시 왼오른단락에 기인된 재순환을 의미함)
- 대동맥활이 잘 보이는가? (잘 보이지 않을 경우 왼오른 단락에 기인되며 높은 배후방사능을 나타냄)
- 심실의 크기가 정상인가?

4 게이트 혈액 풀 검사(Gated blood pool scan)

1. 검사목적

① 심장기능 평가(systolic and diastolic function)

② 국소적 심장벽운동(wall motion) 이상 유무

2. 방사성의약품

^{99m}Tc-PYP, ^{99m}Tc-RBC

3. 검사방법

① 환자자세: 앙와위(supine)

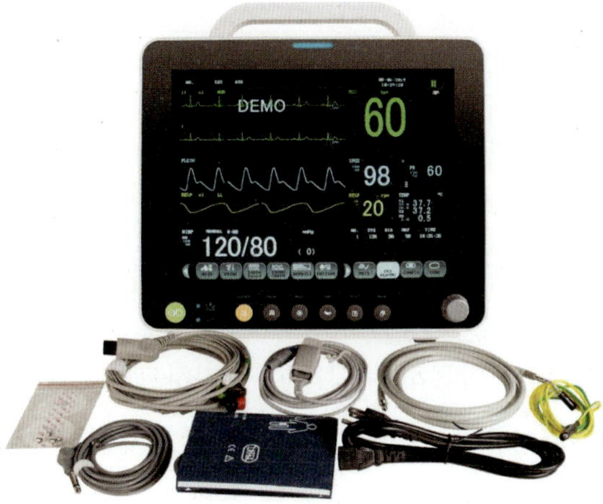

그림 2-8. 심전도기를 이용한 심장 주기의 측정

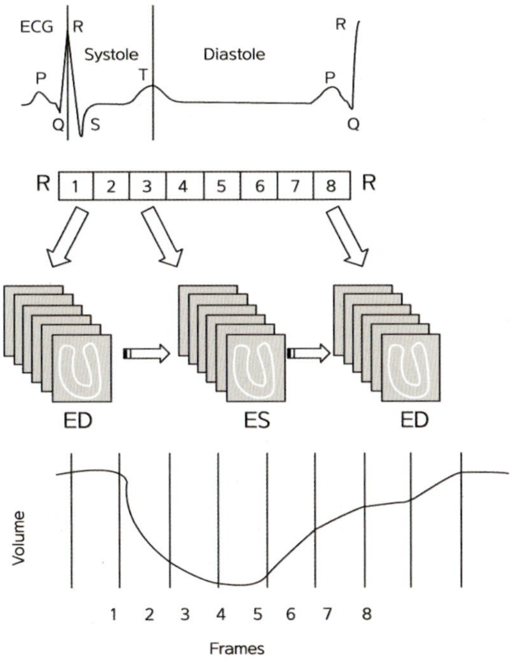

그림 2-9. 게이트 신호 획득 원리

표 2-2. 장기별 흡수선량

Organs	Rads / 10 mCi
전신(Whole body)	0.16
콩팥(Kidneys)	1.26
간(Liver)	0.45
방광(Bladder wall)	0.45
적골수(Red marrow)	0.27
난소(Ovaries)	0.39
고환(Testes)	0.11

② 영상: 좌전사위상(LAO)

③ 투여방법: 정맥주사(intravenous injection, IV)

4. 임상증례

그림 2-10 참고

심장은 다른 장기와는 달리 항상 박동하는 상태를 유지하므로 이를 영상화하여 모양을 관찰하거나 박동기능을 검사하여 진단에 이용하기 위해서는 별도의 장치가 필요하다. 우선 심장의 모양은 심실의 모양을 통하여 관찰할 수 있는데 이를 위해서는 순환기 내에서 혈액풀을 유지시킬 수 있는 약제를 방사성의약품에 표지시켜 정맥주사하면 심실이나 심방과 같이 혈류가 많은 부위의 영상을 얻을 수 있다. 한편 박동하는 심장의 주기를 신호로 하는 트리거(Trigger) 원리를 이용하면 심장의 움직임을 8~32 frame의 구분된 동작 영상으로 얻을 수 있다. 즉, 흔히 심장진단에 이용하는 심전도의 R파형을 트리거로 하여 심장의 박동주기를 지표로 삼을 수 있는데 이를 게이트 신호(Gate signal)라고 한다. 심장의 수축과 확장에 이르는 1주기의 운동영상을 400~500회 가량의 각 심박주기를 게이트 신호에 맞추어 동기화(Synchronize)하면 누적된 1주기의 완성된 심운동 영상을 얻을 수 있다(그림 2-8).

영상으로부터 심근의 운동 모양이나 심박출계수(Ejection fraction), 심박출량(Stroke volume), 위상영상(Phase image) 분석 등 전반적인 심장의 기능을 비교적 손쉽게 측정할 수 있어 심장질환 진단에 유용한 검사로 이용되고 있다.

이 검사는 혈관계 이외의 방사능 분포를 가급적 최소화하고 혈액풀을 장시간 유지하기 위해 ^{99m}Tc-RBC나 ^{99m}Tc-HSA을 사용하였지만 현재는 ^{99m}Tc-PYP로 대체하여 사용하고 있다. ^{99m}Tc-HSA은 혈액 내에서 빠르게 배설되지 않으며 70~85 % 정도가 주입 후 1~3시간까지 혈액 중에 유지되며, 알부민(Albumin)에 대하여 과민반응을 나타내는 환자에게는 사용하지 않아야 한다. 체중 70 kg인 성인을 기준하여 ^{99m}Tc-HSA 370 MBq(10 mCi)를 주입했을 경우 각 장기에서의 흡수선량은 표 2-2와 같다. 검사시간은 적어도 30분에서 1시간 가량 소요되므로 이 시간동안에는 혈액풀 내의 방사성의약품은 안정된 표지상태가 유지되어야 하며, 그렇지 않을 경우에는 유리된 $^{99m}TcO_4$가 연부조직이나 주변 장기에 집적되며 배후방사능을 증가시켜 영상의 질이 저하된다. 표지 후 6시간 내에 이용해야 한다. 안정된 표지상태의 방사성의약품의 준비가 게이트 심장혈액풀 검사의 전제조건이 되며 ^{99m}Tc에 적혈구를 표지시켜 사용하는 것이 일반적이다.

적혈구를 표지시키는 방법은 $^{99m}TcO_4$를 환원시켜 적혈구 내의 헤모글로빈에 결합시키는 원리를

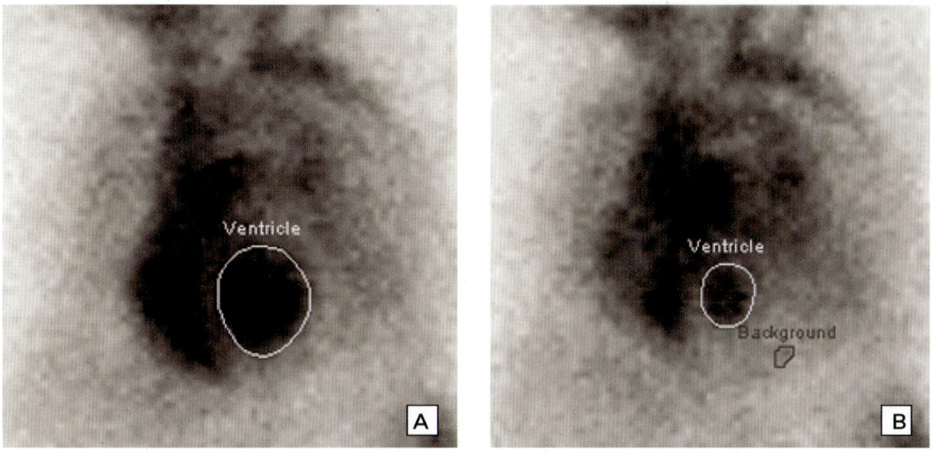

그림 2-10. 게이트 혈액풀 검사(Gated blood pool scan) (정상)
A. 좌전위 확장기
B. 좌전위 수축기

이용하는데 $^{99m}TcO_4$와 환원제(Sn^-) 그리고 적혈구를 체내 혹은 체외에서 반응시키느냐에 따라 세 가지의 방법으로 나눌 수 있다. 가장 손쉬운 방법은 환원제(Pyrophosphate) 15μg/kg를 정맥주사하고 20분 경과 후 $^{99m}TcO_4$ 740 MBq(20 mCi)를 정맥주사하여 체내에서 표지시키는데 이를 체내표지법(invivo method)이라고 한다. 그러나 이 방법은 체내에서의 표지율이 비교적 낮기 때문에 변형방법을 주로 이용한다. 이 방법은 체내표지법과 같은 방법으로 환원제를 투여하고 20분 경과 후 5~10 ml의 혈액을 체취하여 항응고제와 섞는다. 여기에 $^{99m}TcO_4$를 넣어 약 20분간 상온에서 반응시키면 적혈구와 표지된다. 이 방법을 변형체내표지법(Modified invivo method)이라 하고 가장 널리 이용하고 있다. 한편 채혈한 혈액을 시험관에서 환원제와 $^{99m}TcO_4$를 반응시켜 표지하는 방법을 체외표지법(Invitro method)이라 하는데 방법이 까다롭고 감염의 위험이 높아 잘 이용하지 않는다.

심장의 전체의 혈액풀(Blood pool)에 충분한 방사능이 존재해야 하므로 적어도 740 MBq(20~30 mCi) 가량이 정맥주사되어야 한다. 환자의 촬영을 위해서는 방사성의약품을 투여한 다음 혈액풀이 평형(Equilibrium)을 이루도록 약 10분간 기다린 후 바로누운(앙와위) 자세를 취하도록 한다. 왼오른심실이 잘 분리되어 보이도록 카메라의 검출부를 돌려 맞추어 좌전사위상 45°, 전면상, 좌측면상을 입력한다.

검사 후 별도로 운동부하로 인한 왼심실의 벽운동 이상 여부와 심실 박출계수의 변화 등을 관찰하기 위해서는 자전거(Ergometer)나 트레드 밀(Tread mill) 등의 장치를 이용하여 운동부하를 시행한다. 검사 전 3시간 이상의 공복을 유지하고 운동부하는 150 rpm(25 W)에서 3분 주기로 150 rpm씩 증가시킨다. 일반적으로 운동부하시 예상심박동수의 85 %에 도달하면 촬영을 시작하지만 피로나 흉통이 발생할 경우 운동부하를 멈추고 촬영을 시행한다. 촬영은 약 2~3분간 좌전사위상으로 입력하며 운동부하 전후의 영상을 비교하여 진단한다.

1) 심장박동 동화상(Wall motion cine image)

컴퓨터에 입력된 영상을 확장기-수축기-확장기에 이르는 8~32 Frame의 구분영상들을 하나로 연결하면 동화상의 필름과 같이 구성할 수 있다. 이를 연속적으로 반복 투영하면 마치 심장이 박동하는 모양의 동영상을 얻을 수 있다. 이것을 심박동 동영상이라고 하며 이미 입력된 전면상, 좌전사위상, 좌측면상을 한 화면에 넣어 재구성한다. 이 동영상은 심박주기 동안 일어나는 심실의 움직임으로 관찰되지만 이 움직임은 심근의 운동과 거의 일치되므로 심근벽운동 동영상(Wall motion cine)이라고도 한다. 진단시에는 박동속도를 임의로 변화시켜가면서 환자의 체위별로 육안으로 관찰할 수도 있어 심근 국부의 운동상태를 평가할 수 있다.

보통 다목적용 콜리메이터(Collimator)를 이용하며, 운동부하영상은 고감도용 콜리메이터를 이용한다.

2) 왼심실 용적 곡선

왼심실의 용적변화와 변화양상은 심박출기능을 진단하는데 중요한 지표가 된다. 이 용적의 변화는 심실 내의 방사능 변화와 비례적 관계를 나타내는데 이 방사능 변화를 통한 심실용적의 변화를 정량적으로 측정하여 여러 가지 정량자료를 얻을 수 있다. 왼심실의 용적에 해당하는 영역을 영상에서 올바로 취하기 위해서는 왼오른심실의 윤곽이 분명히 나타나는 좌전사위 30~45°상에서 오른심

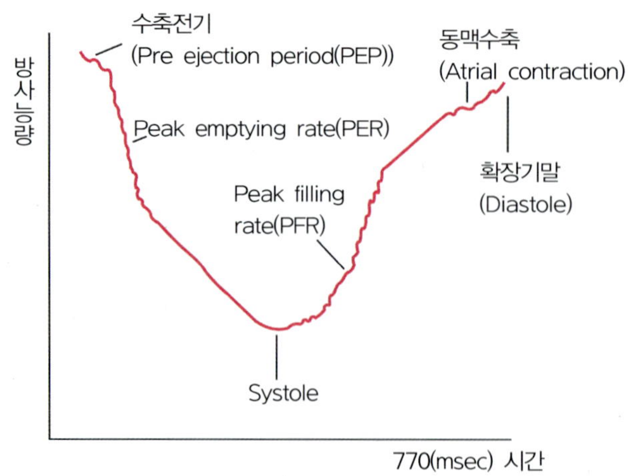

그림 2-11. 왼심실의 시간-방사능 곡선에서 심박주기(Single cardiac cycle) 동안에 왼심실의 용적변화를 볼 수 있다.

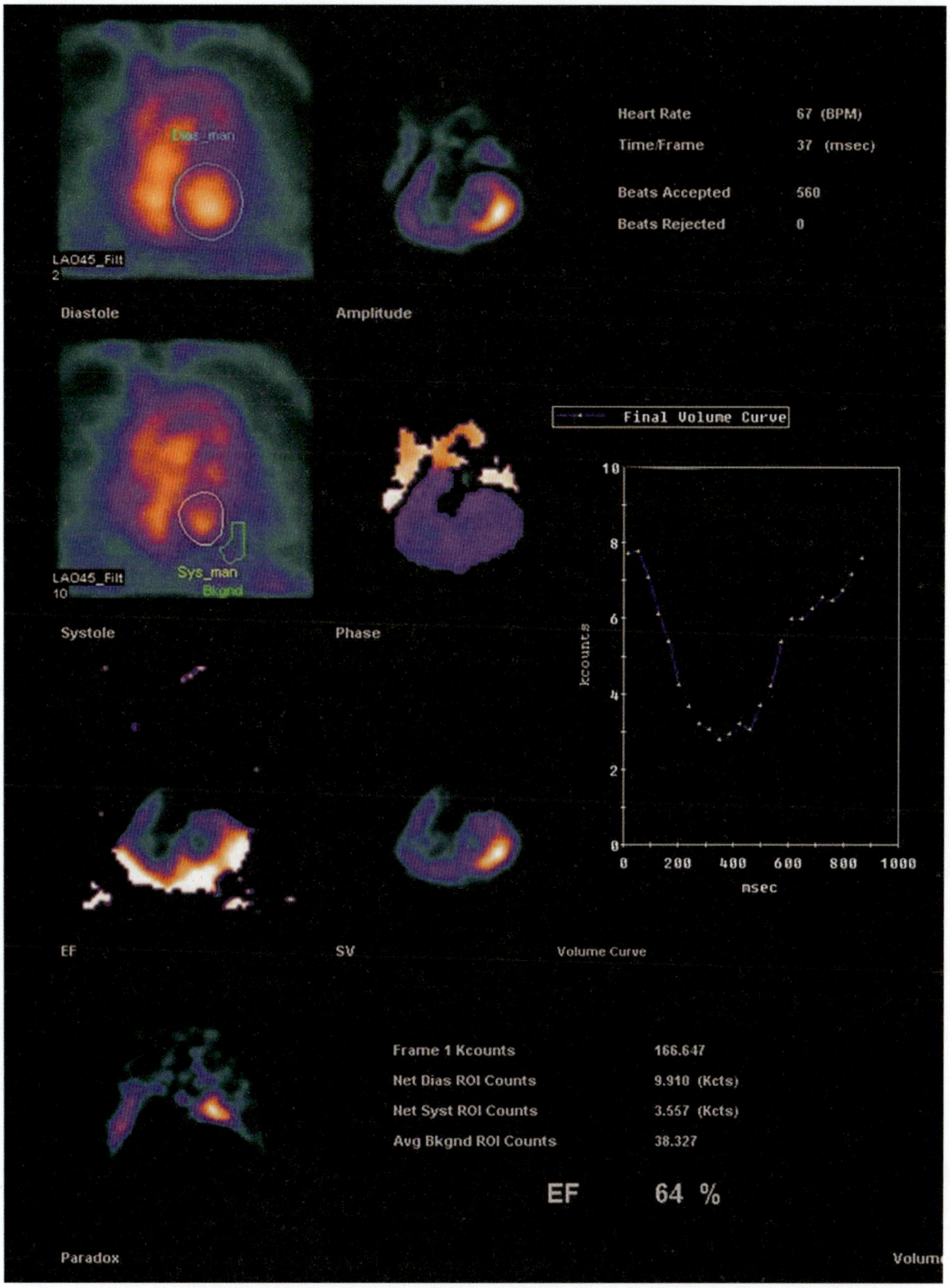

그림 2-12. 왼심실의 박출률 산출을 위한 영상 및 왼심실 용적곡선 분석

실과 왼심방의 영역이 포함되지 않도록 하여야 한다. 또한 정확한 왼심실의 방사능을 구하기 위해서는 왼심실 확장말기에 왼심실 밀접부근 3~6시 방향의 허파 영역에서 배후방사능을 취하여 왼심실의 용적변화량에 배후방사능을 빼주어야 한다. 일반적으로 이 배후 방사능은 왼심실 방사능의 30~40 %에 달하여 심박출계수 계산에 영향을 미치므로 일관된 방법에 따라 관심영역을 취하도록

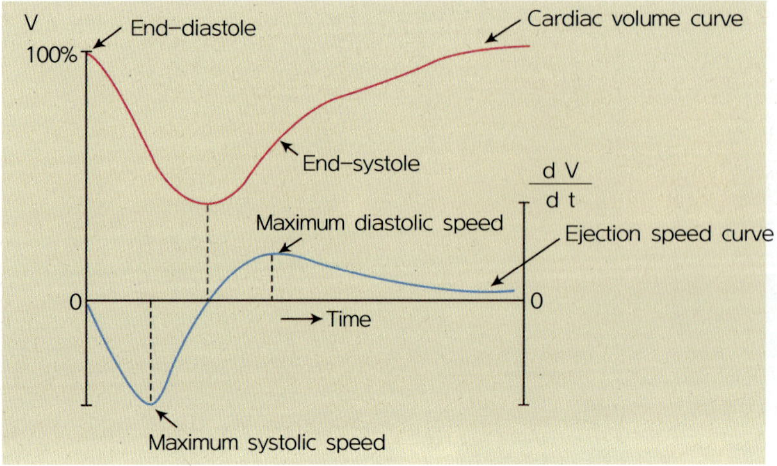

그림 2-13. 왼심실 용적 곡선(붉은색, 파랑색은 용적곡선을 1차 미분한 곡선으로 최대수축과 이완속도를 알 수 있다)

하여야 한다.

심박동시간 내에 방사능치의 변화량으로 작성된 시간-방사능곡선을 왼심실 용적곡선이라 하는데 확장기말에서 시작하여 수축기를 거치면서 다시 확장기로 이행하는 1주기의 정현파의 모양을 갖는다. 이 곡선의 최대값은 왼심실의 최대확장기 용적(EDV), 최소값은 최대수축기 용적(ESV)의 간접 지표로 활용되고 이 두 값의 차에 최대값을 나눈 백분율이 심박출계수가 된다. 이 정현파의 모양을 갖는 심실용적곡선을 시간 t에 용적변량 V의 값을 갖는 함수 f(t)로 가정하면 심실박동 시점에서의 용적변화를 계산할 수 있으며 이값은 왼심실의 박출 양상의 특징을 규명할 수 있는 중요한 단서로 활용할 수 있다. 이용적변화율은 함수 f(t)를 1차 미분하여 박동시점의 기울기(dv/dt)로 산출할 수 있고 극대, 극소값은 심실 내의 박출압력변화 시기나 확장, 수축 속도를 간접적으로 알 수 있다.

3) 심박출계수(Ejection fraction)

심박출계수는 왼심실 용적곡선으로부터 산출하는 방법 이외에 왼심실의 확장기말 영상과 수축기말 영상을 선택하여 왼심실의 관심영역과 배후 방사능 영역을 직접 그려내어 여기서 얻어진 방사능치로 계산할 수 있다. 이 방법은 관심영역설정에 주관적인 판단이 많이 개입되고 오랜 경험에 의존해야 하는 단점이 있으나 심장질환의 진단에 유용한 방법으로 활용되고 있다.

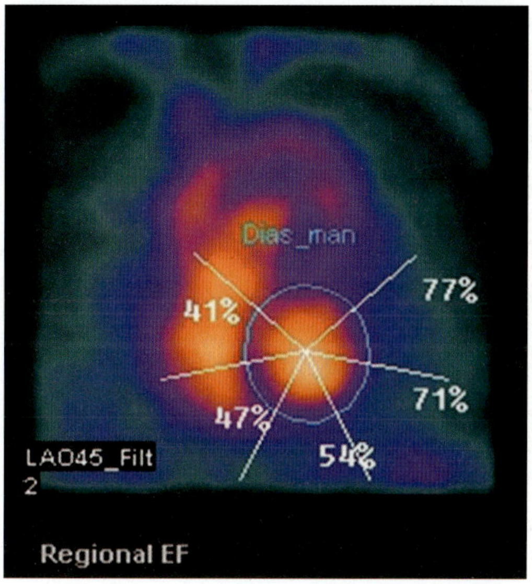

그림 2-14. 5개 구역별 심박출계수 측정

$$심박출계수(EF) = \frac{\text{Net end diastole count} - \text{Net end systole count}}{\text{Net end diastole count}} \times 100(\%)$$

Net end diastole count = End diastole count − End diastole background
Net end systole count = End systole count − End systole background
Net end diastole count: 확장기말 실 계수치
Net end systole count: 수축기말 실 계수치
End diastole count: 확장기말 계수치
End systole count: 수축기말 계수치
Net end diastole background: 확장기말 실 background값
Net end systole background: 수축기말 실 background값

한편, 심실 국소의 기능을 정량적으로 평가하기 위해 국소심박출계수를 구하는 방법이 있는데 왼심실 영역의 중앙을 중심으로 6~9개의 부채꼴 모양의 영역으로 구획시켜 각 영역의 심박출계수를 산출한다(그림 2-14). 이 방법은 전체 심박출계수에 의한 방법보다 예민한 방법이나 심질환에 따른 국소의 박출계수의 차이가 많으므로 주의를 요한다. 보통 정상 성인의 왼심실박출률은 55 % 이상, 오른심실박출률은 40 % 이상이며 노인의 경우는 차이가 있다.

이러한 정량적 분석 방법과는 달리 왼심실의 기능을 육안으로 관찰할 수 있도록 기능영상(Functional image)을 구성할 수 있다. 왼심실의 확장기말 영상에서 수축기말 영상을 빼면 잔류된 방사능이 나타나 실제 박출된 방사능을 왼심실 영역에서 관찰할 수 있으며, 이 방사능 분포의 정도는 분포영역의 왼심실 국소의 박출 정도를 나타낸다.

4) 위상영상(Phase image) 분석

위상영상은 심실박동에 의한 심실용적의 변화, 즉 방사능치의 변화가 연속성과 주기성을 갖는 cosine 모양의 삼각함수의 특성을 갖고 있다는 사실을 응용한 것이다. 왼심실을 구성하는 각 화소는 t시점에서의 방사능치의 변량을 갖는 시간-방사능곡선인 함수 f(t)를 가지며 푸리에 변환을 통해 각 화소의 함수식으로부터 위상(Phase)과 진폭(Amplitude)를 계산할 수 있다. 여기서 코사인 함수의 진폭은 각 화소의 박출량과 비례관계가 있고 위상각의 지연정도는 심실수축의 지연정도를 나타낸다. 이 값들을 왼심실영역의 동일지점 좌표의 화소에 대응시켜 그 값의 정도를 임의의 색상으로 표현시키면 한 눈에 왼심실의 역동성(Dynamics)을 평가할 수 있다.

다시 말해, 심실국부의 수축, 확장운동이 주변 화소(Pixel)에 비해 늦거나 빠를 경우 국소화소(Pixel)의 위상은 다른 값을 갖게 되어 그 값에 대응시킨 색상으로 표현되어 심실운동의 이상유무를 쉽게 찾을 수 있다. 뿐만 아니라 국부심실의 수축, 확장의 정도가 주변의 화소와 다를 경우 국부함수의 진폭이 다른 값을 갖게 되고 대응된 화소의 색상이 다르게 표현되어 심기능 정도를 국소별로 관찰할 수 있다. 특히, 위상영역의 위상색상에 따른 빈도 분포를 히스토그램으로 나타내면 첨도나

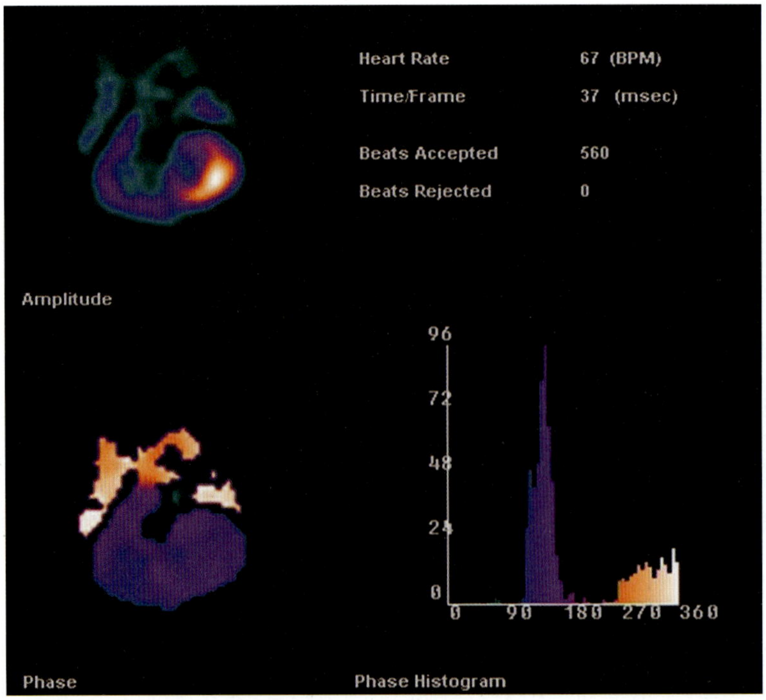

그림 2-15. 위상(phase)과 진폭(amplitude)영상 및 히스토그램(histogram)

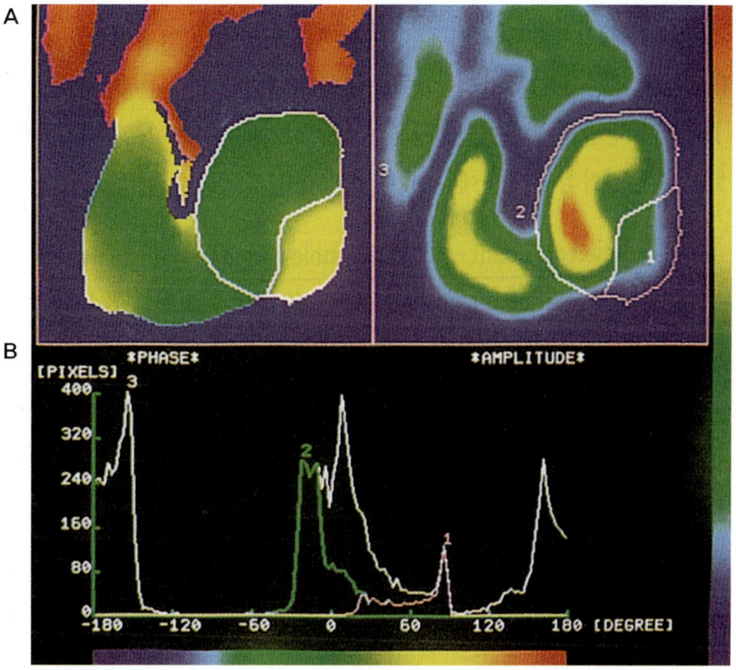

그림 2-16. 운동불능(Akinesis) 영상
A. 위성영상(phase image) B. phase histogram

분산값에 의해 심실박동의 조화성 정도를 측정할 수 있다. 정상인의 위상영상에서는 각 심실이나 심방영역이 동일한 운동위상을 갖기 때문에 동일한 색상으로 표현되며 심실과 심방의 위상 차이는 심전도 R파를 0°로 하였을 때 약 150~180° 정도를 보이게 된다.

5 심근 관류 검사(Myocardial perfusion study)

1. 검사목적

① 관상동맥질환 진단

② 심장 관류감소의 정량적 평가

③ 심장의 전반적인 기능 평가

2. 환자준비

① 검사 6시간 전까지 금식(NPO): 내장의 혈류를 증가시켜 간이나 소장에 ^{201}Tl의 집적을 높이고 상대적으로 심근의 집적이 낮아지기 때문

② 카페인이 함유되어 있는 음식 섭취 금지(커피, 콜라, 초콜릿, 바나나, 차 등): 카페인은 맥박, 혈압을 증가시켜 부정확한 검사의 요인을 만들기 때문
③ 금연(흡연은 관상동맥의 강직을 일으키므로 검사 하루전부터 금지해야 함)
④ 진통제 및 감기약 등 복용 금지
⑤ β-blocker 약제(inderal, tenormin, visken etc)는 검사 2일전부터 중단
⑥ Ca^{2+} Channel blocker와 nitrates(herben, perdipine, adalat, sigmart, nitroglycerin)등을 검사 하루 전에 투약중단

3. 방사성의약품

^{201}Tl-chloride, ^{99m}Tc-sestaMIBI, ^{99m}Tc-tetrofosmin

4. 검사방법

① 환자자세: 앙와위(supine)
※ 최근 임상에서는 좌위(sitting)에서 검사가 가능한 스캐너가 도입되고 있음.
② 영상: 우전사위상(RAO)에서 좌후사위상(LPO)까지 SPECT 스캔
③ 투여방법: 정맥주사(intravenous injection, IV)

5. 임상증례

그림 2-24, 25 참고

심근 관류검사는 심장동맥 질환 환자의 진단에 널리 사용되고 있다. 심근 관류검사는 높은 예민도와 특이도를 가지고 심장동맥 질환을 진단할 수 있을 뿐만 아니라 심장동맥질환이 확인된 환자에서 혈류감소 정도를 정량적으로 관찰할 수 있는 장점이 있기 때문이다. 대부분의 심근영상은 단층촬영(SPECT)에 의한 영상과 병행하여 컴퓨터를 통한 분석기법으로 정량분석이 이루어지고 있다.

^{201}Tl은 심장동맥의 혈류를 따라 심근에 집적되는데 K^+(Potassium)와 유사한 성질을 가지고 있어 Na-K 펌프작용으로 인하여 심근의 세포막을 통과하여 심근 내로 추출된다. ^{201}Tl이 정맥투여 되었을 때 심근 내에서 분포되는 과정은 2단계로 설명할 수 있다. 우선 심근 섭취는 심근 혈류량과 심근의 추출률에 의해 결정되는데 심근혈류로 유입된 혈류량의 ^{201}Tl을 85 % 가량 추출하여 섭취하게 된다. 이 ^{201}Tl의 양은 전체 주입량의 4 % 정도가 되고 나머지는 소화장기나 근육 등에 섭취된다. 시간이 경과함에 따라 혈액과 심근 내의 ^{201}Tl 농도의 평형이 일어나게 되어 심근 내의 ^{201}Tl 농도는

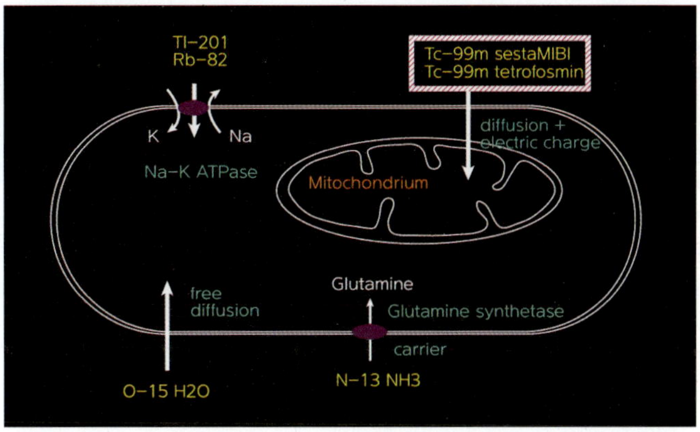

그림 2-17. 심근세포의 집적 기전

감소된다.

심장동맥의 협착이나 폐쇄시에는 운동부하로 인해 정상 심근의 혈류보다 상대적으로 혈류감소가 심화되는데 2~3시간의 휴식기를 거쳐 상대적 혈류량의 차이가 적어지면서 혈중의 ^{201}Tl이 냉소부위에 서서히 재흡수가 되는데 이를 재분포(Redistribution)라 한다. 따라서 운동부하시 심근의 일부가 냉소로 나타났던 부위가 휴지기에 재분포를 보여 정상조직과 같은 열소로 나타났다면 심근 허혈을 의심할 수 있고 재분포가 이루어지지 않을 때에는 심근경색을 진단할 수 있다.

^{201}Tl은 방사선 에너지가 대부분이 69, 71, 80 keV인 특성선과 135, 167 keV인 연속선으로 구성되어 있는데 그 중 80 keV의 에너지를 주로 사용하며 다중채널분석(Multichannel analyzer; MCA)의 기능이 있는 장치에서는 80, 167 keV의 이중 에너지를 사용하는 것이 효율적이다. 반감기가 2.7일로서 심근검사에 사용되는 방사성 핵종으로 적합하며 입자 가속장치에 의해 생성된 핵종으로 공급이 원활하지 않은 문제점도 있다. 심근질환은 많은 경우에 신속한 진단을 요하는 질환으로 이용되는 방사성핵종은 항상 준비된 상태이어야 하나 ^{201}Tl은 이러한 단점을 피할 수는 없다. 특히 ^{201}Tl은 에너지가 낮아 영상의 질이 비교적 낮고 조직의 감쇠효과가 높기 때문에 단점으로 지적되어 왔다. 최근 들어 많은 연구 끝에 ^{201}Tl을 대체할 수 있도록 ^{99m}Tc의 표지화합물이 개발되었는데 대표적으로 sestaMIBI(Methoxyl isobutyl isonitrile)나 teboroxime이 있다. 이것들은 심근섭취기전, 섭취율과 배설경로가 비슷하며, tetrofosmin이 MIBI에 비하여 섭취, 배설이 약간 빠르다. 이들은 ^{99m}Tc의 표지화합물로서의 많은 장점을 가지고 있으나 심근에서의 집적과 제거의 생리적 기전이 ^{201}Tl과 다르기 때문에 재분포가 일어나지 않는다. 따라서 운동부하를 시행한 재분포 영상을 위해 추가의 재주입을 해야 하는 단점이 있다. ^{201}Tl-chloride를 주입하여 검사할 경우 각 장기에서 방사선 흡수선량은 표 2-3과 같다.

표 2-3. ^{201}Tl 사용시 각 장기별 흡수선량

Organs	Rads / 1.5 mCi
심장(Heart)	0.51
소장(Small intestines)	0.97
콩팥(Kidneys)	2.2
간(Liver)	0.93
골수(Bone marrow)	0.51
난소(Ovaries)	0.85
고환(Testes)	0.81
갑상샘(Thyroid)	1.12
전신(Whole body)	0.36

SestaMIBI는 지방친화성 양이온 화합물로 심근세포막과 미토콘드리아막을 통과하여 포획되는데 심근세포의 활성도에 따라 축적과 제거의 정도가 결정된다. 정상인의 ^{99m}Tc-sesta MIBI의 심근섭취율은 총 주입량의 3 % 내외이며 쓸개나 간에 높은 집적을 보여 판독에 영향을 미친다. 심근에 섭취된 SestaMIBI는 아주 완만히 제거되며 재분포영상을 얻는 과정에서 처음 주입량을 적게 185~370 MBq(5~10 mCi)하고 3~4시간 경과 후 740~1,100 MBq(20~30 mCi) 정도를 투여하여 운동부하 전후의 심근영상의 상대적 대조도를 높여야 한다. Teboroxime은 심근에 수동적 확산에 의해 섭취된 후 ^{201}Tl이나 sestaMIBI보다 빠른 속도로 제거되므로 처음 주입량은 555~740 MBq(15~20 mCi) 정도로 하여 영상수집시간을 단축시킬 수 있다.

한편, 오래 전부터 심근질환의 중요한 방사성의약품으로 사용되어 왔던 ^{99m}Tc-PYP (pyrophosphate)는 아직도 꾸준히 사용되고 있으나 그 사용빈도가 줄어들고 있다. 심근경색 부위의 집적시간이 길고 뼈에 집적된 artifact로 진단에 어려움을 주며 재분포영상을 얻을 수 없다. 그러나 심근 중의 경색부위에만 방사성의약품이 선택적으로 침착되어 열소(Hot area)로 나타나므로 심근괴사를 진단하고 국소화하는 장점을 가지고 있다. 심근경색 부위에 ^{99m}Tc-PYP가 침착되는 기전은 아직 확실히 밝혀져 있지 않으나 동물실험에서 관찰된 바에 의하면 심장동맥이 폐쇄되면 경색 주변부의 심근세포가 팽윤(Swelling)되며 세포 내로 칼슘이 들어오고 전해질의 이동이 일어나고 세포가 수축된다. 이 결과 불가역적인 손상을 받은 심근세포의 미토콘드리아에 칼슘이 침착되어 비용해성 인회석결정(Amorphous calcium phosphate apatite crystal)을 형성하게 되므로 괴사된 심근세포의 칼슘에 ^{99m}Tc-PYP의 흡착이 일어난다고 판단된다.

^{99m}Tc-sestaMIBI의 심근 내의 집적은 심근 혈류에 비례하며(5분내 91 %가 혈액 내 소멸) 체류시간이 길기 때문에 영상기록시간 조절이 수월하고, 특히 심근벽의 운동상태 기록에 좋은 점이 있고 주사(IV)후 1시간 동안은 간·쓸개관의 집적이 나타난다는 문제점도 있다. 그러므로 영상기록 30분

전에 지방식으로 간·쓸개관의 방사능을 배설시켜야 한다. 결국 검사시간이 오래 걸리게 되는 단점이 있다.

그 외 ^{99m}Tc-BATO(Boronic acid adducts of technetium dioxime) ^{99m}Tc-CDO- MEB 등과 같은 표지화합물을 이용할 경우 심근 집적률이 높아 주입 후 3분 이내 혈류로부터 소실되어 1분이면 심근이 나타나기 시작하며 90 % 이상이 집적되며 주입 후 10~20분이 되면 심근 내에서 1/2이 소실된다. 영상기록은 주입 후 2분 이내에 시작한다.

그 외에 ^{99m}Tc-CPI(Carbomethoxy isonitrile)은 심근 집적이 높고 간과 허파에서의 배설이 빠른 특징이 있으며 주사 후 10분에 좋은 영상을 얻을 수 있다.

최근 기존의 NaI(Tl) 검출기를 대체하여 CZT (Cadmium Zinc Telluride) 기반의 검출기와 전자 장치로 구성된 SPECT 스캐너가 임상에 도입되면서 심근관류 SPECT 검사에도 적용되고 있는 추세이다. CZT 기반의 검출기는 기존의 검출기에 비해 감도와 에너지 분해능이 우수하여 저 방사능 및 동시 다중 에너지 광자를 분석할 수 있다. 즉 CZT의 우수한 에너지 분해능으로 검출기가 산란선을 최소화하면서 동시에 여러 광자의 에너지를 획득할 수 있는데 이를 통해 ^{201}Tl 및

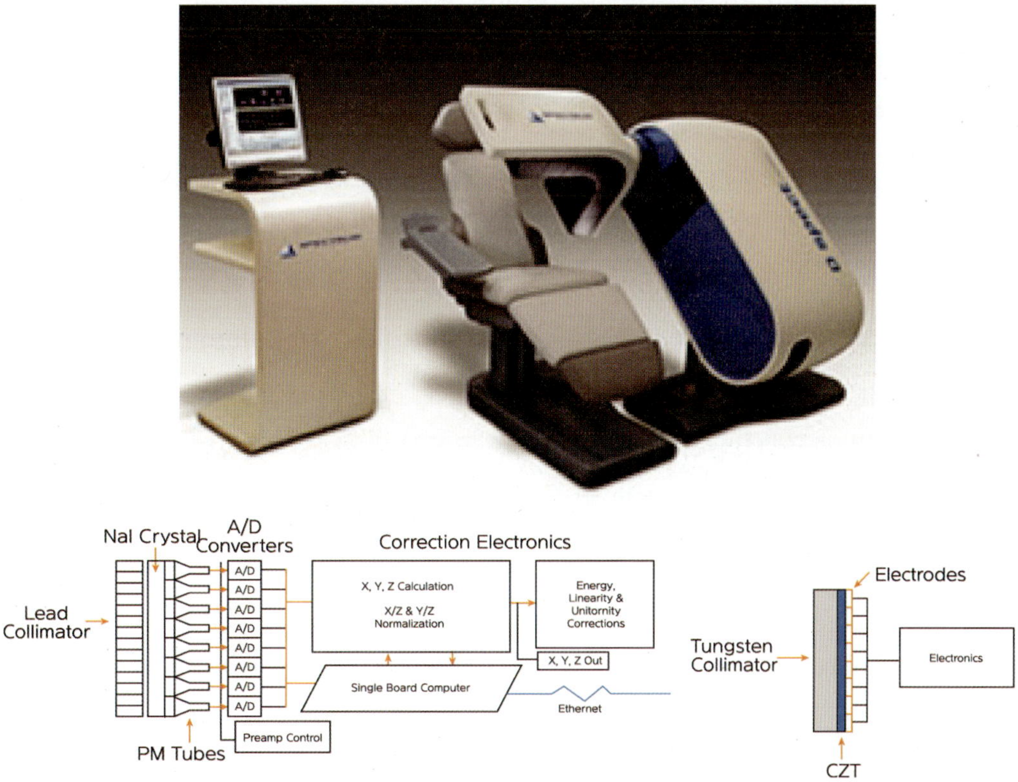

A. NaI(Tl) 검출기　　B. CZT 검출기]

그림 2-18. NaI(Tl) 검출기와 CZT

^{99m}Tc-sestaMIBI 등 다중 방사성의약품에서 방출되는 감마선을 동시에 획득하고 분석할 수 있으므로 심근관류검사 프로토콜을 통해 안정기 및 부하기 검사의 영상을 동시에 획득할 수 있다. 이와 같은 검사방법에 관하여 현재 임상적으로 많은 연구가 진행되고 있으며 향후 활용 가능성에 대해 긍정적인 평가가 있다(그림 2-18).

^{82}Rb, ^{15}O-H_2O, ^{13}N-ammonia 등을 이용하여 PET 영상을 기록한다. ^{11}C-acetate, ^{11}C-palmitate, ^{18}F-misonidazole을 이용하여 심장동맥 질환에서의 대사(Metabolism)상태를 영상으로 기록한다. ^{18}F-FDG는 심근 혈류가 감소된 부위에서 섭취가 감소되며 ^{18}F-misonidazole은 심근의 급성 허혈 부위에서 집적이 증가된다. ^{18}F-FDG는 금식 환자의 경우 80 % 정도는 심근에 집적되지 않는다. 그러므로 심근의 ^{18}F-FDG PET scan 전 환자에게 50 gm의 설탕을 먹인다. 그러나 종양이나 염증을 진단하기 위한 경우 검사전 금식시킨다.

1) ^{201}Tl을 이용한 심근관류검사

^{201}Tl 혈류검사는 심근혈류의 평가나 심근허혈의 진단 그리고 약제나 중재적 치료 전후의 반응을 평가하기 위해 시행한다. 심근의 심장동맥에 혈류량의 변화를 주기위해 흔히 운동부하를 하거나 약제를 투여하여 동일한 반응을 일으키도록 하는 방법이 있다. 심장은 특정 음식물이나 기타 약제에 민감하게 영향을 받으므로 환자는 검사전 충분한 전처치를 해야 한다.

촬영 4~6시간 전에 금식을 하도록 하는데 음식물을 섭취하면 내장의 혈류를 증가시켜 간이나 소장에 ^{201}Tl의 집적을 높이고 심근의 집적이 낮아지기 때문이다. 카페인은 맥박, 혈압을 증가시켜 부정확한 검사의 요인이 되므로 카페인이 함유되어 있는 음식물(커피, 콜라, 초코렛, 차)은 검사 당일 섭취해서는 안 된다. 그리고 흡연은 심장동맥의 강직을 일으키므로 검사 하루 전부터 금한다. 대부분 재분포영상을 얻기 위해 미리 운동부하를 주거나 Adenosine, Dobutamine, Dypyridamol과 같은 약제를 사용하기도 한다. 운동부하 종료 2~3분 전에 ^{201}Tl 111~148 MBq(3~4 mCi)을 정맥주사하고 약 10분 경과 후 ^{201}Tl의 집적이 이루어지면 운동부하 영상을 촬영한다. 환자의 체위는 바로 누운 자세로 하고 환자의 중심이 검출기의 중심에 평행이 되도록 맞추고 감마카메라의 모니터를 통해 심근부위가 중앙에 위치하게 한다.

전면상에서 30~40만 계수를 얻고 이후 LAO 45°, LAO 70°, Lt Lat 영상은 시간설정법에 따라 촬영한다. 3~4시간 후 재분포 영상으로 운동부하영상 촬영과 동일한 방법으로 시행한다. 데이터 분석을 위하여 운동부하와 재분포 촬영영상을 모두 컴퓨터에 입력한다.

심근주변의 배후방사능을 차폐하기 위해 심근 촬영 전용 납 차폐체를 사용하거나 납 앞치마(apron)로 복부를 차폐한다.

(1) 운동부하검사(Stress study)

부하방법에는 운동부하 또는 약물부하 등이 사용된다. 운동부하 그 과정은 다음과 같다.

① 환자는 약 5시간 동안 공복 후 촬영을 실시하며 운동부하와 휴지기 촬영 사이에는 안정상태에서 가능한 한 물만 마신다.

② 환자의 팔에 생리식염수를 투여할 수 있도록 정맥경로를 만들어 투여를 시작한다.

③ 운동장치는 트레드밀(Treadmill), 자전거장치(Ergometer), 손잡이 운동부하장치(Handgrip pacing)를 사용하는데 주로 자전거장치나 트레드밀을 이용한다.

④ 운동부하를 시작하기 전에 필요한 기초자료(심전도, 심박동수, 혈압, 환자의 연령과 평소운동량 등)를 참조로 목표심박동수를 정한다. 평소 운동량을 구분하고 최대치의 85 %에 해당하는 심박동수를 목표로 한다.

⑤ 환자에게 심전도 전극(Electrode)을 붙이고 심박동수와 심전도를 관찰할 수 있도록 한다.

⑥ 자전거장치에 앉힌 후 운동을 시작한다. 운동량은 150 rpm부터 시작하여 3분 간격으로 25왓트씩 증가시키며 각 단계에서 혈압과 심박동수를 기록한다.

⑦ 일반적으로 목표치 심박동수까지 도달할 수 있는 경우는 많지 않으므로 환자가 심한 피로를 느끼거나 흉통이 발생할 경우 운동을 중단한다.

⑧ 목표 심박동수에 도달하면 방사성의약품을 투여하고 1분 정도 더 운동을 시행한다(^{201}Tl은 1분, ^{99m}Tc-sestaMIBI는 90초).

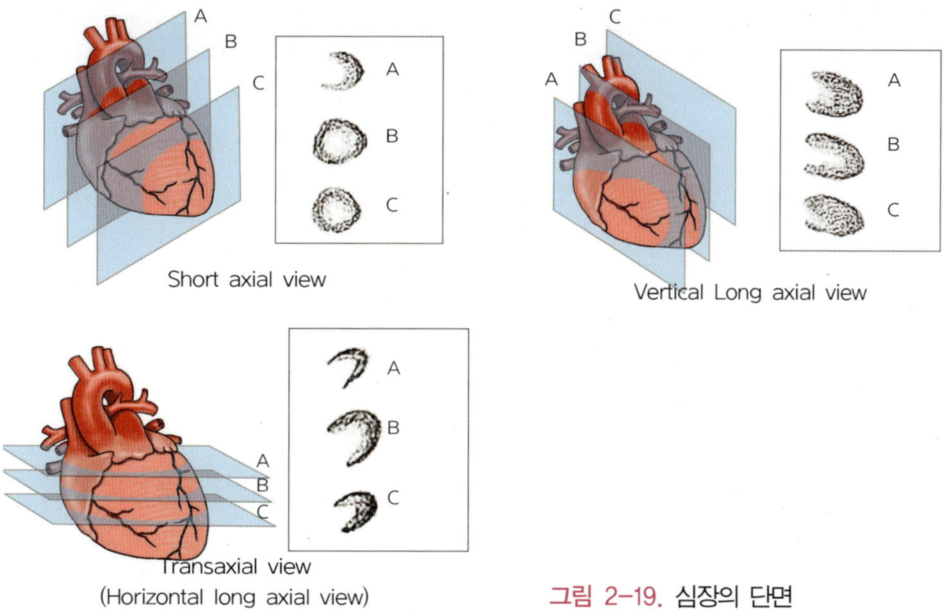

그림 2-19. 심장의 단면

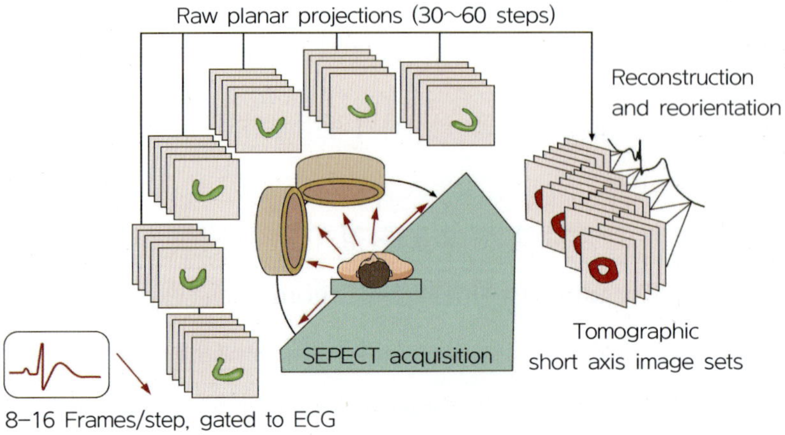

그림 2-20. 심장 단층검사의 영상획득 도식도

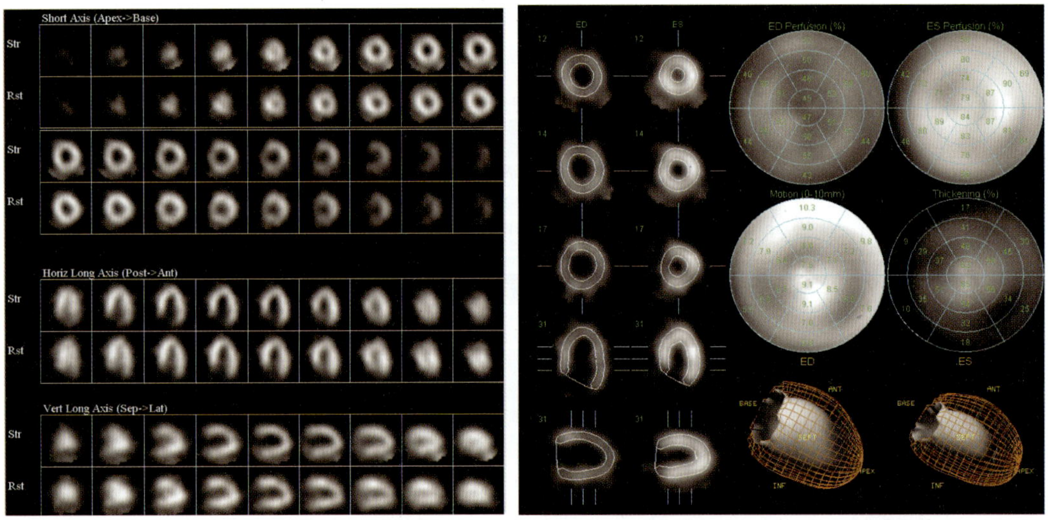

그림 2-21. ^{201}Tl을 이용한 심근관류검사(정상소견)

⑨ 운동부하를 마치면, 5분 이내 촬영을 시작하며 계속 환자를 관찰하여야 한다. 3~4시간 후 재분포상을 기록한다.

- Single-head camera의 경우에는 5~10° 간격으로 180° 회전하여 1 view/40 sec로 30~32 view의 영상을 기록한다. 세밀한 관찰을 위해 3° 간격으로 1 view/20 sec로 60~64 view를 64 × 64 matrix로 영상을 기록한다.
- Dual-head camera에서는 1 view/40~60 sec로 15~16 view의 영상을 기록하여 5~10° 간격으로 90°회전하여 영상을 기록한다. 세밀한 관찰을 위해 3씩 회전하여 1 view/20~30초로 30~32 view의 영상을 기록한다.

- Triple-head camera는 5~10°간격으로 1 view/30~40 sec로 20 view의 영상을 기록하며 빠른 영상은 3°간격으로 1 view/10~15초로 40 view의 영상을 기록한다.

복부 장기의 계수가 높아지지 않도록 식사는 주의하여야 한다. 보통 오전 중에 부하검사를 오후부터 재분포상을 기록함으로 아침식사 및 점심은 금식하는 것이 좋으나 환자의 부담이 크다. 운동부하시에는 심근이나 발의 골격근으로 혈류가 증가하지만 복부장기로의 혈류는 상대적으로 감소하기 때문에 심근상 촬영에는 큰 지장은 없다. 따라서 아침식사는 가벼운 식사, 점심은 금식하는 것이 실제적이다.

운동부하는 앉은 자세 자전거장치(Ergometer), 트레드밀(Treadmill) 중 어느 방법이나 좋으나 후자의 방법이 운동량은 충분하다. 누운 자세에서의 자전거장치는 허파울혈을 초래하기 쉽고, 허파의 배후방사능(Background)이 상승하여 심근과 겹쳐 좋은 심근상을 얻을 수 없기 때문에 부적당하다.

^{201}Tl는 재분포시 심근에 집적하고 배출률(Washout rate)이 낮아져 허혈을 정확히 진단할 수 없다. 주사시 피하에 ^{201}Tl의 일부가 집적할 경우에는 특히 이런 현상이 뚜렷하며 검사를 다시 해야 하므로 혈관확보는 중요하다.

영상기록은 부하 후 심박수가 100을 넘으면 곧바로 시작하는 것이 좋다. 재분포상 기록은 3시간 이내에는 충분한 재분포가 일어나지 않으며 허혈과 경색의 감별이 곤란하다. 한편 4시간 이상 후에는 계수가 너무 적어 영상의 아티팩트(Artifact)가 증가한다. 따라서 3~4시간 후의 촬영이 가장 바람직하다.

데이터 수집 안정시 심근 신티그래피와 같다. 다만 운동부하시에는 심근으로 ^{201}Tl의 집적이 많고 시간이 경과할수록 허혈부위의 혈류결손이 재분포로 인해 두드러지지 않음을 고려하여 초기 분포상의 데이터 수집시간은 15분 이내에 끝내는 것이 바람직하다. 한편 재분포상은 심근의 ^{201}Tl의 집적이 초기 분포시의 약 1/2로 되므로 데이터 수집시간을 초기 분포상의 1.5~2배로 하는 것이 바람직하다(단, Washout rate의 계산에는 시간의 보정이 필요하다).

운동부하 검사를 시행해야 하는 경우는 다음과 같다.

- 흉부 통증의 원인 평가
- 심한 심장 동맥질환의 평가
- 심기능평가와 운동부하 내구력 평가
- 중재적 치료효과 평가
- 급성 심근경색 환자의 심장예후에 대한 평가

- 피로감, 심계항진, 실신 등의 증세평가와 40세 이상의 심장 위험도 평가 운동부하 검사를 하면 안되는 경우는 다음과 같다.
- 발생된지 1주일 이내의 심근경색증(급성 심근경색증). 심부전증
- 불안전한 협심증이나 급성심낭염
- 급성 심근염 외에 동맥협착증이나 심한 고혈압 환자, 최근 안정시의 심전도(ECG)변화가 온 환자. 심한 동맥협착증, 급성 폐경색증, 심한 육체적 결함이 있는 환자 등 운동부하검사 중 운동을 중지해야 하는 시기는 다음과 같다.
- 환자의 요구가 있을 때
- 운동부하 중 혈압의 감소 또는 심박동의 감소
- 심한 흉통, 운동실조증, 현기증, 보행장애증, 창백 등이 나타난 경우
- 심한 부정맥의 출현
- 급성 심근경색
- 환자의 운동 중 운동기구나 환자 감시장치의 갑작스런 기능장애 발생 등

(2) 약제를 이용한 부하검사(Stress study)

① 환자의 상태가 운동하기 곤란한 경우 약제를 사용하여 운동부하 효과를 얻을 수 있다.

② 환자는 4~6시간 정도 금식과 검사 12시간 전부터 심장에 자극을 주는 일체의 음식(카페인 등)을 금하여야 한다. 디피리다몰(Dipyridamole) 검사에 영향을 미치는 것은 커피, 홍차, 초콜릿, 콜라 등이 있으며 카페인이 함유된 약제 및 음식 등이 있다.

③ 환자를 눕게 하여 안정을 취하게 한 다음 전주정맥(Antecubital vein)에 정맥경로를 만들고 Dipyridamole 0.5 mg/kg(0.14/kg/분)을 4분에 걸쳐 주사한다.

④ 과잉반응을 보일 경우 아미노피린(Aminophylline) 1 ample(250 mg)을 1분에 걸쳐 주사한다.

⑤ 약제투여 3~4분 후 방사성의약품(^{201}Tl, ^{99m}Tc-sestaMIBI)을 투여하고 생리식염수 10 ml를 투여한다.

약제를 이용한 방법으로 Dipyridamole외 심근 산소요구량을 증가시켜 혈류량을 증가해주는 도부타민(Dobutamin) 20 ml를 250 ml의 생리식염수와 희석하여 사용하기도 하며 심장동맥 혈류를 증가시키는 아데노신(Adenocine) 30 ml를 이용하기도 한다.

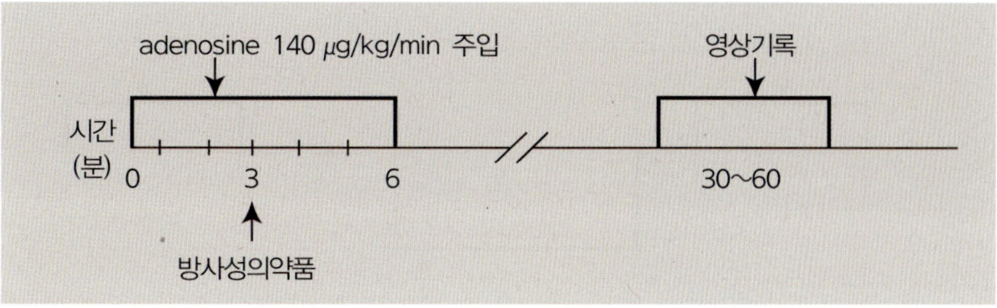

그림 2-22. 아데노신(Adenocine)을 이용한 약물부하검사

① 아데노신(Adenocine) 부하검사(Stress study)

아데노신(Adenocine)은 심장동맥 혈관을 확장시켜 심장동맥 혈류량을 상당히 증가(평상시의 4배 정도)시켜 최대운동효과를 기대할 수 있다. 그러나 심한 기관지 천식, 만성 폐쇄성 허파질환, 불안정한 협심증이나 저혈압(수축기 혈압이 80 mmHg 이하) 등의 환자에게는 사용을 금지해야 한다.

환자는 아데노신(Adenocine) 투여 전 적어도 4시간 전부터 공복상태이어야 하며 검사 12시간 전에 섭취하는 음식에는 카페인이 함유되어서는 안 된다.

검사방법

- Adenosine을 140 μg/kg/min으로 6분간 정맥 내 주입하고 3분 후 서서히 15~20초 이상동안 방사성의약품을 주입한다. 단 위험성이 의심되는 환자의 경우에는 Adenosine을 처음 1분간은 50 μg/kg/min으로 주입하고 점차 증가시켜 75, 100, 140 μg/kg/min으로 주입하고 4분 후 방사성의약품을 주입한다.
- Adenosine을 주입하는 동안 환자의 ECG를 관찰해야 하며 매분 혈압의 변동사항을 감시해야 한다.
- Adenosine 주입 후 ^{201}Tl을 사용한 경우에는 5~10분 후 카메라로 환자를 이동하여 검사하고 ^{99m}Tc-sestaMIBI를 사용한 경우에는 지방식후 약 30분 후에 검사를 실시한다.
- Adenosine에 의한 부작용이 발생시 약물의 주입을 중단하거나 주입량을 감소시켜야 하며 Aminophylline을 이용하여 안정시킨다.

필요에 따라 Adenosine주입과 함께 운동부하 검사를 시행할 경우 Adenosine 주입 전 운동시작하고 방사성의약품을 주입한다.

② Dipyridamole 부하검사(Stress study)

Dipyridalmole은 항혈전 작용과 혈관을 확장시키는 작용을 하며 주입 후 30~60분에 심장의 심

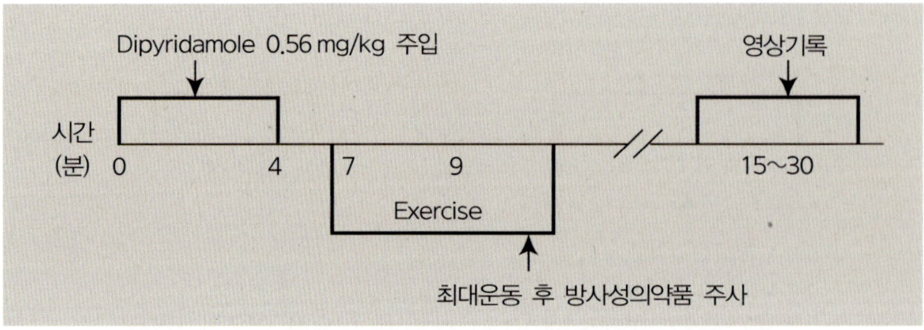

그림 2-23. 디피리다몰(Dipyridamole)을 이용한 약물부하검사

장동맥혈관의 강한 확장을 나타낸다. Dipyridamol 약제주입도 Adenosine의 경우와 같은 환자의 경우에는 사용을 금해야 한다. 환자의 검사전 준비상태는 Adenosine study의 경우와 같다.

검사방법

- 디피리다몰(Dipyridamole)을 0.56 mg/kg을 4~5분 동안 서서히 주입하며 최대 60 mg까지 투여가 가능하다.
- 약물을 주입하는 동안 환자의 심전도(ECG)와 혈압을 계속 관찰해야 한다.
- 약물을 투여하고 3~4분 후에 방사성의약품을 주입한다.
- 약물을 주입 후 ^{201}Tl은 5~10분 후, ^{99m}Tc은 지방식후 30분 후에 영상을 기록한다.

③ Dobutamine 부하검사(Stress study)

Dobutamine은 심장박동, 심박출량 등을 증가시키고 심근의 산소 소모량을 증가시킨다. 이와 같은 작용으로 심장동맥 혈류가 정상보다 2배 정도로 증가된다. Dobutamine은 Dipyridamole이나 Adenosine을 사용할 수 없는 기관지 경련성 질환 환자에게도 사용할 수 있다.

검사방법

- Dobutamine을 처음 3분 동안은 10 μg/kg/min으로 주입하며 3분 간격으로 20, 30 그리고 40 μg/kg/min의 속도로 정맥 내에 주입한다.
- 약물을 주입하는 동안에 환자의 맥박수, 혈압, 심전도(ECG)를 관찰한다.
- 약물을 주입한 후 심박동수가 적당하게 증가되었을 때에 방사성의약품을 주입하고 Dobutamin을 2분간 계속하여 주입한다.

보통 방사성의약품을 주입하는 시점은 다음과 같다.

- 환자의 나이에 따라 예측되는 최대 심박동수의 85 %에 달했을 경우

- 심근경색 후의 환자로서 나이에 따라 예측되는 최대 심박동수의 70 %에 달했을 경우
- 뚜렷한 혈압의 상승이나 저하의 반응이 나타난 경우
- 허혈증의 증세가 나타난 경우
- ^{201}Tl의 경우에는 약물주입 5~10분 후에 검사하며 ^{99m}Tc의 경우에는 약물 주입 1시간 후에 검사를 시작한다.

(3) 안정상태의 검사(Rest study)

① ^{201}Tl 111~148 MBq(3~4 mCi)를 정맥주사하고 5~10분 후 편히 누운 자세에서 양팔을 머리 위에 놓은 후 영상을 기록한다.

② 고분해능 또는 범용 콜리메이터(Collimator)와 환자간의 거리를 짧게 하여 검출기를 회전시키며 RAO 45°에서 LPO 45°로 180°회전한다.

- Single head SPECT의 경우 180°회전하는 동안 5~10°간격으로 40 sec/view로 30~32 view의 영상을 기록한다. 3°간격으로 영상을 기록할 경우 20 sec/view로 60~64 view로 영상을 기록하며 모두 64 × 64 matrix로 한다.
- Dual head의 경우 검출기는 90°회전하며 5~10°간격으로 40~60 sec/view로 15~16 view/detector 영상을 기록하고 3°간격으로 영상을 기록할 경우 20~30 sec/view로 30~32 view의 영상을 기록한다.
- Triple head의 경우에는 120°/detector 회전하여 모두 360°영상을 기록하며 5~10° 간격으로 30~40 sec/view로 20 view를 영상기록하고 3°간격으로는 5~10 sec/view로 40 view의 영상을 기록한다.

③ 데이터 수집을 신체의 360°회전하는가, 180°회전하는가는 정설은 없다. 보통은 보다 정량성을 지닌 360°데이터 수집이 바람직하나 ^{201}Tl 심근 신티그래피의 경우는 ① ^{201}Tl의 에너지가 낮고, ② 심장(왼심실)이 흉곽의 좌전부에 위치하고 있어서 전면(RAO 45° ~ LPO 45°)의 정보량은 많으나 후면(LPO 45° ~ RAO 45°)의 정보량은 극히 적기 때문에 180°데이터수집도 유용하다. 실제로 재구성한 심근상을 상세히 비교하여 보면 180°회전상은 상은 선명하고 배후방사능(Background)의 계수도 적지만 심장꼭대기의 계수가 적고 또한 흡수보정 등의 처리가 곤란한 것이 지적되고 있다. 한편 360°회전상은 상의 선명도는 떨어지나 심장꼭대기와 심기부의 계수의 차이가 적고 또한 흡수보정도 용이하다. 그러나 어느 영상도 큰 차이는 없으며 임상진단에 차이가 날 정도는 아니다. 그 보다도 화질에 큰 영향을 주는 것은 데이터수집의 총 계수이며 계수가 적으면 아티팩트(Artifact)가 큰 상으로 된다.

④ 데이터 처리의 과정에서 예를 들면 전처리(Preprocessing)단계에서 9 point smoothing, Butter worth filter를 사용하고 slice 두께는 1 pixel/64 × 64로, 그리고 filter는 Ramachandran, Shepp-Logan, Chesler 등을 사용한다. 흡수보정은 일반적으로 시행하지 않으며 후처리(postprocessing)에서 체축 횡단단층상, 장축면 수평단층상, 장축면 수직단층상, 단축면 단층상으로 재구성하며, 재구성하기 전에 전체 면 상을 smoothing 처리한다. 각 방향마다의 데이터량은 극히 적고 균일성을 유지하기 위하여 반드시 필요하다.

슬라이스 두께는 64 × 64 matrix로 1 pixel 두께(약 6 mm)의 단층상을 얻는다.

2) ^{99m}Tc-sestaMIBI를 이용한 심근관류검사

SestaMlBl를 이용한 심근 혈류검사는 특히 급성 심근경색에 대한 중재적 방사선 치료결과를 평가하고 흉통(Chest pain) 중의 심근혈류를 평가하기 위하여 시행된다.

^{99m}Tc-sestaMIBI는 간과 쓸개에 집적률이 높다. 안정상태의 검사를 위하여 특별하게 환자가 준비해야 할 사항은 없지만 운동부하검사를 위하여 다른 방사성의약품을 이용한 경우의 준비과정과 같다.

안정상태의 영상을 기록하기 위하여 370 MBq(10 mCi), 운동부하는 1,110 MBq(30 mCi)을 사용한다. 검출기는 RAO 45°에서 LPO 45°로 180° 회전시킨다.

보통 1일 검사를 위하여 오전에는 안정상태의 검사로 370 MBq(10 mCi)의 ^{99m}Tc- sestaMIBI를 주입하고, 운동부하검사는 오후에 1,110 MBq(30 mCi)를 주입하고 검사한다. 2일간의 검사는 첫째날은 오후에 1,110 MBq(30 mCi)를 주입하고 운동부하검사를 하고 둘째날 오전에 방사성의약품을 주입하고 안정검사를 실시한다.

- Single head camera는 40초/view로 30~32 view로 6°간격으로 180°회전하여 영상을 기록한다. 빠른 영상을 기록하기 위하여 20초/view로 60~64 view로 3°간격으로 180°회전하여 영상을 기록한다.
- Dual head의 경우 1개의 검출기(Detector)는 90°회전하며 6°씩, 40~60초/view로 15~16 view의 영상을 기록한다. 3°씩 기록할 경우 20초/view로 60~64 view의 영상을 64 × 64 matrix로 기록한다.
- Triple head일 경우 검출기 1개는 120°회전하며 모두 360°회전한다. 6°씩 회전하여 30~40초/view로 검출기당 20 view로 기록한다. 3°씩 회전하면 10~15초/view로 40 view/detector를 64 × 64 matrix 영상을 기록한다.

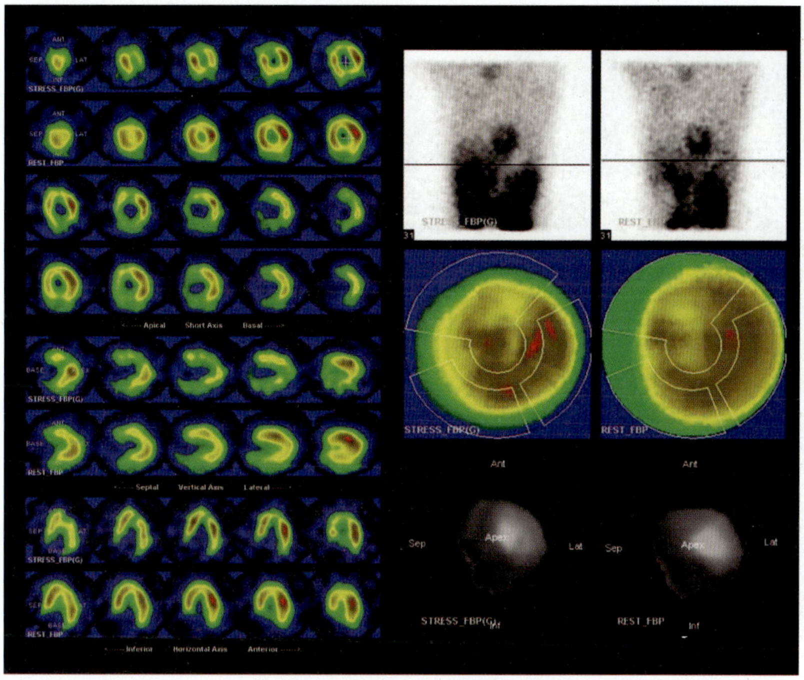

A. 허혈성(ischemic) 심장질환 영상

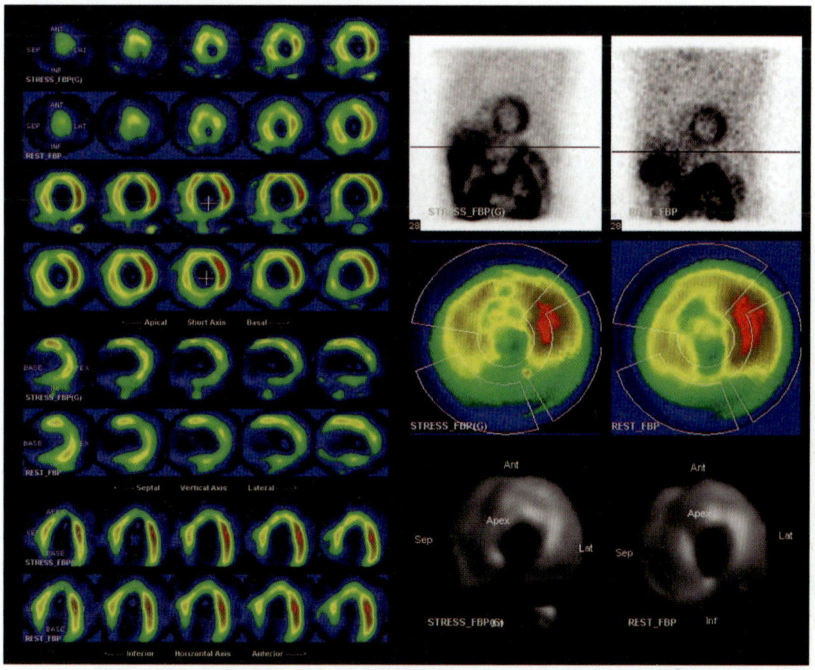

그림 2-24. 심근질환 영상의 예

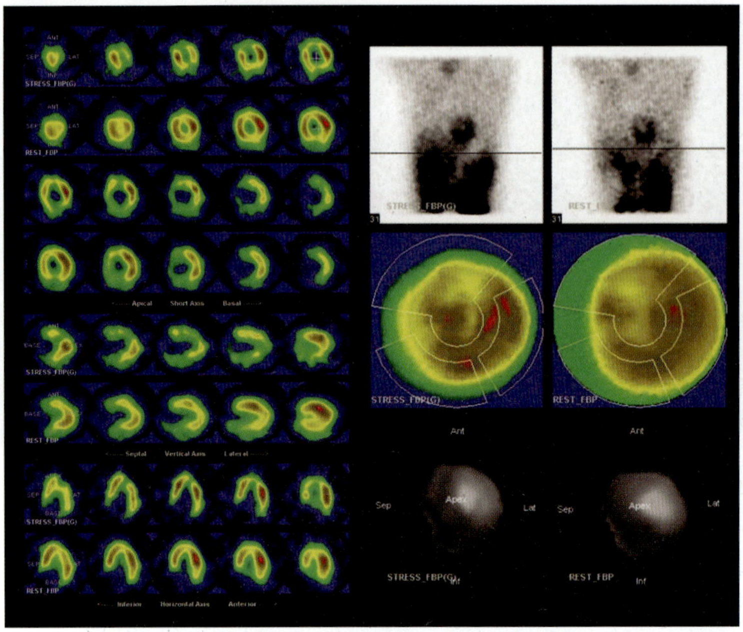

B. 심근경색(Myocardiac Infarction) 질환 영상

그림 2-24. 심근질환 영상의 예(계속)

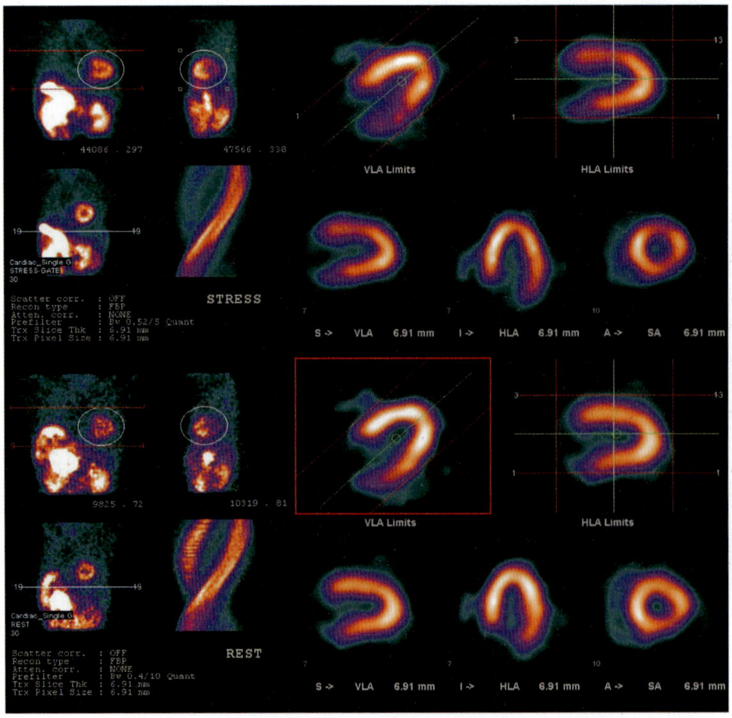

그림 2-25. ^{99m}Tc-sestaMIBI를 이용한 심근관류검사 결과 예

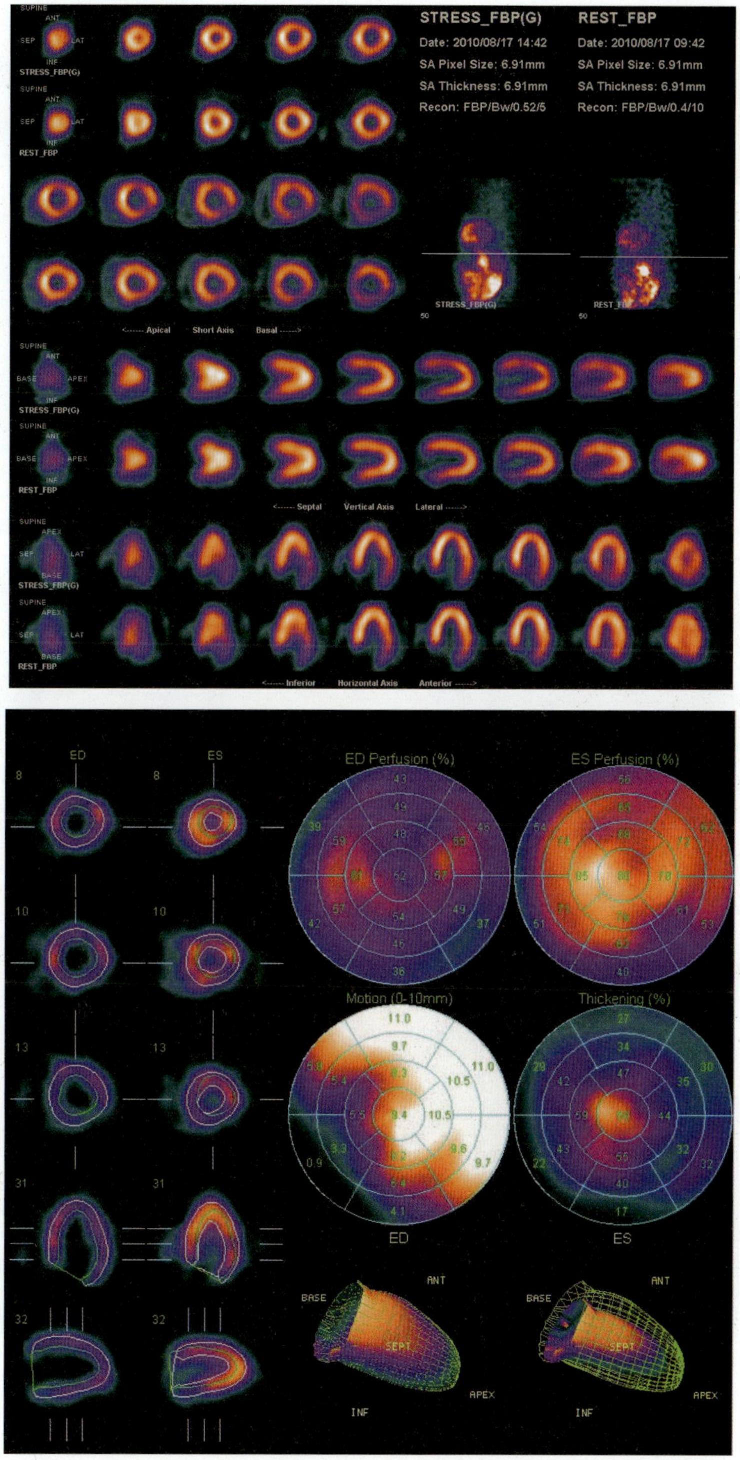

그림 2-25. ^{99m}Tc-sestaMIBI를 이용한 심근관류검사 결과 예(계속)

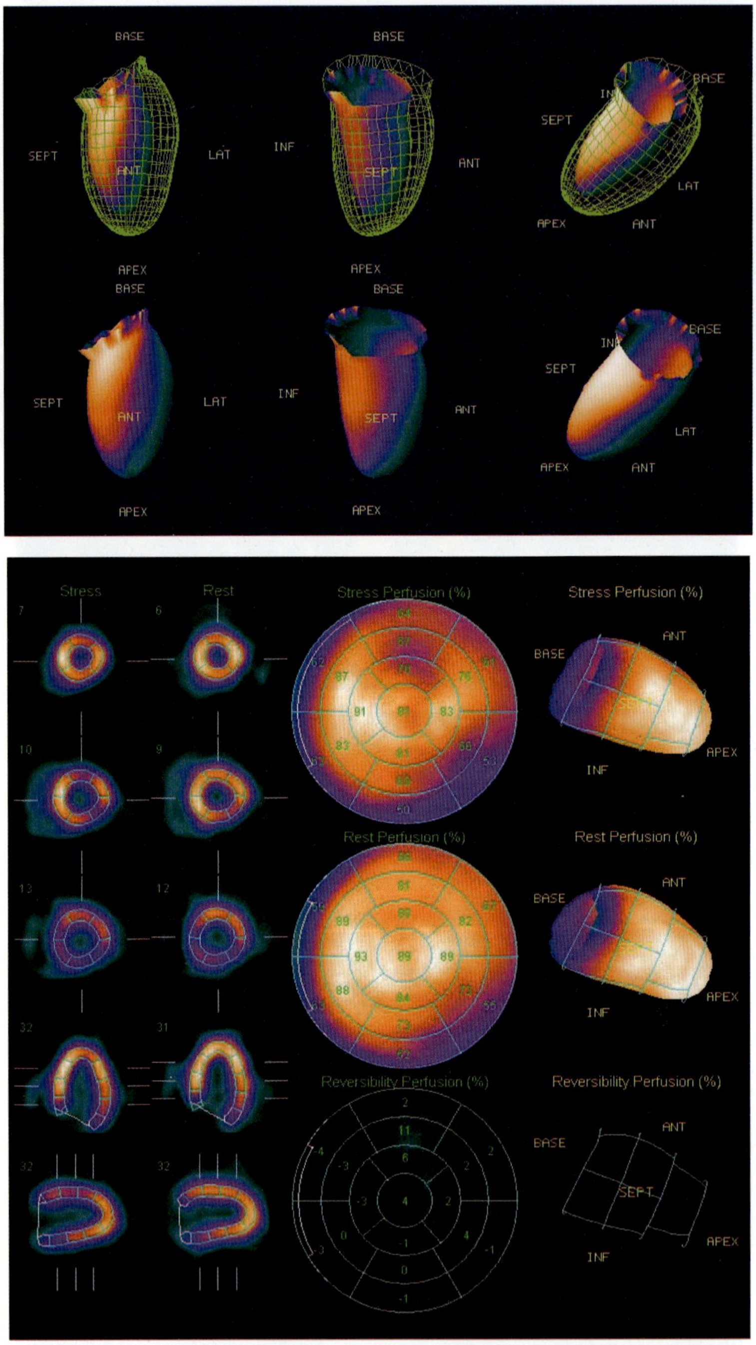

그림 2-25. ^{99m}Tc-sestaMIBI를 이용한 심근관류검사 결과 예(계속)

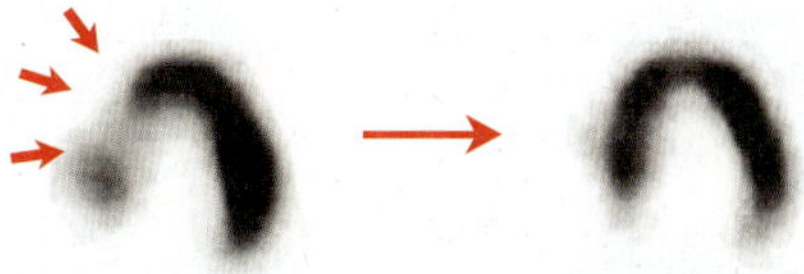

그림 2-26. ^{201}Tl을 이용한 심근 스트레스(stress)영상의 냉소(cold) 부위(화살표)가 지연영상에서 재분포 되었다.

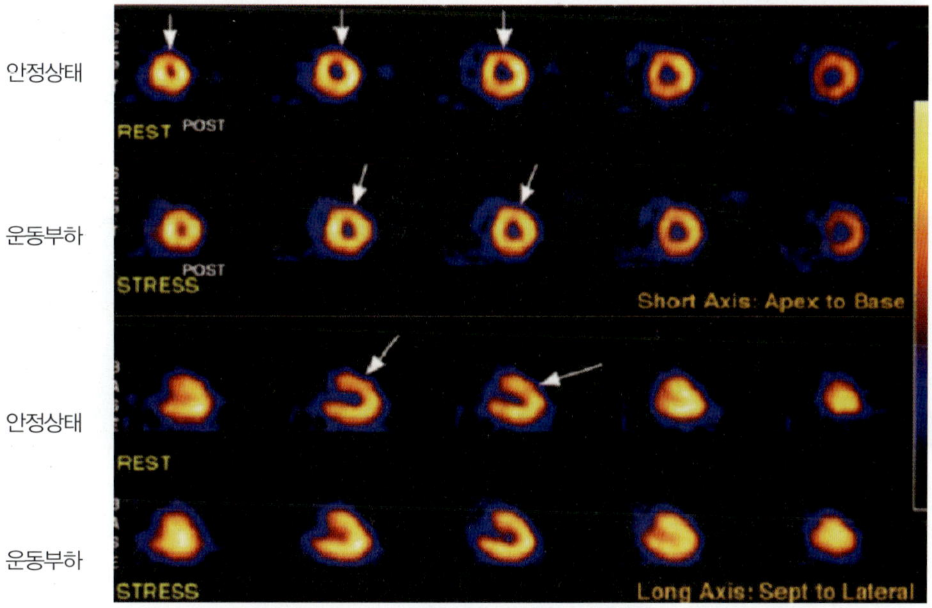

그림 2-27. ^{99m}Tc-sestaMIBI를 이용한 심근영상에서 유방에 의한 흡수(화살표)가 나타나 있다.

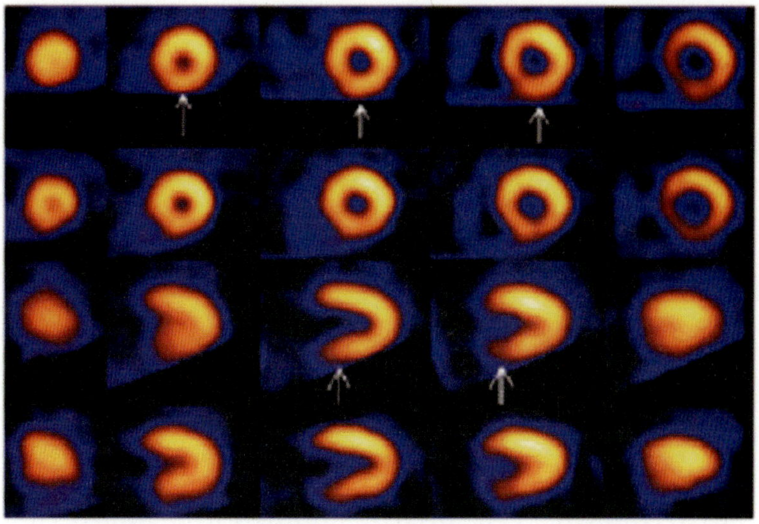

그림 2-28. 가로막에 의한 감쇄(Diaphragm attenuation)

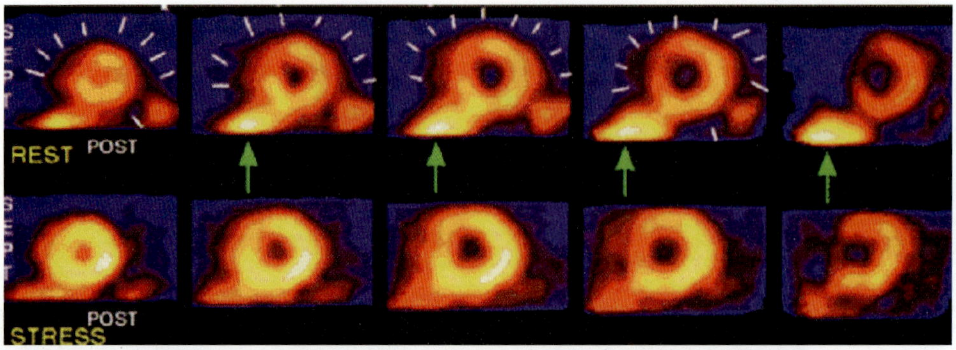

그림 2-29. ^{99m}Tc-sestaMIBI를 이용한 심근영상에서 간에 방사능(화살표)에 의한 아티팩트(artefact)가 나타나 있다.

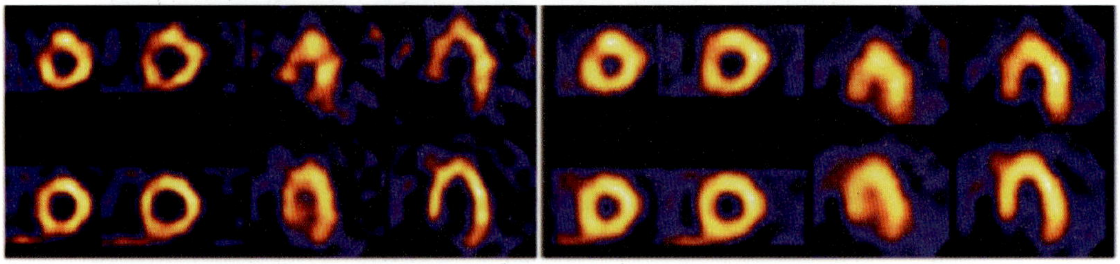

그림 2-30. 방사능량 부족(Low counting)

3) ^{99m}Tc-pyrophosphate를 이용한 심근경색검사

1. 검사목적

① 급성 심근 경색 유무

2. 방사성의약품

^{99m}Tc-PYP

3. 검사방법

① 환자자세: 앙와위(supine)

② 영상: 전면상(anterior), 좌전사위상(LAO), 좌측면상(Lt. lateral)

③ 투여방법: 정맥주사(intravenous injection, IV)

4. 임상증례

그림 2-32 참고

심근경색 부위(Infarcted area)에 방사성의약품이 선택적으로 집적되어 열소(Hot area)로 나타나는 특성을 이용한 방법이다. 경색증 발병이 오래되지 않은 경우(1~7일), 심근경색증의 수술 후, 심근에 충격으로 인한 손상을 받은 경우와 경색부위를 찾기 위하여 ^{99m}Tc−PYP를 이용한다.

^{99m}Tc−PYP는 괴사로 함몰된 심근세포의 미토콘드리아에 Ca^{2+}와 함께 인산화합물이 hydroxyapatite(수산회인회석) 형으로 섭취되는 성질을 이용하여 급성기의 심근괴사 병소를 양성상으로 묘출하는 것이다.

검사방법

특별한 전처치 없이 ^{99m}Tc−pyrophosphate 555~740 MBq(15~20 mCi)를 정맥주사하고 2~3시간 후에 고분해능 콜리메이터(collimator)를 이용하여 영상을 기록한다. 평면(Planar) 영상의 환자 체위는 Anterior, 40~50°LAO 그리고 Lt. lateral로 촬영한다(256 × 256 matrix).

SPECT영상은 바로누운자세에서 양팔을 머리위로 올린 상태로 영상을 기록한다.

심근경색 증상이 발생한 3~5일째가 가장 적당하지만 환자는 아직 급성기 환자의 일반상태, 부정맥의 control을 충분히 유지할 필요가 있다. 또한 환자에게 불안감을 갖지 않도록 충분히 설득을 시켜야 한다. 회전하는 카메라에 방해되지 않도록 점적선, 배뇨주머니 등을 잘 정리하여 놓는 것이 바람직하다.

방사성의약품을 정맥주사하고 일회통과 데이터를 수집하여 RVEF, LVEF를 산출하여 양 심기능을 파악하여 놓는 것도 유효하다. 투여량은 촬영시간이 짧은 것이 바람직하므로 약간 많은 1,110 MBq(30 mCi)를 사용한다.

대향형인 경우 5~6°씩 180°회전(360°상을 얻을 수 있다), 1대의 카메라는 5~10°씩 180°회전(RAO 45°~LPO 45°)한다.

^{201}Tl와는 반대로 양성상으로 검출되기 때문에 흡수보정은 필요없다. 또한 심근의 일부 밖에 검출되지 않으므로 심근 장축면·단축면 단층상의 재구성은 곤란한 경우가 많다. 특히, ^{99m}Tc−PYP의 집적을 확인하였을 때 그것이 심근의 어느 부분에 해당하는가를 식별하는 것이 중요하다. 이 점에서 심장 장축면·단축면 단층상이 유효한 경우도 있다. 또한 최근 ^{201}Tl도 동시에 주입하여 ^{99m}Tc과 ^{201}Tl의 에너지 피크(peak)차를 이용하여 2핵종 동시 수집을 시행하여 경색부위를 결정하는 방법도 소개되고 있으며 대단히 유용한 방법으로 기대된다.

결 과

정상 심근의 경우는 복장뼈(흉골)와 갈비뼈(늑골)의 영상만 나타나 마치 뼈검사(bone scan)와 갈으며 비정상적인 심근 내에 방사성의약품의 집적으로 다음과 같이 그 이상 정도를 구분할 수 있다.

즉, 심근 내의 방사능 집적정도 0: negative

1+: 갈비뼈와 비슷한 방사능의 집적

2+: 복장뼈에서의 방사능 집적보다 적은 경우

3+: 복장뼈에서의 방사능 집적과 같은 경우

4+: 복장뼈에서의 방사능 집적보다 큰 경우

심장질환이 아닌 경우 ^{99m}Tc-pyrophosphate의 집적이 나타나는 경우는 갈비뼈 골절(Rib fracture), 근육의 손상, 피부병소, 석회화된 갈비뼈의 연골부위, 유방질환 등을 들 수 있다. 그리고 심근경색(Myocardial infarction), 왼심실 동맥류(Left ventricle aneurysm), 불완전한 협심증, 심근위축 그리고 판막의 석회화 등과 같은 심장질환에서도 집적이 나타난다.

심근영상에서 아티팩트(Artifact)의 원인은 다음과 같다.

즉, 환자에게 주입한 방사능량이 부족한 경우, 영상을 기록하는 동안 환자가 움직인 경우, 운동부하량의 부족과 영상처리과정이 적당하지 않았을 경우와 잘못 선정된 ROI 등이다. 또 환자의 유방이나 가로막(횡격막) 흡수에 의한 아티팩트(Artifact)가 나타날 수 있다.

그림 2-27은 환자의 유방(Breast)에 의해 흡수가 나타난 영상이다.

그림 2-28은 ^{99m}Tc-sestaMIBI를 이용한 심근영상으로 가로막에 의한 흡수부위(화살표)가 나타나 있다.

그림 2-29는 간 내에 집적된 방사능에 의해 나타난 아티팩트(Artifact) 영상으로 ^{99m}Tc-sestaMIBI는 간·쓸개에 집적되므로 영상기록전에 지방식을 시켜야 한다.

그림 2-30은 방사능량이 부족한 심근부위가 나타나 있다.

평면영상(Planar image)에서는 뼈, 심장 pool상과 중복되어 감별이 필요하게 된다. 한편 SPECT상은 뼈와의 중복을 피할 수 있기 때문에 심근의 양성 묘출부의 검출에 유효하다.

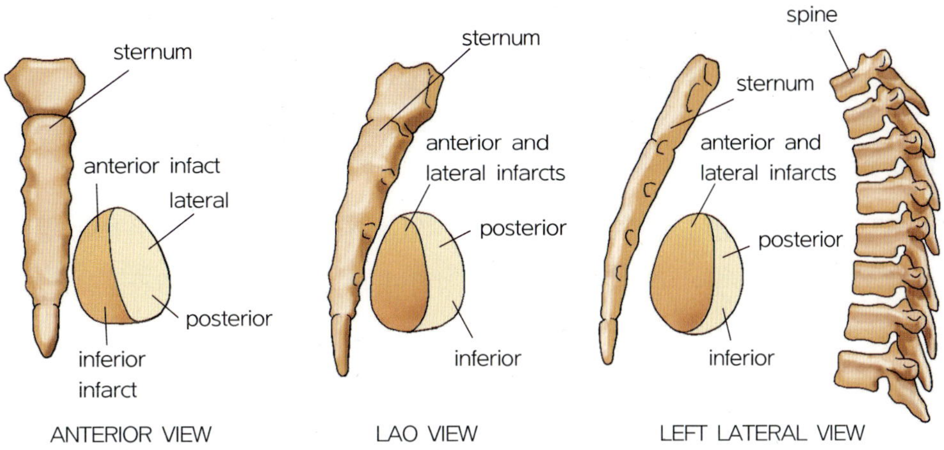

그림 2-31. 심근경색(Infarct) 부위에 Pyrophosphate의 집적

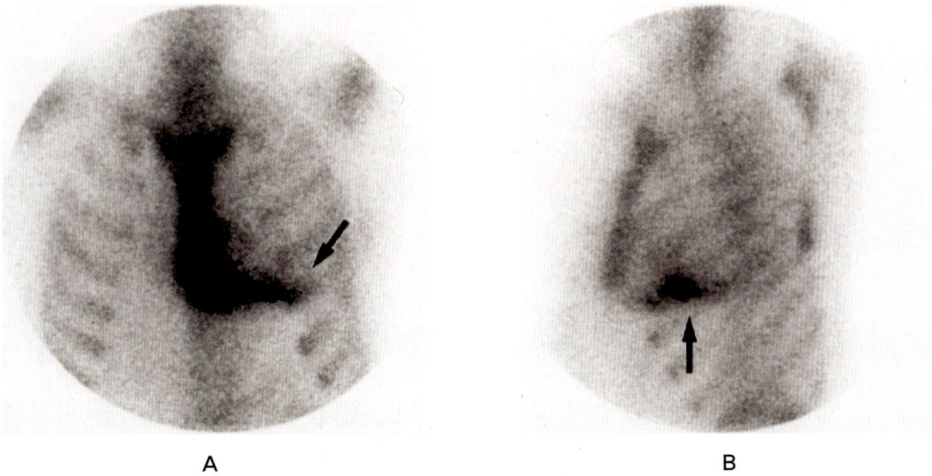

그림 2-32. ^{99m}Tc-PYP를 이용한 심근경색 scan

A. Anterior view

B. LAO 60°view

6 심장 양전자방출단층검사(Cardiac PET)

1) 심근관류 PET

심근관류 PET은 현재 임상에서 관류를 평가할 수 있는 가장 실용적이고 유용한 방법이다. 심근관류 SPECT에 비해 영상품질이 더 뛰어나서 진단성적이 더 훌륭하며, 절대관류량을 평가할 수 있는 장점이 있다.

심근관류 PET은 SPECT에 비하여 뛰어난 영상품질, 관류의 절대평가 능력, 높은 진단 성능, 환자의 방사선노출 저감, 환자 편의성 증대 등과 같은 여러 장점이 있기 때문에 해외에서는 점차 심근관류 PET 이용이 확대되고 있으며, 국내에서도 심근관류 PET의 확대 노력이 진행 중이어서 향후 SPECT를 대체하며 이용이 늘어날 것으로 기대된다. 특히 최근 유망한 심근관류 PET용 방사성의약품들이 새로이 개발되어 임상시험을 거치고 있어 향후 전망에 대해 더욱 기대를 모으고 있다.

(1) 심근관류 PET 방사성의약품 및 영상법

① $[^{15}O]H_2O$

$[^{15}O]H_2O$는 반감기가 2분인 ^{15}O로 표지된 물 분자 자체로 관류 시 자유확산을 통해 조직에 섭취되며 혈중에서 대사되지 않는다. 이러한 특성은 관류를 측정하기에 이상적이지만, 반감기가 짧고 영상의 품질이 좋지 않아 정량적 관류평가가 필요한 연구 이외에 많이 사용하지는 않는다. $[^{15}O]H_2O$ PET은 다른 관류 PET 방사성의약품처럼 심근에 고정되지 않기 때문에 일정 시점에서 섭취를 정적으로 평가할 수는 없고 동적 영상을 얻어 조직 내로 확산이나 제거(washout)를 평가한다.

② $[^{13}N]NH_3$

$[^{13}N]NH_3$는 반감기가 9.96분인 ^{13}N으로 표지되어 있으며 혈액 내에서 NH_3 또는 NH_4^+의 형태로 존재한다. 심근으로 확산해 들어간 후 글루타민합성효소(glutamine synthase)가 글루타민 형태로 고정시킨다. 적은 혈류에서는 일차통과추출률이 0.83으로 매우 높으나 2.5 ml/min/g 이상으로 혈류가 많으면 대사율이 제한되어 일차통과추출률이 감소하며, 3 ml/min/g에서 일차통과추출률이 0.60 가량으로 알려져 있다. 따라서 정량적 평가 시에는 이러한 점을 고려하여야 한다. 또한 혈액 중에서 대사되어 주사 후 3~5분 경에는 이미 약 50 %의 혈액 중 방사능이 ^{13}N-글루타민과 요소로 존재하는 단점이 있다. 따라서 혈류량을 측정할 때는 초기 5분 이내에 얻은 영상을 이용하거나 대사산물을 고려하여 분석해야 한다.

$[^{13}N]NH_3$ 370 MBq 가량을 30초에 걸쳐 주사하고 10~20분간 동적영상을 얻는다. 정적영상을

얻어 SPECT처럼 섭취를 통해 혈류를 정성적으로 평가할 수도 있으며, 이때는 주사 후 3~5분이 경과한 이후에 영상을 얻기 시작한다. 때로는 간섭취가 높게 보이기도 하며 이럴 때는 지연영상을 얻으면 좀 더 나은 영상을 얻을 수 있다. 리스트 모드로 영상을 얻으면 정적, 동적영상 모두를 재구성해 평가할 수 있으므로 더 효율적이다.

2) 심근대사 PET

심근의 에너지 대사는 포도당과 지방산을 중심으로 다양한 기질을 이용한다. 심근의 에너지 대사는 FDG, $[^{11}C]$아세트산, $[^{11}C]$팔미트산 PET 등을 사용하여 다양한 방법으로 영상화할 수 있다. 심근은 여러 병적 상태에서 에너지 대사가 정상과 다르지만, 현재까지 심근 PET 임상적용이 가장 잘 확립되어 있는 분야는 생존심근 진단이다.

(1) 심근의 에너지 대사

① 포도당 대사

포도당은 세포막 단백질이 포도당전달체(glucosetransporter; GLUT)를 통해 세포 내로 전달된다. 종양에서는 GLUT-1이 주요한 역할을 하지만 심근에서는 일반적인 근육세포와 마찬가지로 인슐린 의존성이 높은 GLUT-4가 주 역할을 한다. 세포질 내에서 헥소키나아제(hexokinase)가 포도당을 인산화하여 포도당육인산(glucose-6-phosphate)으로 바꾸고, 이어 해당 과정을 거치면서 피루브산으로 분해된다. 피루브산은 유산소 상태에서 미토콘드리아 내로 이동해 acetyl-CoA로 변환되어 TCA 회로에 공급되지만, 저산소 상태에서는 젖산으로 변환된다.

심근의 포도당 대사는 FDG를 이용하여 평가한다. FDG는 포도당 유사체이며, 사이클로트론에서 반감기가 110분인 ^{18}F을 생산하여 표지한다. FDG는 GLUT를 통해 포도당과 경쟁적으로 세포에 섭

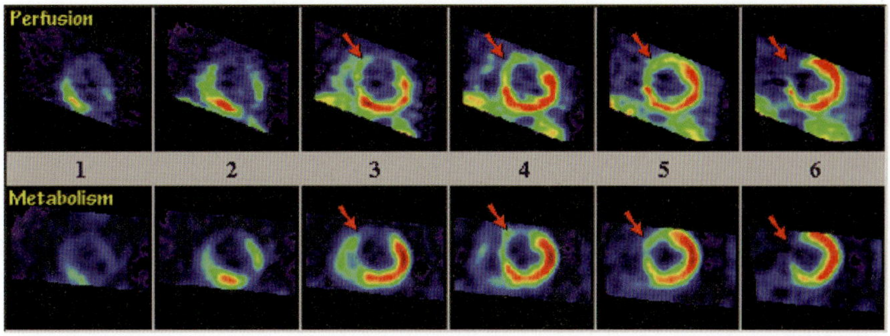

그림 2-33. 양전자방출 핵종을 이용한 방사성의약품을 정맥주사한 후 환자는 테이블에 누운 상태로 PET 스캔한 영상. ^{13}N-Ammonia를 이용한 심근관류(perfusion)검사와 ^{18}F-FDG를 이용한 심근대사(metabolism) 검사 비교

취된다. 포도당과 마찬가지로 헥소키나아제가 인산화하지만 포도당과는 달리 해당과정으로 거 이상 대사되지 않고 세포 내에 축적된다. 일반적으로 FDG를 체내에 주사하면 이중 1~4% 가량이 심근에 섭취된다. 이러한 FDG 섭취는 GLUT를 통한 세포의 포도당 추출과 헥소키나아제의 활성도를 반영한다고 할 수 있다.

② 지방산 대사

지방산은 혈액 중에서 알부민과 결합한 상태로 세포내로 섭취되며, 섭취 후 일부는 상황에 따라 역확산되어 세포 밖으로 빠져 나갈 수도 있다. 세포 내로 섭취된 뒤 대사에 이용되는 지방산은 카르니틴(carnitine)에 의해 미토콘드리아 내로 수송된다. 미토콘드리아 내에서는 조효소 A(coenzyme A; CoA)와 결합한 뒤 반복적은 β 산화 과정을 통해 탄소 사슬이 두 개씩 끊어지며 acetyl-CoA로 변환되어 TCA 회로로 공급된다. 저산소 상태에서는 β 산화와 TCA회로가 모두 억제되면서 대사되지 못한 지방산이 세포내 트리글리세라이드(triglyceride) 풀로 저장된다.

지방산 대사를 위한 방사성의약품은 크게 곧은사슬지방산(straight-chain fatty acid)과 변형지방산(modified fatty acid)으로 나눌 수 있다. 곧은사슬지방산은 정상적인 지방산 대사 과정을 그대로 거쳐 이산화탄소가 되어 세포 밖으로 배출된다. 따라서 섭취보다는 제거율을 통해 지방산 대사를 평가하게 되며 이를 위해 동적영상을 얻기가 편리한 방사성의약품이 유리하며, PET용으로는 ^{11}C-팔미트산이 대표적이다.

③ 산소대사

[^{11}C]아세트산은 심근의 산소대사를 반영하는 방사성의약품이다. 아세트산은 심근세포 내로 쉽게 확산해 들어가 바로 acetyl-CoA로 변환되어 TCA 회로의 기질로 이용된 뒤 이산화탄소로 변환되어 세포 밖으로 배출된다. [^{11}C]아세트산은 일반적인 지방산과 달리 대사과정에서 혈액 내 다른 대사기질의 농도에 거의 영향을 받지 않는다는 장점이 있다. 이러한 [^{11}C]아세트산의 섭취 후 제거율은 심근의 산소소모량(myocardial oxygen consumption; MVO_2)을 잘 반영한다.

(2) 심근의 에너지 대사 영상법

① FDG PET

1. 검사목적

① 심근허혈의 진단

② 심근경색의 진단

③ 동면 심근 및 기절 심근의 감별

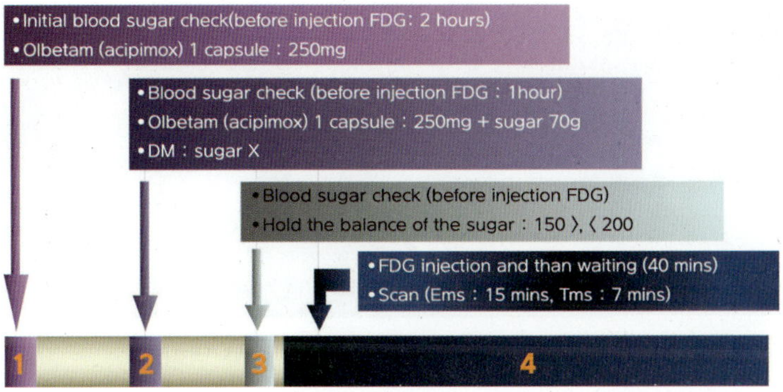

그림 2-34. ^{18}F-FDG를 이용한 심근 PET 검사절차의 예

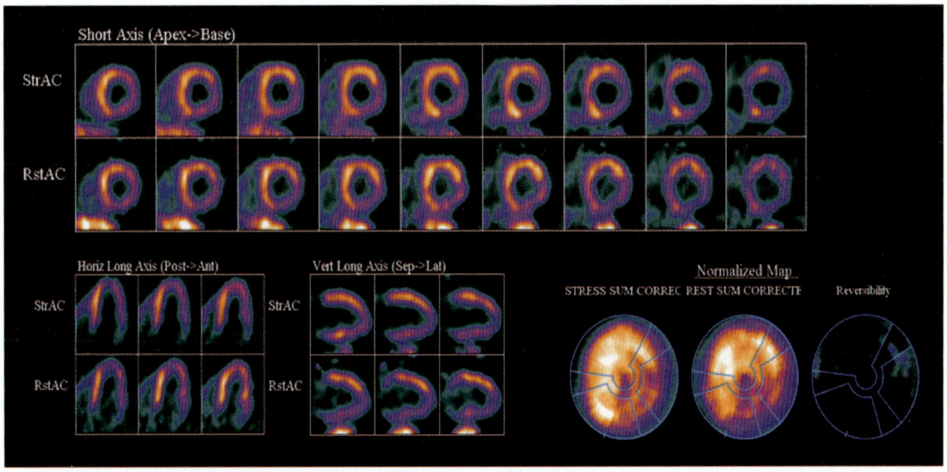

그림 2-35. ^{18}F-FDG를 이용한 심근 PET 검사결과

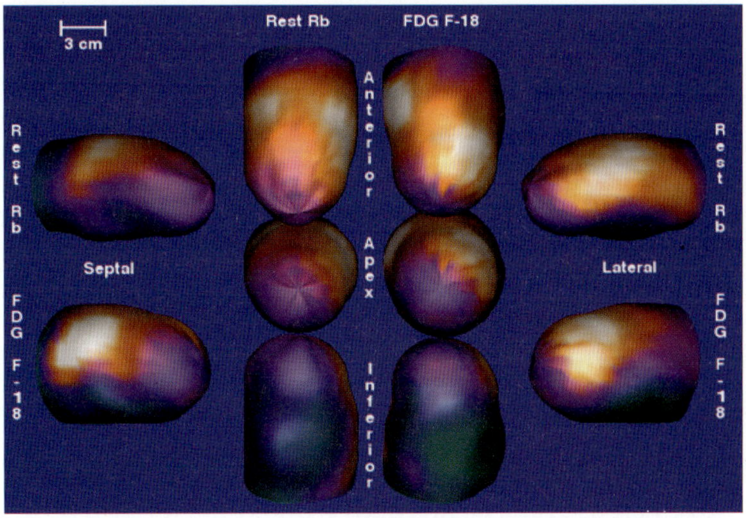

그림 2-36. ^{18}F-FDG를 이용한 심근 PET 검사결과

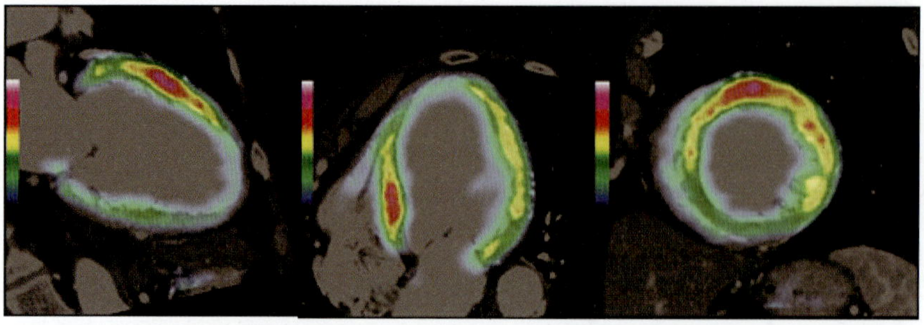

그림 2-37. ^{18}F-FDG를 이용한 PET/CT검사 영상

2. 환자준비

① 6시간 이상 금식(NPO)

② 검사 전 충분한 수분 섭취(1 ℓ 이상)

③ 주스, 커피, 콜라 등 당분이 함유된 음식 금식

④ 포도당이 함유된 주사약 투여 금지

⑤ 검사 당일 심한 운동 금지

⑥ 당뇨병 환자의 경우 의료진에게 사전에 알려주고, 검사 당일 혈당 조절은 처방에 따라 조치함

3. 방사성의약품

^{18}F-FDG

4. 검사방법

① 환자자세: 앙와위(supine)

② 투여방법: 정맥주사(intravenous injection, IV)

5. 임상증례

그림 2-35, 36, 37 참고

환자는 전날 자정부터 금식하고 표준화 프로토콜에 다라 당부하 검사를 시행한다. 심근의 포도당 대사를 증가시키기 위하여 FDG를 주사하기 45~60분 전에 경구포도당 용액을 마시도록 하는 방법이 흔히 이용된다. 검사 전에 당분을 섭취하면 인슐린이 분비되어 포도당 대사를 촉진시킨다. 인슐린은 지방조직에서 지방산의 분비를 방해하여 혈중 지방산 농도를 낮추고, 심근세포가 지방산 대신

에 포도당을 주도 이용하게 만든다. 고혈당, 고인슐린, 저지방산 상태가 FDG의 심근 내 섭취를 증가시켜 FDG PET 영상의 예민도를 높인다.

7 정맥검사(Venography)

1. 검사목적

상지 또는 하지 심부정맥 폐쇄의 선별 진단

2. 방사성의약품

① 상지: $^{99m}TcO_4^-$

② 하지: ^{99m}Tc-MAA

3. 검사방법

① 환자자세: 앙와위(supine)

② 영상: 전면상(anterior)

③ 투여방법: 순간주사(bolus injection)

4. 임상증례

그림 2-38~42 참고

하지(Lower extremities)에서의 혈류량의 대부분은 하지의 깊은 정맥 내에서 평가할 수 있다. ^{99m}Tc-MAA를 이용한 하지정맥 영상에서는 피하의 정맥뿐 아니라 깊은 부위의 정맥도 잘 알 수 있어 심부의 큰 정맥인 장골정맥, 대퇴정맥, 무릎 후면 정맥 등을 잘 나타낼 수 있다. MAA는 폐(Lung)에 집적됨으로 상지의 정맥 영상기록보다 하지정맥에 적당하다. 한편 상지 정맥의 경우 좌우 상지를 각각 분리하여 병소부위를 먼저 검사한다.

(1) ^{99m}Tc-MAA를 이용한 하지정맥 검사법

① 발목 부위(Ankle)와 무릎 바로 아래를 압박 띠로 묶은 다음 ^{99m}Tc-MAA 74~111 MBq(2~3 mCi)를 발등의 정맥 내로 주입한다.

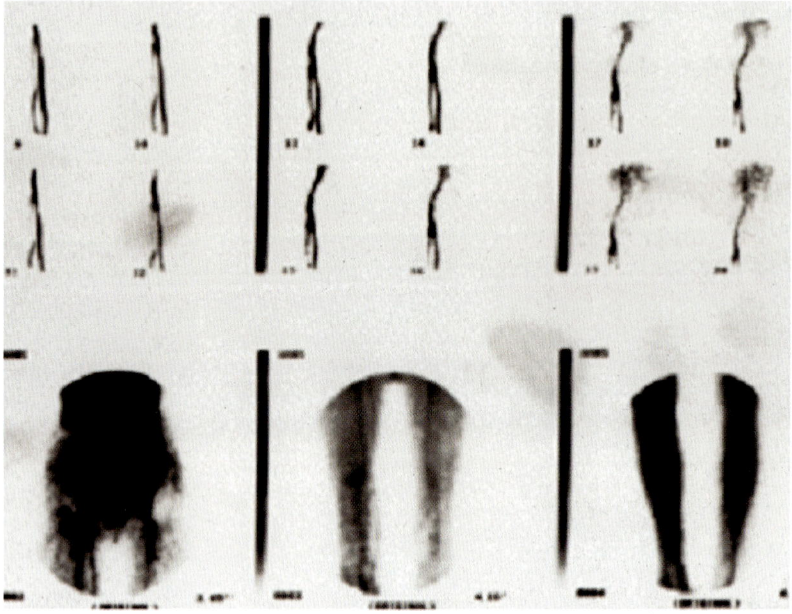

그림 2-38. 하지정맥영상

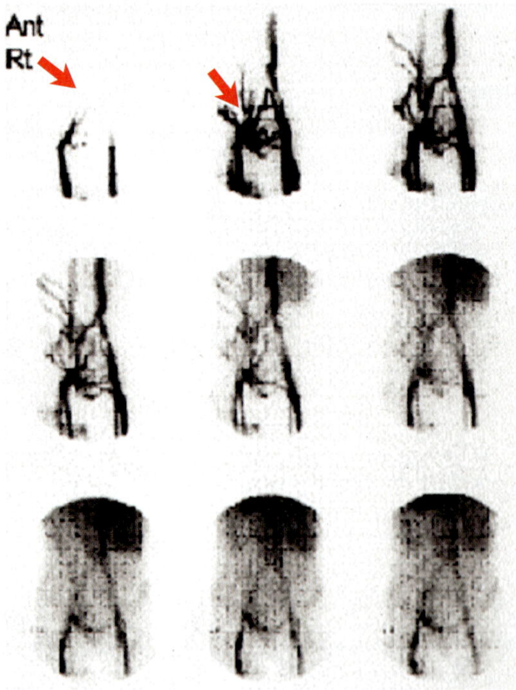

그림 2-39. 하지 심정맥에 혈전증 영상(화살표)

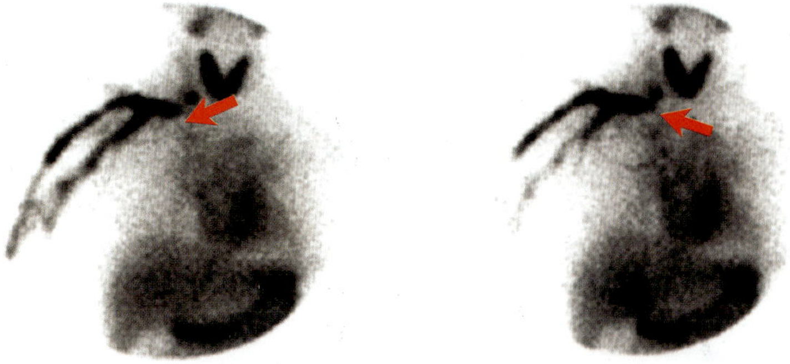

그림 2-40. 오른쇄골하정맥영상

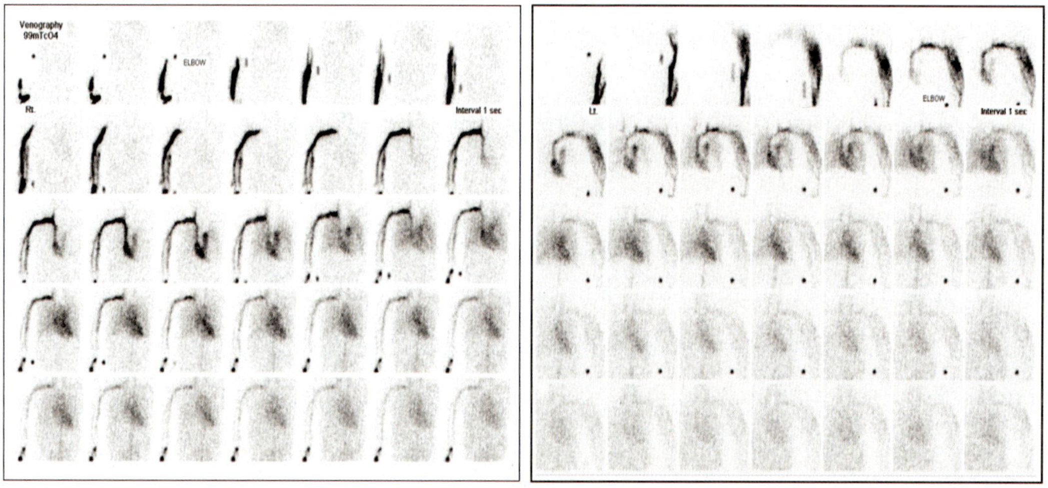

Rt. Lt.

그림 2-41. 상지(Upper Extremity) 정맥검사

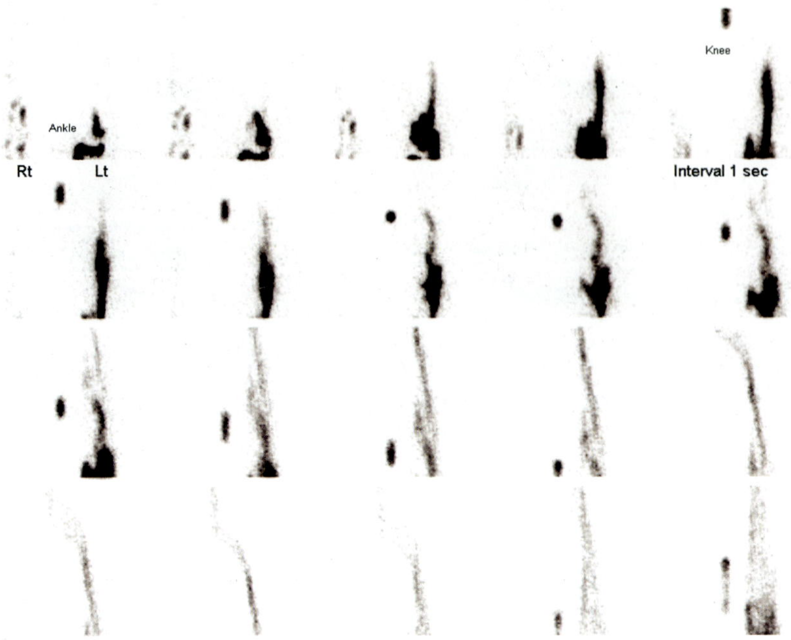

그림 2-42. 하지(Lower Extremity) 정맥검사

② Scan speed는 64 cm/min으로 발(Foot)부터 영상기록을 시작하여 무릎 부위에서는 48 cm/min 그리고 골반과 복부에서는 16 cm/min으로 영상을 기록한다.

③ 영상을 모두 기록한 후 묶은 부위를 푼 다음 바로 누운 자세에서 허파의 anterior view 영상을 기록한다.

④ 허파를 영상기록하는 동안 환자의 다리를 운동시킨 다음 20 cm/min의 속도로 다시 다리부터 영상을 기록한다.

(2) Raynaud's scan

^{99m}Tc-RBC 20 mCi(740 MBq)를 정맥내 순간주사하고 1 frme/1 sec로 60 fram으로 영상을 기록한 후 1 frme/5 sec로 60 fram의 영상을 60 × 64 matrix로 기록한다.

방사성의약품 정맥주입전 5분간 한쪽 손이나 발을 4℃의 찬물에 5분간 담근 후 영상을 기록하거나 T-A curve를 작성한다(그림 2-43).

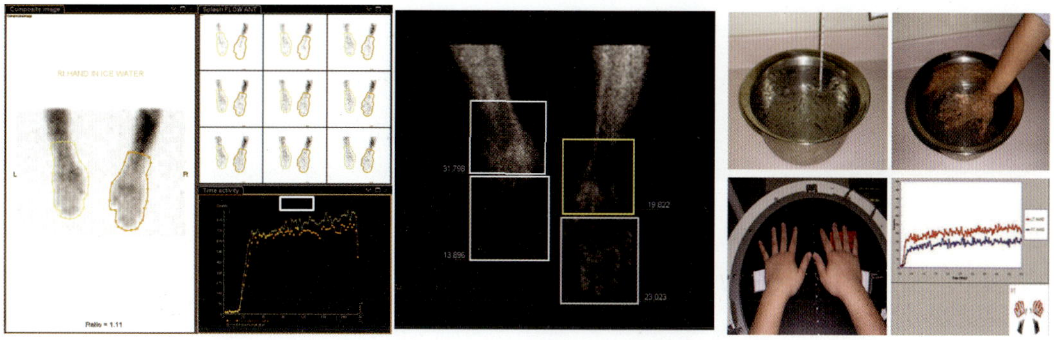

그림 2-43. 레이노드(Raynaud's scan) 준비과정 및 결과 분석

8 림프절 검사(Lymph node scan)

1. 검사목적

① Hodgkin's 질환

② 림프절 및 림프관 질환(형태 및 기능)

③ 림프절을 통한 전이(metastasis) 여부

2. 방사성의약품

^{99m}Tc-phytate, ^{99m}Tc-colloid, ^{99m}Tc-ASCtate(Sb2S3)

3. 검사방법

① 환자자세:

- 상지, 하지: 앙와위(supine), 좌위(sitting)
- 유방: 앙와위(supine)

② 영상: 전면상(anterior)

- 유방의 경우 측면상(lateral) 추가

③ 투여방법: 피하주사(subcutaneous injection = hypodermic injection)

4. 임상증례

그림 2-44, 45 참고

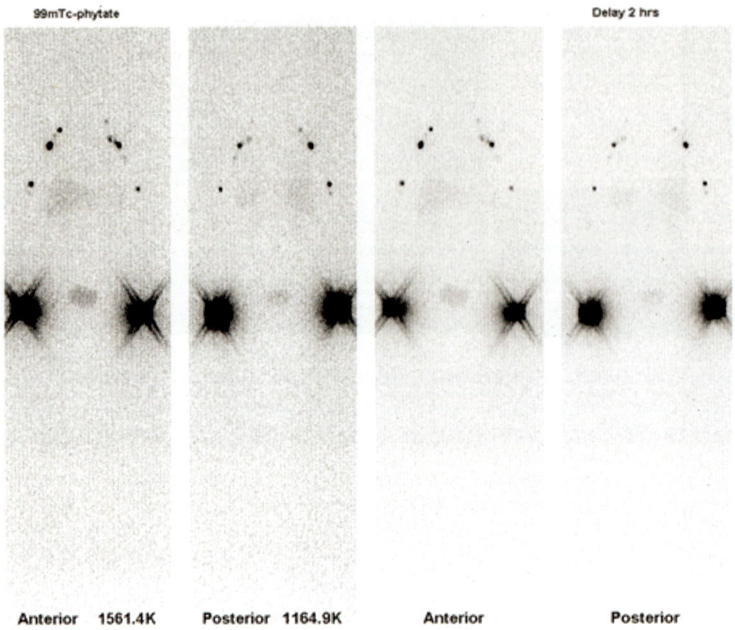

A. 상지(Upper Extremity)

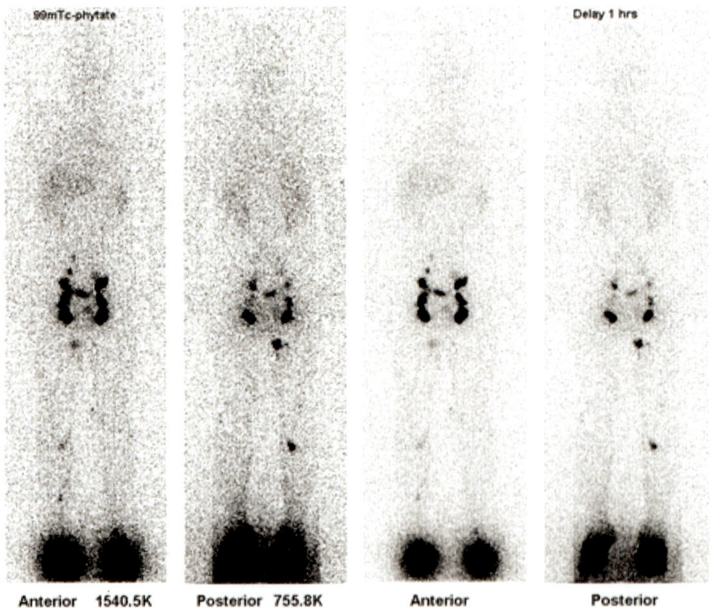

B. 하지(Lower Extremity)

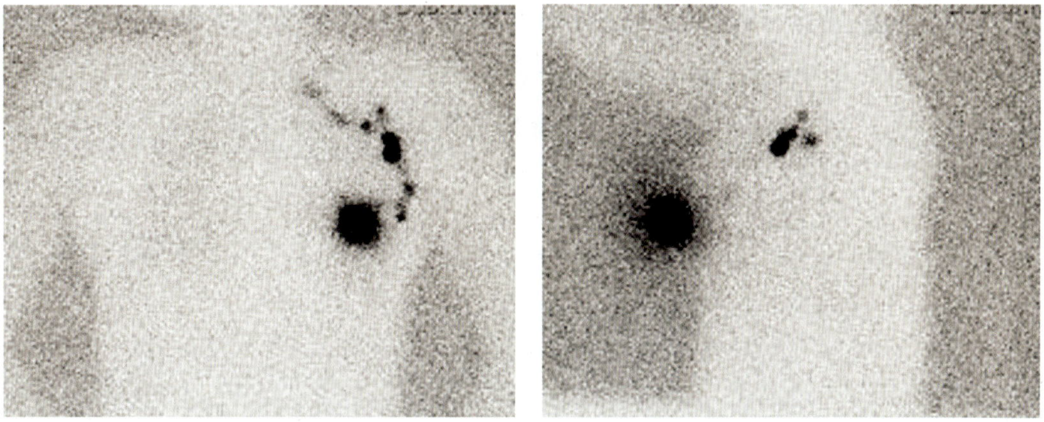

전면상 좌측 측면상

C. 유방림프절(breast lymph)

그림 2-44. 림프절 검사 영상

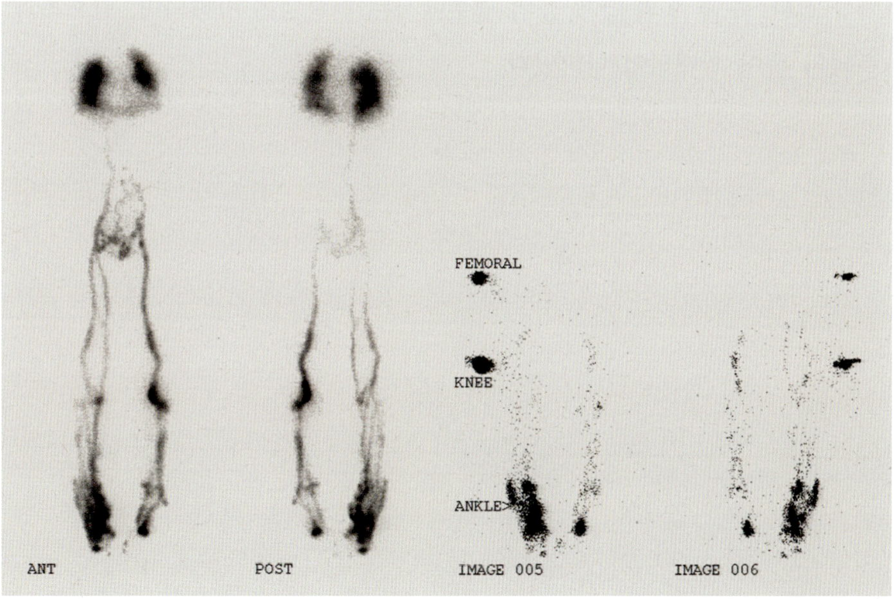

그림 2-45. ^{99m}Tc-MAA를 이용한 하지정맥영상과 ^{99m}Tc-colloid를 이용한 하지림프절 영상

림프절 영상진단법은 Hodgkin's 질환, 림프절 질환, 전이(Metastasis)의 진단 등의 경우에 시행된다. 환자는 바로 누운 자세로 ^{99m}Tc-phytate(입자의 크기는 0.2~0.5 μ) 18.5~37 MBq(0.5~1.0 mCi)를 0.25 ml를 초과하지 않고 주입한다.

방사성의약품을 복막 후 림프절의 경우에는 내측의 두 발가락 사이에 주입하고 4시간 후 바로 누운 자세에서 영상을 기록한다. 액와부(Axillar)와 첨단부(Apical)의 림프절은 내측 두 손가락 사이에 주입하고 2~4시간 후에 바로 누운 자세에서 흉부와 목부분의 영상을 기록한다. 경부(Cervical)의 림프절에는 유양돌기(Mastoid)의 뒷부분에 주입하고 2~4시간 후 바로 누운 자세로 목의 전면부와 anterior oblique로 영상을 기록한다. 골반부의 림프절은 항문 부위의 3시 그리고 9시 방향의 측면 항문 주위에 주입한다.

정상인의 경우 4시간이 경과한 후 서혜부(Inguinal), 장골 부위 그리고 대동맥 주위에서 방사능의 집적을 볼 수 있다(그림 2-44B).

한편, 유방암 환자의 전초림프절(sentinel node) 확인을 위한 유방 림프절검사(Breast lymphangiography)는 유방의 유륜(areola)에 방사성의약품을 피하주사하여 전면상(anterior)과 측면상(lateral)을 획득하여 진단한다.

① 방사능 사슬무늬(chain)의 연속성과 장골과 동맥 주위에서의 방사능 사슬무늬의 폭, 방사능의 섭취정도(강도) 방사능의 분포상태 그리고 간 내부의 방사능을 관찰한다.

② 보통 전이성 질환, 수술 후의 단계 등의 경우에서는 연속성이 방해되며, 림프종과 같은 경우에는 사슬무늬의 폭이 확대되어 나타난다.

제 03 장 호흡계

RESPIRATORY SYSTEM

1 해부생리

외부의 공기는 코안(비강, nasal cavity), 인두(pharynx), 후두(larynx)를 거쳐 기관(trachea)으로 들어간다. 기관은 두 개의 기관지(bronchus)로 나뉘어진 후 허파(폐, lung) 속에서 다시 20회 이상의 분지를 반복하여 가느다란 호흡세기관지(respiratory bronchiole)가 된다. 그 끝은 반구상의 허파로 구성된 허파꽈리주머니(폐포낭, alveolar sac)와 허파꽈리(폐포, alveoli)에서 끝난다(그림 3-1, 2). 허파꽈리주머니는 공기와 혈액 사이의 가스교환(산소 및 이산화탄소의 교환)이 일어나는 곳이다. 허파꽈리의 안쪽은 매우 얇은 막으로 덮여 있고 그 외부에는 많은 모세혈관(capillaries)들이 분포하고 있다(그림 3-2). 따라서 허파 내에 있는 모세혈관들은 0.5 um 정도의 거리에서 공기 및 혈액과 접하고 있다. 허파에 존재하는 모세혈관의 면적은 약 70 m^2에 이른다. 코 안으로 부터 호흡세기관지에 이르는 공기의 운반통로를 기도(respiratory tract)라고 한다. 허파는 기관지가 반복 분지된 가느다란 기도로 구성되는데 그 끝 쪽에는 3억 개 정도의 허파꽈리가 있으며 허파꽈리 직경은 100~200 μm이고 허파꽈리 단면적은 60~80 m^2이다. 그리고 허파는 가스교환을 위하여 감싸고 있는 혈관, 결합조직, 허파 조직에 영양 및 산소를 공급하는 혈관, 허파 전체를 덮고 있는 가슴막(흉막, pleura) 등으로 구성된다. 허파에서 기관지 및 혈관 등이 출입하는 곳을 허파문(폐문, hilus of pulmonary)이라고 하며 허파의 일부분은 허파문과 연결되어 있다. 허파를 덮고 있는 가로막(횡격막, diaphragm)은 허파문이 있는 곳에서 벽쪽가슴막이 되어 가슴우리(흉곽, thorax)의 내면 및 가로막의 표면을 덮고 있다. 허파가슴막(장측흉막, visceralpleura) 및 벽쪽가슴막(벽측흉막, parietal pleura) 사이의 공간을 가슴막공간(흉막강, pleural cavity)이라고 한다. 가슴막은 기체 및 액체를 흡수하는 성질이 있기 때문에 가슴막공간은 보통 진공으로 되어있다. 스스로 운동하는 기능이 없는 허파는 허파를 감싸고 있는 가슴우리와 가로막의 상하운동에 의한 수축 및 이완으로

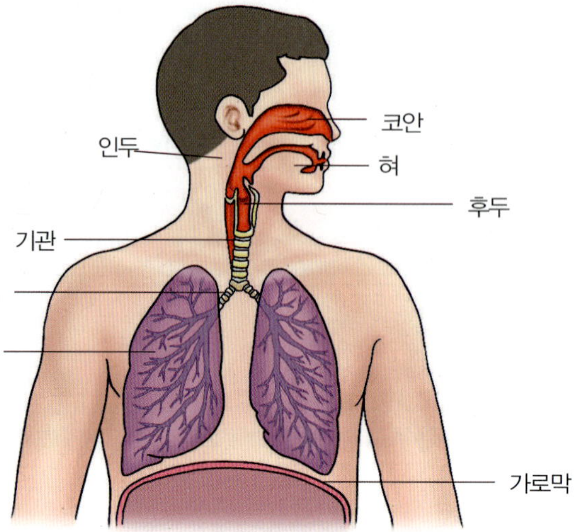

그림 3-1. 호흡기계통의 구조

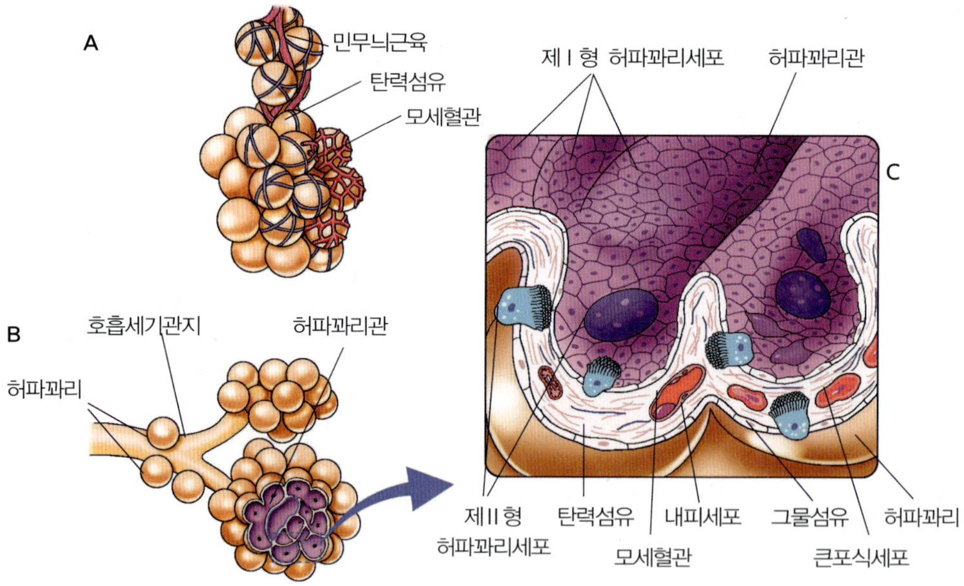

그림 3-2. 허파꽈리의 구조

A. 허파꽈리주머니의 모세혈관 B. 허파꽈리주머니의 절단면 C. 허파꽈리의 내부 구조

공기가 허파 속으로 출입하게 한다. 가슴우리를 구성하는 근육 및 가로막의 수축 운동에 의하여 가슴우리의 용량(capacity)이 증감하게 되고, 그에 따라 허파의 용량이 변하므로 공기는 허파의 안과 밖을 출입한다. 또한 이와 같은 공기펌프 작용이 있는 가슴우리 및 가로막도 호흡기의 중요한 일부이다.

2 폐관류검사(Lung Perfusion Scan)

1) 검사목적

① 폐 혈관계 질환(폐전색, 혈전, 종양, 폐암, 결핵)

② 폐쇄성 질환(만성 기관지염, 폐기종, 기관지 천식, 기관지 확장증)

③ 기타 폐질환

④ 우좌단락(Right to Left shunt) 평가

⑤ 색전증의 치료 후의 경과 관찰

2) 전처치

방사성의약품의 폐 내 분포는 허파동맥 혈류에 비례하며, 중력에 의한 ^{99m}Tc-MAA 입자 분포를 고르게 하기 위하여 촬영 5~10분 전 환자를 누운 상태에서 휴식시킨 후, 정상 호흡상태를 유지하도록 하고, 정맥 주사 후에도 3~5분간은 편안히 누운 상태를 유지한다. 또한 방사성의약품을 주입할 경우, 주사기 내로 혈액이 역류하면 혈액과 ^{99m}Tc-MAA가 응집을 일으켜 다시 주입되는 경우 허파 내에서 열소(Hot spot)로 나타나게 되므로 응고되기 전에 주입시켜야 한다. 방사성의약품을 주입하는 동안 2~3회 심호흡을 시키면 입자의 균등한 분포에 도움이 된다.

3) 방사성의약품

폐 관류 영상에 사용되는 방사성의약품은 주로 ^{99m}Tc에 표지하여 이용된다. 표지 의약품은 MAA(Macroaggregated albumin)와 HAM(Human albumin microsphere) 등이 사용되는데(표 3-1), 현재 임상에서 이용되고 있는 폐관류스캔용 방사성의약품은 ^{99m}Tc-MAA이다. 이것들은 모세

표 3-1. 폐관류용 방사성의약품

관류검사		
구분	^{99m}Tc-HAM	^{99m}Tc-MAA
입자의 직경	20~45μm	10~60μm
입자의 수	100,000	400,000
반감기(T1/2)	6 hours	6 hours
생성	generator	generator
γ선 Energy	140 keV	140 keV
사용량	2~4 mCi	2~4 mCi
투여방법	정맥	정맥

혈관 차단 기전에 의해서 집적된다. 일반적으로 모세혈관 중에 0.1 %만이 모세혈관에 차단 집적된다. 단락(Shunt)이 없는 경우에 입자의 95 %가 허파모세혈관을 처음 순환할 때 제거된다. 폐혈류 영상에서, 방사성의약품의 균일한 분포를 위하여 입자의 수가 충분해야 한다. 최소한 100,000개의 입자가 주입되어야 하며, 이상적인 허파영상을 얻기 위한 입자의 수는 200,000에서 1,200,000개의 입자수가 필요하다. 가장 적당한 입자수는 1회 투여시 600,000개이다. ^{99m}Tc-MAA의 입자의 크기는 10~90 μm 범위이며 90 %는 10~40 μm 범위 내에 있으며, 150 μm를 초과하지 않는다. 10~15 μm 이상 입자는 허파의 모세혈관 내 집적되며, 주입 후 1~5분 이내에 주입량의 90 % 이상이 허파동맥과 모세혈관 내로 모인다. 허파에서의 생물학적 반감기는 2~9시간이다. 이 입자들은 더 작은 입자로 되어 순환하면서 간과 지라(비장)에 의해 제거된다. ^{99m}Tc-HAM은 ^{99m}Tc-MAA보다 가격이 비싸다는 점이 있지만 입자의 크기가 균등하며 15~45 um 범위 내에 있다. 허파에서의 생물학적 반감기는 약간 길며 $^{99m}TcO_4^-$ 형태로 허파를 통하여 배출된다. ^{99m}Tc-MAA은 폐성고혈압증(Pulmonary hypertension)이 심한 환자에게는 절대로 사용해서 안 된다. 또한 혈청알부민(human serum albumin)을 함유한 약품에 과민한 반응을 갖는 환자에게도 사용하면 안 된다. 많은 양을 투입한 환자의 경우에는 알레르기 반응이 발생할 수도 있고 심장에 단락증(Cardiac shunt)이 있는 경우 MAA의 급속한 유입은 심혈류에 위험을 초래할 수 있으므로 주의 깊게 환자를 관찰해야 한다. 방사성의약품 사용에 있어서도 ^{99m}Tc과 MAA와 표지가 완전하지 못할 경우에는 방사능의 분포가 균등해지지 않게 된다. 바이알(vial)의 내용물은 공기와 접촉이 없어야 하며 덩어리로 되어 있거나 기포(거품)가 발생되어 있으면 사용하지 말아야 한다. 시간이 경과하면 응고되므로 표지 후 8시간 이내에 이용해야 하며 혈관으로 주입 시 주사기 내로 혈류가 흘러나오지 않게 해야 한다.

정상 성인의 경우 ^{99m}Tc-MAA 148 MBq(4 mCi)를 주입한 후 검사할 때 각 장기에서 흡수되는 선량은 표 3-2와 같다.

표 3-2. 장기별 흡수선량

장기(Organs)	rad/4 mCi
허파(Lung)	0.75
전신(Whole body)	0.04
간(Liver)	0.10
콩팥(Kidney)	0.48
방광(Bladder)	0.04
난소(Ovary)	0.03
고환(Testis)	0.005

4) 검사방법

(1) 기본 검사

① 주사 후에는 자세를 바꾸어도 영상에 영향을 주지 않으므로 앉은 자세(Sitting position) 또는 누운 자세(supine position)에서 ANT, POST / LAO, RPO / LL, RL / RAO, LPO 순서로 영상을 획득한다.

② 전면상(ANT image)에서 1,000 Kcnts 획득 후, 다른 자세는 시간설정(Time setting)법으로 획득한다.

③ 조준기(콜리메이터, Collimator)는 저에너지 범용성(Low Energy General Purpose, LEGP) 혹은 저에너지 고분해능 콜리메이터(Low Energy High Resolution, LEHR)를 이용한다.

④ Data Processing

▶ Relative renal function: ANT, POST 양측 폐엽을 3등분하여 ROI를 설정하여 각 ROI의 total counts와 pixel 수를 측정하여 양측 폐의 ratio를 계산하고 ANT, POST에서 기하학적 평균값(geometric mean)을 계산한다.

(2) SPECT 검사

SPECT로 영상을 기록하면 평면상(Planar image)보다 영상의 질을 향상시킬 수 있음은 물론 허파의 크기, 모양, 혈류의 분포 그리고 허파질환에 대한 많은 정보를 얻을 수 있으며 허파용적 내에

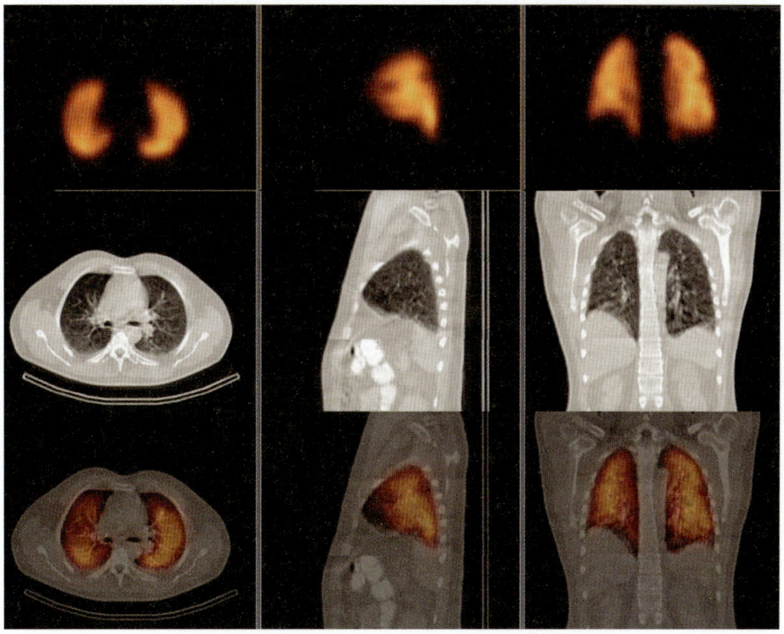

그림 3-3. Lung Fusion 영상(SPECT/CT)

집적되는 방사성의약품의 정량적인 분석도 가능하다.

① 검출기(Detector)를 360° 회전하여 64 × 64 matrix로 영상을 기록

② 환자의 검사 전 특별한 준비는 필요하지 않으며 검사하는 동안 환자는 움직이지 않아야 한다.

5) 영상해부학 및 임상영상

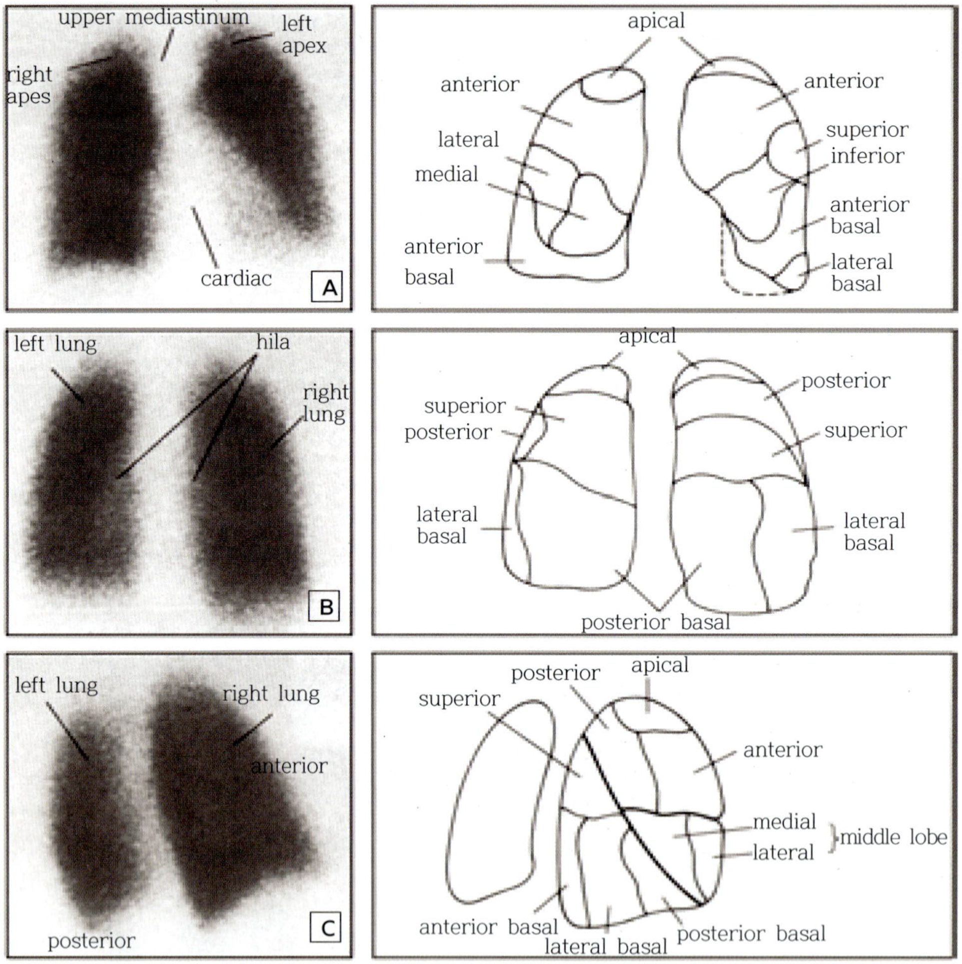

그림 3-4. ^{99m}Tc MAA을 이용한 정상 폐관류 영상에서 심장 및 대혈관과 양쪽 허파에 균등한 방사능 분포를 보여주고 있다. (계속)

A. anterior B. posterior C. right posterior oblique

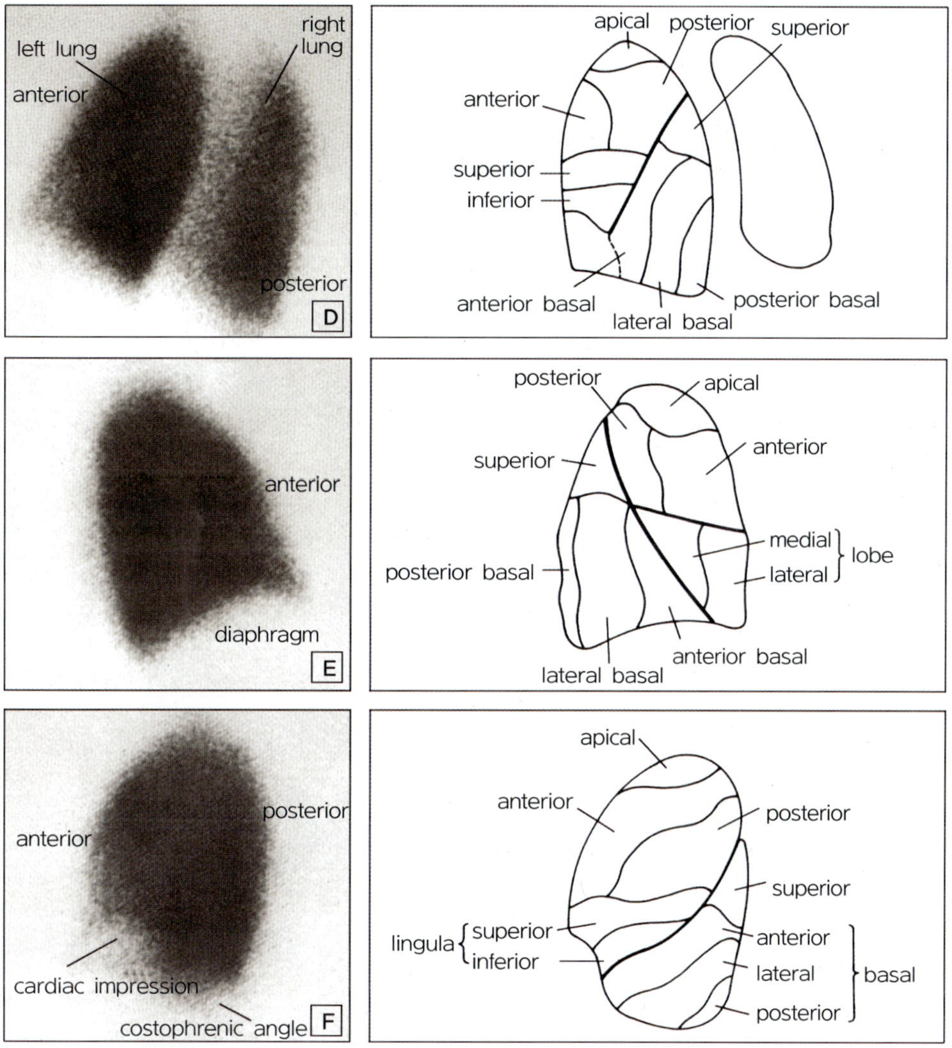

그림 3-5. ^{99m}Tc MAA을 이용한 정상 폐관류 영상에서 심장 및 대혈관과 양쪽 허파에 균등한 방사능 분포를 보여주고 있다.

D. left posterior oblique E. right lateral F. left lateral

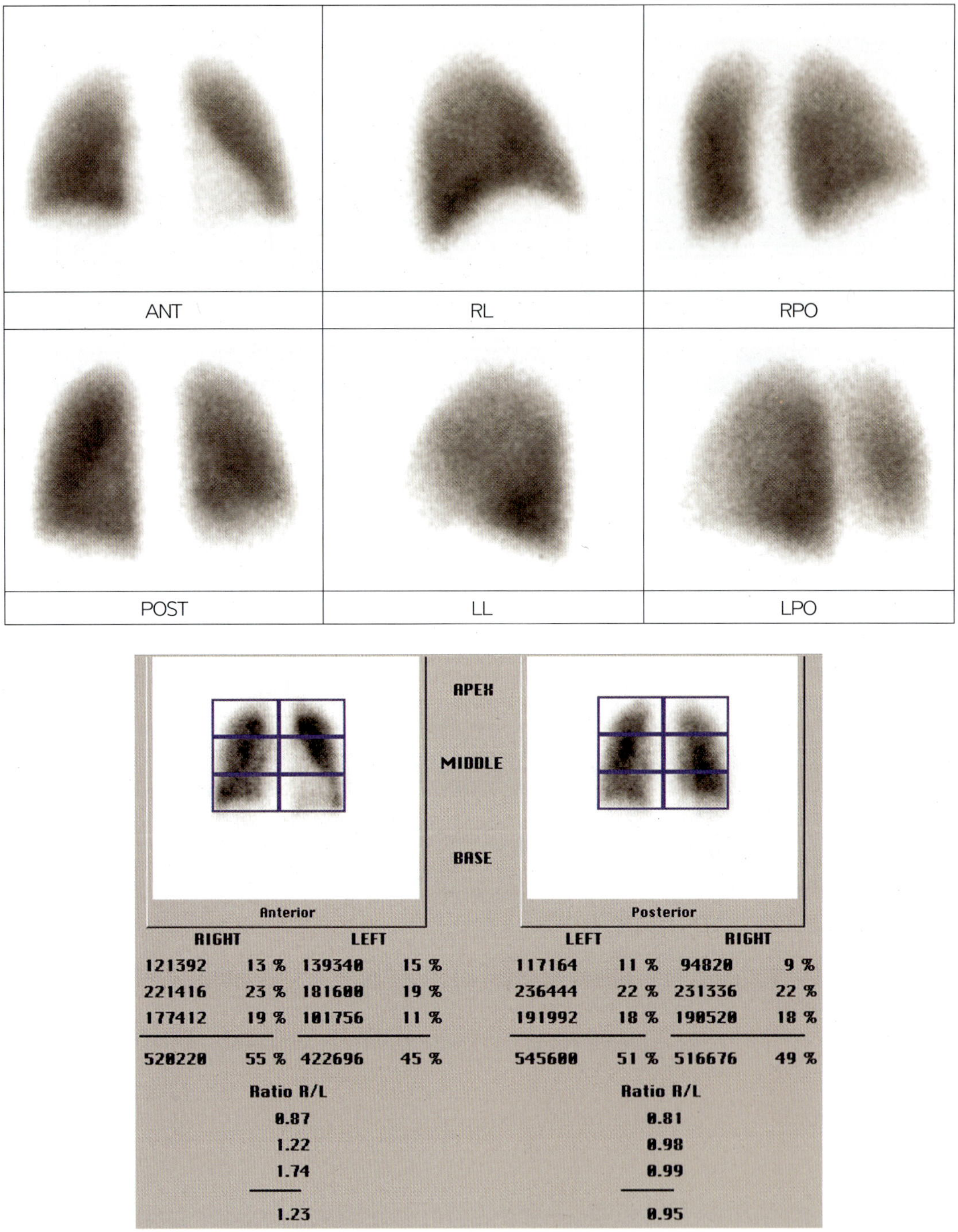

그림 3-6. 폐관류 영상과 분석

3 폐환기검사(Lung Ventilation Scan)

1) 검사목적

폐 환기 검사는 국소환기를 평가하나 관류스캔의 특이도를 보완하여 개선시킬 목적으로 시행한다. 흡입된 방사성 기체는 호흡시에 코와 입을 통해 체내에 들어가고 기관(Trachea)과 기관지(Bronchus)를 거쳐서 종말세기관지(Terminal bronchiole)에 이르며 다시 허파꽈리관(폐포관, Alveolar duct)을 거쳐 허파꽈리(Alveoli)에서 기체교환이 일어난다. 기도에 유입된 방사성 기체는 허파꽈리와 허파꽈리 사이를 직접 연결시키고 콘공(Dore of Kohn)이나 종말세기관지와 허파꽈리관 사이를 연결시키고 있는 람버트관(Canal of Lambert)을 통해서도 인근 허파꽈리에 까지 이를 수 있다. 따라서 세기관지가 막히는 경우에도 이러한 경로들이 측부환기의 역할을 하여 폐엽에 냉소(cold spot)의 방사능 분포를 보이게 된다. 폐 환기 검사는 폐혈류검사의 특이도를 보완하여 개선시킬 목적으로 시행한다. 또한 임상적 이용에는 만성 기관지염(Chronic bronchitis), 폐기종(Emphysema), 폐전색증(Pulmonary embolism) 등에 주로 이용된다.

2) 전처치

특별한 전처치는 없으며, 검사 전 환자에게 촬영방법을 충분히 설명한다.

3) 방사성의약품

^{133}Xe은 폐환기를 평가하는데 많이 사용되는 방사성의약품이다. 격이 저렴하고 반감기가 5.3일이며, 생물학적 반감기는 30초이다. 방출되는 감마선 에너지는 81 keV로 매우 낮으며, 10 cm 이상의 허파조직에 의해서 1/2 이상이 감약되어 현재 사용하는 감마카메라로 좋은 영상을 만들기 어렵다. 또한 유방과 같은 연부조직과 겹처진 피하조직에서는 인공물(artifact)을 형성할 수 있기 때문에 후면상(Posterior position)으로 환기 검사를 실시하면 이와 같은 현상을 피할 수 있다. 또한 ^{133}Xe를 이용한 영상은 1회 흡입, 평형, 제거 영상의 3단계로 이루어진다. ^{133}Xe의 임계 장기(Critical organ)는 기도(Trachea)이며 약 100 mrad/mCi/liter/min을 받는다.

^{127}Xe과 ^{81m}Kr은 환기 검사에 이용되며, ^{127}Xe의 반감기는 36.4일, 감마선 에너지는 172, 203,372 keV로 비교적 높은 편이므로 관류 영상보다 나중에 시행할 수 있다는 장점이 있다. ^{81m}Kr은 190 keV의 감마선 에너지를 방출하고 반감기가 13초이다. ^{81}Rb을 모핵종으로 생성되며 발생기(Generator)의 반감기가 4.6시간으로 짧기 때문에 사용이 불편하다. ^{81m}Kr은 허파용적보다는 국소

표 3-3. 폐환기용 방사성의약품

환기검사			
구분	^{133}Xe	^{127}Xe	^{81m}Kr
입자의 직경	gas	gas	gas
반감기(T1/2)	5.25 days	36.4 days	13 sec
생성	reactor	accelerator	generator
γ선 Energy	80 keV	375(22 %)keV 203(65 %)keV 172(20 %)keV	190 keV
사용량	8~15 mCi	8~15 mCi	8~15 mCi
투여방법	흡입	흡입	흡입

폐환기 검사에 적당하다.

4) 검사방법

(1) ^{133}Xe을 이용한 폐환기 검사

① 안면마스크(Face mask)나 입마개(mouth piece)를 이용하고 방사성의약품 ^{133}Xe이나 ^{127}Xe 370~555 MBq(10~15 mCi)이 준비된 환기검사 system에서 환자는 앉은 자세에서 posterior view로 영상을 기록할 수 있도록 준비한다. Face mask를 이용할 경우 코와 입을 모두 mask 내로 포함되도록 하고 mouth piece를 이용할 경우 코를 반드시 clamp로 막아 환자의 호기(Expiration)시 방사성 가스가 공기 중으로 내보내지는 것을 방지한다.

② 환자에게 산소와 연결된 mask를 통하여 깊은 호흡을 지시하고(산소 유입속도: 6~8 liter/min) 방사성 제논 가스(Xenon gas)를 깊게 흡입시킨 후 환자가 할 수 있는 가능한 한 호흡을 멈추게 하고(15초 정도) 영상을 기록한다. 이때 동적 영상기록(Dynamic image)은 64 × 64 matrix, 5초/1개 영상으로 20개의 영상을 기록한다. 이것을 first breath image라고 한다.

③ First breath image 기록 후 산소와 방사성 가스를 2~3분 계속 흡입한 후 평형상태의 영상(Equilibrium image)을 기록한다. 이때에 허파 내에 나타나는 방사능의 농도는 환기 기능정도와 관계없이 나타난다.

④ 평형상태의 영상기록 후 호기 중의 방사성 가스로 인한 실내공기를 오염시키지 않도록 설계된 폐쇄회로를 통하여 호흡을 시킨다. 이때 흡기되는 공기는 실내의 공기이어야 하며 환자로부터 호기되는 공기가 실내공기를 오염시키지 않도록 주의해야 한다. 영상은 15~30초 간격으로 20개의 영상을 64 × 64 matrix로 기록한다. 이것을 washout image라고 하며 환기의 장애가 있는 부분은 방사능의 소멸이 늦어지게 된다.

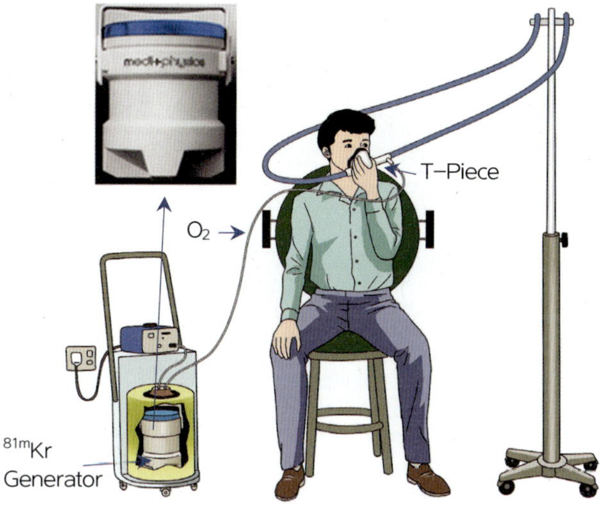

그림 3-7. 폐환기 검사(Ventilation scan) 방법

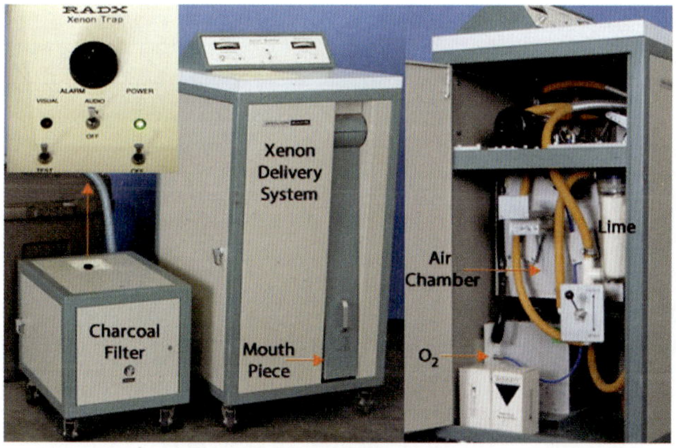

그림 3-8. 폐 환기 검사(Ventilation scan) 장비

(2) ^{81m}Kr을 이용한 폐환기검사

① 안면마스크(Face mask)나 입마개(Mouth piece)를 습도를 알맞게 유지한 산소를 3 liter/min의 속도로 유입시켜 환자가 정상적으로 호흡하게 한다.

② 환자는 가능한 앉은 자세에서 움직이지 않도록 하여 호흡을 통하여 ^{81m}Kr 37~370 MBq (1~10 mCi)를 산소와 함께 투여한다.

③ 영상기록은 ^{133}Xe 폐환기 검사와 동일하게 시행한다. 영상기록이 모두 끝나면 방사성 가스의 유입을 차단한다.

5) 임상영상

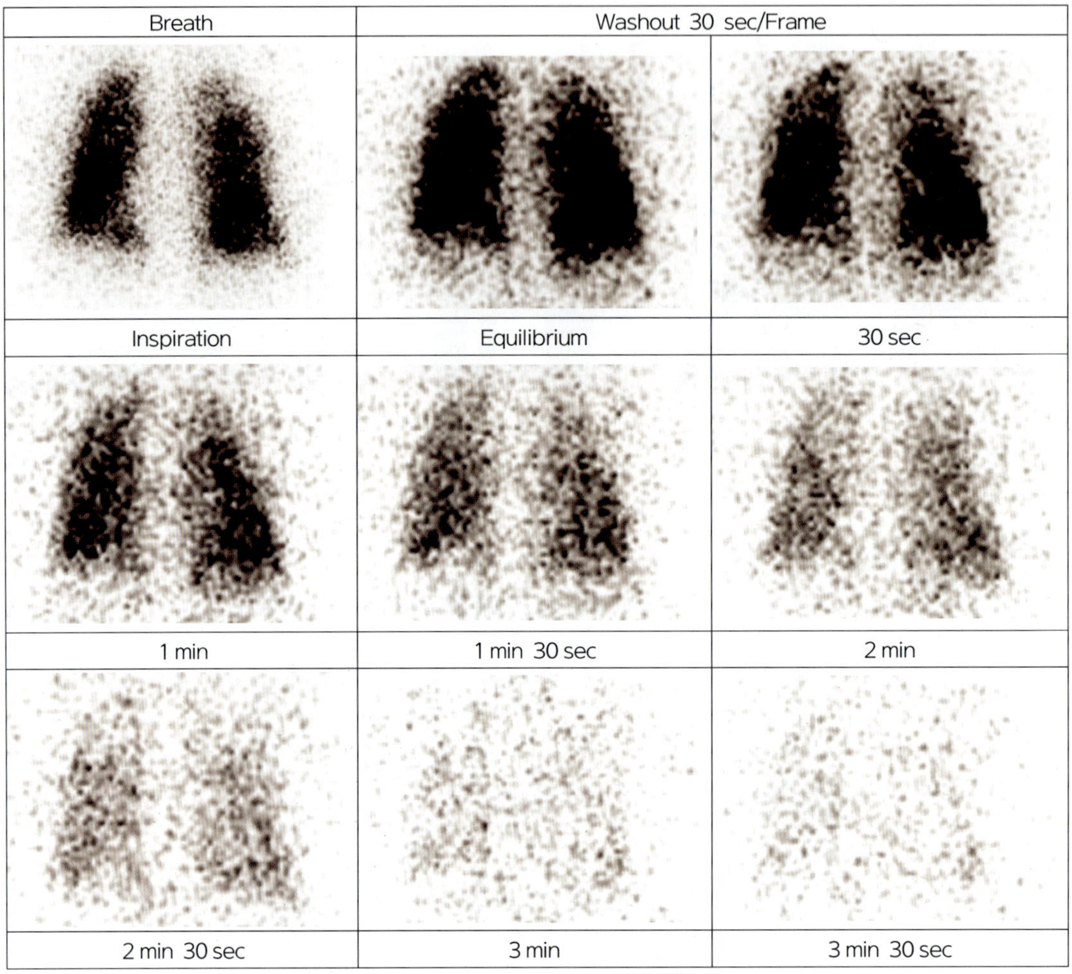

그림 3-9. 폐관류 영상과 분석

4 폐흡입검사(Lung Inhalation Scan)

1) 검사목적

연무흡입 촬영은 국소환기 촬영의 일종으로 연무는 폐쇄회로에서 양압 분무기(Positive pressure inhalator) 또는 초음파 분무기(Ultrasonic nebulizer)로 만들어져 입마개(Mouth piece) 또는 안면마스크(Face mask)를 통하여 호흡하여 기류속도 및 와류에 따라 기관지에 침착된다. 발생된 연무입자 중 허파에 도달하는 양은 전체의 약 10 % 정도이며 입자 크기가 10~15 μm 이상되면 입자는 코에서 제거되거나 큰 기도에 침착된다. 0.1~2.0 μm되는 입자는 허파꽈리에 가서 상피표면에 침착되며 0.1 μm 이하의 입자는 호기로 제거된다. 이때 입자의 크기에 따라 10 μm 이상의 입자는 매복(impaction) 1~5 μm입자는 침강(sedimentation) 그리고 1 μm 이하의 입자는 확산(diffusion)에 의해 침착된다.

폐연무흡입 영상은 연무입자의 크기에 의해 분포 상태에 차이를 보일 수 있지만 호흡의 방법에 의해 영향을 받는다. 따라서 방사성의약품(연무입자)이 기도의 말단부까지 도달하기 위해서는 환자의 협조를 당부하고 깊고 천천히 호흡하도록 해야 한다. 일반적으로 평상시의 호흡보다는 느린 횟수로 1분에 10~12회 정도로 10~15분간 호흡하면 111~185 MBq(3~5 mCi)의 방사성의약품이 허파에 침착된다. 연무기에 투입되는 산소의 양은 5,000 ml/분을 유지한다. 검사시 호흡상태에서 침을 삼키게 되면 식도의 방사능이 영상으로 나타나므로 주의하도록 한다. 한편, 폐혈류 및 폐흡입촬영을 동시에 시행하여 폐혈류의 결손이 환기의 결손과 동반되는지를 진단할 수 있다. 폐혈류와 폐흡입을 병행하여 동시에 실시하게 되는 경우 허파에 침착되는 연무의 양(약 37~111 MBq)이 폐혈류에 의한 것(111~185 MBq)보다 상대적으로 낮기 때문에 일반적으로 폐흡입 검사를 먼저 시행한다.

^{99m}Tc-technegas를 이용한 흡입검사는 테크가스(Technegas)를 이용한 폐흡입 검사에서 방사성 테크가스는 $^{99m}TcO_4$로 표지된 아주 미세한 탄소구조물이 현탁(Suspension)된 것으로 입자의 크기는 20 nm 이하이고 담체가스(Carrier gas)로 아르곤(Argon)을 사용한다. 테크가스는 탄소로 만들어진 작은 용기에 약 0.1 ml 용적의 $^{99m}TcO_4$를 넣고 아르곤 가스로 채워진 밀폐 공간에서 2,500 ℃로 가열하여 만든다. 따라서 생성되는 물질은 ^{99m}Tc가 표지된 탄소 증기라 할 수 있다. 미세한 탄소입자는 흡입 시 공기와 거의 같은 정도의 침투력을 가지고 있기 때문에 허파 심부까지 깊숙하게 들어가 허파꽈리벽에 침착한다. 따라서 technegas의 흡입을 통해 단순확산의 집적기전으로 폐포에 침착된다.

2) 전처치

특별한 전처치는 없으며, 검사 전 환자에게 촬영방법을 충분히 설명한다.

3) 방사성의약품

표 3-4. 폐흡입용 방사성의약품

구분	^{99m}Tc-DTPA aerosol	^{99m}Tc- technegas
입자의 직경	0.25~2.0 μm	0.0005 μm
입자의 수	-	-
반감기(T1/2)	6 hours	6 hours
생성	generator	generator
γ선 Energy	140 keV	140 keV
사용량	10~20 mCi	10~20 mCi
투여방법	흡입	흡입

4) 검사방법

(1) ^{99m}Tc-DTPA를 이용한 에어로졸(Aerosol) 흡입검사

가) 방사성의약품 및 투여방법

① 방사성의약품: ^{99m}Tc-DTPA aerosol

② 폐쇄회로에서 양압 분무기(Positive pressure inhalator) 또는 초음파 분무기(Ultrasonic nebulizer)로 연무를 만들어 입마개를 통하여 호흡 하여 흡입한다.

③ 환자에게 정상적인 호흡을 하도록 하고 분무기를 통하여 2~3 ml 용량의 ^{99m}Tc- DTPA 925~1,293 MBq(25~35 mCi)를 들여 마시도록 한다.

④ 환자는 바로 누운 자세나 앉은 자세에서 입으로만 호흡을 계속해야 한다.

⑤ 산소나 공기유입속도는 10~12 liter/min을 유지하고 산소의 양은 5,000 mL/분을 유지한다.

⑥ 폐연무흡입 신티그램은 연무입자의 크기에 의해 사진의 분포 상태에 차이를 보일 수 있지만 호흡의 방법에 의해 영향을 받는다. 따라서 방사성의약품이 기도의 말단부까지 도달하기 위해서는 환자로 하여금 깊고 천천히 호흡하도록 해야 한다.

⑦ 일반적으로 평상시의 호흡보다는 느린 횟수로 1분에 10~12회 정도로 10~15분간 호흡하면 111~185 MBq(3~5 mCi)의 방사성의약품(^{99m}Tc-DTPA 등)이 폐에 침착된다.

⑧ Data Processing

▶ Relative renal function: ANT, POST 양측 폐엽을 3등분하여 ROI를 설정하여 각 ROI의 total counts와 pixel 수를 측정하여 양측 폐의 ratio를 계산하고 ANT, POST에서 기하학적 평균값(geometric mean)을 계산한다.

나) 촬영 조건

① 정적영상은 40만계수를 얻는다.

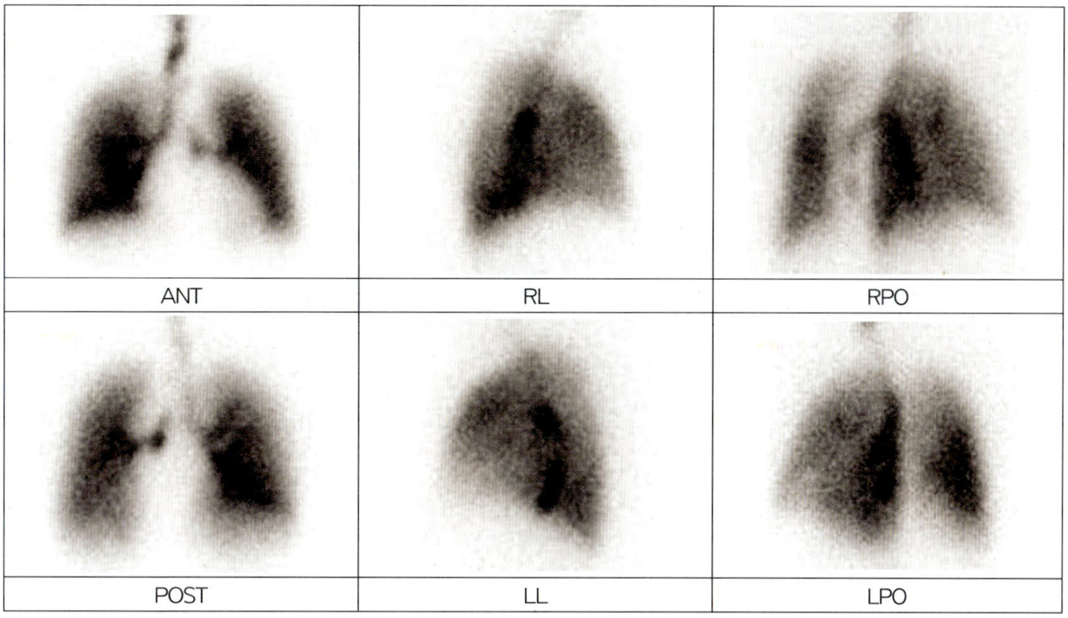

그림 3-10. 폐흡입(^{99m}Tc-DTPA) 영상

② 통상촬영은 전면상(ANT), 후면상(POST), 양측면상(Both LAT), 우후면사위상(RPO), 좌후면사위상(LPO)

다) 전처치

① 특별한 전처치는 없으며 환자의 협조가 필요하다.

② 호흡 상태에서 침을 삼키게 되면 식도의 음영이 영상으로 나타나므로 미리 준비된 휴지에 뱉도록 한다.

③ 방사성 연무(Aerosol)를 흡입한 후 영상을 기록하기 전 환자가 물을 마시게 하여 구강 내 침(타액) 중 그리고 식도에서 나타날 수 있는 인공물(Artifact) 요인을 제거한다.

라) 기타

① 폐관류검사 전 흡입검사를 시행할 경우, 환자는 5~7분간 호흡을 하여 허파 내에 방사성의약품이 25.9~37 MBq(0.7~1 mCi)가 침전되도록 한다. 폐관류검사 후 흡입검사를 시행할 경우에는 환자는 5~7분간 호흡을 하여 허파 내에 방사능이 74~111 MBq(2~3 mCi)가 침전되도록 한 후 폐관류검사 시와 같은 영상으로 기록한다.

② 에어로졸(Aerosol)을 이용한 흡입영상에서 해부학적인 허파의 윤곽이 혈류검사보다 뚜렷하게 나타나지 않으며, 특히 폐기종과 같은 만성질환이 있을 경우 허파의 영상이 왜곡되어 나타난다. 그러나 기도(Airway)의 폐쇄부분이 washout phase에서 잘 나타나는 점도 있다.

(2) ^{99m}Tc-technegas를 이용한 흡입검사

가) 방사성의약품 및 투여방법

① 방사성의약품: 방사성 테크네슘 가스($^{99m}TcO_4^-$Gas)

② 테크네슘 가스를 만드는 동안 환자는 바로 누운 자세(Supine position)로 테크가스 발생기와 연결된 흡입튜브(그림 3-11)를 이용하여 충분한 연습을 한다.

③ 테크네슘 가스가 만들어지면 발생기에 튜브를 삽입하고 깊은 호흡을 하도록 한 후 3~5초간 호흡을 멈추도록 하여 1~3회간 반복한다.

⑤ 실제로 환자의 허파내로 유입되는 ^{99m}Tc은 1 mCi 정도이다(Single head system의 카메라인 경우 3 kcps 정도의 계수율이 적당하다).

⑥ Data Processing

▶ Relative renal function: ANT, POST 양측 폐엽을 3등분하여 ROI를 설정하여 각 ROI의 total counts와 pixel 수를 측정하여 양측 폐의 ratio를 계산하고 ANT, POST에서 기하학적 평균값(geometric mean)을 계산한다.

나) 촬영조건

① 동적 영상: 흡입함과 동시에 20초/60 frames을 컴퓨터에 입력한다.

② 정적 영상: 20만 계수를 얻는다.

③ 통상촬영: 전면상(ANT), 후면상(POST), 양측면상(Both LAT), 우후면사위상(RPO), 좌후면사위상(LPO)

다) 전처치

특별한 전처치는 없으며 환자의 협조가 필요하다.

표 3-5. technegas와 Pertechnegas의 비교

Technegas	Pertechnegas
carbon crucible에서 $^{99m}TcO_4^-$ 연소	carbon crucible에서 $^{99m}TcO_4^-$ 연소
초미립자 방사성 표지 에어로졸 (0.02–0.2 μm)	초미립자 방사성 표지 에어로졸 (0.02–0.2 μm)
아르곤 100 % 퍼지	5% O_2 + 95% 아르곤 퍼지
경피적 또는 점액성 간극이 거의 없음	더 많은 폐포 상피 막을 관통
폐에서의 체류 시간 연장	폐에서의 체류 시간 단축
생물학적반감기(T_{bio}) = 6 hr	생물학적반감기(T_{bio}) = 6~10 min

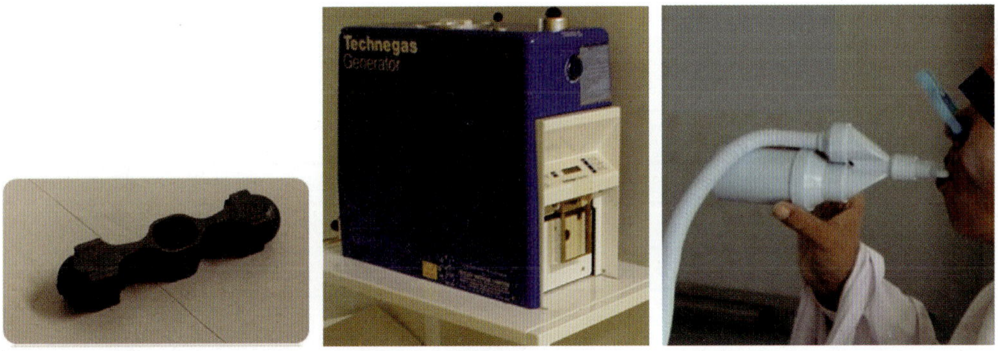

A B C

그림 3-11. A. 탄소봉 B. 테크가스 발생기(Technegas generator) C. 흡입튜브

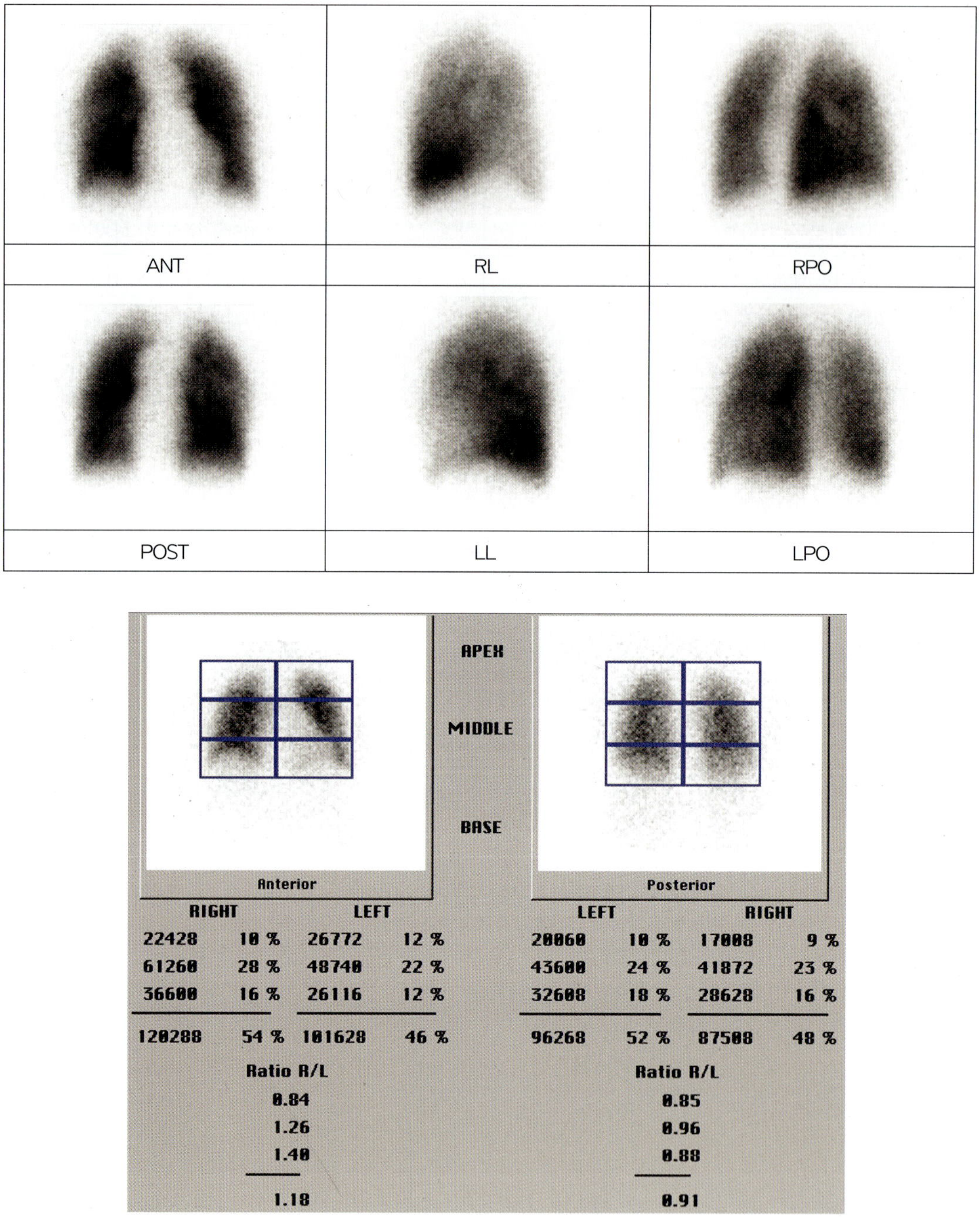

그림 3-12. 폐흡입(^{99m}Tc-technegas) 영상 및 분석(계속)

5) 기타검사

(1) 폐색전증 검사

폐혈류 및 폐흡입 촬영을 동시에 시행하여 폐혈류의 결손이 환기의 결손과 동반되는지를 확인하여 폐색전증을 진단할 수 있다. 폐혈류와 폐흡입을 병행하여 동시에 실시하게 되는 경우 허파에 침착되는 연무의 양(약 37~111 MBq)이 폐혈류에 의한 것(111~185 MBq)보다 상대적으로 낮기 때문에 일반적으로 폐흡입 검사를 먼저 시행한다.

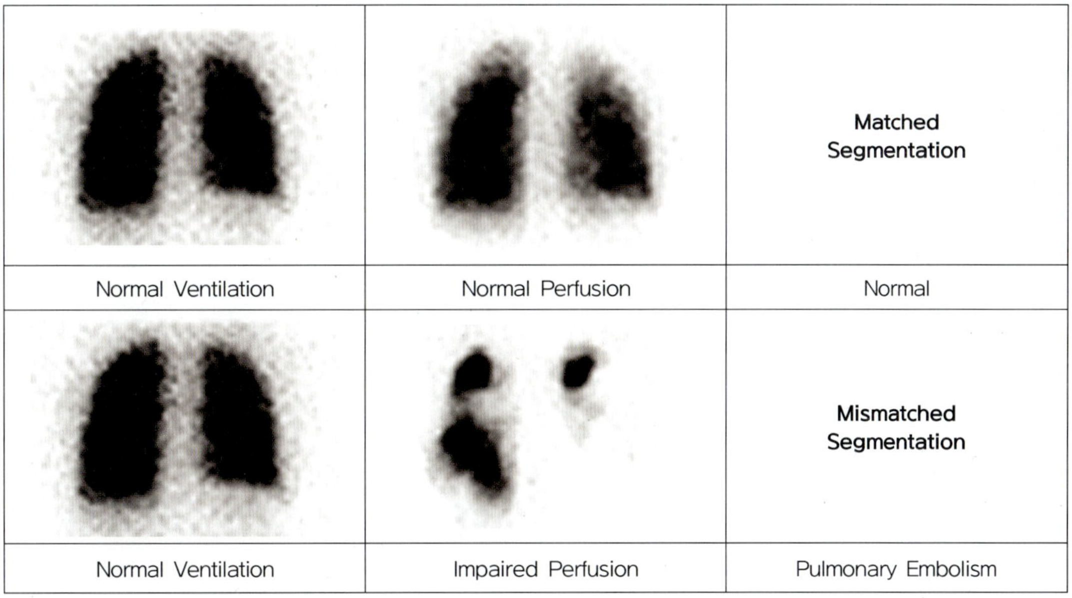

그림 3-13. 폐색전증 검사의 분석

(2) 우좌단락(Right to left shunt) 검사

우좌단락(Right to Left shunt) 환자의 폐관류 검사(Lung scan)는 기본 폐관류 검사를 동일하게 시행한 후 전신촬영(wholebody scan)을 시행한다. 10세 이하의 어린이와 우좌단락(Right to Left shunt)의 환자에서는 MAA의 입자수를 100,000개 이하로 주사한다(보통, 200,000–400,000 particles 사용).

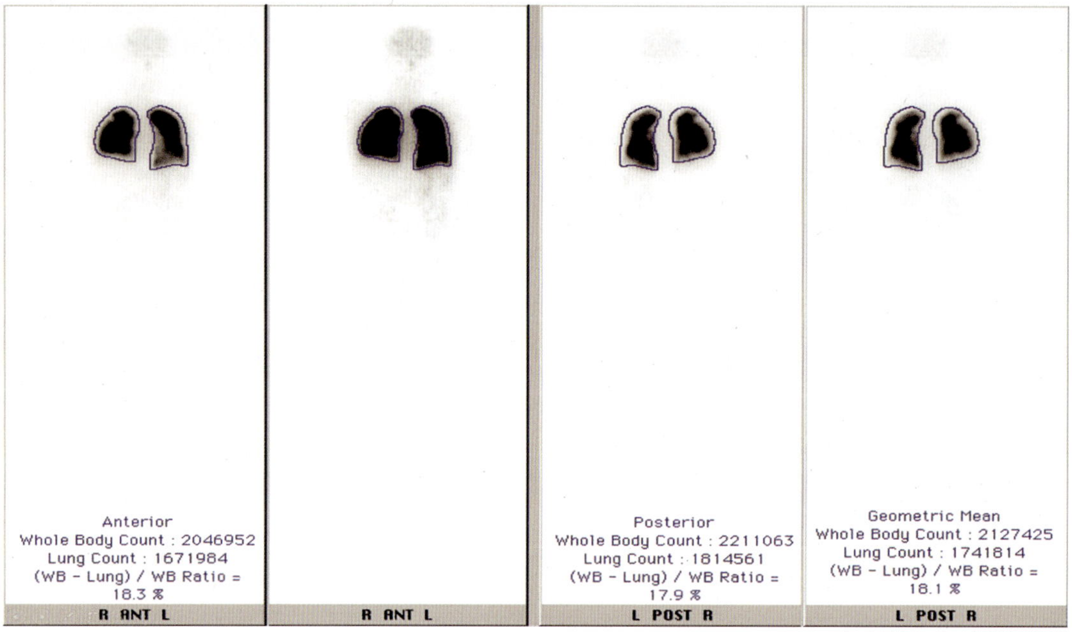

그림 3-14. 우좌단락(Right to left shunt) 전신영상과 분석

제 04 장 소화계

1 침샘 스캔(Salivary gland scan)

1) 해부 및 생리

침을 분비하는 침샘은 귀밑샘, 악하선(턱밑샘), 혀밑샘으로 구성되어 있다. 침은 소포체에서 주위 모세혈관으로부터의 여과에 의해서 생성되며, 소엽내관에 농축된다. 이 소엽내관의 세포는 과산화 테크네슘이나 옥소화물 같은 제 7 족의 음이온을 농축하는 능력을 갖고 있다. 침의 분비는 음식물의 기계적, 화학적 자극이 감각수용체를 자극함으로써 분비되는데 반사중추는 연수에 있으며 원심신경은 주로 부교감신경에 의하여 저농도의 침이 분비되고 고농도의 침의 분비는 교감신경에 의하여 조정된다.

침샘은 3쌍으로 구성되어 있으며 가장 큰 것이 이하선(귀밑샘, Parotid gland)으로 EAM 바로 앞 아래 부위에 위치하며 무게는 14~28 g이다. 이것은 전체 침샘 분비액의 40 %를 차지하며 Stensen's duct를 통하여 침을 분비한다.

턱밑샘(악하선, Submandibular gland)은 Wharton's duct를 통해 침을 분비하며 설하선(혀밑샘, Sublingual gland)에서는 10 % 미만이 분비한다.

침은 침샘의 소포체에서 모세혈관의 여과기능에 의해 만들어지고 음이온을 농축하는 소엽내관(Intralobular duct)에 저장된다. 이러한 기전에 의해 $^{99m}TcO_4$은 음이온의 성질에 의해 침샘에서 활동적으로 흡수, 분비되므로 침샘의 생산과 분비, 침샘의 위치, 크기 및 기능을 촬영하고, 침샘을 침범한 종괴의 진단 및 감별에 이용된다.

2) 검사목적

① 침샘에서 침 분비관 폐쇄가 의심될 경우

② 침샘염이 의심될 경우

③ 입안이 건조할 경우

④ 침샘 내 종양에 대한 기능평가

3) 전처치

침샘의 분비상태를 효과적으로 관찰하기 위해 가능한 한 검사 6시간 전부터는 공복을 유지하는 것이 좋으며 촬영전 물로 입안을 세척하여 일부 침으로 분비된 $^{99m}TcO_4^-$을 제거하도록 한다.

4) 방사성의약품

$^{99m}TcO_4^-$ 370~555 MBq(10~15 mCi)를 정맥 내 주입하고 head와 neck의 anterior dynamic blood flow study를 하면 침샘 내의 혈류 분포를 영상화할 수 있으며 converging collimator를 이용한 imaging에서는 좋은 해상력의 침샘 영상을 얻을 수 있다.

침샘의 핵의학적 검사는 구내 건조증의 원인, 침샘의 위치의 변화와 침분비에 대한 정보를 얻을 수 있으며 종양 조직의 기능 평가는 ^{99m}Tc-pertechnetate를 사용하여 추정할 수 있다. 정상인의 pertechnetate 배설은 약 2 ml/min이며 레몬주스(stimulation) 등으로 자극시키면 7 ml/min으로 증가된다.

5) 검사방법

일반적으로 침샘 검사는 정맥주사 후 즉시, 5, 10, 20분에 전면상을 얻으며 20분 영상에서는 전면상과 좌우측면상을 촬영한다. 20분 촬영 후 침분비를 자극할 수 있도록 레몬주스를 입 안에 물게 한 후 입안의 주스를 제거하고 물로 입안을 세척한 다음 30분 전면상 좌우 측면상의 제거영상(Washout image)을 얻는다.

침샘 검사는 방사성의약품의 이동 상태에 따라 세 가지 주기에 따른 영상을 얻을 수 있다. 즉, 투여 후 1분 이내의 관류기(Perfusion phase)의 영상 5~15분 사이의 농축기(Concentration phase)의 정적영상(Static image), 15분 이후의 분비기(Secretory phase)의 영상 그리고 별도의 자극 시험을 위하여 레몬주스 따위를 이용하여 자극을 준 후 침의 방출을 확인하는 방출영상(Washout imaging)을 기록으로써 침샘 기능을 감별한다. 더불어 이러한 시간 경과별 방사능의 변화를 관찰하기 위하여 컴퓨터를 이용하여 시간-방사능 곡선을 구하여 진단에 이용하기도 한다.

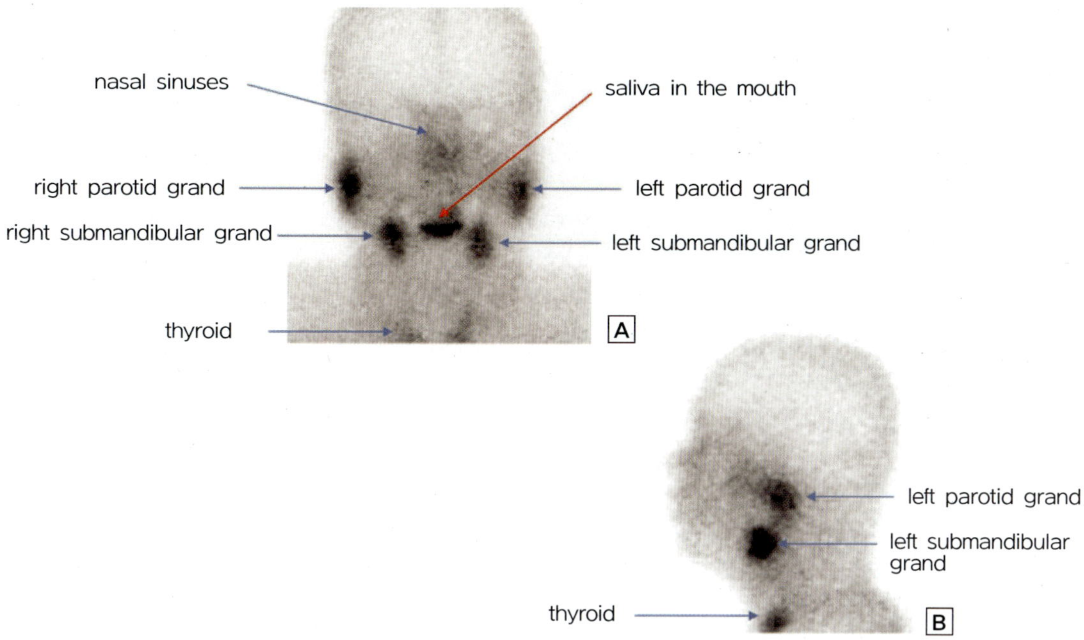

그림 4-1. 정상적인 침샘 영상
A. 전면상 B. 왼측면상

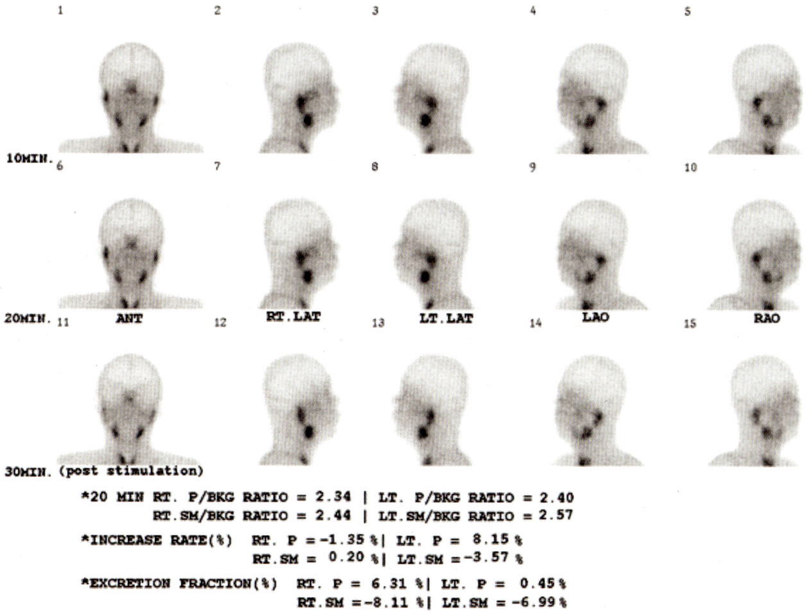

그림 4-2. $^{99m}TcO_4$를 이용한 침샘 영상으로 시간 경과에 따른 분포의 변화

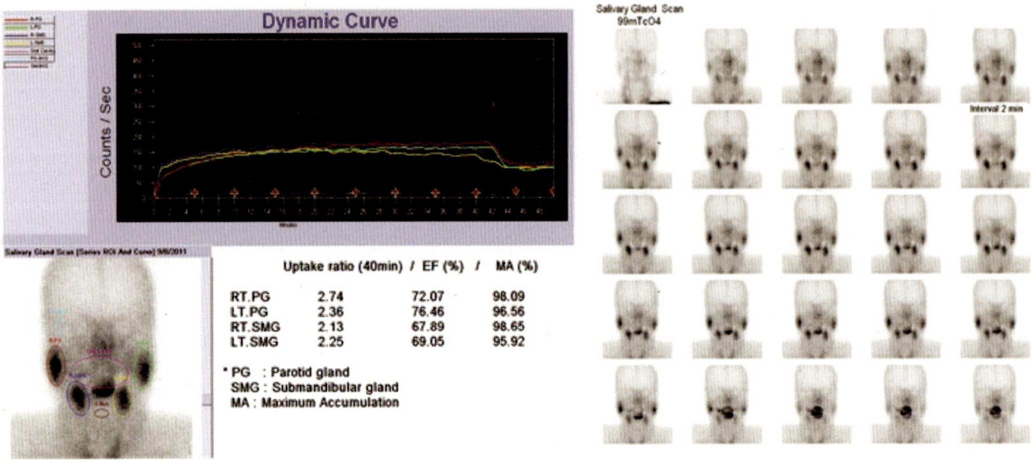

그림 4-3. 침샘의 연속영상과 시간 방사능 곡선(정상)

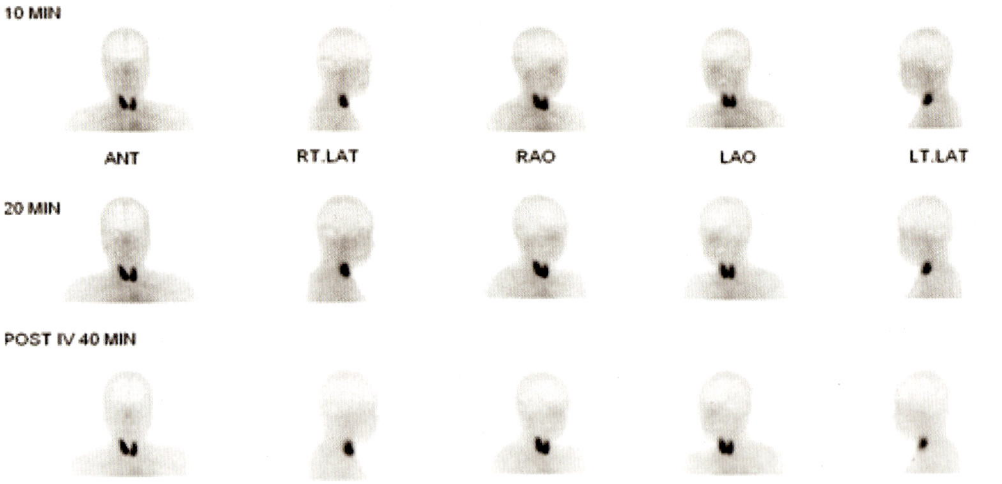

그림 4-4. 침샘의 쇼그렌(Sjogren)증후군 영상

정상인 경우 침샘 내에 방사능이 균등하게 좌우대칭으로 분포하며 주스를 투여하면 침샘 내 방사능이 훨씬 감소됨을 알 수 있다.

영상으로부터 미만성 섭취증가가 나타나면 급성 침샘염, 그리고 섭취가 감소되면 만성 침샘염을 의심할 수 있다.

^{18}F-FDG는 정상 침샘 내에 집적되며 침과 함께 구강으로 분비되므로 두경부(Head and neck)의 질환을 진단할 경우 주의해야 한다(그림 4-5).

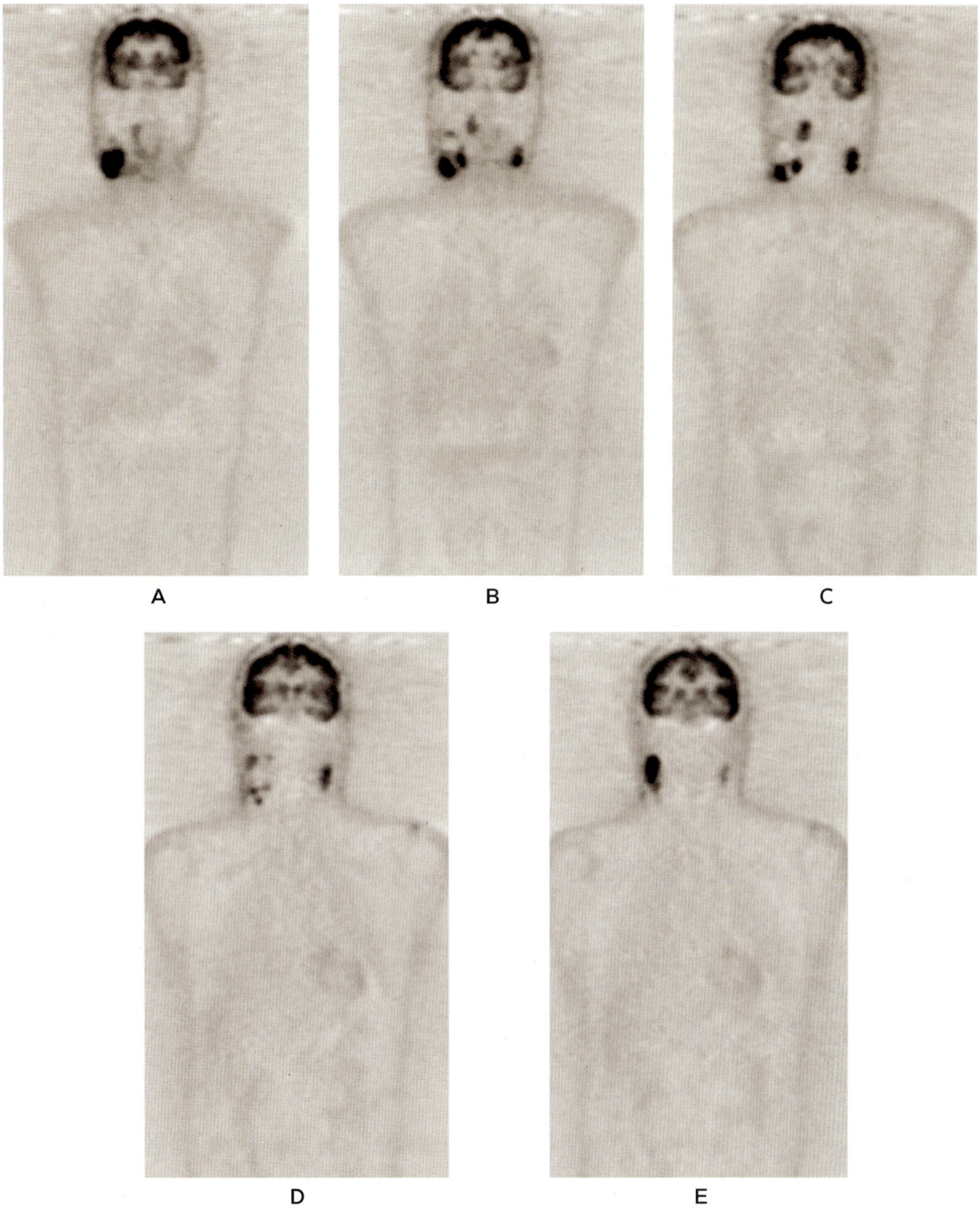

그림 4-5. 오른쪽편도(tonsil)암과 임파절전이(^{18}F-FDG PET)
침샘 내 방사능이 함께 나타났다(B, C).

2 위장관(Gastro intestine)

1) 식도 통과시간 검사(Esophageal transit time)

(1) 검사목적

식도의 통과시간을 측정하기 위한 검사는 주로 연하곤란증(Dysphagia), 이완불능증(Achalasia)이나 식도운동의 이상증 등을 진단하는 방법으로 핵의학적 검사 외에 Ba을 이용한 식도 촬영(Esophagogram)이나 식도압측정(Erophageal manometry) 등을 이용하기도 한다.

(2) 전처치, 방사성의약품 및 검사방법

방사성의약품을 이용한 식도 검사는 Ba을 이용한 X-ray 검사에는 미치지 못하지만 식도통과의 정량적 검사에 유용하다.

식도의 통과 검사는 유동식(liquid)와 고형식(solid)의 방법으로 환자가 삼킨 식괴(Bolus)가 식도를 통하여 위(Stomach)로 내려가는 시간을 측정함으로써 식도의 기능을 평가하는데 이용된다.

유동식 감사방법으로는

① 환자는 최하 6시간 이상 공복상태일 것.

② 카메라의 검출기 앞에 바로 누운 자세를 취하고 위(Stomach)의 fundus가 field 내에 포함되도록 한다.

③ ^{99m}Tc-sulfur colloid 11 MBq(300 μCi)를 10 ml~15 ml의 물과 혼합하여 빨대(Straw)로 빨아서 입에 물고 있게 한다.

④ 컴퓨터를 이용하여 식도 부위에 ROI를 설정하고(그림 4-6) 컴퓨터를 작동시키고 입에 물고 있던 ^{99m}Tc-colloid를 한 번에 삼키도록 지시하여 환자가 방사성의약품을 삼킨 후에도 15초 간격으로 10분간 삼키는 운동을 반복한다. 영상기록은 삼킨 후 1분간은 0.25초 간격으로, 나머지 9분간은 15초 간격으로 촬영한다. 이 부위의 계수율을 측정하고 식도 통과율을 산출한다.

고형식 검사방법으로는

① 컵에 계란 1개와 ^{99m}Tc-DTPA 37~74 MBq(1~2 mCi)를 휘저어 섞게 한 후 후라이를 한 후 빵 두 조각 사이(토스트)에 넣는다.

② 환자는 최하 6시간 이상 공복상태일 것.

③ 준비된 토스트를 환자에게 먹게 한 후 촬영한다.

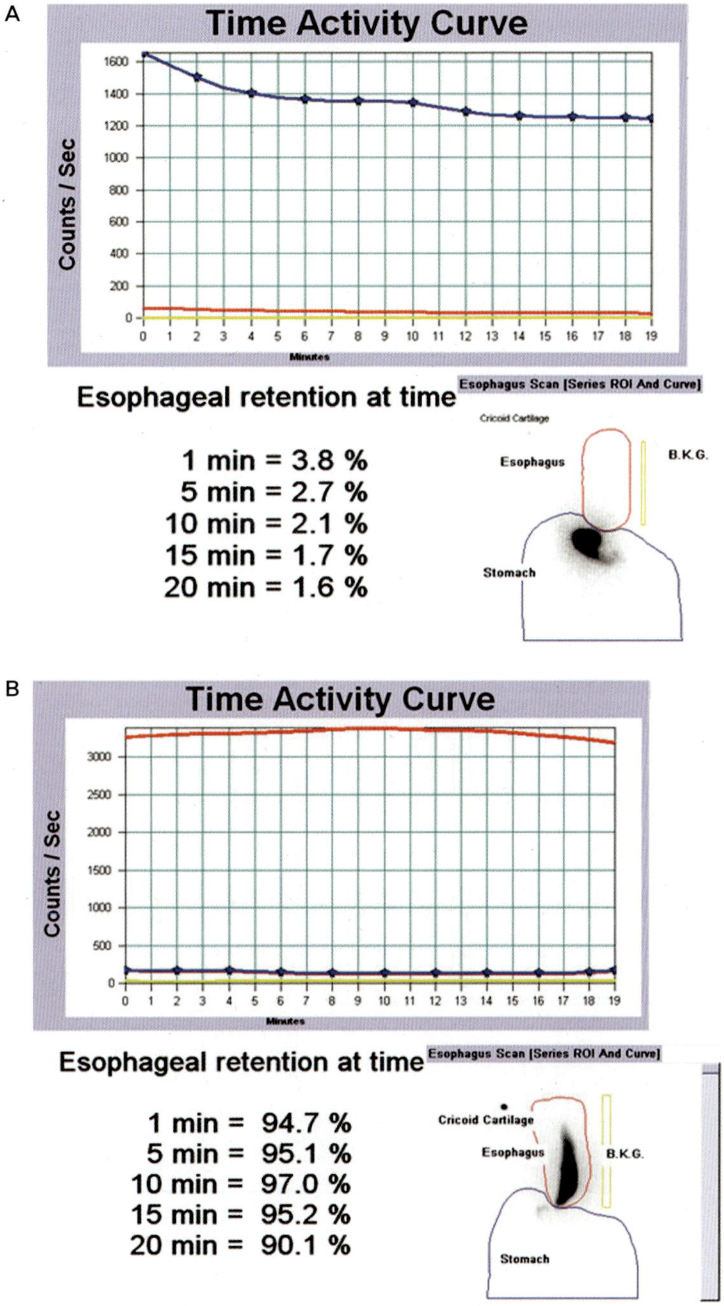

그림 4-6. 식도 체류시간 측정 정상사례(A)와 체류시간 지체의 사례(B)

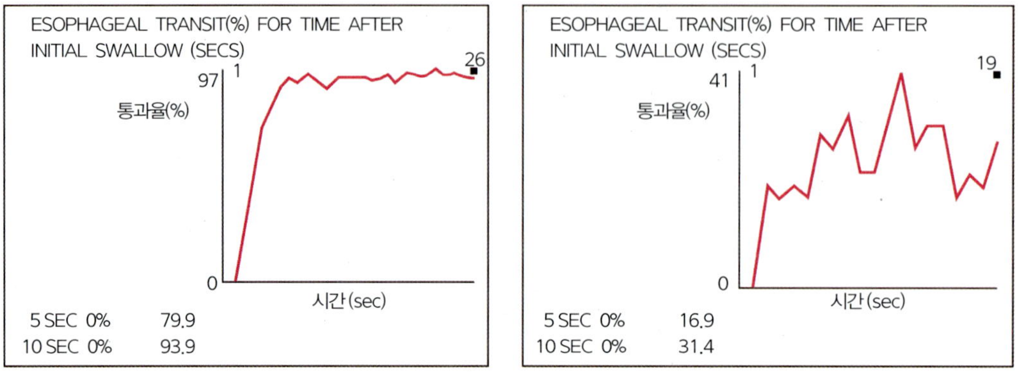

그림 4-7. Transit T-A 곡선

A. 정상인의 경우 삼킨 후 15초 후의 통과율이 90% 이상을 나타내고 있다.

B. 식도의 경련이 있는 환자의 경우 15초 후의 통과율이 40% 이하를 나타내고 있다.

식도 근위부(上部)

식도 중간부위

식도 원위부

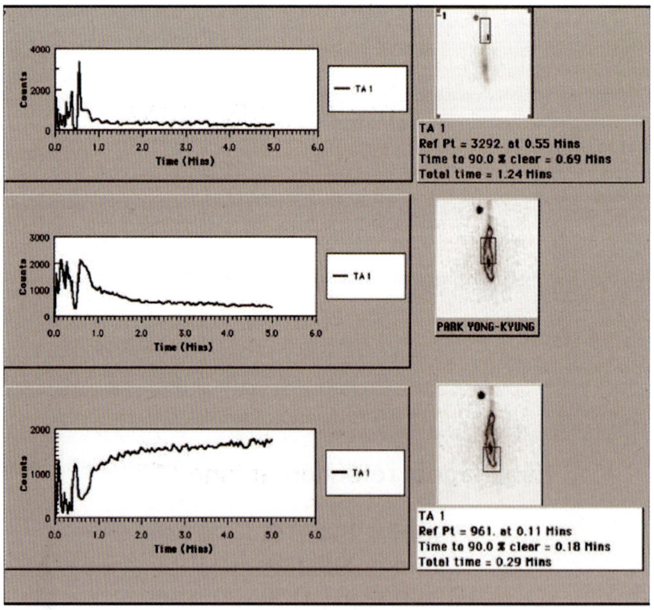

그림 4-8. 식도원위부 비정상 식도통과시간

각 부위에서 15초 후 90% 이상 통과됨을 나타내고 있다.

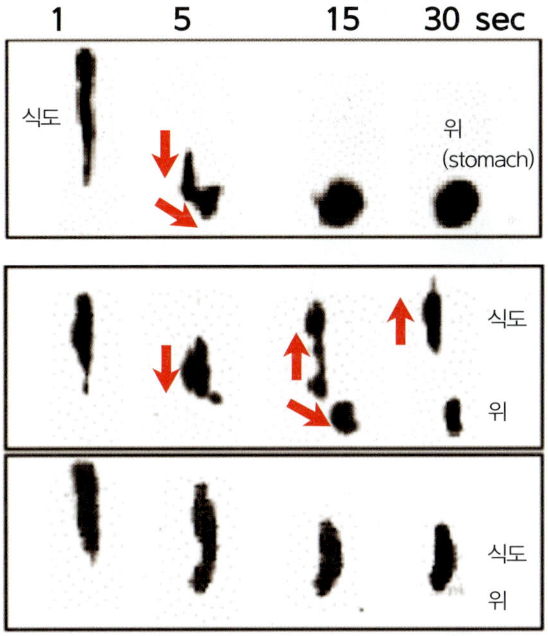

그림 4-9. 정상 식도와 비정상 식도의 방사능과 통과 상대비교

④ 촬영시간은 1, 15, 30, 45, 60, 75, 90, 105, 120분으로 15분 간격으로 촬영하고 전면상과 후면상을 같이 촬영하여 시간-방사능 곡선을 통해 기하학적 효율을 구한다.

정상 경우 pharynx에서 식도로 통과되는 시간은 0.1~1초 이하이며 식도통과시간은 5~10초 정도이다.

2) 위-식도의 역류 검사(Gastroesophageal reflux study)

(1) 검사목적

위와 샘창자의 내용물이 식도로 역류하여 식도점막에 염증을 일으키면 가슴앓이(Heart-burn), 탄산증(Pyrosis), 역류(Regurgitation) 등의 증상이 나타난다. 비관혈적(Nonivasive) 검사인 위식도 역류 신티그램을 실시하여 역류 유무의 진단 및 역류량 측정을 할 수 있으며 체위 변동에 따른 변화, 약물투여에 대한 효과 및 수술 후 교정여부를 판정하는데 손쉽게 이용할 수 있다.

(2) 전처치

환자는 방사성 핵종이 투입되기 전에 검사전날 밤부터 반드시 공복 상태이어야 하며 환자는 담배를 금하고 Insulin투여, 당뇨환자의 경우, Insulin투여 20~30분 후에 영상을 기록한다.

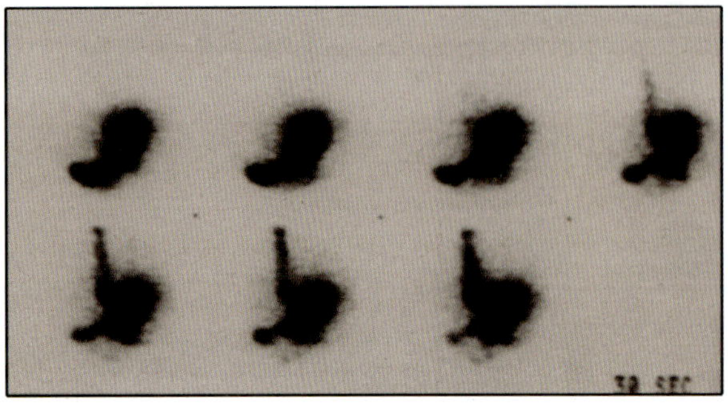

그림 4-10. 60 mmHg의 압력에서 역류(Reflux)가 발생되어 압력이 증가할수록 역류정도가 증가되어 120 mmHg에서 최대로 나타나고 있다.

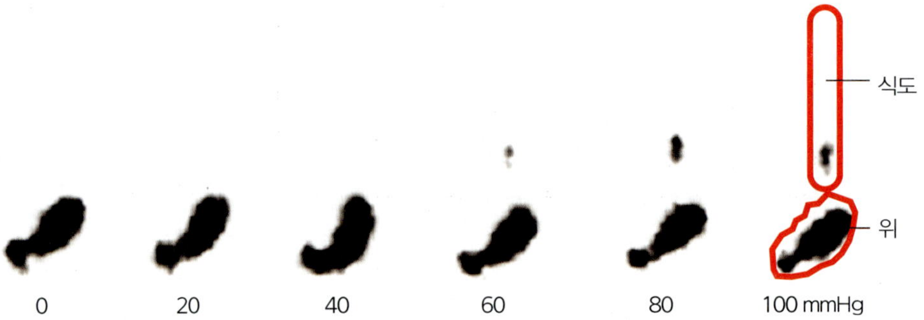

그림 4-11. 위 식도 역류 영상
역류(Reflux)가 발생한 비정상인 영상(0, 40 mmHg에서는 역류가 발생하지 않았다)

(3) 방사성의약품

사용 방사성의약품은 식도 점막에 붙거나 흡수되지 않는 것으로 7.4~11.1 MBq (200~300 μCi)의 ^{99m}Tc-sulfur colloid, $^{99m}TcO_4^-$ 또는 ^{111}In-DTPA를 이용하며 150~200 ml의 오렌지 주스와 희석하여 경구로 투여한다.

(4) 검사방법

앉은 자세에서 준비된 방사성의약품 용액을 마시게 한다. 환자는 바로 누운 자세(Supine)를 취하여 30초 간 영상을 기록하고(이때 위(Stomach) 내에 모든 액체를 볼 수 있다), 카메라의 검출기에는 반드시 식도와 위가 포함되어야 한다. 그리고 복대를 이용하며 압력을 0, 20, 40, 60, 80, 100 mmHg로 증가시키면서 각각 영상을 기록한다. 이와 같은 체위의 변경, 압력의 변화, 그리고 산(acid)은 역류를 더욱 촉진시킬 수 있다. 컴퓨터를 이용한 계수측정 방법에 의한 식도역류검사로 $R = \frac{E}{G} \times 100$을 이용하기도 한다. 여기서 R: 식도역류율(%), E: 압박시킨 후의 식도의 계수, G: 한 영상에서 위(stomach)에서의 최고 계수값을 나타낸다. 이 식에 의하여 4 % 이상은 비정상으로 판단할 수 있으며 보통 정상인은 2 % 미만이다.

어린이의 위식도역류검사의 경우 환자는 검사 전에 아무것도 먹이지 않아야 한다.

^{99m}Tc-sulfur colloid 37 MBq(1 mCi)를 200 ml의 우유와 희석한다. 환자는 앉은 자세나 또는 반 누운 자세(Semirecumbent)로 하여 검출기를 환자의 뒷면(등)에 위치해 놓고 준비된 방사성의약품을 마시게 한다. 64 × 64 matrix로 0.5 sec/frame으로 100초간 영상을 기록한 다음 환자를 바로 누운 자세에서 위와 식도의 anterior 또는 posterior view의 영상을 기록한다.

3) 위 배출(Gastric emptying) 검사

(1) 검사목적

위의 소화 능력을 알기 위한 이 검사는 위(Stomach)의 내용물에 따라 다르다. 위 내용물의 삼투성, 산도(pH), 양(Volume) 그리고 칼로리 정도라든지 단백질 함유정도, 탄수화물과 지방정도에 따라서도 배출시간이 다르다. 위배출검사는 오심, 구토, 복부팽만감이나 체중저하 등의 원인을 알기 위한 검사의 일종이다.

음식물이 식도 조임근(괄약근, Esophageal sphincter)을 거쳐 위 내로 들어오면 위바닥(Fundus)과 위몸통(Body)에 머무르고 이어서 위바닥의 느린 수축과 위체의 연동운동에 의해서 위전정부(Antrum)로 내려간다. 음식물이 위전정부에 도달하면 강한 연동으로 수축하여 연한 음식물은 샘창자으로 내려가고 딱딱한 음식물은 위몸통이나 위바닥으로 되돌아간다. 위배출은 위전정부와 샘창자 근육힘의 조화에 의해 이루어진다.

(2) 전처치

검사전 최소 4~6시간 동안은 금식은 물론 담배와 술을 금해야 한다.

(3) 방사성의약품

위배출검사는 방사성의약품의 유형에 따라 크게 유동식과 고형식을 사용하는 방법으로 구분한다. 유동식(Liquid meal)을 사용할 경우 ^{99m}Tc-DTPA 37~74 MBq(1~2 mCi)나 ^{111}In-DTPA 18.5 MBq(500 μCi)를 생리적 식염수(300 ml)나 우유(Milk)에 섞어서 단시간에 마신 후 검출기를 위 중심으로 전면에 위치하고 시간 경과에 따라 위내의 방사능을 검출한다.

(4) 검사방법

고형식(Solid meal)을 사용할 경우는 ^{99m}Tc-DTPA를 계란에 섞어서 계란찜과 김밥 한 줄을 먹고 10분 이내 촬영한다. 1개의 계란을 휘저으며 익혀 식빵과 물 150 ml와 함께 먹게 한 후 촬영하기도 한다.

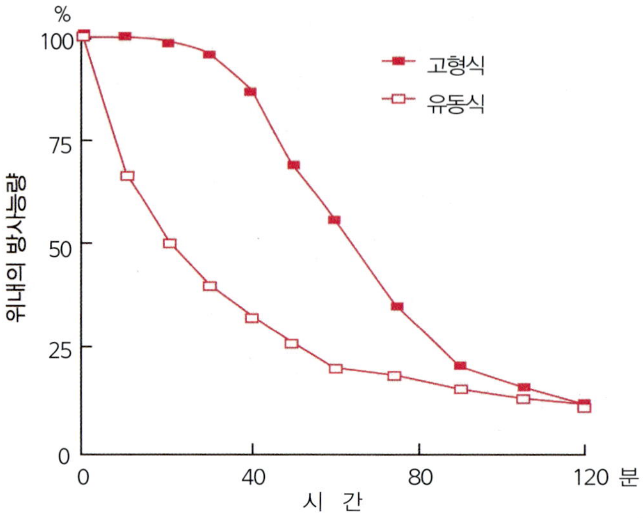

그림 4-12. 유동식과 고형식의 경우 정상적인 위배출 T-A curve

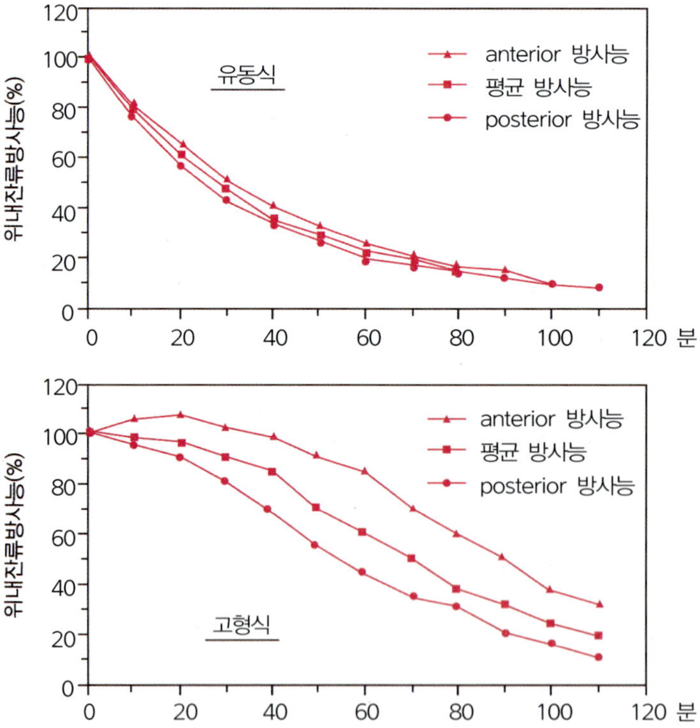

그림 4-13. 정상적인 위배출 T-A curve

환자 복부(Anterior)계수값의 변화와 배측(Posterior) 계수값의 변화 그리고 그 값의 평균(Geometric mean)값의 변화를 알 수 있다.

이 두 가지 검사는 각기 장단점을 가지고 있는데 유동식의 경우 검사방법이 비교적 용이하고 검사 시간이 1시간 이내에 마칠 수 있으나 위의 배출능력을 정확하게 반영할 수 없다는 것이다. 고형식을 사용하면 음식물을 배출하는 위의 기능을 올바로 평가할 수 있으나 고형음식을 먹기에 곤란한 환자에게는 방법이 어렵고 검사가 2~3시간의 장시간이 소요되어 환자에게 부담을 줄 수 있다.

고형식을 사용한 검사는 방사성의약품을 10분 이내에 경구로 투여하고 바로 누운 자세에서 1시간까지는 5분 간격으로, 그리고 3시간 동안 10~15분 간격으로 영상을 기록한다. 촬영 대기 중에는 환자로 하여금 가벼운 활동을 하도록 하여 평상시의 위의 상태를 유지하도록 한다.

그림 4-12은 정상적인 위 배출 시간-방사능 곡선을 나타낸다.

액체 상태의 음식은 비정상적인 위배출 반응에 민감하지 않기 때문이다. 만약 액체 상태의 음식이 이용할 경우 반드시 섬유, 단백질 또는 지방이 함유되어 물 자체보다는 서서히 배설되도록 해야 한다.

정상인 경우 유동식의 위 반감시간은 10~20분, 고형식은 45~110분 정도이다. 소장 통과시간 측정은 방사성의약품을 투여한 후 3.5~4.0시간 후에 영상을 기록하고 6시간 후에 다시 anterior와 posterior view의 영상을 기록한다. 방사성의약품을 섭취한 후 장내에서의 배설을 위하여 환자에게 다른 음식(Push meal)을 먹도록 권유한다.

계속적으로 소장과 대장 통과시간을 측정하기 위하여 ^{57}Co를 iliac crest에 부착하여 소장과 오름(상행)결장 그리고 내림(하행)결장과 S-자결장, 직장을 구분할 수 있도록 한다. 3.7 MBq(100 μCi)의 ^{111}In resin bead를 capsule로 경구 투여하고 4시간과 24시간 영상을 기록하며 그동안의 식사는 정상대로 실시한다.

대장 통과시간을 측정하기 위하여 환자는 3.7 MBq(100 μCi)의 ^{111}In resin bead를 capsule로 경구 투여하고 이후부터 정상적인 식사를 한다.

위(Stomach)로부터 대장의 통과시간을 각각 ROI를 설정하며 영상기록과 함께 계수를 정한다. 정상인의 경우 2시간 후의 위로부터 배출률을 투여량의 24~47%, 4시간 경과 후에는 56~100 %가 배출된다. 그리고 6시간 경과 후 소장으로부터 11~70%가 배출된다.

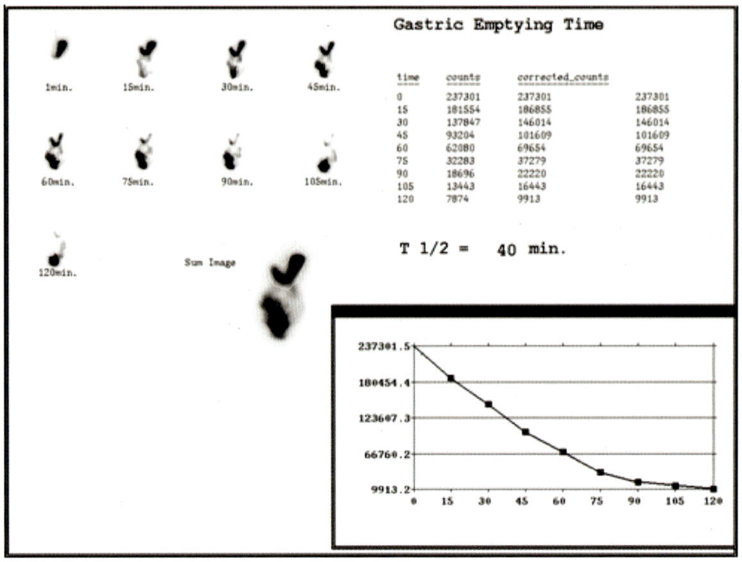

그림 4-14. 위배출영상

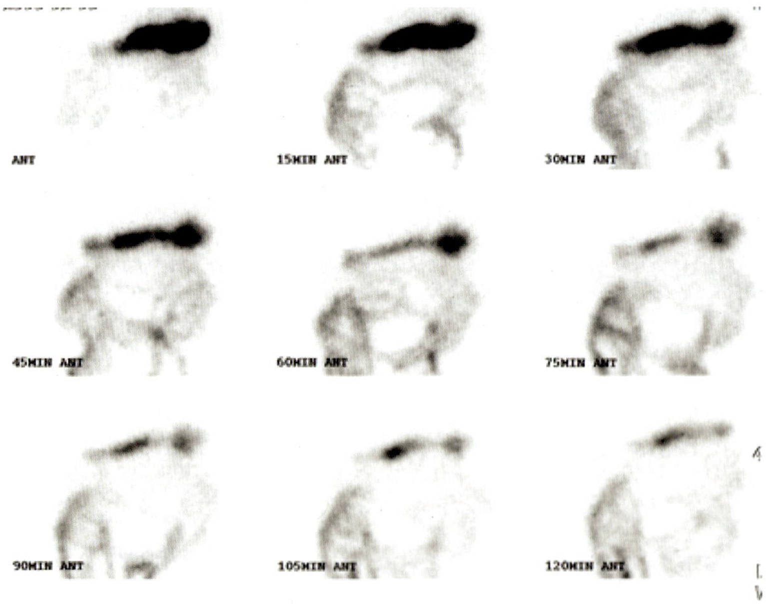

그림 4-15. ^{99m}Tc-DTPA를 이용한 0분부터 120분까지 15분 간격의 영상(정상)

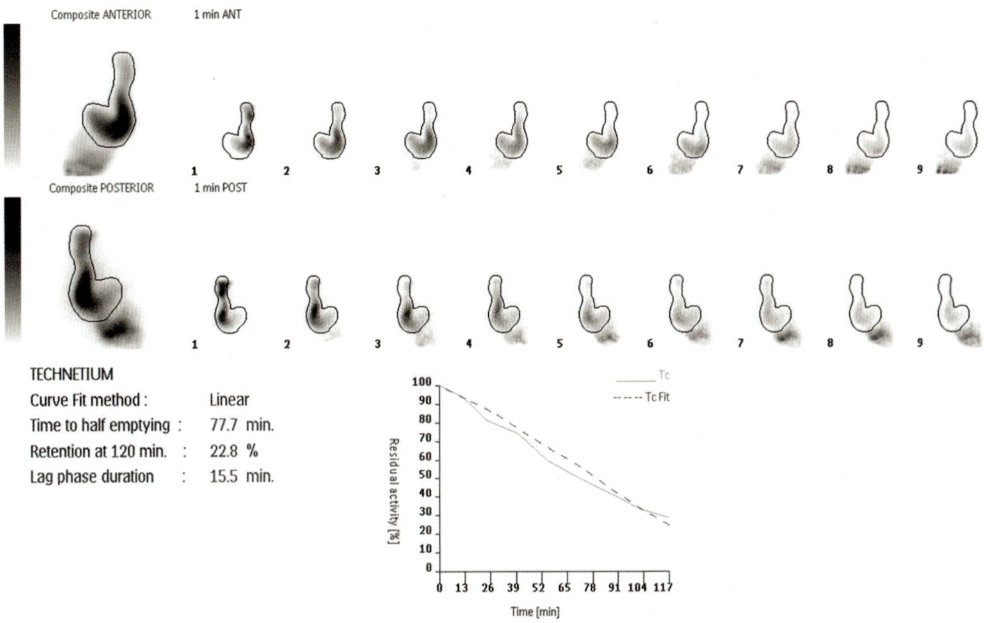

그림 4-16. ROI에 대한 curve 분석

표 4-1. 위 배출이 지연되는 경우

해부학적 폐쇄증	기관계 질환
소화성궤양(샘창자궤양, 유문부 궤양)	장의 공피증
외과적 수술	유전분증(아밀로이드증)
비후성유문부협착증	신경성 식욕부진증
위암	전기적(electrical) 질환
방사선치료후	급속위증
대사성 인자	약물
당뇨성 산증	항콜린 작용성 약품
전해질 불균형	아편제제
요독증	종양
갑상샘 기능저하증	특발성의 경우
신경계의 인자	특발성 장(Intestine)의 가성폐쇄증
뇌종양	위식도역류질환
당뇨성 위부전마비	의원성(Iatrogenic)
자율성 신경병	미주신경절단술
평활근 장애	기타 단단한 음식, 산도(pH), Hormone, 담배 등은 배출지연
연수 회백수염	
장폐쇄나 염증으로 인한 복강 내 통증	

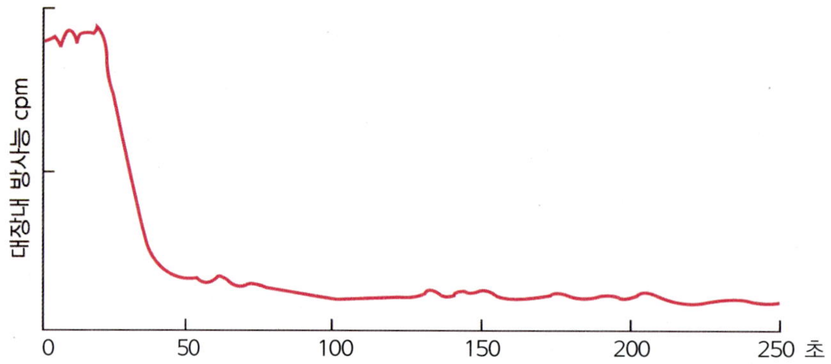

그림 4-17. 정상적인 직장 배설 T-A curve

표 4-2. 위 배출이 빠른 경우

수술후 유문성형술(Pyloroplasty) 반위절제(Hemigastrectomy) 샘창자 궤양 가스트리노마(Gastrinoma) 갑상샘 기능 항진증 샤가스병(Chagas' disease) 흡수장애증(예: 이자기능 부전증)	기타 액체성 음식, 위내압 증가시 등의 경우 배출 촉진

4) 위장관 출혈 검사

(1) 검사목적

소화기의 출혈검사는 핵의학적 검사, 혈관조영검사, 내시경적 검사 등으로 시행되거나 이와 같은 검사를 복합적으로 시행함으로써 그 진단효율을 높일 수 있다. 위장관 출혈검사는 특정장기에서만 선택적으로 제거되는 성질을 가진 방사성의약품을 출혈 중인 환자에게 투여하여 출혈 부위로 일부분 새어 나가고 나머지는 특정장기에서 제거되는 원리를 이용한다.

검사 자체가 비관혈적인 방법으로 예민도가 높아 0.05~0.12 ml/분 정도의 출혈량을 감지할 수 있으며, 특히 상부 소화기에 궤양, 샘창자 궤양, 위염, 정맥류, 하부 소화기의 게실(Diverticulum), 혈관 형성장애(Angiodysplasia), 소장의 감염진단, 신생물(Neoplasm) 등에 의한 출혈진단에 매우 유용하다.

(2) 방사성의약품

가장 많이 이용되는 방사성의약품으로는 ^{99m}Tc-pyrophophate ^{99m}Tc-sulfur colloid와 ^{99m}Tc-RBC가 있다. ^{99m}Tc-sulfur colloid가 체내에 투입되면 그물내피계(RES)에 의해 빠르게 흡수되어 혈액 중에서 감소되는 정상 반감시간은 1.5~3분 정도로 출혈속도가 0.05~0.12 ml/min 정

A. 혈류상

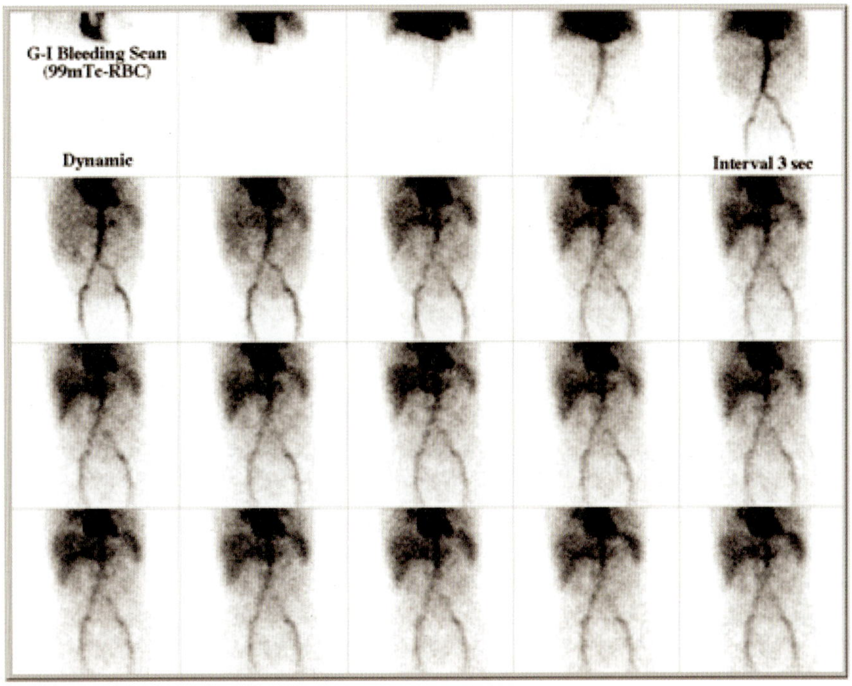

B. 지연상

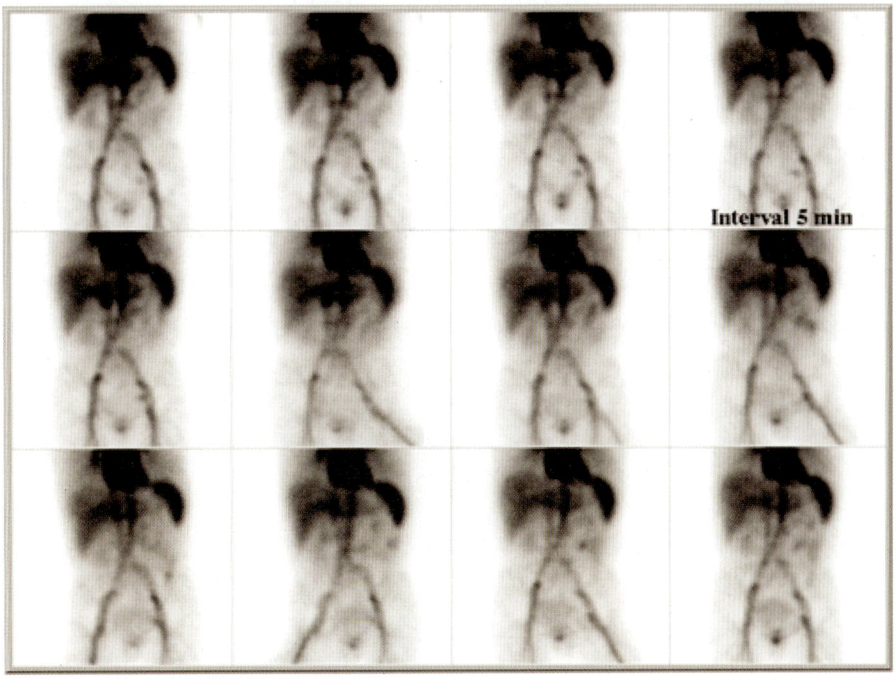

그림 4-18. 정상인의 ^{99m}Tc-RBC를 이용한 위장관 출혈검사

도로 늦은 부위도 쉽게 진단할 수 있는 좋은 점이 있다. 또 반감시간이 짧기 때문에 출혈점과 정상 부위와의 대조도가 크고 장 내에서 재흡수가 일어나지 않으므로 쉽게 구분할 수 있다. 그러나 ^{99m}Tc-sulfur colloid는 처음에 간이나 지라에도 집적되기 때문에 상복부의 출혈검사가 곤란하며 검사를 반복하거나 재검사를 통하여 출혈부위와 간 또는 지라와 구별해야 한다는 점도 있다. 위장관 출혈의 핵의학적 검사의 좋은 점은 환자의 특별한 준비가 필요 없으며, 위험도가 낮다. 환자의 상태가 좋지 않을 경우에도 검사를 수월하게 할 수 있으며 작은 출혈도 쉽게 나타낼 수 있다는 등을 들 수 있다.

우선 피로인산(PYP) 혹은 적혈구표지 바이알(RBC kit)에 생리식염수 3 ml를 넣어 흔들어 희석시킨다. 약 5분 후에 환자에게 희석액 1 ml를 정맥주사하고 20분 경과후 $^{99m}TcO_4$ 740 MBq(20 mCi)를 정맥주사 한다. 이와 같이 방사성의약품이 체내에서 적혈구와 표지되므로 이 방법을 체내표지법(invivo method)이라 하고 적혈구와의 표지율은 약 60~70 % 정도이다.

위의 과정 중 환자에게 ^{99m}Tc를 주입하는 대신 10 ml 주사기(20 gauge 이상)에 1 ml의 항응고용액(ACD)을 첨가하고 환자로부터 5 ml의 혈액을 채취하여 체외에서 ^{99m}Tc와 표지시키면 표지율이 높아지는데 이를 체외표지법(invitro method)이라 한다. 여기서 채혈 혈액은 1분간 항응고제와 섞이도록 잘 흔들어 준 후 ^{99m}Tc-pertechnetate 740 MBq(20 mCi)를 첨가하여 이 혼합된 혈액을 무균시험관에 넣고 상온에서 20분간 교반시키거나 항온 교반수조(Shaking water bath)에서 49.5℃로 교반시킨다. 이 방법은 약 88 %가 표지된다.

위의 과정에서 최종 추출된 적혈구에 생리식염수를 다시 첨가하여 희석한 후 원심분리 하여 적혈구를 이용하기도 하는데 이 방법을 변형 체외표지법(Modified invitro method)이라 하며 표지율을 95 % 이상으로 높일 수 있으나 과정이 복잡하여 잘 사용하지 않는다.

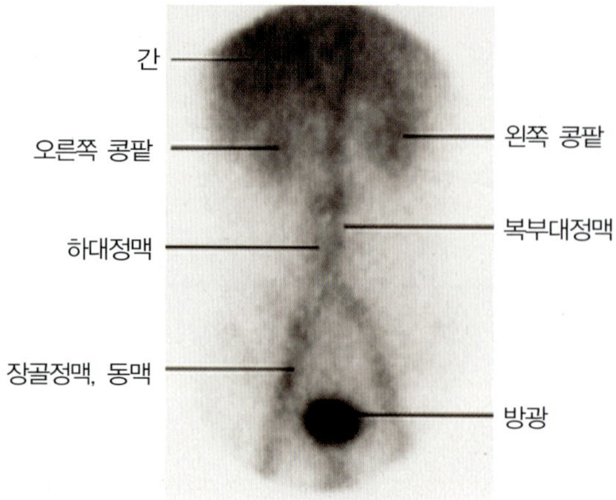

그림 4-19. 위장관 출혈이 없는 복부 영상

정상인의 위장관출혈영상은 그림 4-19와 같다.

^{99m}Tc-colloid는 출혈부위의 방사능과 배후방사능 비(Ratio)가 높은 하부 위장출혈(Lower G-I bleeding) 검출에 우수하나 단점으로는 간과 지라에 섭취되므로 상부위장관과 대장의 오른창자굽이(간결장곡, Hepatic flexure), 왼창자굽이(비결장곡, Splenic flexure) 등의 출혈병소는 찾기 곤란하다.

(3) 검사방법

촬영방법은 환자를 바로 누운 자세로 하고 collimator field(UFOV) 내에 심장의 아래 부분부터 하복부가 충분히 포함되도록 조절한다. 방사성의약품 370~740 MBq(10~20 mCi)를 순간주사(Bolus injection)하고 1 frame/1 sec로 1분간 128 × 128 matrix로 동적영상을 기록하고 1분, 5분 영상을 기록한다. 이후부터는 5분 간격으로 60분간 영상을 기록하고 60분과 90분에 출혈부위가 나타날 때까지 촬영한다.

^{99m}Tc-RBC를 이용한 검사는 특히 위장관의 간헐적으로 또는 서서히 나오는 출혈검사에 민감하다. ^{99m}Tc-RBC는 장시간 혈류 중에 있기 때문에 적어도 24시간은 경시적으로 영상을 기록할 수 있다. 출혈이 있을 경우의 1/3 이상은 방사성의약품의 주입 후 12시간과 24시간 사이에 positive image로 나타난다.

^{99m}Tc-RBC는 출혈부위에 대하여 ^{99m}Tc-sulfur colloid보다 정확도가 높으나 출혈이 소량일 경우 복부의 배후방사능으로 인한 대조도 저하로 장시간 촬영하여 그 음영변화를 살펴야 한다. 만약 출혈부위가 나타나지 않으면 lateral이나 oblique 체위로 영상을 기록한다.

적혈구는 혈관계에 장시간 안정된 표지 상태를 유지하여야 좋은 대조도를 가진 영상을 얻을 수 있다. 소화관출혈 검사는 적혈구 표지상태의 정도에 따라 결과가 달라질 수 있기 때문에 세심한 주의를 기울여야 하며 그 표지 방법은 다음과 같다.

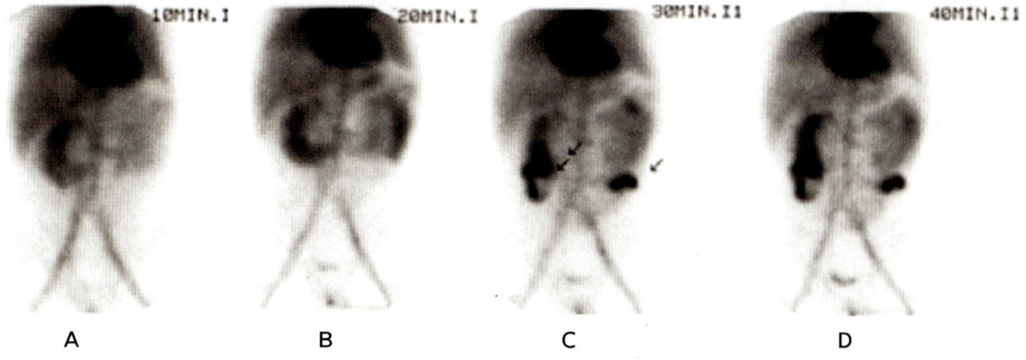

그림 4-20. ^{99m}Tc-RBC를 이용한 위장관 출혈검사(소장 내 출혈이 나타난 경우)
A. 10분 B. 20분 C. 30분 D. 40분

5) 멕켈게실(Mekel's diverticulum) 검사

(1) 검사목적

멕켈게실은 일종의 퇴화된 위장관의 하나로 보통 돌창자(회장) 말단(Terminal ileum)에 위치하고 있으며 정상인 중 1~3 %에 존재한다. 대개 출혈을 일으킨 멕켈게실은 거의 모두 위벽측세포(Gastric parietal cell)를 가지고 있는데 출혈 원인은 이 세포의 산 분비로 인한 궤양에 의한 것이다. 장의 출혈(Bleeding), 돌창자(회장)의 궤양 등을 동반 하거나 또는 동반하지 않은 변위된 위점막 등은 게실 내에서 볼 수 있다. 변위된 위점막(Ectopic mucosa)은 게실(Diverticulum)의 증세가 있는 환자의 약 50~60 %에서 발견한다.

상당한 염산(Hydrochloric acid)과 펩신(Pepsin)의 분비는 주위의 장점막에 궤양과 출혈을 일으킨다. 50 % 이상은 2세 이전에 나타나고 성인에 있어서는 Meckel's 게실이 위장관 아랫쪽 출혈의 원인이 되는 것은 드물다.

이 검사는 이소성(ectopic) 위점막에 의해 발생되는 혈변증(Hematochezia) 환자의 경우 시행된다. 이 점막은 일반적으로 염산을 분비하며 그 결과 궤양이나 장점막 내 출혈의 원인이 된다.

(2) 전처치, 방사성의약품 및 검사방법

$^{99m}TcO_4$는 옥소처럼 위점막의 점액 생산세포에 농축되어 분비되는 성질을 갖고 있어 위점막 신티그램에 이용된다.

멕켈게실을 검사하기 위해서는 검사전 4~6시간 동안 공복을 유지한 상태에서 ^{99m}Tc-pertechnetate를 성인의 경우 370~555 MBq(10~15 mCi)(어린이는 200~300 μCi/kg)을 정맥 내에 순간 주사하고 하행대동맥이 나타나면 1분 동안 1 frame/5초로 동적영상을 기록하고 이후 1시간 동안 5~10분 간격으로 복부를 전면상으로 정적영상을 촬영한다. 지연상(Delay image)으로 2~6시간 또 18~24시간 후에 복부를 영상 기록하여 출혈이 있는 부분을 확인한다.

$^{99m}TcO_4^-$를 주사하고 10분 후 glucagon 6 μg/kg을 피하에 주사하면 장의 운동과 방사성 핵종의 배설을 감소시킬 수 있으며 cimetidine 300 mg을 검사 24시간 전 4회 정도 경구로 투여하면 점액세포로부터의 pertechnetate의 분비를 늦출 수 있다.

정상적인 경우 $^{99m}TcO_4$를 주사한 후 blood pool이 즉시 나타나며 blood pool의 방사능의 감소와 함께 침샘, 갑상샘, 위 내에 방사능의 집적이 증가된다. 첫 번째 10분 동안은 위(Stomach)에서 점점 방사능이 집적되어 증가되며 복부장기 다른 부위에서는 감소된다. 위강(Stomach lumen) 내에서 분비된 방사능은 샘창자로 내려가게 되고 빈창자(공장, Jejunum)에서 나타나며 때로 돌창자까지 내려가는 것을 볼 수 있다.

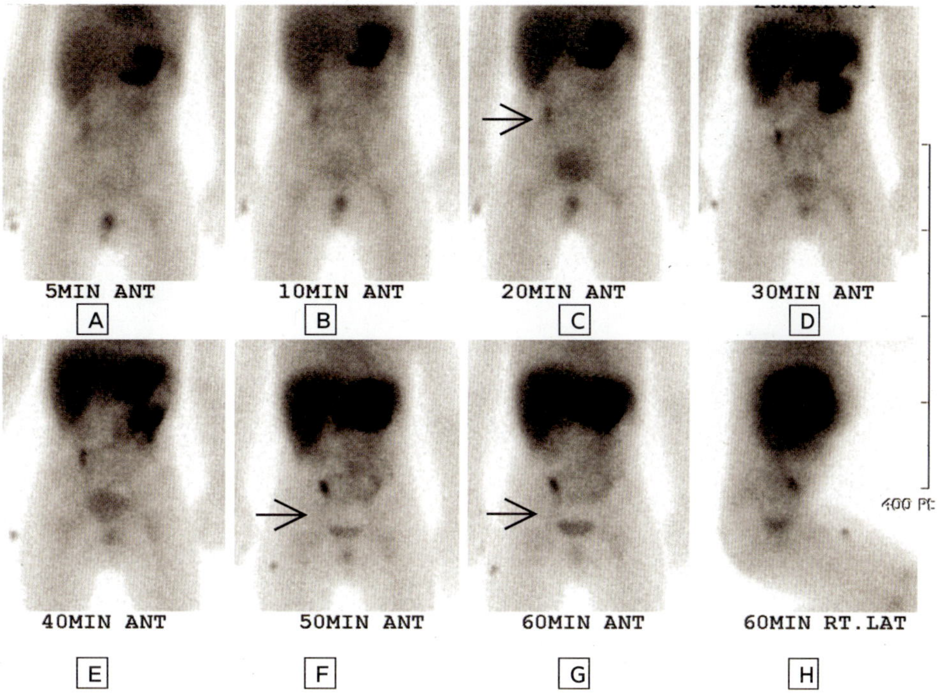

그림 4-21. 하복부 오른쪽(→)에서 게실(Diverticulum)이 나타난 image
A. 5분 B. 10분 C. 20분 D. 30분
E. 40분 F. 50분 G. 60분 H. 60분 우측면 상

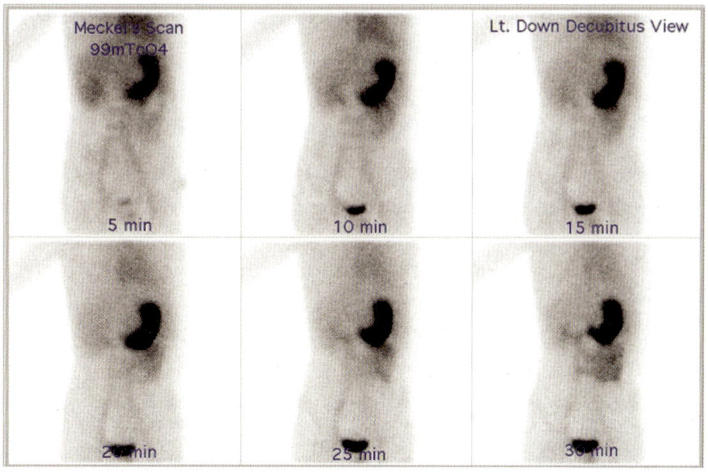

그림 4-22. Meckel 게실 (정상) 검사영상 (위와 장이 정상으로 나타나고 있음)

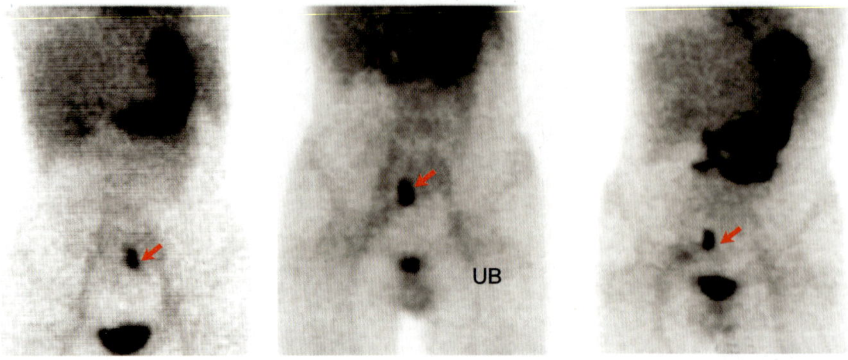

그림 4-23. Cimetidine을 이용한 게실영상 (화살표는 게실)

3 간, 지라(Liver, spleen imaging)

초음파 진단이나 CT, MRI 등의 진단방법에 의하여 간이나 지라의 해부학적 구조를 잘 알 수 있으나, 방사성의약품을 이용한 핵의학적 검사는 해부학적 형태와 공간 점유물의 상태 그리고 기능 평가 등의 목적으로 이루어지고 있다. 더욱이 장기 전체의 영상을 여러 방향에서 관찰할 수 있으며 요즈음에는 SPECT에 의한 각 단면의 해부학적 형태와 병리학적 상태를 관찰할 수 있게 되었다.

핵의학적 소화기 검사는 초음파 진단에서와 같이 장내의 가스 분포에 의한 영향을 받지 않는다는 좋은 면도 있다.

간과 지라에 대한 검사는 주로 간종대(Hepatomegaly), 공간 점유물의 유무와 전이성 질환(Metastatic disease) 등을 진단하는데 많이 이용되고 있다.

1) 간 검사(Liver scan)

(1) 해부생리

간은 인체 최대의 장기이며 무게가 약 1.5 kg인 적갈색의 실질장기이다. 대부분이 복막에 싸여 오른상복부의 횡경막 하면에 위치한다. 간의 모양은 정상인에서도 가변적이며 체위와 호흡에 따라 모양이 변한다.

간은 전후로 걸쳐있는 낫인대(겸상인대, falciform ligament)에 의하여 오른간엽(right lobe)과 왼간엽(left lobe)으로 구분되며 간문의 앞과 뒤에 있는 네모엽(방형엽, quadrate lobe)과 조리엽(미상엽, caudate lobe)으로 구성되고 있으며 오른엽과 네모엽 사이의 쓸개(담낭, gall bladder)가 부착되어 있다.

간세포는 간실질을 이루는 세포의 약 65 %를 차지한다. 간소엽내의 모세혈관 사이에서 서로 인접하여 간세포삭(hepatic cell cord)을 형성하고 중심정맥 주변부로 방사성으로 배열되어 소엽을 채우고 있다. 세포와 세포 사이에는 담세관(bile canaliculi)이 주변부로 진행하여 담소관(bile ductule)에 연결된다. 또한 세포삭 사이에는 모세혈관인 굴모양혈관(동양혈관, sinosoid)이 있어 중심정맥, 간정맥 및 문정맥과 문합되는데, 혈관벽의 내피세포 사이에 그물내피계세포인 쿠퍼 세포(Kupffer's cell)가 있으며 총 간실질세포의 35 %를 차지한다.

쿠퍼세포는 체내 전체 그물내피계의 80 %를 구성한다. 그물내피계 세포는 간 이외에도 지라, 골수, 허파에 다수 존재하고 있으며 탐식작용을 한다.

간의 혈액공급은 복강동맥(celiac artery)의 분지인 간동맥으로부터 분당 375 ml의 혈류와 지라정맥(비장정맥, splenic vein)과 위창자간막정맥(상장간막정맥, superior mensenteric vein)이 합치는 문맥(portal vein)으로부터 분당 1,125 ml의 혈류를 받는다.

간은 대사, 분비, 배설, 순환 그리고 저장 등의 다양한 기능을 한다.

쓸개즙(담즙)을 생성하여 분비하는 기능과 암모니아 등의 독성물질을 요소로 전환하여 배설하게 한다.

(2) 검사목적

- 간종대(Hepatamegaly)와 복부종양을 구분하기 위하여
- 암 환자의 경우 간의 전이 여부를 수술 전에 확인하기 위하여
- 간경화나 간염과 같은 간질환 환자
- 간의 위치나 모양을 알기 위하여
- 원인을 알 수 없는 복수(Ascites) 환자
- 황달증이 있는 환자의 진단
- 간농양이 의심되는 경우
- 침(Needle) 생검이나 배액(Drainage)을 위한 농양 환자의 경우 간에서의 위치를 알기 위하여
- 화학요법이나 방사선치료 또는 부분 절제수술을 받은 간암 환자
- 간의 혈종 또는 간 파열이 의심되는 경우

(3) 방사성의약품

간과 지라는 그 기능과 역할이 다르지만 colloid를 표지한 방사성의약품에 대하여 그 집적 기전(Mechanism)은 식균작용(Phagocytosis)으로 그 공통점을 가지고 있다. 즉, colloid를 표지시킨

표 4-3. 간이나 지라 검사에 이용되는 방사성의약품

방사성의약품	사용량	투입 방법	영상 개시시간	피폭선량 (rad/mCi)		
				전 신	생식선	기 타
^{99m}Tc-sulfur colloid	74~148 MBq (2~4 mCi)	IV	10~15분	0.01~0.02	0.01~0.02	간 0.2~0.4
^{99m}Tc-tin colloid		IV	10~15분			지라 0.1~0.4
^{99m}Tc-albumin minimicrosphere		IV	10~15분			골수 0.02~0.03
^{99m}Tc-IDA계통	185~370 MBq (5~10 mCi)	IV	10~15분	0.01	0.01~0.03	쓸개 0.12~0.18 간 0.04~017

방사성 물질을 이용하면 Kupffer세포에 의한 식균작용에 의해 장기 내에 집적이 일어나게 된다.

간이나 지라에 사용되는 방사성의약품은 표 4-3과 같으며, 이외에 ^{99m}Tc-stannous phytate ^{99m}Tc-ferric hydroxide 등이 있다.

^{99m}Tc-phytate는 투명한 수용성 용액으로 혈액 중에 주입되면 혈액 중의 칼슘이온과 함께 chelate 화합물이 생성되고 작은 교질성 calcium phytate 이온이 형성된다. 이것은 간, 지라 또는 골수의 그물내피계(망상내피계, Reticuloendothelial system)에 의해 집적된다.

정상적인 간의 기능인 경우 간에서 최대로 집적되는 것은 8~12분 정도이며 간에서의 유효반감기는 약 6시간이다.

^{99m}Tc-sulfur colloid는 148~222 MBq(4~6 mCi)를 정맥 내에 주입(어린이는 50 Ci/kg)하는데, 이때 colloid 입자의 크기가 0.3~1.0 μm 정도는 주로 간에 집적되며 1~5μm 정도는 지라 내에 주로 집적된다. 간 내에 ^{99m}Tc-sulfur colloid 집적과 분포는 그물내피 세포의 기능과 간 혈류를 반영해 준다. 정상적인 사람에 있어서 입자의 80~90 % 정도는 간에, 5~10 % 정도는 지라에 식균작용에 의하여 집적된다. 그리고 아주 작은 양은 골수에서 나타나기도 한다.

장기 내 colloid 분포는 입자의 직경에 의해 좌우되며 입자가 큰 것은 지라에 그리고 아주 작은 입자일수록 골수에 집적된다. 입자의 크기는 다양하며 ^{99m}Tc-colloid 100~500 nm 범위에 있으며 ^{113m}In-colloid는 3~4 μm 범위에 있다. 이와 같이 입자 크기의 범위는 장기 내의 분포에 많은 영향을 미친다. ^{99m}Tc-sulfur colloid는 간, 지라 그리고 골수에 정상적으로 집적되며 그 비율은 85 : 10 : 5 정도이다.

정상인(체중 70 kg)을 기준으로 296 MBq(8 mCi)의 ^{99m}Tc-tin colloid를 사용했을 경우 장기별 흡수선량은 표 4-4와 같다.

표 4-4. 각 장기별 방사선 측정 선량

Organs	Rads/mCi
간(liver)	2.7
지라(spleen)	1.7
골수(bone marrow)	0.22
고환(testes)	0.0088
난소(ovaries)	0.045
전신(whole body)	0.15

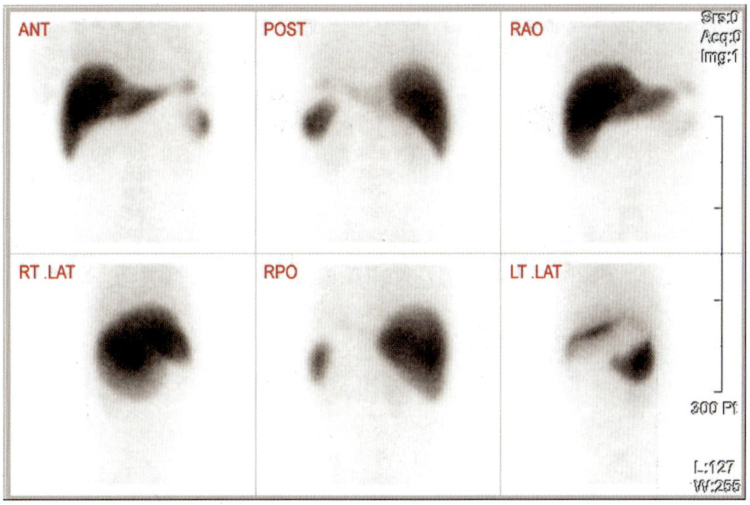

그림 4-24. 정상적인 liver image

(4) 검사방법

정상적인 간에서는 방사능의 분포가 고르고 간의 오른엽보다 왼엽에서의 방사능 분포가 약간 저하되는 경우도 있다(그림 4-24). 정상 간에서 길고 얇은 Riedel's lobe가 나타날 경우도 있으며(그림 4-26) 주위의 장기, 즉 갈비뼈의 측면(Lateral margin), 칼돌기(검상돌기(Xiphoid process), 쓸개(담낭, GB) 등에 의해 방사능이 약간 감약된 상태로 나타나는 경우도 있다. 여성의 경우 anterior view의 liver image에서 유방에 의한 방사선의 흡수로 인한 결함 부위로 나타나는 경우도 있으며(그림 4-27), UGI나 Ba-enema를 검사한 직후의 영상에서 Ba에 의한 방사선 흡수로 인한 artifact의 발생이 나타나기도 한다.

정상적인 liver imaging을 위한 환자의 자세는 보통 anterior view, Rt. lateral view, posterior view를 주로 하고 필요에 의해 oblique로도 할 수 있다. 이때 환자의 체위에 따라 간의 정확한 위치를 나타내기 위하여 marking을 하는 수도 있다.

^{99m}Tc−Sulfur colloid 148~222 MBq을 정맥내 주사하고 10~15분에 영상을 기록한다. 간의 영상을 기록하기전 간내 혈류영상을 기록하기도 한다(그림 4-25).

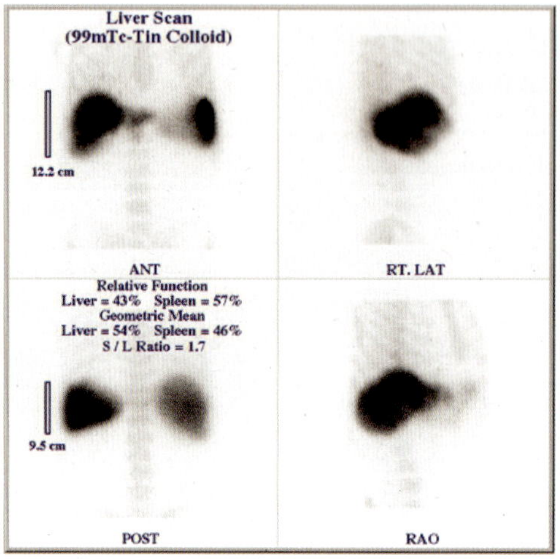

그림 4-25. 간혈류영상(Anterior view: 정상)

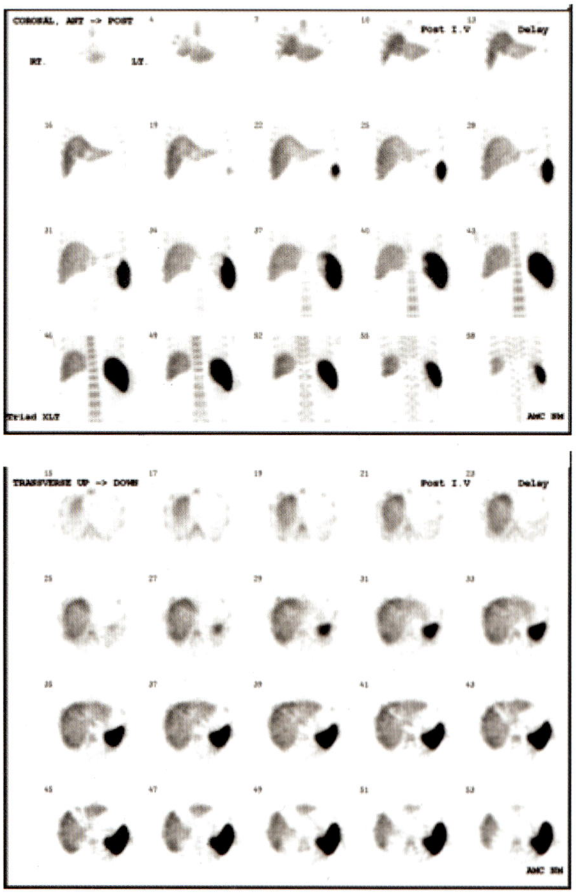

그림 4-26. Riedel's lobe가 크게 나타나고 왼엽은 거의 없는 상태 (정상 간)

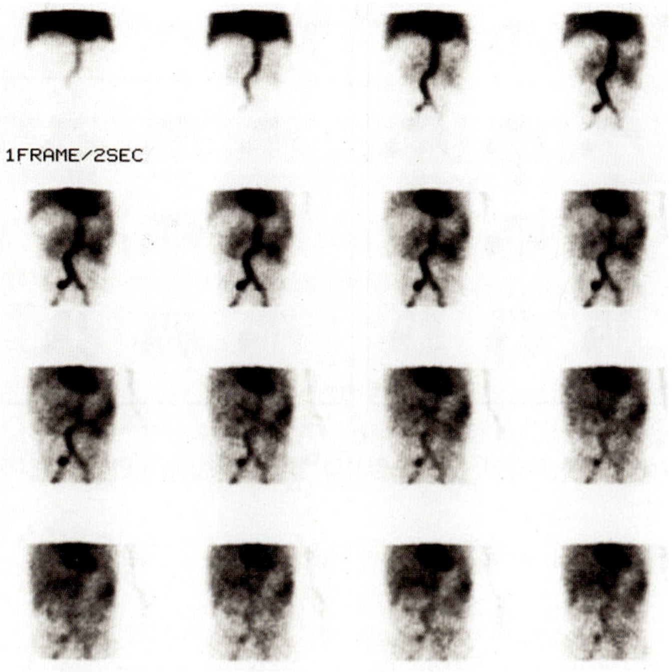

A

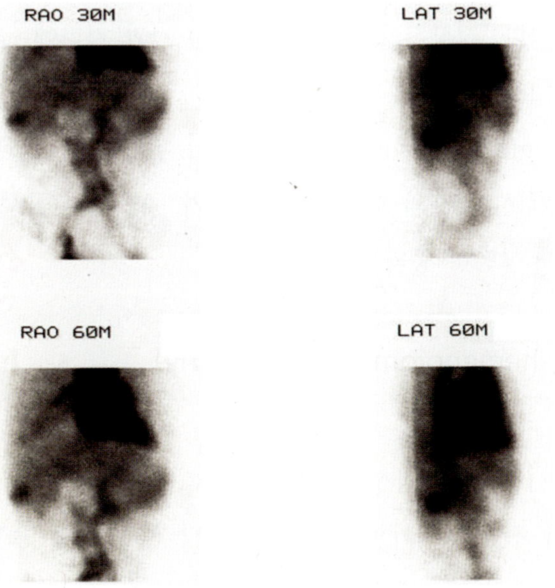

B

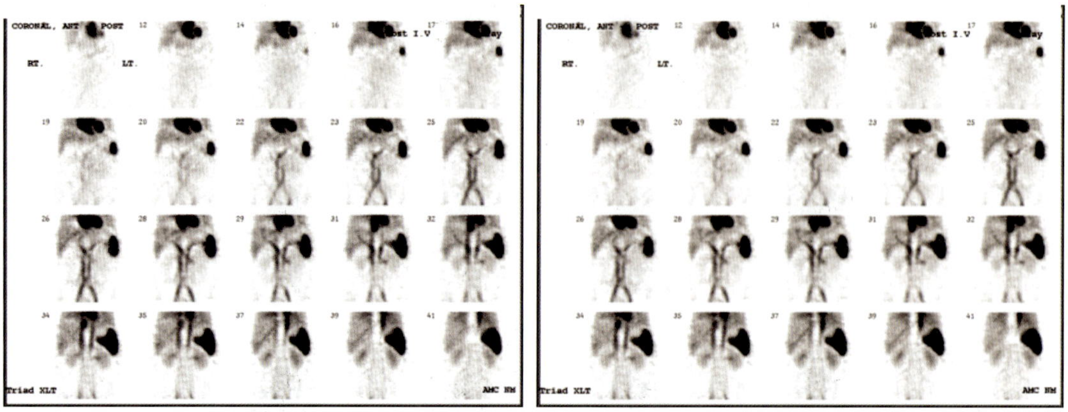

C

그림 4-27. ^{99m}Tc-RBC를 이용한 혈관종 검사의 혈류영상(A)과 지연상(B), SPECT영상(C)

Lower costal margin에 marking을 함으로써 간의 크기와 지라와 간과의 관계를 잘 알 수 있다.

간 SPECT 영상은 ^{99m}Tc sulfur colloid 296~444 MBq(8~12 mCi)를 정맥주사하고 카메라에 따라 15~20 %의 window를 설정한다. 필요에 따라서 64 × 64 matrix 또는 128 × 128 matrix로 360° 회전하여 영상을 기록한다. 정상적인 경우 colloid는 간과 지라에 균일한 분포를 나타내며 골수 내에는 아주 미약한 분포도 나타난다(그림 4-27).

종양, 낭종이나 농양은 single로 또는 multiple의 cold 부위로 나타난다. 또한 간경화, 간염 등에서는 방사성의약품의 불규칙한 분포와 함께 간의 크기가 증가되며 골수의 방사능 분포가 증가되고 지라 내의 방사능 분포가 상당히 증가되어 나타난다.

2) 간 혈관종 검사(Liver hemangioma scintigraphy)

(1) 검사목적

간의 혈관종은 흔히 나타나는 간의 양성종양이다. 이것은 초음파 혹은 단층촬영시 예기치 않게 자주 발견되지만 악성여부를 진단하는 데에는 어려움이 많다. 그러나 방사성의약품을 이용한 간의 혈관종검사는 악성과 양성을 판정하는 데에 결정적인 진단정보를 제공할 수 있다. 간 혈관종은 보통 증상이 없으며 치료가 필요하지 않기 때문에 간암, 간농양, 간전이 등의 악성질환과 신속하게 구별 진단하여 치료방법과 예후를 결정할 수 있다.

(2) 방사성의약품 및 검사방법

① 일반적인 평면영상(Planar image)을 기록하기 위하여 환자는 바로 누운 자세로 전면의 영상을 기록한다. 즉, 방사성의약품 ^{99m}Tc-RBC 740 MBq(20 mCi)를 정맥 내에 주입하고 5

sec/image로 9개의 영상을 기록한다. 이 영상에서 혈류상태(Blood flow)를 알 수 있다.

② 정지상태의 영상(Static image)으로 방사성의약품을 주입하고 1, 5, 10, 15, 20분 그리고 30분 영상을 기록한다.

③ 지연상(Delay image)으로 2~4시간 영상을 기록한다. 필요에 따라 LAO 또는 Lt. lateral 영상을 기록한다.

④ 30분 planar 영상을 기록한 후 90~120분에 SPECT 영상을 기록한다. 즉, single head의 경우 360° 회전하여 20 sec/view로 40~60분 후 view의 영상을 128 × 128 matrix로 기록한다. Dual head의 경우에는 15 sec/view 정도로 영상기록시간을 단축시킬 수 있다. 영상의 분해능을 향상시키기 위하여 검출기와 환자간의 거리는 가능한 단축시켜야 한다.

영상소견 상 혈관종의 경우 초기의 동적인 영상과 blood pool 영상에서 방사능의 집적이 나타나지 않으나 지연상(Delay image)과 SPECT 영상에서는 방사능집적이 증가된다. 그러나 간암이나 전이된 암의 경우에는 지연상에서 방사능 분포가 감소되어 나타난다.

3) 간담도 검사(Hepatobiliary imaging)

(1) 해부생리

간세포에서 만들어진 쓸개즙의 운반은 간소엽내의 담세관(bile canaliculi)으로 시작하여 소엽간담관(interlobular duct)으로 되며, 이들은 합류하여 왼 오른엽에서 1개씩의 간관(hepatic duct)으로 변하고, 간문에서 이들이 합쳐져 온간관(common hepatic duct)을 이룬다. 총간관은 쓸개관과 합류하여 온쓸개(총담관, common bile duct)을 이루어 이자관(췌관)과 함께 샘창자(십이지장) 하행부의 큰샘창자유두에 개구한다.

간세포의 대사산물은 혈액이나 쓸개즙으로 분비되거나 간세포에 저장된다. 대사산물의 배출은 그 물질의 극성(polarity), 분자의 크기 및 구조에 영향을 받는다. 분자량이 작을수록(300 이하) 쓸개관보다 요로 배설되고 분자량이 5,000 이상인 경우에도 쓸개관으로 배설이 안되며 분자량이 300~1,000 사이의 물질이 쓸개관으로 잘 배설된다. 또한 쓸개즙산염과 같이 분자의 한쪽 끝은 수용성이고 반대쪽이 지용성인 물질이 잘 배설된다.

쓸개(담낭)에 저장된 쓸개즙은 음식물의 섭취시 샘창자의 점막으로부터 분비되는 CCK (cholecystokinin)에 의해 쓸개가 수축되면서 배출되며 오디조임근(괄약근)이 이완되면서 샘창자내로 배출한다.

쓸개즙(담즙)의 생리작용은 지방의 소화를 촉진하며 지용성 비타민 흡수를 촉진한다.

(2) 검사목적

간담도 검사는 간세포의 기능상태, 쓸개관의 폐쇄여부, 쓸개의 기능과 쓸개주머니관의 폐쇄 여부를 진단하기 위해 간담도에 능동적으로 집적하는 ^{99m}Tc-IDA 복합체인 방사성의약품을 사용한다. 이것은 음이온체와 결합하고 동시에 같은 음이온체를 운반하는 bilirubin과 경쟁적으로 작용하여 간세포(Polygonal cell)에 섭취된 후 쓸개즙과 함께 분비되어 쓸개와 쓸개관을 통하여 샘창자로 흘러가는데 이때 간과 쓸개 및 쓸개관을 연속적으로 촬영하는 것이다.

(3) 전처치

검사방법에 있어 환자는 최소한 검사전 6시간 정도 공복상태를 유지하여야 한다.

(4) 방사성의약품

간담도(Hepatobiliary tract)를 영상화 하는 데는 ^{131}I-Rosebengal이 1955년 Taplin 등에 의해 소개된 후 많이 이용되었지만 환자의 피폭 증가와 영상의 질 저하 등의 단점이 문제였다. 1975년 Harvey와 Lobery 등에 의해 HIDA가 소개된 후 요즈음에는 IDA계통을 ^{99m}Tc과 결합하여 이용함으로써 이와 같은 문제를 보완할 수 있게 되었다.

일반적으로 IDA는 방사성의약품의 쓸개관을 통한 배설을 증가시키고 콩팥을 통한 배설을 감소시킨다. IDA 복합체 중 먼저 사용된 것이 HIDA이며 주입량의 85 %는 간에 의해서 배설되며 15 % 정도가 장을 통해 배설된다. 그러나 HIDA는 빌리루빈(Bilirubin)과의 경쟁반응에서 혈청 중 빌리루빈 값이 5~8 mg/dl 이상에서는 간담도계가 잘 나타나지 않아 적합한 방사성의약품이라 할 수 없다. DISIDA는 혈청 내 빌리루빈 값이 30 mg/dl 정도로 경쟁반응이 높아 간담도가 잘 나타나며 콩팥을 통한 배설은 5 % 정도에 불과하다. 이와 같은 IDA 복합체는 간 내에서 능동적 이동(친화성)에 의하여 이동된다.

최근 IDA계외에 방사성의약품 ^{99m}Tc-mebrofenin을 사용한다.

한편 ^{99m}Tc-PIPIDA는 혈청 중 빌리루빈 값이 20 mg/dl에서도 간담도 배설이 가능하지만 정상적인 사람에서 쓸개주머니관의 묘사 능력은 저하되므로 거의 사용되지 않는다. 각 표지화합물의 배설 반감 시간을 보면 DISIDA는 19분, DIEDA는 37분, HIDA는 42분, PIPIDA는 59분 그리고 BIDA는 108분 정도이다.

방사성의약품의 종류는 표 4-5와 같다.

표 4-5. 간담도 검사에 이용되는 방사성의약품

방사성의약품	물리적 반감기	γ선 에너지	간에서의 피폭선량	전신의 피폭선량	요중배설률 (180분)
^{131}I-Rose Bengal	8.1일	364 keV	0.27 rad/100μCi	0.03 rad/100μCi	2%
^{131}I-BSP	8.1일	364 keV	0.48 rad/100μCi	0.03 rad/100μCi	
^{99m}Tc-HIDA	6시간	140 keV	0.03 rad/mCi	0.01 rad/100μCi	20%
^{99m}Tc-DEIDA	6시간	140 keV	0.03 rad/mCi	0.01 rad/mCi	5%
^{99m}Tc-DISIDA	6시간	140 keV	0.10 rad/mCi	0.02 rad/mCi	4.5%
^{99m}Tc-PIPIDA	6시간	140 keV			10%
^{99m}Tc-BIDA	6시간	140 keV	0.05 rad/mCi	0.02 rad/mCi	2%
^{99m}Tc-BrIDA	6시간	140 keV			2%
^{99m}Tc-PG	6시간	140 keV			28%
^{99m}Tc-PI	6시간	140 keV	0.03 rad/mCi	0.01 rad/mCi	10%
^{99m}Tc-PMT	6시간	140 keV	0.05 rad/mCi	0.02 rad/mCi	2%

HIDA: dimethyl IDA　DEIDA: diethyl IDA　DISIDA: disopropyl IDA
PIPIDA: *p*-isopropyl IDA　BIDA: *p*-butyl IDA　BrIDA: bromotrimethyl IDA
PG: pyridoxylidene glutamate　PI: pyridoxylidene isoleucine　PMT: pyridoxyl-5-methyl triptopane

간담도 검사에 이용되는 방사성의약품의 조건으로는 우선 혈장에서 빠른 시간 내에 간세포에 흡수되어 간담도로 신속히 이행되며 장에서의 흡수가 없고 콩팥으로의 배설이 적어야 한다. 이러한 조건을 만족시키기 위해서는 분자량이 300~1,000 사이가 적당하고 복합체의 양단이 수용성과 지용성을 동시에 가져야 한다.

(5) 검사방법

^{99m}Tc-IDA 복합체 111~185 MBq(3~5 mCi)를 정맥 내에 주사한다. 영상기록은 환자의 바로 누운 체위에서 전면상 500~1,000 k count 정도로 처음 30분간 5~10분 간격으로 촬영한다. 정상인의 경우 이때 쓸개, 온쓸개관 그리고 샘창자가 나타난다. ^{99m}Tc-DISIDA를 사용할 경우 보통 정상인 사람은 10~15분 뒤에 쓸개주머니관이 보이며 40~45분에 최대의 방사능 집적이 나타난다. 만약 이와 같이 장기가 1시간 내에 나타나지 않을 경우 2~4시간 이후의 영상을 기록한다.

간담도계에서 방사성의약품의 이동 상황에 따라 4주기로 나눌 수 있는데 주입 후 5분 이내 주요 혈관이 관찰되는 혈액기(Blood pool phase), 5~20분 사이에 전체 간의 모양이 관찰되는 간실질기(Hepatocyte phase), 1시간까지 쓸개관이 관찰되는 담도기(Biliarytract phase) 그리고 이후의 장이 관찰되는 장기(Intestinal phase)로 구분한다(그림 4-29).

정상인의 경우 검사 진행 중 1시간 이내 쓸개나 장이 관찰되나 쓸개가 관찰되지 않는 경우 쓸개주머니관(담관, Cystic duct) 폐쇄를 의심할 수 있으며 장이 보이지 않을 경우 쓸개관(담도, Bile duct)의 폐쇄를 의심할 수 있다.

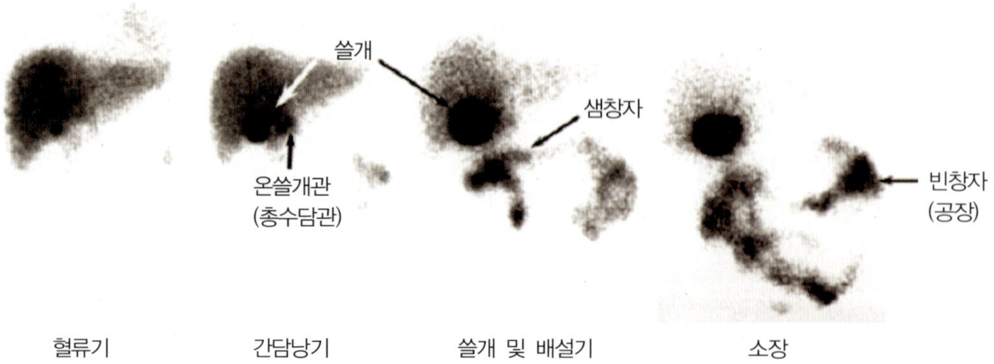

그림 4-28. DISIDA를 이용한 간담도 영상

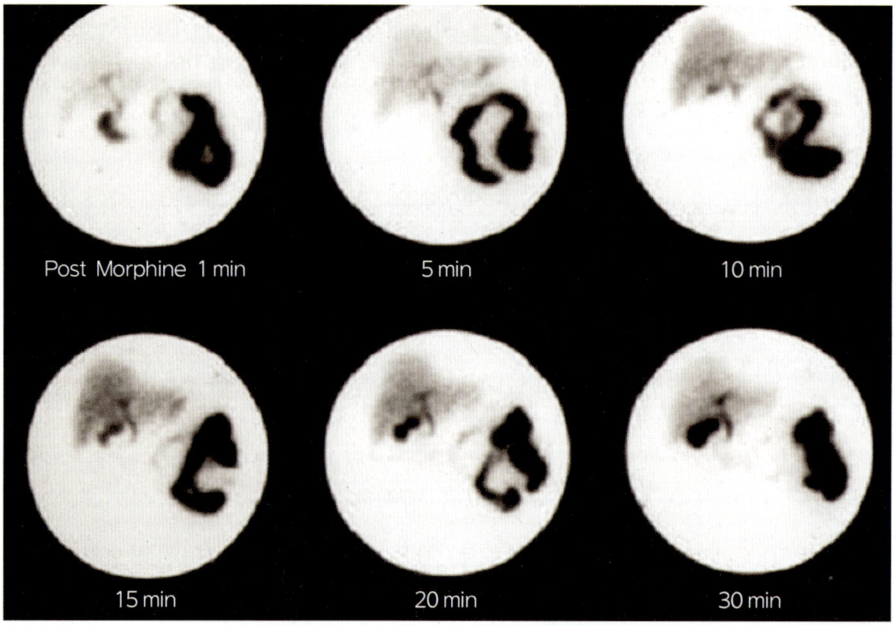

그림 4-29. Morphin sulfate를 0.04 mg/kg 정맥주사 후의 쓸개 영상

이처럼 쓸개는 보이나 장에서의 방사능이 보이지 않을 경우 지방식(Fatty meal)을 주어 쓸개관의 폐쇄를 확인하기도 하며 쓸개의 수축능력을 보기 위해 sincalide, cholecy- stokinin(CCK), 모르핀 등을 정맥 주사하고 1~2분마다 15분 동안 연속 촬영하여 쓸개의 수축양상을 관찰할 수 있다(그림 4-30, 31).

이와 같은 의약품은 쓸개를 수축시키고, oddi 조임근을 이완시키며, 장의 운동을 증가시키며 이자효소와 쓸개즙분비를 촉진시킨다.

간과 쓸개 쓸개관 검사를 하는 동안 콩팥을 통해 배설되는 방사성의약품에 의해 간의 영상과 겹

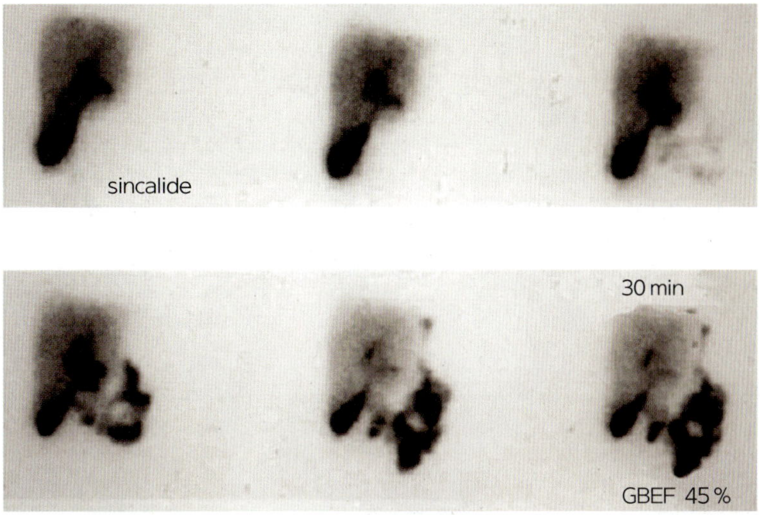

그림 4-30. sincalide를 이용한 쓸개영상

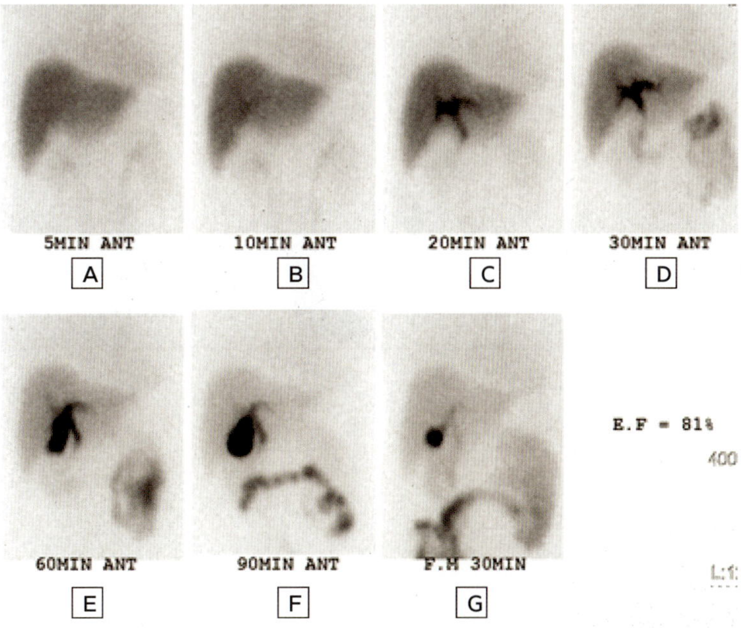

그림 4-31. ^{99m}Tc-DISIDA를 이용한 간담도 영상
A. 5분 B. 10분 C. 20분 D. 30분 E. 60분 F. 90분 G. 지방식 후 30분

치거나 인접해서 나타나므로 Rt. renal pelvis와 GB와의 구별에 주의해야 한다(그림 4-31의 F).

4) 쓸개즙배출률(Bile ejection fraction)을 위한 간담도 검사

담석이 없는 환자에서 쓸개운동의 이상증이나 cystic duct의 이상은 만성적인 간담계의 통증의

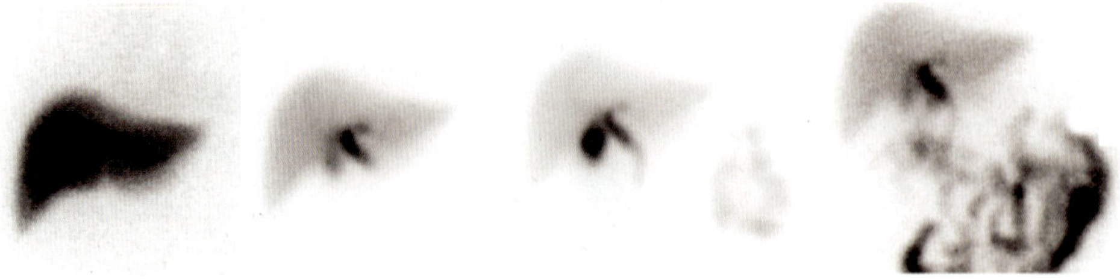

그림 4-32. ^{99m}Tc-mebrofenin 영상

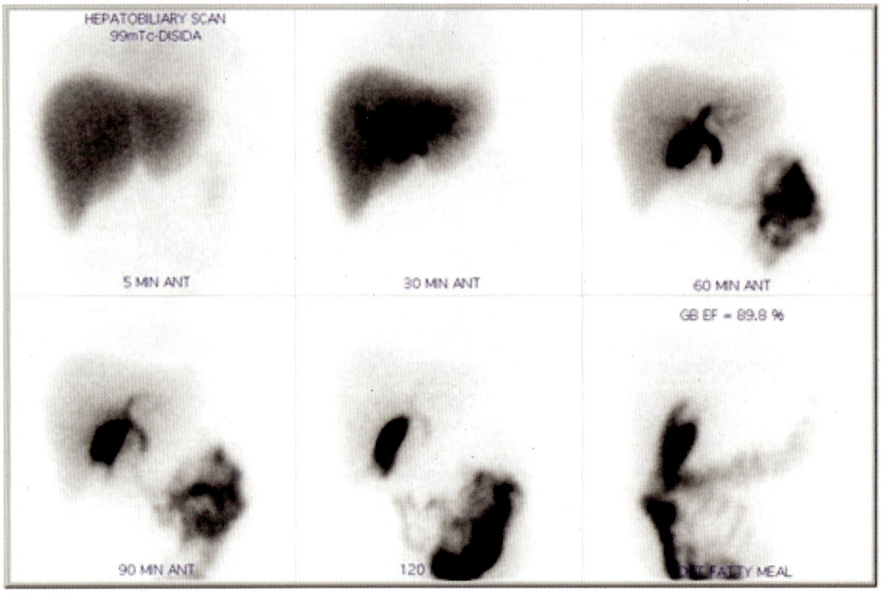

그림 4-33. ^{99m}Tc-DISIDA를 이용한 normal hepatobiliary scan

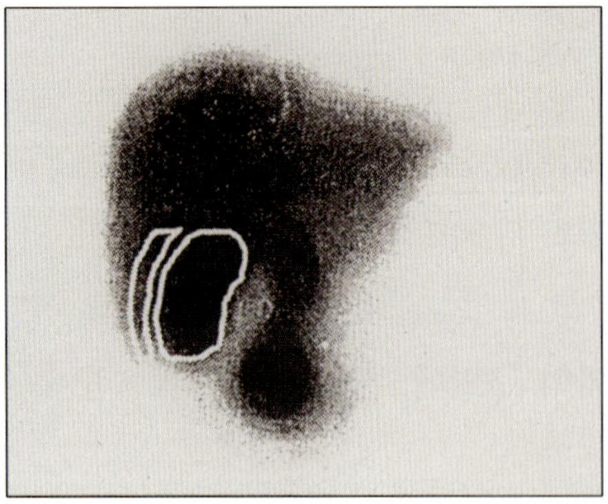

그림 4-34. Liver와 anterior view GB와 BKG를 측정하기 위한 ROI가 설정되었다.

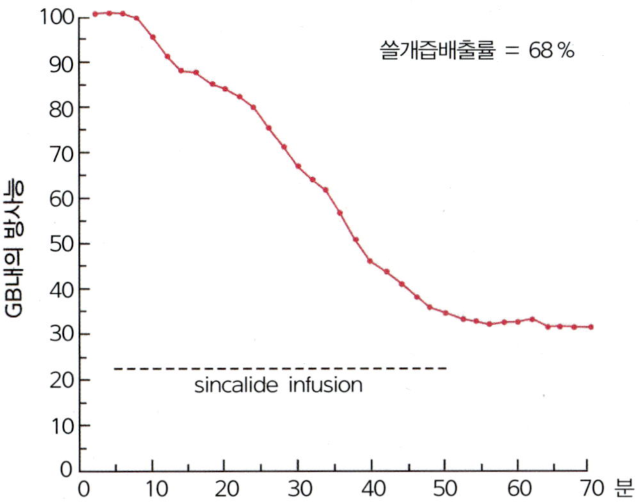

그림 4-35. 정상적인 GB의 쓸개즙 배출 T-A curve

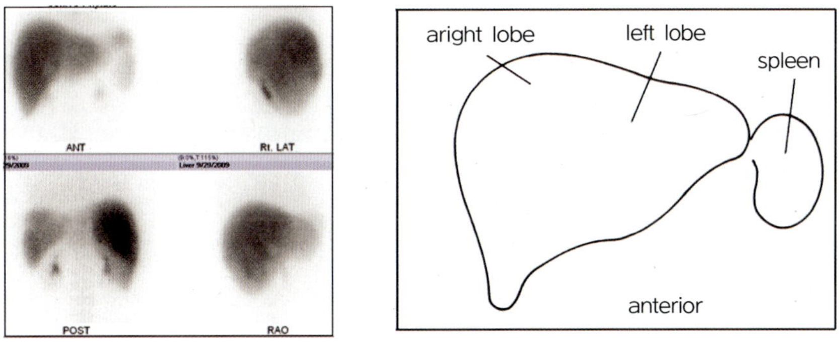

그림 4-36. 정상적인 간과 지라의 영상

원인이 될 수 있다. IDA계 외에 방사성의약품 ^{99m}Tc-disofenin이나 ^{99m}Tc- mebrofenin을 이용한 간담도 영상기록방법은 쓸개의 쓸개즙배출의 정량적 분석에 이용될 수 있다.

환자는 검사 전 취소 4시간 동안은 공복상태에 있어야 한다.

환자는 바로 누운 자세를 취한 후 방사성의약품을 222 MBq(6 mCi)를 정맥 내에 주사한 후 1, 5, 10, 15, 20, 25, 30, 45분과 60분에 영상을 기록한다. 모든 영상의 기록시간은 5분으로 일정하게 한다. 만약 60분까지의 영상에서 쓸개가 나타나지 않거나 방사능집적정도가 적은 경우 sincalide를 주입하기 전 90분까지 영상을 기록한다. 각각의 영상을 컴퓨터에 기록할 경우 64 × 64 matrix로 30 sec/frame으로 120 frame을 기록한다.

$$\text{쓸개즙 배출률(\%)} = \frac{\text{최초 쓸개 내 방사능(count)} - \text{최후의 쓸개 내 방사능(count)}}{\text{최초 쓸개내의 방사능(count)}} \times 100$$

영상을 컴퓨터 분석을 위하여 쓸개 전체에 ROI를 정하고 BKG 측정을 위한 간 주위 쓸개의 옆 부분에 ROI를 설정하여 시간 방사능 곡선(T-A curve)을 작성한다(그림 4-35, 36).

정상적인 사람의 쓸개즙 배출률은 40 % 이상이 된다.

5) 지라 스캔(Spleen scan)

(1) 해부생리

지라는 좌상복부의 후면에 위치하며 그물내피세포와 림프구로 구성되어 있다. 지라의 주요 기능은 혈구(혈소판, 백혈구, 적혈구)들을 조절하고 체액인자를 생산하며 외부입자를 제거하는 기능을 갖고 있다. 지라가 가지고 있는 두 가지 생리적 기능은 적혈구포획(Sequestration)과 식균작용(Phagocytosis)이다. 수명을 다하거나 변형된 적혈구는 지라에서 포획되는 원리를 이용하여 자기 적혈구를 인위적으로 변형시키고 이 적혈구에 방사성의약품을 표지하여 정맥주사하면 모두 지라에 섭취된다.

(2) 검사목적

지라검사의 임상적 이용은 지라의 크기, 형태 및 위치를 판단할 수 있고 좌상복부 종괴의 감별진단이나 지라의 외상이 의심될 때 악성종양의 진전도 판별 등에 유용하다. 그밖에 부비(Accessory spleen)나 비증(Splenosis)의 진단 그리고 무비증(Asplenia)의 진단 등에도 이용된다.

(3) 방사성의약품

변형된 적혈구를 표지하는 방법은 다음과 같다.

PYP나 stannous agent(RBC) 20 μgm/kg을 정맥주사하고 20~30분 경과 후에 주사기에 항응고제인 ACD(Acid citrate dextrose) 용액 3 ml를 첨가하여 피검자의 혈액 5~10 ml를 채취한다. 채혈시 적혈구의 손상을 막기 위해 19 G 주사기를 사용한다.

여기에 $^{99m}TcO_4$ 370 MBq(10 mCi)를 첨가하여 상온에서 10분간 교반시킨 후 5분 정도 원심분리기(1,300 G)로 혈청을 제거한다. 여기서 얻어진 적혈구를 50±1℃의 항온수조(Water bath)에서 30분 동안 교반하면서 가열시킨다. 이때 적혈구 세포는 열에 의해 죽은 상태가 되며 이 변형의 정도가 지라검사의 결과를 좌우하므로 가열시 적정온도를 유지하여야 한다. 만일 가열온도가 낮으면 혈액풀이 형성되고 반대로 높으면 간에 많이 섭취되어 지라 영상이 어렵다. 이외에도 간 촬영의 원리와 마찬가지로 방사성교질(Radiocolloid)을 투여하면 지라의 그물내피세포에 탐식되므로 지라를 촬영할 수 있다(^{99m}Tc-phytate).

(4) 검사방법

정상적인 지라의 핵의학 영상은 간의 방사능 분포와 비슷하거나 약간 적게 균등한 분포를 나타내며 전면상에서 얇은 난원형 형태를 나타낸다.

Posterior scan에서 정상 지라의 길이는 약 10±1.5 cm 정도가 된다.

촬영을 위한 환자의 체위는 anterior, 후면상이 주로 이용되고 외상(Trauma)이 의심되는 경우 LAO와 LPO를 이용한다.

^{99m}Tc−sulfur colloid를 이용한 spleen에서 cold region으로 나타나는 경우는 다음과 같다. Cold region으로 나타날 경우

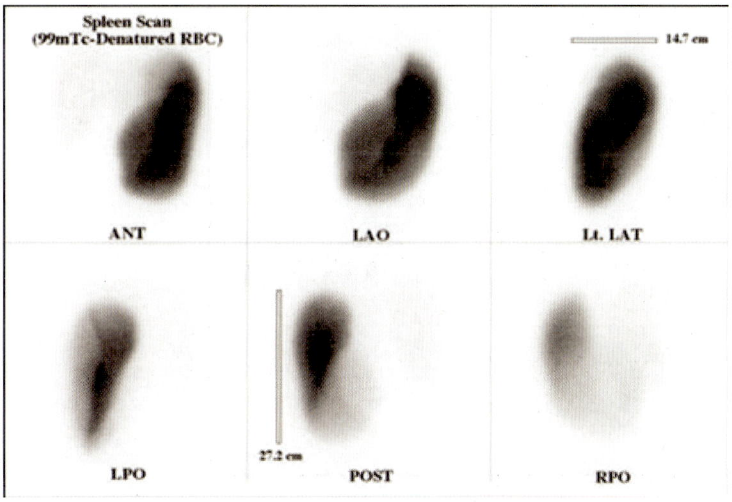

그림 4-37. 변성시킨 적혈구를 이용한 지라 스캔

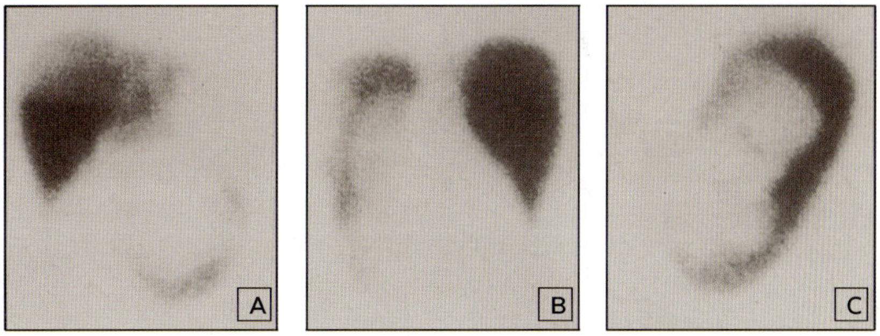

그림 4-38. 지라 비대증(Splenomegaly)의 영상
A. Anterior B. posterior C. Lt. lateral
간의 영상은 정상으로 나타났으나 지라는 중앙에 큰 cold area가 보이며 확대되었다.

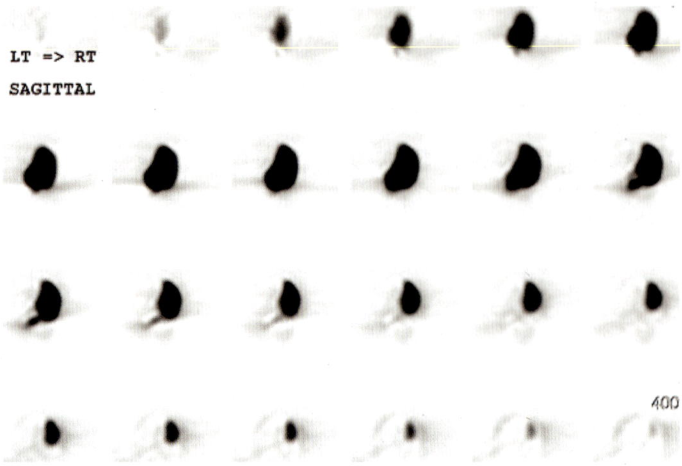

A. Spleen sagittal section

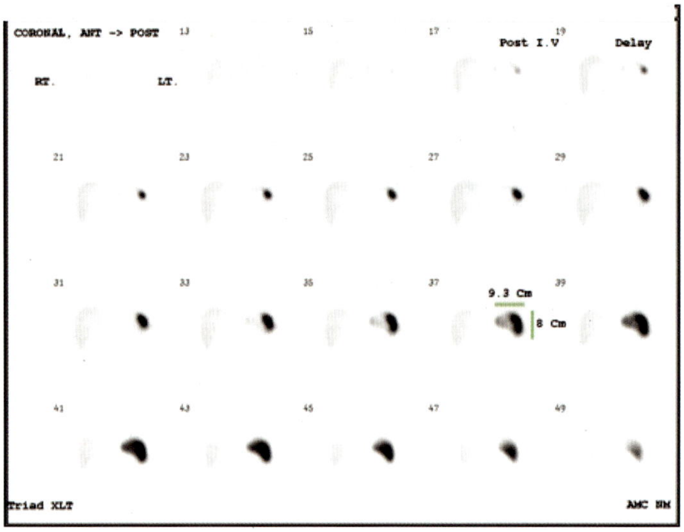

B. Spleen coronal section

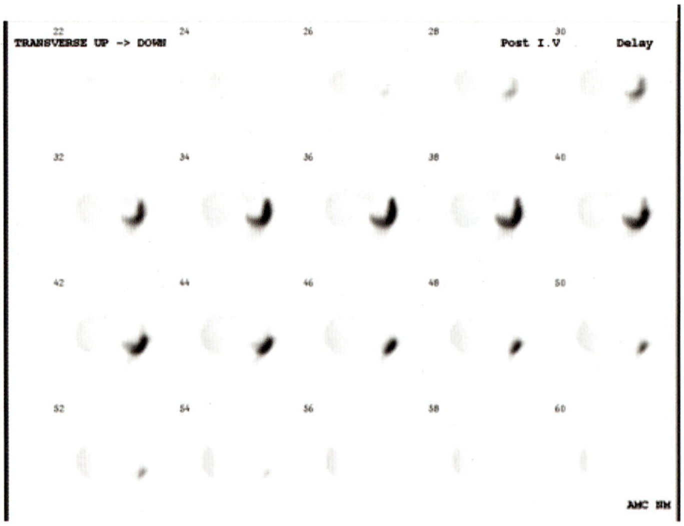

C. Spleen transverse section

그림 4-39. spleen SPECT

- 경색(Infarct)
- 림프종(Lymphoma)
- 전이성질환(Metastasis)
- 낭종(Cyst)
- 농양(Abscess)
- 혈종(Hematoma) 또는 spleen artery의 동맥류(Aneurysm)
- Artifact 등

나타나지 않을 경우

- 지라 절제수술 후(Spleenectomy)
- Sickle cell 질환
- 지라의 선천성 결함
- 종양(Tumor)
- 경색(Infarction)
- 기능상 무비증(Asplenia) 등

지라질환에 있어서 SPECT의 이용법으로는 각종 질환에 있어서 지라의 크기의 정량적 평가, 주로 악성질환의 지라 침윤 또는 전이의 검출을 들 수 있다.

지라의 SPECT 영상 기록 방법으로 360° 회전하며, 36방향, 1방향으로 10초마다 데이터를 수집하고 Sorenson의 흡수보정 및 Shepp-Logan의 보정함수를 이용한 필터역투영법으로 화상을 재구성한다. 그림 4-39은 SPECT의 spleen 영상이다.

지라 내의 공간 점유물을 SPECT로 검사하기 위하여 ① 감마카메라의 성능향상, ② 재구성 알고리즘의 개선, ③ 산란선이나 흡수 등의 물리적 성질에 의존하는 문제의 보정, 및 ④ 호흡성이동 등의 피사체에 의존하는 요인 등을 제외하는 시도가 필요하다.

지라질환에서 SPECT 진단법의 적응인 각종 질환은 표 4-6과 같다.

표 4-6. SPECT가 유용하다고 생각되는 지라질환

비만성 비장종 ① 울혈성 …… 간경변증에 의한 문맥압 항진증, 비장정맥·문맥색전, 간염 ② 전신감염증 …… 전염성단핵증, 세균성심내막염, histoplasma증, 말라리아 ③ 혈액질환 …… 진성다혈증, 백혈병, 악성림프종, 빈혈 ④ 기타 …… 교원병, sarcoidosis
RI의 비장섭취의 비만성 증가 및 감소 ① 증가 …… 간경변, 항암제 사용, 흑색종, 문맥압항진증, Budd-Chiari 증후군 ② 감소 …… 악성림프종, 만성백혈병, 겸상적혈구증
국한성결손(SOL) ① 비장외상 ② 비장경색 ③ 악성림프종 ④ 농양, 악성종양(원발, 전이성)

4 이자(Pancrease)

1) 해부생리

이자(췌장)는 제 1~2 허리뼈(요추) 높이에 위치한 내분비와 외분비를 겸비한 복막 후 장기로 이자머리(췌두, head), 이자꼬리(췌미, tail), 이자몸통(췌체, body)으로 구분한다. 내분비선은 Langerhans섬에서 세포의 집단을 이루어 인슈린, 글루타곤과 소마토스테틴을 분비하고 외분비는 복합관포상선으로, 여기서 분비된 각종의 소화효소는 삼대영양소를 분해하는 효소를 모두 가지며 이자관(췌관)을 통하여 온쓸개관과 함유하여 큰샘창자유두로 흘러간다. 또한 이자는 알카리성 물질인 췌액을 분비하여 위액의 산성을 중화시키는 생리적인 작용이 있다.

암종의 조기 발견을 위해 핵의학적 검사가 이루어졌으나 요즈음에는 간이나 쓸개와 함께 CT 또는 초음파 진단으로 많이 이용되고 있는 장기이다.

이자는 후복막 장기로서 길이는 10~15 cm 정도로 첫 번째와 두 번째 허리뼈 부위에 위치하고 있다.

권총 모양의 이 장기는 머리부분은 샘창자에, 꼬리부분은 지라 부위에 위치하고 있으며 insulin과 glucagon 등을 생성 분비한다. 이것들은 탄수화물의 합성조절, 혈장수준의 조절 기능을 갖고 있다.

2) 전처치 및 방사성의약품

이자암은 조기에 발견하기에 어려우며 이용되고 있는 방사성의약품은 ^{75}Se-seleno- methionin으로 정맥주사한 후 검사한다. ^{75}Se은 이자에서의 신속한 합성에 의해 고농도로 축적되는데 이것을 돕기 위해 환자가 검사 전 고단백 식사를 하는 방법도 있다.

^{75}Se-selenomethionin은 이자 외에도 지라, 콩팥, 간, 그리고 고환(Testis)에도 집적이 이루어진다. 보통 이자에 집적되는 양은 간의 6~8배 정도가 된다. 그리고 ^{75}Se의 80 %는 소변, 15 %는 대변을 통하여 배설된다.

3) 검사방법

환자는 검사하기 위하여 아침 식사 후 30분 정도에 ^{75}Se-selenomethionin 250 μCi를 정맥에 투여하고 10분 간격으로 60분간 경시적으로 영상을 기록한다. 검출기(Detector)를 5~10° 정도 머리쪽을 향하여 조절하고 환자의 왼쪽을 40° 거상시키면 간의 영상과 겹치는 것을 어느 정도 피할 수 있다.

정상인의 경우 핵종 투입 후 10분 이내에 이자이 나타나며 이때 간, 공장과 때로는 비장도 나타난다.

5 소화기계 체내 · 체외 검사

1) 지방흡수 검사

보통 정상 성인에서 50~100 g의 지방함유 음식을 섭취했을 경우 5 g 이하의 지방이 대변으로 배설된다. 이 검사는 지방변(Steatorrhea)을 진단하는데 유력하다. 지방흡수검사를 위하여 사용되는 표지물은 oleic acid와 triolein이며 ^{131}I 1.11~1.85 MBq(30~50 μCi)와 표지시켜 사용되고 있다. Triolein의 흡수검사는 전신에 대한 계수측정, 배설되는 양을 검출하기 위한 대변 측정과 혈액 중 흡수와 지방의 조직 내 이용을 알기 위한 혈액 중의 방사능 측정 방법 등에 의하여 이행한다.

보통 triolein을 투여하고 3~6시간 후면 혈액 중에서의 방사능이 최고에 이르며 이때 투여량의 8~17 %에 해당되는 양이 혈액 중에 머무르게 된다. 방사성의약품을 투여하기 24시간 전에는 1μg의 Lugol용액 10방울로 갑상샘을 차단한다. 대변 중의 방사능을 측정하는 방법이 장의 지방흡수의 기능을 가장 잘 반영시켜 준다. 장에서 흡수되지 않은 지방을 측정하기 위하여 72시간 동안 대변을 수집해야 한다. 이때 소변이 대변과 섞이지 않도록 주의해야 한다.

정상인의 72시간 대변 배설량은 투여량의 5% 미만으로 보통 1~2% 정도이다.

Triolein을 이용한 검사에서 흡수에 이상이 있을 경우는 이자의 lipase 분비 결핍을 의심할 수 있다.

Triolein(중성지방)은 lipase, lecithinase 등에 의해 oleic acid로 변하여 장에 흡수되므로 ^{131}I-triolein에 의한 흡수결과 이상이 있는 경우는 ^{131}I-oleic acid 1.11~1.85 MBq(30~50 Ci)를 경구로 투여하고 동일한 방법으로 수집된 대변의 방사능을 측정하여 이때 이상이 없을 경우에는 이자에서의 lipase 등의 효소 분비 기능의 이상을 확인할 수 있다.

^{131}I-triolein과 ^{125}I-oleic acid 흡수검사는 동시에 시행할 수 있으며 ^{131}I 핵종만 이용할 경우 ^{131}I-triolein을 먼저 투여하고 검사하는 것이 유리하다.

지방 흡수 검사에 이용되는 방사성의약품으로 ^{11}C-carbon dioxide가 있다. 이것은 경구로 투여하면 간에서 빠른 대사 후 허파를 통하여 호기 중 $^{14}CO_2$ 형태로 제거되며 이것은 계수 측정하는 방법으로 비교적 검사가 간단하고 안전한 tracer이지만 이자의 대사에 영향을 받고 지방흡수와 분해에 의한 영향을 구분하기 어렵다는 문제점도 있다.

표 4-7은 지방흡수 장애에 대한 것을 구분해 놓았다.

표 4-7. 흡수장애 증후

소화기 장기 결함	요 인	소화기 장기 결함	요 인
췌 장	이자염(Pancreatitis) 이자 섬유증(Pancreatic fibrosis) 이자암(Pancreatic cancer) 이자 절제 수술(Pancreatectomy)	담 도 장(腸)	쓸개관 폐쇄(Biliary obstruction) 간 질환(Liver disease) 쓸개관 누공(Biliary fistula) 장절제 수술(Total gastrectomy) 위대장 문합술(gastrocolic anastomosis)
흡수결함	**요 인**	**흡수결함**	**요 인**
장 벽 림 프	유전분증(Amyloidosis) 박테리아 또는 바이러스성 장염 방사선 장염(Radiation enteritis) 혈관성 장염(Vascular enteritis) 공피증(Scleroderma) Whipple's 질환(지방대사장애) 장결핵 림프종 림프관 확장증	장내균상(Flora)의 변화 해부학적 구조의 변화 생화학적 병변	blind loop 증상 공장게실염 antimicrobial therapy 외과적인 재수술 협착증 장내누공(fistula) 복강질환 특발성 sprue 암성 증상 당뇨

6 비타민 B_{12} 흡수 검사

비타민 B_{12} 흡수검사는 주로 내부인자의 결합에 의한 악성빈혈(Pernicious anemia) 검사이며 비타민 B_{12} 흡수장애는 국소적인 회장염(Ileitis), 소장 게실염(Small bowel diverticulosis), 다발성 소장 협착증, 위절제 수술 그리고 점액수종(Myxedema)의 경우에 발생될 수 있으며 이자의 기능부전증과도 관계있다.

비타민 B_{12} 흡수검사는 1953년 Schilling에 의해 소개되었으며 주로 사용되는 방사성의약품은 ^{57}Co이나 ^{58}Co에 방사성 비타민 B_{12}를 표지시켜 이용한다. 즉 공복상태에 ^{57}Co cyanocobalamin 0.5 μCi를 경구로 투여한다. 1~2시간 후 비방사성인 비타민 B_{12} 1 mg을 근육 내에 주사하여 조직과 혈장 내 비타민 B_{12} 수용체 내를 포화시키면 방사성 표지 비타민 B_{12}(Cyanocobalamin)이 천이되어 소변으로 배설된다. 24시간 또는 72시간까지 소변을 수집하여 배설된 방사성 비타민의 방사능을 계측한다. 계측방법의 한 예를 들면 다음과 같다.

$$\text{소변 중 방사성 비타민 } B_{12}\text{의 배설량(\%)} = \frac{\text{72시간 소변 중의 cpm}}{\text{표준 용액 중 cpm}} \times 100$$

단, 표준용액은 환자에게 투여한 ^{57}Co-cyanocobalamin 양을 시료와 같은 양에 희석하여 이용한다.

정상인은 요 배설률이 10~40 % 정도이며 8 % 이하를 나타내면 장관의 흡수장애로 기인한 것을 판단할 수 있으며 빈혈로 진단할 수 있다.

이와 같이 소변 중 배설되는 방사성 비타민 B_{12}를 이용한 악성빈혈 검사를 Schilling test라고 하며 장(Intestine)의 비타민 B_{12} 흡수능력을 평가하기 위해서는 시료를 소변, 대변, 혈장을 수집 및 채취하거나 간(Liver)이나 전신(Whole body)의 방사능을 계측하여 검사하는 방법도 있다.

장관에서의 흡수장애가 의심될 경우 1일 4회 250 mg의 antibiotic 제재인 tetracycline 등을 10일간 투여한 후 다시 검사를 한다.

7 위장관 단백손실검사

^{131}I-HSA이나 ^{123}I-HSA 30~100 μCi를 정맥내 주사하고 24시간 후부터 14일간 혈장, 소변, 대변 등의 방사능을 측정한다. 그외 ^{131}I-PVP나 ^{51}Cr-HSA을 사용하기도 한다.

제 05 장 중추신경계

1 뇌(brain)

1) 해부생리

뇌는 좌우 2개의 대뇌반구와 소뇌로 구분되며 뇌줄기(뇌간, Brain stem)에 의해 척수(Spinal cord)로 연결된다. 대뇌는 이마엽(전두엽, Frontal lobe), 관자엽(측두엽, Temporal lobe), 마루엽(두정엽, Parietal lobe)으로 나눈다. 뇌는 3겹의 뇌척수막으로 싸여 있는데 안쪽의 뇌와 접해 있는 연질막(연막, Pia mater), 바깥쪽의 거미막(지주막, Arachnoid) 그리고 이 두막 사이인 거미막밑공간(지주막하강, Subarachnoid space)이 존재하며 여기에는 뇌척수액(CSF, Cerebrospinal fluid)으로 차 있으며 뇌를 보호하고 뇌의 대사산물을 처리하기도 한다. 뇌척수액은 뇌실의 맥락얼기(맥락총, Choroid plexus)에서 생산된다.

정상인의 경우 뇌에 공급되는 혈류량은 심박출량의 15 %인 750 ml/min이며 뇌혈류량의 증감은 뇌조직 내의 산소의 분압과 이산화탄소의 분압에 의하여 좌우된다.

뇌혈류는 혈관과 중추신경계 사이에 존재하는 뇌혈류장벽(BBB, Blood brain barrier)의 제한을 받는다. 이 뇌혈관계와 신경교 별아교세포(성상세포, Astrocyte cell) 사이에 존재하는 뇌혈류 장벽은 뇌세포 대사에 직접 작용되지 않지만 높은 지용성 용액이 아닌 대부분의 물질을 효과적으로 배제시킨다. 즉, 다시 말해 혈액과 뇌 사이의 불필요한 물질이 뇌신경조직에 유입되는 것을 차단하는 역할을 한다. 뇌혈류장벽은 구조상 모세혈관 내피세포, 기저막, 신경교 세포돌기의 3층의 막으로 구성되어 있다.

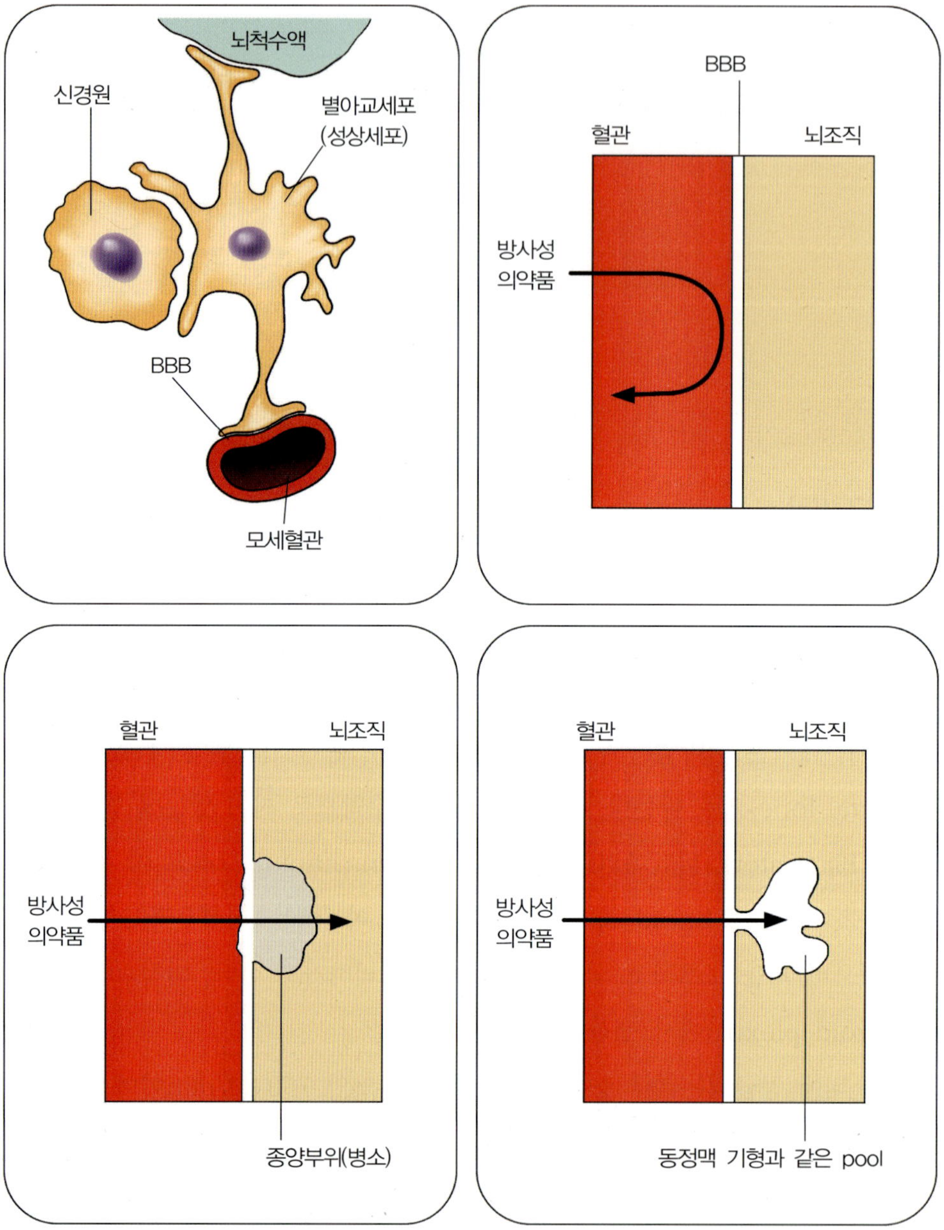

그림 5-1. BBB 통과 과정

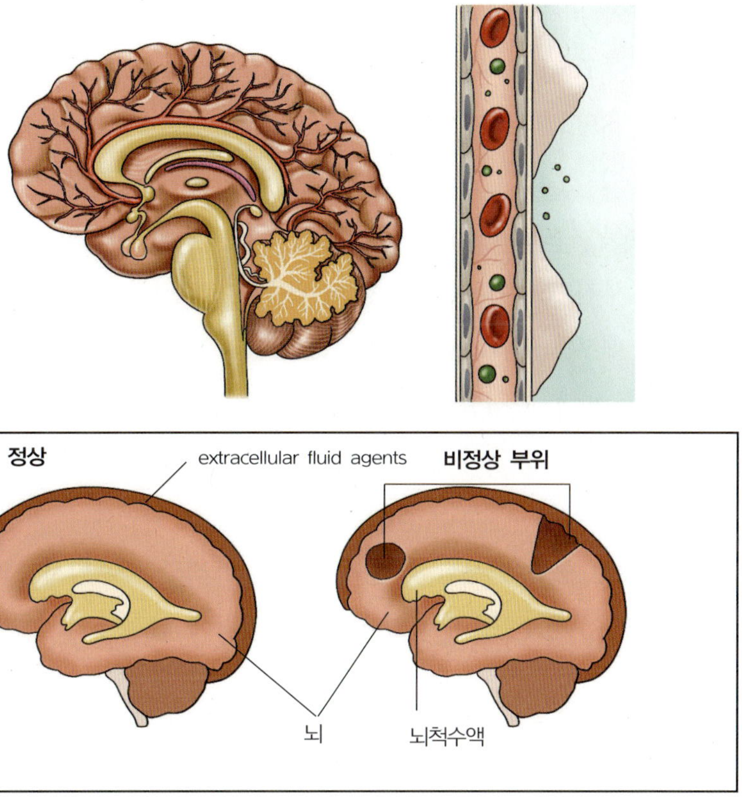

그림 5-2. 방사성 핵종의 blood brain barrier 침투

뇌혈류장벽을 잘 통과하는 물질은 일반적으로 물, 탄산가스, 산소, 지용성 물질(Liquid-soluble substance) 등을 들 수 있다. 그러므로 정상인에게 방사성 핵종을 주입했을 경우 뇌혈류장벽에 의해 차단되므로 뇌조직 자체에서는 방사능 집적이 없고 뇌 시상정맥동(sagittal sinus)과 횡단정맥동(transverse sinus)과 같은 큰 혈관 내의 방사능 반응만 나타나게 된다. 그러나 뇌종양(Neoplasm), 경색(Infarction) 또는 염증성 질환 등과 같은 병리적 상태가 진행 중인 경우 뇌혈류장벽의 변화로 방사성의약품의 집적이 나타나게 된다(그림 5-1, 5-2).

2) 방사성의약품

혈액 중의 비이온성 물질은 뇌의 지방친화성에 의해 뇌조직으로 이동한다. 그러나 일반적으로 사용하는 재래식 방사성의약품들은 수용성이 많으며 뇌혈류장벽을 통과하지 않고 혈장 내에 존재한다. 이러한 표지화합물에는 albumin, GH 등을 예로 들 수 있다. 이러한 비확산성 방사성의약품은 친수성과 이온화 성질이 있고 분자량이 커서 뇌혈류장벽을 통과하지 못한다. 따라서 이러한 비확산성 방사성의약품은 종양이나 기타병변으로 인한 뇌혈류장벽의 손상이 나타날 때만이 이 벽

(membrane)을 통과하여 뇌조직에 섭취된다.

방사성의약품에는 ^{99m}Tc-DTPA, ^{99m}Tc-glucoheptonate(GHA) 그리고 ^{99m}Tc-pertechnetate 등이 있으며, SPECT와 PET 뇌영상에 사용되는 방사성의약품이나 표지화합물들이 새롭게 이용되고 있다(표 5-1 참조).

^{99m}Tc-Pertechnetate는 generator로부터 용출 후 직접 사용할 수 있는 장점이 있으나 perchlorate를 이용한 사전 조치가 없을 경우 맥락얼기가 나타나며 콩팥을 통한 배설이 늦기 때문에 영상에 표적 부위와 배후방사능(target/non-target)의 비율이 저하되는 문제점도 있다. 또 혈액 중 적혈구와 결합되어(투여 후 1~4일 사이에 최대) 8주 후까지도 그 결합에 의한 방사능이 나타나며 침샘, 비인두(Nasopharynx) 등의 점막에 집적된 방사성 핵종에 의해 뇌의 영상에 영향을 미친다. 이러한 단점으로 인해 ^{99m}Tc 표지화합물을 사용하는데 그 예로 ^{99m}Tc-DTPA와 ^{99m}Tc-glucoheptonate는 콩팥을 통한 배설이 빠르며 표적과 배후방사능의 비가 높아 빠른 시간 내에 좋은 영상을 기록할 수 있는 장점이 있으며 맥락얼기에 집적이 잘 안되므로 검사 전 과염소산

표 5-1. 뇌영상 방사성의약품

방사성의약품	γ-선 에너지 (keV)	물리적 반감기(Hr)	사용량	영상개시 시간(Hr)	비 고
BBB 통과가 용이하지 못한 (비확산성)					
^{99m}Tc-pertechnetate	140	6	555~740 MBq (15~20 mCi)	2~4	$KClO_4$, atropine
^{99m}Tc-DTPA	140	6	555~740 MBq (15~20 mCi)	0.5~1	
^{99m}Tc-GHA	140	6	555~740 MBq (15~20 mCi)	1~4	-
^{99m}Tc-red cells (invivo)	140	6	555~740 MBq (15~20 mCi)	0.5~1	Blood pool 영상
^{99m}Tc-phosphonate (MDP, HDP)	140	6	555~740 MBq (15~20 mCi)	2~4	경색
^{67}Ga-citrate	92, 187, 296	78	111~222 MBq (3~6 mCi)	24~72	염증
^{201}Tl-chloride	68~80 135, 167	73	74~111 MBq (2~3 mCi)	즉시	전이성질환
BBB 통과가 용이한 것 (확산성)					
^{133}Xe(gas)	81	127	18.5~370 MBq (0.5~10 mCi)	즉시	국소뇌혈류
^{123}I-iodoamphetamine	159	13.3	111~185 MBq (3~5 mCi)	0.5~1	〃
^{99m}Tc-HMPAO	140	6	740 MBq(20 mCi)	0.25~3	〃
^{99m}Tc-ECD	140	6	740 MBq(20 mCi)	2~3	〃

염(perchlorate)을 이용한 차단이 필요하지 않다.

이러한 뇌혈류장벽의 손상을 영상화하는 재래의 비확산성 방사성의약품의 이용은 CT나 MRI의 이용으로 임상적 이용률이 감소된 편이다. 확산성 방사성의약품의 필요성으로 인해 우선 불활성 기체인 ^{133}Xe 가스가 이용되었는데 흡입이나 액체 상태에서 정맥주사하여 뇌조직으로 확산되는 방사능 분포를 관찰할 수 있다. 그러나 ^{133}Xe은 에너지가 80 keV로 낮아 조직 깊숙한 곳에서의 공간분해능이 떨어지고 조직으로부터 신속히 제거되는 단점이 있다.

1980년 이후 SPECT 스캐너의 급격한 보급과 더불어 뇌기능 영상화에 사용할 수 있는 각종 뇌혈류영상 방사성의약품이 소개되었다. 이러한 뇌혈류영상 방사성의약품의 특징은 뇌혈류 장벽을 자유로이 통과할 수 있도록 지방 친화성이어야 하고 분자량이 400~600 g/mol 정도를 유지해야 한다. 또한 투여 후 최초 뇌추출 효율이 높아야 하고 그 분포가 뇌혈류량에 비례해야 하며 SPECT 검사시간동안 충분히 안정적으로 조직에 분포하여야 한다.

이러한 점을 해결하여 뇌혈류 분포에 따라 뇌세포에 섭취되고 장시간(겉질부에서 반감시간 1.5~2시간) 뇌조직에 안정적으로 분포할 수 있는 방사성의약품이 소개되었는데 대표적으로 ^{123}I-IMP(N-isopropyl-p-iodoampetamine)와 ^{123}I-HIPDM을 예로 들 수 있다. 이들은 중성, 지용성으로 정맥주사 후 자유로이 혈류장벽을 통과할 수 있고 거의 90 % 이상 최초 순환 시 추출되며 혈액으로부터 제거 속도가 빠르다. 그러나 뇌조직의 재분포를 나타내는 문제점도 있다. 이외에 ^{99m}Tc 표지화합물인 PnAO(Propylene amine oxime)와 현재 일반적으로 사용하고 있는 HMPAO(Hexamethyl propylene amine oxime)가 있는데 뇌조직 추출률이 약 76 %이며, 투여 후 1분 이내 최대 뇌조직 섭취율을 나타내며 투여량의 2.5~7 % 가량이 섭취된다. ^{99m}Tc-HMPAO는 화학적으로 매우 불안정하여 합성 과정과 사용에 주의해야 한다. ^{99m}Tc은 24시간 이전에 용출한 적이 있는 발생기에서 용출한 후 2시간 이내에 합성에 사용해야 하며, 합성한 후 30분 이내에 사용해야 한다. 이러한 불안정성은 주석 이온의 양과 방사분해에 의해 발생하는 중간산물 때문이다. 즉 표지 후 적어도 30분 이내에 환자에게 투여해야 하며, 만일 사용시간을 연장해야 할 경우라면 별도의 안정제(stabilizer)를 추가하여 표지하면 가능하다. 체내 방사성의약품의 최초 순환 시 뇌 추출율이 60 %인 ^{99m}Tc-ECD(Ethyl cysteinate dimer)도 우수한 뇌혈류 진단용 방사성의약품으로 HMPAO와 다른 점은 뇌에서의 제거율이 빠르고 화학적 안전성이 높아 간질이나 발작 따위의 급성 신경학적 질환에 이용이 유리하여 그 사용이 보편화되고 있다. 또한 ECD는 재분포가 안되고 혈액으로부터 제거속도가 빠르다. 그밖에 ^{201}TI-DDC, ^{99m}Tc- BATO, ^{99m}Tc-MRP 등이 있다. PET 검사에서 사용하는 ^{18}F-FDG 또는 $^{15}O_2$가 있는데 각각 뇌조직의 포도당(glucose) 대사와 산소 대사를 영상으로 기록하는데 이용된다. 최근에는 PET나 SPECT영상을 MRI 또는 CT영상과 융합

(registration)하여 진단정보에 이용한다.

3) 검사방법

뇌의 핵의학 검사방법은 두 가지 과정으로 구성된다.

① 방사성의약품을 순간주사(Bolus injection) 후 대뇌반구(Cerebral hemisphere)에 대하여 뇌 혈류상태를 연속 스캔하는 동적(dynamic) 또는 혈관 및 혈류영상(angiographic study) 방법이 있다.

② 동적검사 1시간 후 방사성의약품이 뇌 조직에 분포된 상태를 확인 스캔하는 영상기록으로 정적영상(static image)이라 하며, 비정상적 조직에 대한 방사능 집적 상태를 확인할 수 있다. 또한 지연영상(delay image)을 3~4시간 후 스캔하는 경우도 있다.

만약 $^{99m}TcO_4^-$를 사용할 경우 검사 30분~1시간 전에 potassium perchlorate 200~500 mg을 환자에게 투여함으로써 맥락총에 방사성의약품의 집적을 차단하여, 불필요한 방사선 피폭을 방지하는 것이 바람직하다.

(1) Radionuclide angiogram

이 검사는 보통 anterior view로 영상을 기록하는데 ^{99m}Tc-표지화합물(labelling agent)을 555~740 MBq(15~20 mCi) 순간주사하고 2~3초 간격으로 30~60초 동안 영상을 기록하며 posterior fossa 내에 이상이 의심되는 경우 posterior view로 영상을 기록한다. 이 때 ROI(region of interest)를 설정하고 시간-방사능 곡선(T-A, time activity curve)을 작성하면 혈류상태를 나타낼 수 있다.

비정상적인 radionuclide angiogram의 원인은 다음과 같다.

① 대칭적으로 지연된 방사능으로 나타나는 경우
순간 주사가 부적당하게 이루어진 경우
아테롬성 동맥경화증(Atherosclerosis)
울혈성 심장기능 부전증(Congestive heart failure)

② 부분적으로 감소된 관류(Reduced perfusion)
폐쇄성 질환(Occlusive disease)
색전증(Embolism), 아테롬성 경화증
종양

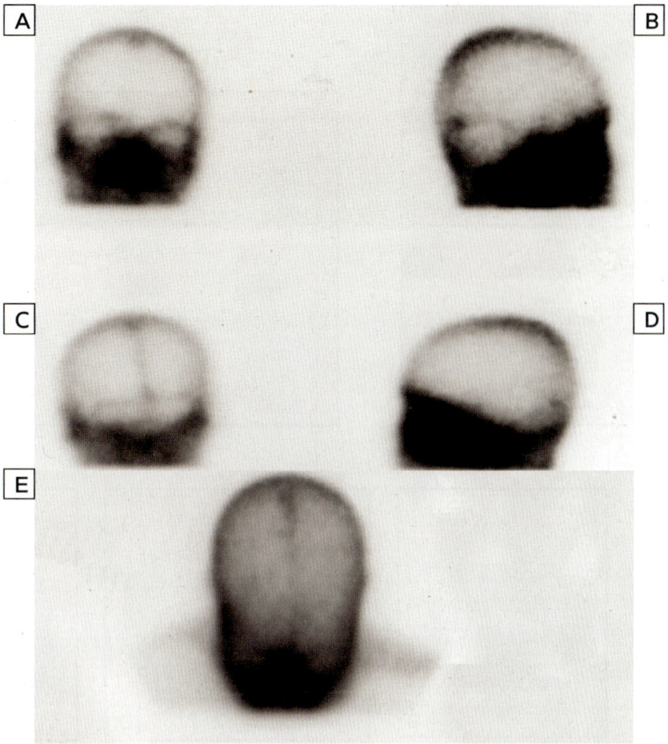

그림 5-3. ^{99m}Tc-DTPA 주입 1시간 후의 정상 brain image
A. Anterior B. Rt. lateral C. Posterior D. Lt. lateral E. Vertex view

혈종(Hematoma)

두개내부, 경막하

Cystic 부위

종양, focal, 위축, 경색부

부종(Edema)

외상(Traumatic)에 의한 경우, 종양(Neoplastic)에 의한 경우

③ 부분적으로 증가된 관류(Increased perfusion)

동정맥의 기형, 혈관성 전이(Metastasis), 수막종(Meningioma) 또는 신경교종(Glioma), 염증부위

(2) Brain static image

보통 방사성의약품을 주입한 후 1시간에 영상을 기록한다. 촬영 영상은 anterior, posterior 그리고 both lateral view으로 기록한다.

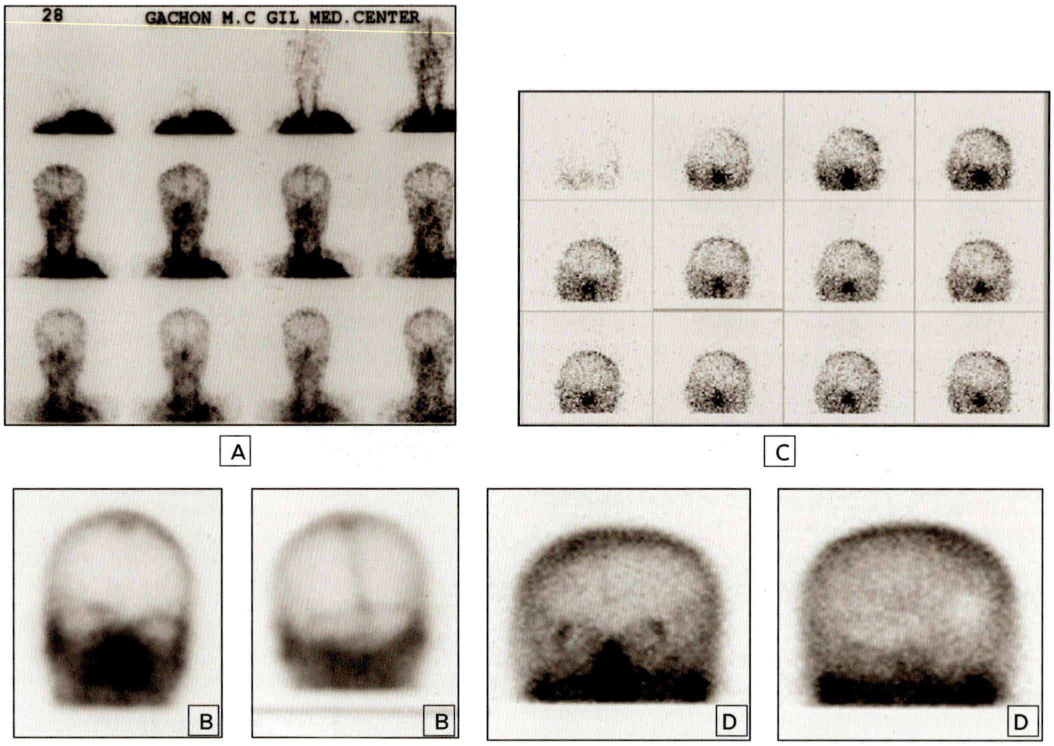

그림 5-4. Brain death 의심 환자와 정상환자의 비교

A. Normal dynamic angiography　　B. Static study

C. D. Brain death study(dynamic study에서 intracerebral artery, capillary 또는 venous blood flow가 나타나지 않고 즉시 실시한 static image에서 sagittal sinus가 나타나지 않는 것이 특징이다)

$^{99m}TcO_4^-$를 사용할 경우 맥락얼기는 물론 침샘의 방사선을 차단해야 한다. 경우에 따라 vertex view로 영상을 기록하여 대뇌반구 내의 vertex쪽의 이상 부위를 확인할 수 있다. 정상 brain image는 그림 5-4와 같다.

(3) Delay static image

초기 검사에서 이상 부위를 발견했을 때에 3~4시간이 경과 후 다시 영상을 기록한다. 물론 시간이 경과했기 때문에 방사능의 강도는 약해지지만 표적 대 배후방사능의 비가 커지기 때문에 이상 부위를 더욱 잘 확인할 수 있다.

Delay image는 경막하혈종(Subdural hematoma)이 있는 환자의 경우에 반드시 시행되며 초기 검사에서 얻은 영상과 비교함으로써 Peripheral cortical cerebral abnormality로부터 연부조직이나 Calvarial activity를 구별할 수 있다. 일반적으로 뼈나 연부조직의 표재 부위에서는 시간 경과에 따라 방사능이 감소되는 반면 뇌조직 부위에서는 더욱 방사능 집적이 나타나기 때문이다.

Brain scan을 해야 되는 경우를 보면 아래와 같다.

① 초기 암으로부터 뇌의 전이(Metastasis)가 의심될 경우

② 뇌경색 또는 뇌출혈이 의심될 경우

③ 뇌사(Brain death)가 의심될 때

④ 뇌의 염증(농양이나 뇌염)이 의심될 경우

⑤ 만성적 뇌의 경막하혈종(Subdural hematoma)이 의심될 경우

⑥ 치매(Dementia)에 대한 평가 또는 성격의 변화 평가

⑦ Posterior fossa의 공간 점유물이 의심된 경우

⑧ 소뇌교각(Cerebello pontine angle)의 종양

⑨ 간질(Epilepsy)의 원인을 조사하기 위한 경우

⑩ 초기 뇌종양의 의심될 경우

(4) 뇌 관류 SPECT (Brain Perfusion SPECT)

1. 검사목적

① 폐쇄성 뇌혈관 질환(내경동맥 혹은 뇌혈관의 협착 및 모야모야병) 진단

② 치매 혹은 뇌신경질환(간질, 알츠하이머병, 파킨슨병) 진단

③ 뇌 질환의 생리 연구 및 예후 평가 등

2. 환자준비

① 카페인이 함유되어 있는 음식 섭취 금지(커피, 콜라, 차 및 의약품 등)

② 금주(알코올 섭취 금지)

③ 금연

3. 방사성의약품

^{99m}Tc-HMPAO, ^{99m}Tc-ECD

4. 검사방법

① 환자자세: 앙와위(supine)

② 영상: SPECT 스캔

③ 투여방법: 정맥주사(intravenous injection, IV)

5. 임상증례

그림 5-5, 6, 7 참고

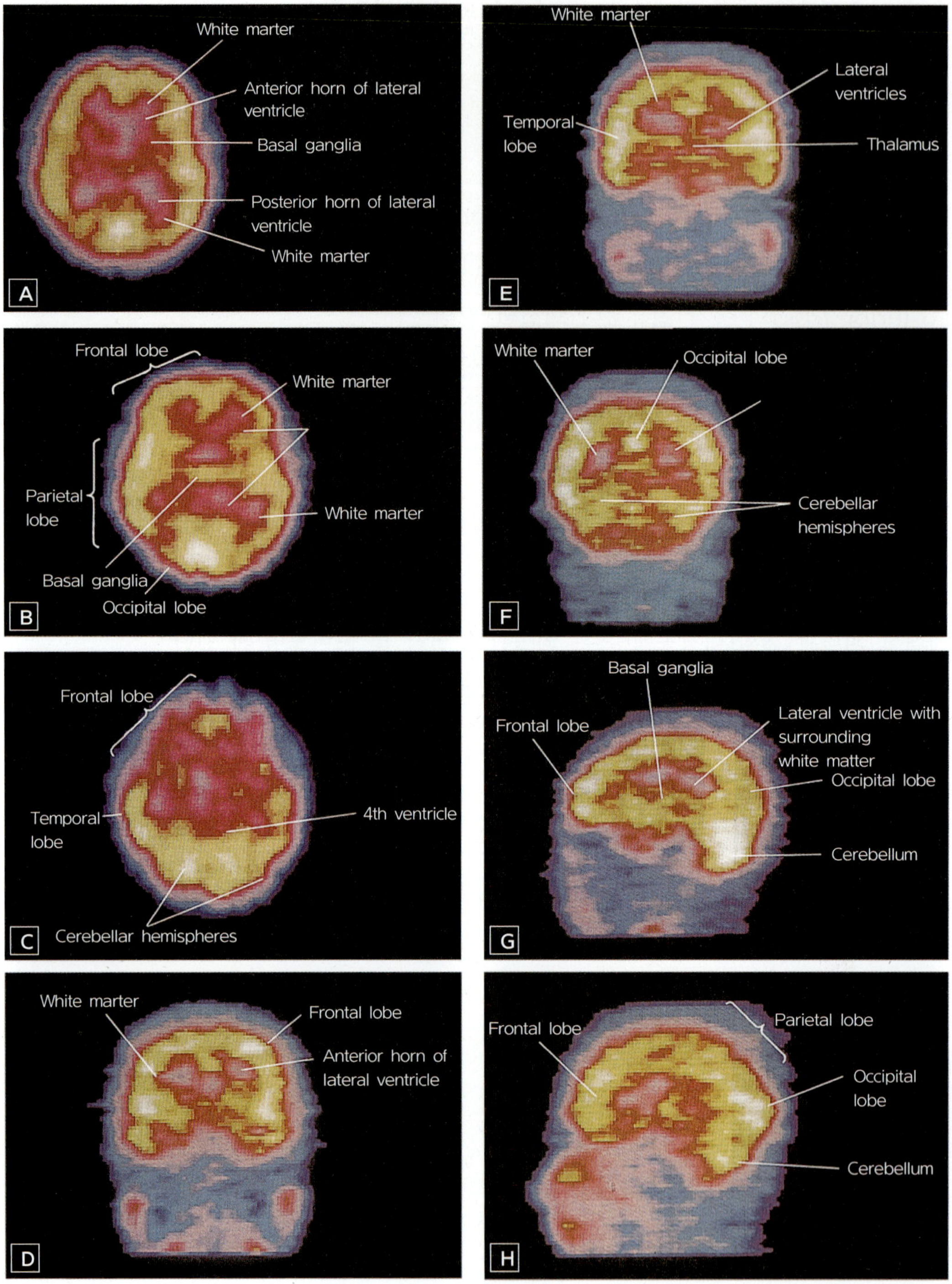

그림 5-5. SPECT를 이용한 ^{99m}Tc-PnAO의 뇌혈류 검사

A~C. Trans axial slice image D~F. Coronal slice image G~H. Sagittal slice

A. transverse section images

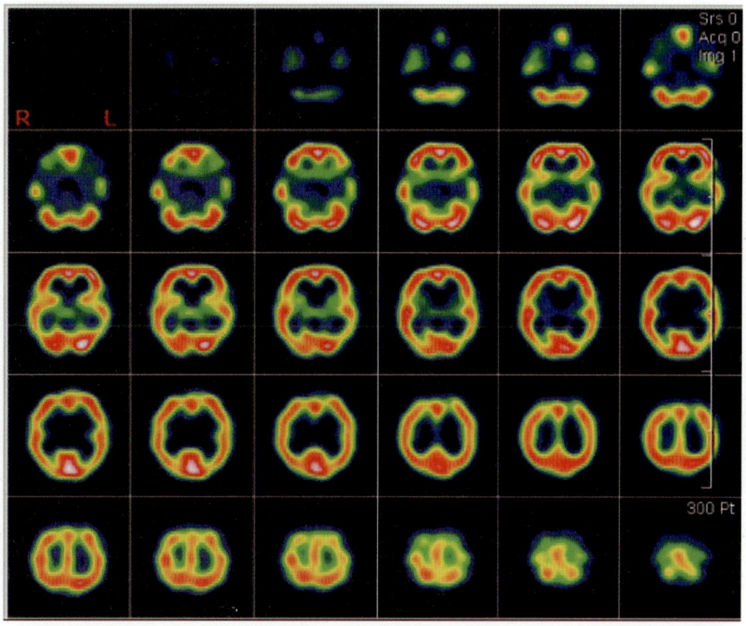

B. coronal section image

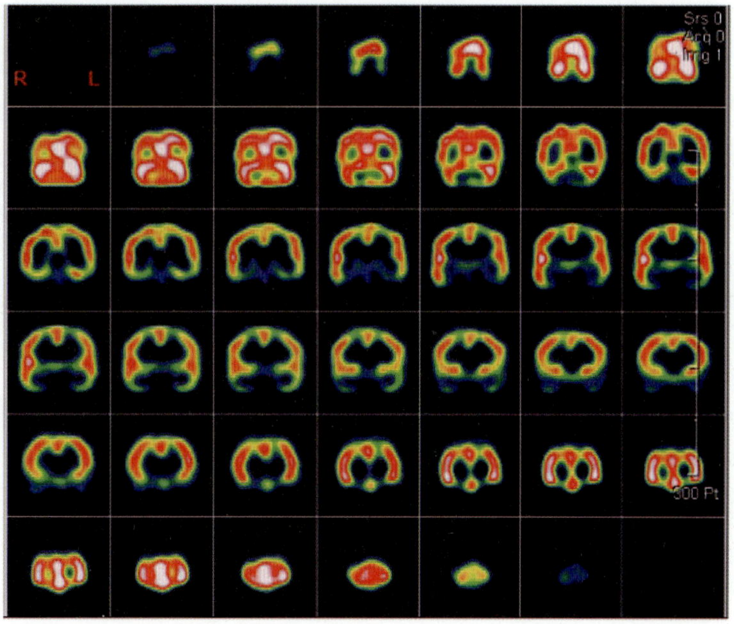

그림 5-6. 뇌혈류 영상 (정상) (계속)

C. sagittal sectin image

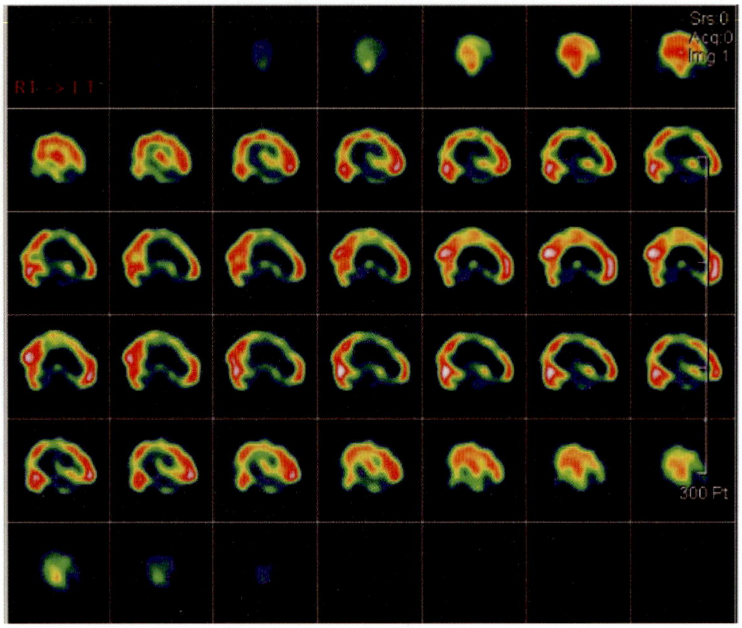

D. 뇌의 구역별뇌혈류비교

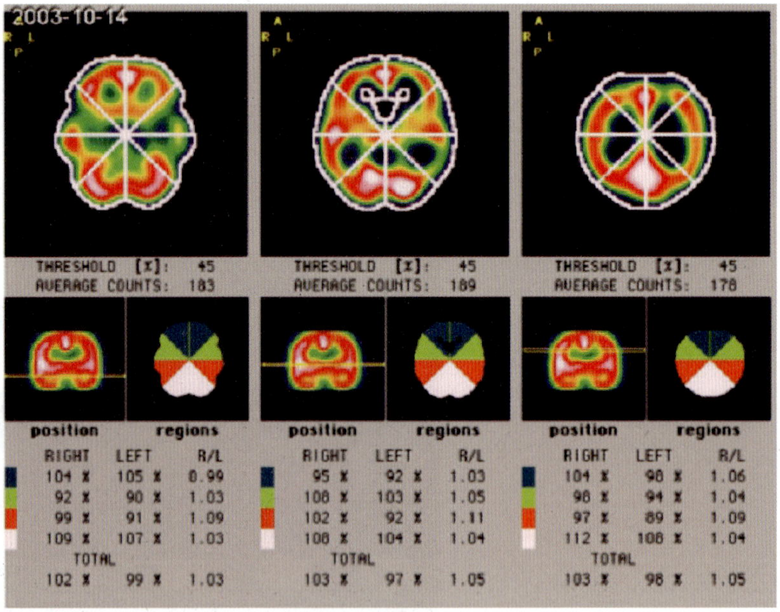

그림 5-6. 뇌혈류 영상 (정상)

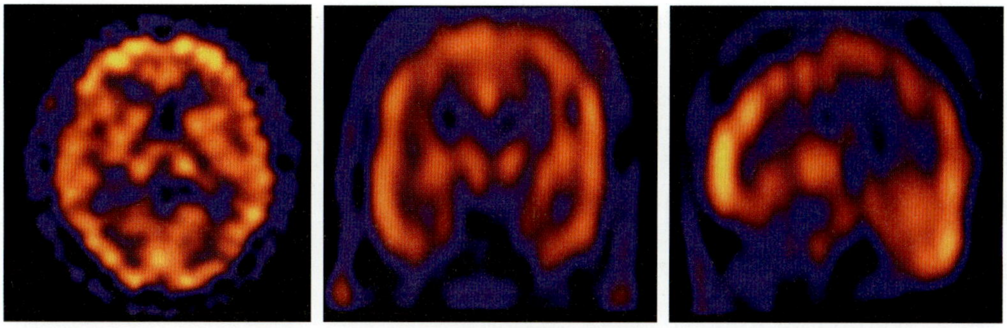

그림 5-7. Brain perfusion SPECT(정상)
(혈류감소의 소견은 보이지 않음)

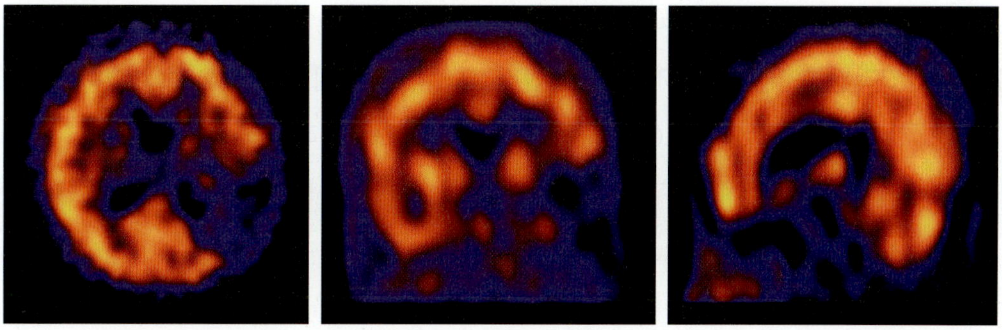

그림 5-8. Brain perfusion SPECT(비정상)
(좌측 측두-후두엽에 혈류 감소의 소견이 보임)

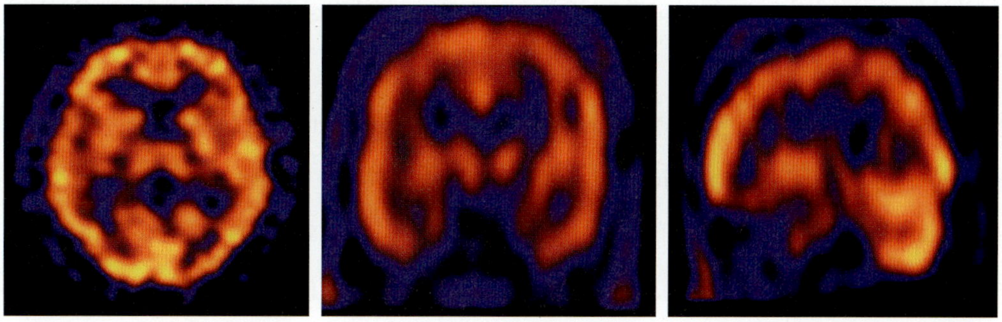

그림 5-9. Brain perfusion stress(acetazolamide, diamox) SPECT
(전두엽과 우측 후두엽에 혈류 증가가 보이지만, vertex 부위는 증가하지 않음)

뇌의 SPECT 영상은 종래의 Brain scan(Planar image)과 비교하여 다음과 같은 이점이 있다.

① 후두개 및 기저부의 병소검출이 우수하다.

② 병소가 두개(Skull) 내 또는 두개 외의 어느 곳에 있는가를 감별, 또한 병소가 정중을 초월하였는가의 판정 등 깊이 방향의 위치 평가가 용이하다.

③ 병소의 형태나 집적양식의 평가가 용이하다.

④ 수술 후 재발이나 잔존병소의 검출에 우수하다.

^{99m}Tc-ECD와 ^{99m}Tc-HMPAO를 이용한 뇌혈류영상은 알츠하이머(Alzheimer)질환, 간질(Epilepsy) 그리고 파킨슨(Parkinson)씨 질환과 같은 신경학적인 결함과 stroke, transient ischemia와 같은 다양한 뇌혈관성 질환을 진단하는데 이용된다. ^{99m}Tc- HMPAO는 정맥 내 주입 후 수초 이내에 안정된 분포를 나타내며 뇌혈류 장벽을 통과하는 순간에는 지용성인 특징이 상실되면서 뇌조직에 집적된다. 부분적인 뇌조직에 집적정도는 그 부위의 뇌혈류량에 의하여 분포양상이 다르게 된다. ^{99m}Tc-ECD도 HMPAO와 마찬가지로 조기 가수분해의 결과로 뇌조직에 집적되고 콩팥을 통하여 빠르게 배설되므로 연부조직에서 나타나는 배후방사능(BKG)은 HMPAO보다 낮다.

검사방법

① 환자는 방사성의약품을 주입하기 전에 눈을 감고 조명을 어둡게 하여 시각겉질(대뇌겉질)에 방사성의약품이 집적되는 것을 방지한다. 또한 생리적 자극에 의해 그림 5-13과 같이 뇌혈류 분포가 변화하므로 정맥주사 15분 정도 전부터 테이블 위에서 누운 자세로 안정시키고 될 수 있는 한 조용하게 해야 한다. 특히, 후두엽 병변이 의심스러울 경우는 눈을 감으면 같은 부위의 방사능이 생리적으로 저하하므로 은은한 조명(mood light)상태에서 눈을 뜬 상태에서 검사하도록 한다.

② 환자의 머리를 움직이지 않도록 고정한다. Fan beam collimator를 사용하는 경우 영상의 왜곡에 의하여 FOV(Field of view) 내에 뇌 부위를 충분히 나타내기 어려우므로 검출기 부분을 가능한 검출기 회전에 방해되지 않는 범위 내에서 환자와 가깝게 조절한다.

③ 550~1,110 MBq(15~30 mCi)의 ^{99m}Tc-HMPAO 또는 ECD를 정맥 내에 주입하고 HMPAO는 10분 후부터, ECD는 10~15분 후에 영상을 기록한다.

④ 1개의 검출기(Single detector) - fan beam collimator를 사용할 때에는 128 × 128 matrix로 평행다공형(Parallel multi hole)인 경우에는 64 × 64 matrix로 3° 간격으로 20 sec/view로 120 view의 영상을 기록한다. 이때 확대도(magnification)는 fan beam collimator에서

는 '1'로, 평행다공형일 경우에는 '2'로 한다.

⑤ 2개 또는 3개의 검출기(multi detector) - 128 × 128 matrix로 3° 간격으로 15 sec/view로 120 view의 영상을 기록한다.

정상적인 경우 HMPAO와 ECD를 이용한 경우 뇌반구의 양측에서 방사성의약품의 대칭적인분포를 나타내며 뇌의 백질(20~30 ml/min/100 g)보다는 회백질부위(70~90 ml/min/ 100 g)에서 혈류량이 많기 때문에 방사능은 회백질부와 신경절 저부(Base) 그리고 시상부에서 증가되어 나타난다. 방사성의약품을 주입할 때 환자가 눈을 뜨고 있는 경우 시각겉질(후두엽의 대뇌겉질)에 방사능이 집적된 영상을 얻게 되므로 주의해야 한다.

뇌혈류 질환 의심 또는 진단된 환자의 경우, 혈관확장제인 acetazolamide를 정맥주사하고 검사하는 경우가 있다. Acetazolamide는 보건복지부 의약품 분류상 이뇨제로 분류되어 있으나, 뇌혈관이 확장되는 부작용이 있는데, 뇌혈류 SPECT에서는 이러한 점을 이용하여 검사의 진단 정보를 추가할 수 있다(그림 5-10).

성인의 경우 바로 누운 자세에서 acetazolamide 1 g을 5분간에 걸쳐 서서히 정맥 내로 주사하고 20분 후에 ^{99m}Tc-HMPAO 또는 ECD를 555~1,110 MBq(15~30 mCi) 정맥주사하고 HMPAO는 10분 후, ECD는 10~15분 후에 영상을 기록한다. 정상적인 경우에는 acetazolamide를 투여한 후의 영상에서 뇌혈류량이 증가되지만 뇌혈관 질환이 있는 경우, 변화가 없거나 부분적으로 혈류의 감소부분이 뚜렷해진다.

이와 같이 혈관 확장제를 이용한 경우 약 20~50 %의 뇌혈류증가가 발생되며, 이것을 뇌의 stress study 혹은 DIAMOX SPECT라고 하며, 이러한 검사를 통하여 뇌의 관류예비능을 평가할 수 있다. 뇌사 상태를 영상으로 기록하기 위하여 ^{99m}Tc-HMPAO를 740 MBq(20 mCi)를 혈관 내 주입하고 영상을 기록한다.

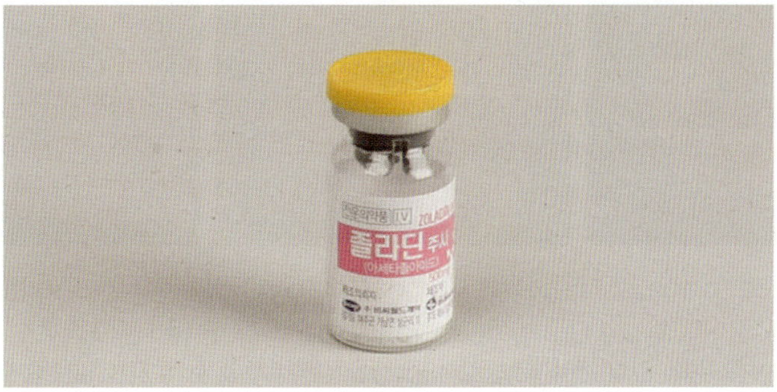

그림 5-10. acetazolamide

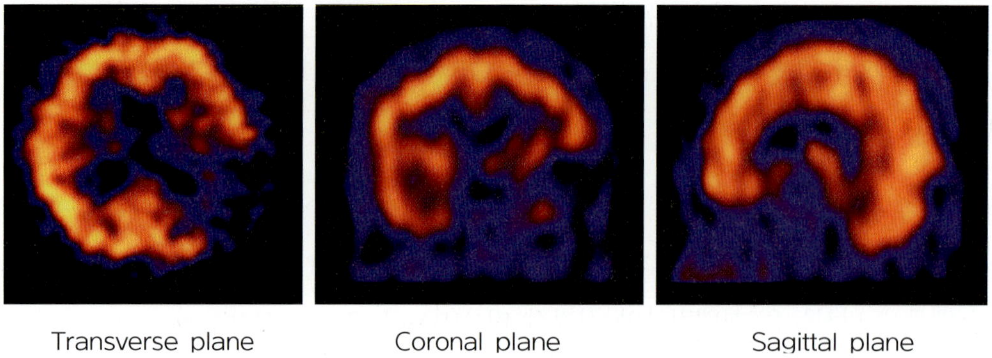

그림 5-11. Brain perfusion stress(acetazolamide, diamox) SPECT
(좌측 중대뇌동맥 경색(left MCA territory infarction) 의심 소견)

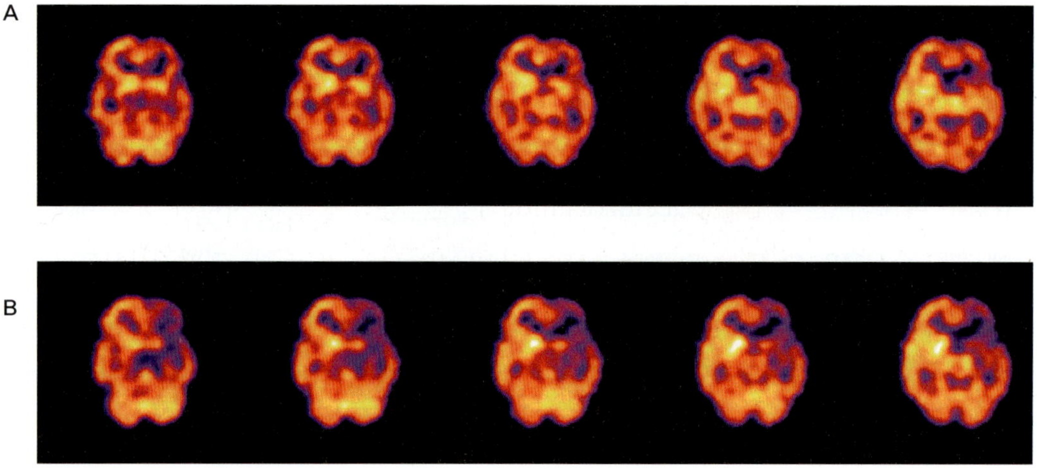

그림 5-12. stress 뇌혈류영상
A. ^{99m}Tc-ECD SPECT
B. ^{99m}Tc-ECD(Diamox SPECT)

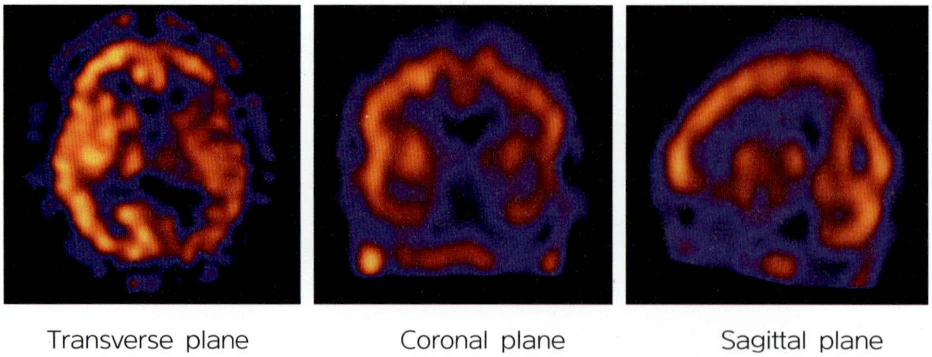

그림 5-13. Brain perfusion Ictal SPECT (소아 10세)
(간질 페이스 평가를 위해, 간질 발생 시 방사성의약품을 정맥주사한 후 발작기 영상을 획득함)
(임상소견: Ictal hyperperfusion in the right cerebral hemisphere and right basal ganglia.)

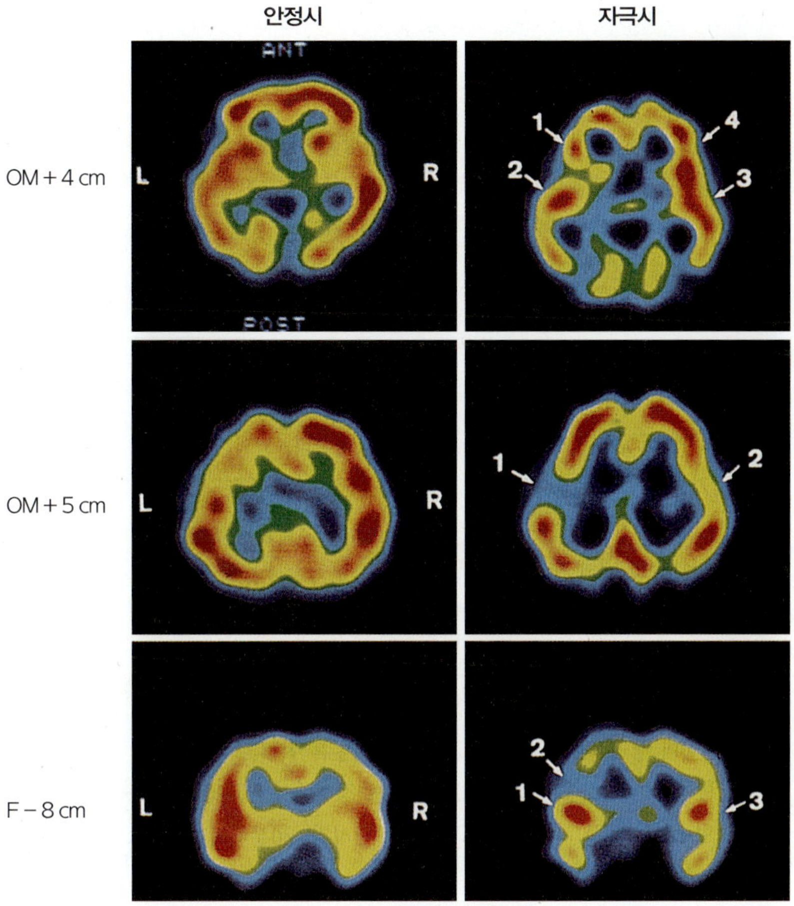

그림 5-14. 청각자극에 의한 뇌혈류분포의 변화(IMP)

정적영상(Static image)은 주사 후 5~10분에 뇌의 전면(Anterior), 측면(Lateral) 그리고 후면(Posterior) 영상을 기록한다. SPECT 검사는 방사성의약품을 주입하고 10분 후에 영상을 기록한다. Single head의 경우 128 × 128 matrix, 3°씩 15 sec/view로 120 view의 영상을 기록하며 dual 또는 triple head의 경우에는 128 × 128 matrix, 3°씩 10 sec/view로 120 view로 영상을 기록한다.

뇌사 상태에 있는 경우 혈류영상이나 정지영상에서 뇌 반구로 방사성의약품의 유입이 나타나지 않는다(그림 5-4).

^{123}I-IMP를 이용한 뇌혈류 검사의 경우 다음과 같은 특징을 갖기 때문에 뇌혈류 측정용 의약품으로서 사용된다.

① 중성 지용성 물질이며 초회 순환으로 높은 비율로 뇌 내로 섭취된다.

② 뇌조직으로부터 배설(clearance)이 느리다.

표 5-2. ^{99m}Tc-HMPAO를 이용한 뇌 검사의 장기별 흡수선량으로 교체

장 기 별	흡수선량 (mGy/MBq)
방광(bladder)	5.3
뇌(brain)	6.8
유방(breast)	2.0
쓸개(GB)	1.8
위(stomach)	6.4
소장(small intestine)	1.2
대장 상부	1.8
대장 하부	1.5
심장	3.7
콩팥	3.4
자궁	6.6

③ 정맥 내로 투여하여도 뇌에서의 집적률이 약 8 %로 높다.

④ 뇌 내 분포는 정맥주사 후 1시간 정도 안정하다.

⑤ 표지핵종인 ^{123}I은 반감기가 13시간으로 적당하며, 방출하는 γ선의 에너지도 159 keV로 감마카메라에 의한 영상기록에 적합하다.

따라서 IMP 정맥주사 후의 뇌내분포는 국소뇌혈류를 반영한 것으로 정적영상에 준한 촬영이 가능하다. 이와 같은 성질로 인해 IMP는 화학적 소색전자(Chemical microembolus)라고 불려지고 있다.

정맥주사된 IMP는 신속히 허파로 집적하며 40초 후에는 투여량의 50 % 전후가 집적한다. 그 후 급속히 허파의 방사능은 감소하여 30분 후에는 20 % 전후로 된다. 허파 내 방사능의 유효반감기는 5분 및 1시간 전후의 2 phase를 나타낸다. 간에서는 30분 후에 10 % 약하게 집적된다. 뇌의 방사능은 25~30분 후에 고원부(Plateau)에 도달하며 투여량의 6~8 % 정도가 집적된다. 뇌의 방사능은 1시간 이후 서서히 감소하며 그 유효반감기는 8시간 및 16시간 전후의 2 phase를 나타낸다.

검사전 환자의 전처치 사항으로 갑상샘의 불필요한 피폭을 피하기 위하여 방사성의약품 ^{123}I-IMP 111 MBq(3 mCi)를 정맥주사하기 2일 전부터 정맥주사 후 7일경까지 매일 Lugol 용액 10방울 또는 KI 정제 2 mg을 투여한다. 정량화할 때는 카테터를 요골동맥에 장치한다. 또한 생리적 자극에 의해 그림 5-15와 같이 뇌혈류분포가 변화하므로 정맥주사 15분 정도 전부터 측정용 bed 위에서 누운 자세로 안정시키고 될 수 있는 한 조용하게 해야 한다. 특히, 후두엽 병변이 의심스러울 경우는 눈을 감으면 같은 부위의 방사능이 생리적으로 저하하므로 눈을 뜨도록 한다.

감마카메라 회전형에서는 방사능이 최고에 도달하는 정맥주사 20~30분 이후에 영상을 기록한다. Ring 배열 검출기형에서는 5분 이후에도 가능하다. 3시간 30분부터 4시간 후의 지연상(Delayed

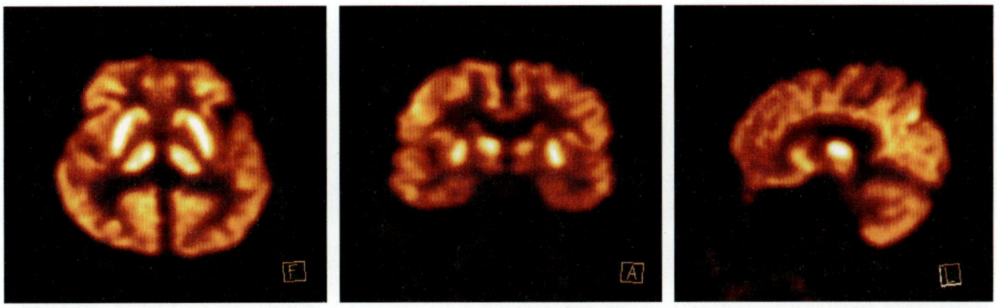

Transverse plane　　　Coronal plane　　　Sagittal plane

그림 5-15. ^{18}F-FDG brain PET(정상)
(^{18}F-FDG를 정맥주사하고 60분 간 안정을 취한 후 누운자세에서 PET 스캐너로 뇌 영상을 획득함)

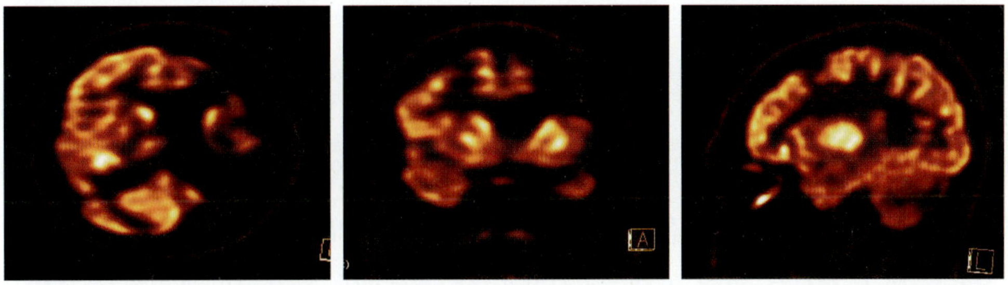

Transverse plane　　　Coronal plane　　　Sagittal plane

그림 5-16. ^{18}F-FDG brain PET(비정상)
(^{18}F-FDG를 정맥주사하고 60분 간 안정을 취한 후 누운자세에서 PET 스캐너로 뇌 영상을 획득함)
(좌측 뇌 반구와 두정-후두엽에 방사성의약품의 집적이 감소된 소견)

image)을 추가하고, 허혈부위에서의 채워짐(filling in)을 평가하는 경우도 있다.

일반적으로는 중에너지용 콜리메터를 사용하는데 다만 카메라에 따라서는 200 keV의 약한 에너지를 사용하는 저에너지용 콜리메터가 있다. ^{123}I의 혼입이 없는 IMP의 경우에는 저에너지용 고분해능 콜리메터를 사용한다. 해상력을 개선하기 위하여 콜리메터를 될 수 있는 한 두부에 접근시키는 것으로서 slant hole collimator를 사용하며, 외장의 일부를 cut한 콜리메터를 사용한다. 또한 IMP 전용 콜리메터로서 작은 시야의 long-bore collimator(콜리메터 길이 13 cm)를 사용하며, 초고분해능과 고감도 콜리메터를 조합한 것도 있다.

영상을 기록하기 위한 체위는 바로 누운 자세로 한다. 두부는 될 수 있는 한 회전중심에 맞춘다. 특히 흡수보정을 할 경우에는 방사능의 좌우 차의 artifact가 있을 가능성이 있으므로 주의해야 한다. 또한 두부의 비틀림에도 주의해야 한다. 두부를 고정하는 기구도 있으나 중요한 것은 환자에게 불쾌감을 주지 말아야 한다.

(5) 데이터 수집(감마카메라 회전형의 경우) 및 처리

matrix는 64 × 64로 64회/360°로 투영한다. 1~2 pixel 두께의 slice영상을 기록하고 shepp-logan 또는 Chesler filter를 사용하여 영상을 재구성한다.

9 point smoothing에서는 잡음은 경감하지만 smoothing에 의한 blurring이 나타난다. 저주파영역 통과형의 Butterworth filter를 사용한 경우에는 저주파영역 잡음의 경감을 볼 수 있으며, 또한 고주파영역 강조형의 Wiener filter의 병용으로 blurring에 의한 고주파영역 잡음도 제거할 수 있다.

Sorenson법 및 Chang법으로 흡수 보정하지만 회전중심의 차가 좌-우차의 artifact의 원인이 되기 때문에 사용하지 않는 경우도 있다.

(6) Brain PET

FDG(fluoro deoxy glucose)를 이용한 brain PET 검사는 뇌 조직의 포도당 대사 변화를 영상으로 표현하여 정량분석을 통해 평가할 수 있으므로, 주로 뇌종양의 위치파악과 양성종양과의 감별, 재발, 간질 발작병소, 치매, 파킨슨질환을 포함하여 악성 뇌종양의 방사선치료 평가에도 유용성이 높다. 뇌 질환을 PET 검사를 위해 환자는 6시간 이상 금식해야 하고, 이 과정에서 수분 섭취가 충분하면 연부조직의 대조도를 향상시킬 수 있다. 환자에게 방사성의약품 ^{18}F-FDG를 180~370 MBq(5~10 mCi)를 정맥주입 하고, 환자는 30~40분 동안 안정을 취한 후 바로누운자세에서 영상을 기록한다. 이때 환자의 머리가 움직이지 않도록 해야 한다. ^{18}F-FDG PET brain 영상에서 주로 대뇌겉질, 미상핵(caudate nucleus), 시상(thalamus)과 소뇌부위에 방사능 집적이 많이 나타난다. ^{18}F-FDG의 대뇌겉질의 집적은 정맥주사 후 초기 10~20분간의 외부적인 환자의 자극정도에 의하여 영향을 받는다. 그러므로 환자는 방사성의약품 주입 전 어두운 방에서 안정을 취하게 하여 외부영향을 받지 않도록 해야 한다. ^{18}F-FDG brain PET 영상에서 뇌의 FDG 분포는 당대사 영상과 혈류영상의 분포는 다르며, 소뇌 안쪽 측두엽의 당대사는 다른 대뇌피질에 비해 낮다. 해마(hippocampus)의 FDG 축적은 정상에서도 낮기 때문에 이 소견을 알츠하이머질환이나 간질의 병소로 판단해서는 안 된다. 또한 당뇨병 환자에서는 FDG 섭취가 저하되어 정확한 정량분석은 어려울 수도 있으며, 대뇌 당대사는 청년층에 비해 노년층에서 전체적으로 낮게 나타난다.

^{15}O-water를 이용한 섭취도 유사한데, 뇌조직에 발생된 작은 종양을 확인하기 위하여 brain MRI 영상과 결합하여 진단에 이용하기도 한다. 뇌혈류 PET scan은 ^{15}O-water 370 MBq(10 mCi)을 정맥 내에 주입하고 60초에 영상을 기록하고 acetazolamide를 서서히 주입하고 30분에 혈류 영상을 다시 기록한다.

다음은 현재 국내 의료기관에서 시행 중인 brain PET 관련 다양한 영상의 예이다.

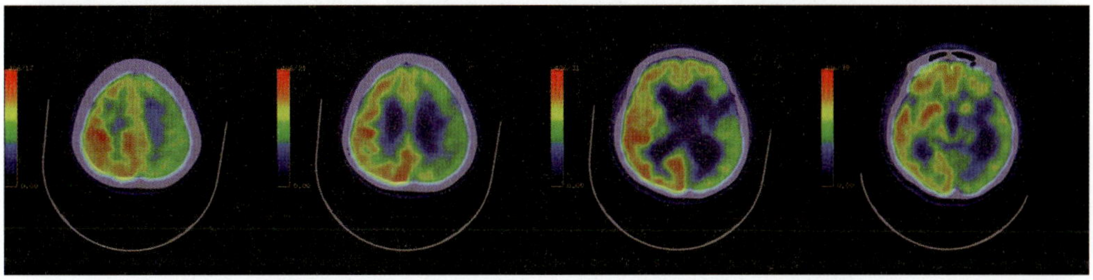

그림 5-17. 편측마비환자의 ^{18}F-FDG를 이용한 brain PET/CT 영상 (왼쪽마루엽의 혈류감소가 보인다.)
^{18}F-FDG를 정맥주사하고 60분 간 안정을 취한 후 누운자세에서 PET 스캐너로 뇌 영상을 획득함

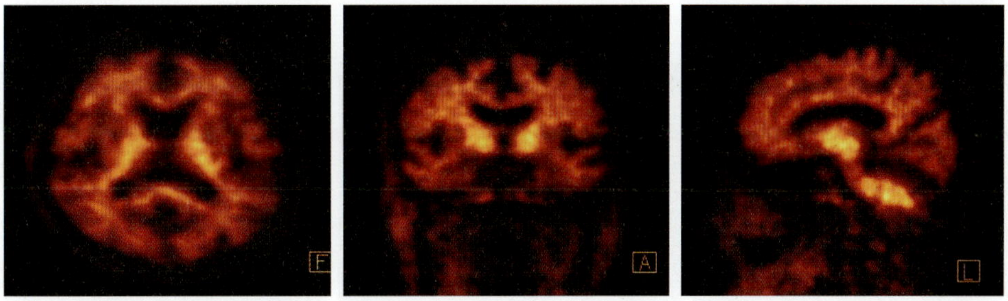

Transverse plane　　Coronal plane　　Sagittal plane

그림 5-18. 퇴행성 뇌질환을 진단하기 위한 ^{11}C-PIB(pittsburgh compound B) brain PET(정상)
(^{11}C-PIB, 555 MBq(15 mCi)을 정맥주사하고 20분 후에 list mode로 누운자세로 brain PET영상을 획득함)

Transverse plane(정상)　　Transverse plane(비정상)

그림 5-19. 뇌의 도파민운반체 밀도를 측정하여 파킨슨질환을 진단하기 위한 ^{18}F-FP-CIT (N-3-fluoropropyl- 2β-carbomethoxy-3β-(4-iodophenyl)nortropane) brain PET
(^{18}F-FP-CIT, 185 MBq(5 mCi)을 정맥주사하고, 120분간 안정을 취한 후 누운자세로 Brain PET 영상을 획득함)

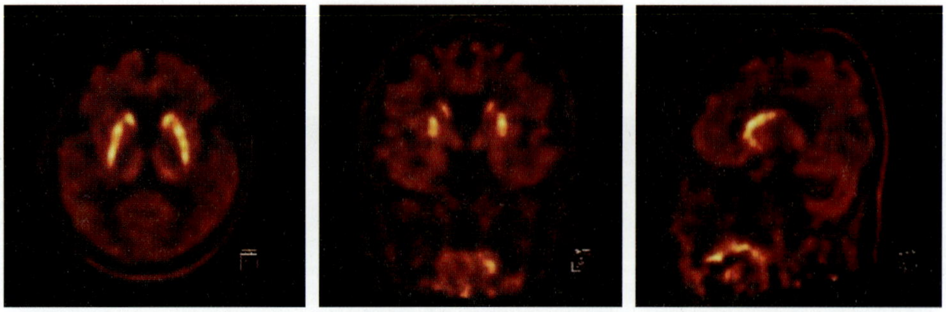

Transverse plane Coronal plane Sagittal plane

(임상소견: Preserved F-DOPA uptake in both putamina)

그림 5-20. 파킨슨 질환 진단을 위한 ^{18}F-FDOPA Brain PET(^{18}F-FDOPA, 370 MBq을 정맥주사하여 영상을 획득함

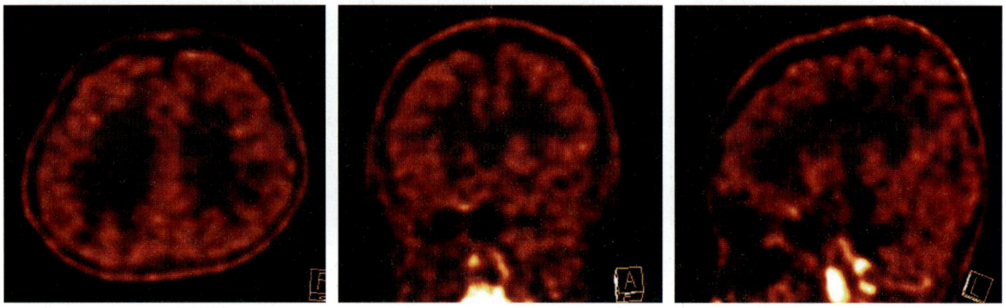

Transverse plane Coronal plane Sagittal plane

A. 정상 소견

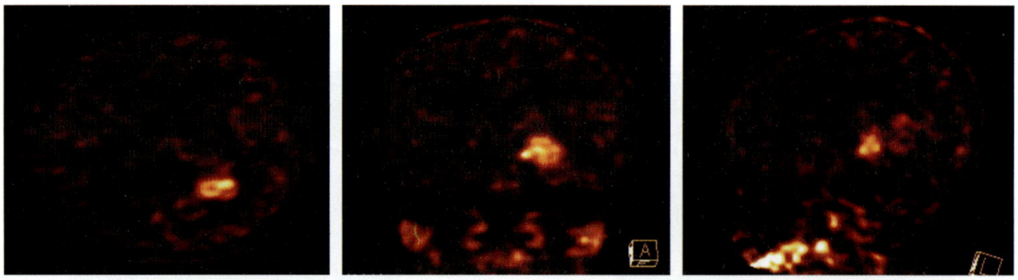

Transverse plane Coronal plane Sagittal plane

B. 비정상 소견. 좌측 해마와 해마곁이랑 부위에 방사성의약품의 집적이 증가됨

그림 5-21. 아미노산 중의 하나인 메치오닌 대사를 이용하여 뇌종양 혹은 치료 후 재발이 의심되는 경우 감별 진단을 위한 ^{11}C-Methionine Brain PET (A, B)

(^{11}C-Methionine, 정맥주사한 후 20분간 안정을 취한 후 누운자세로 brain PET 영상을 획득함)

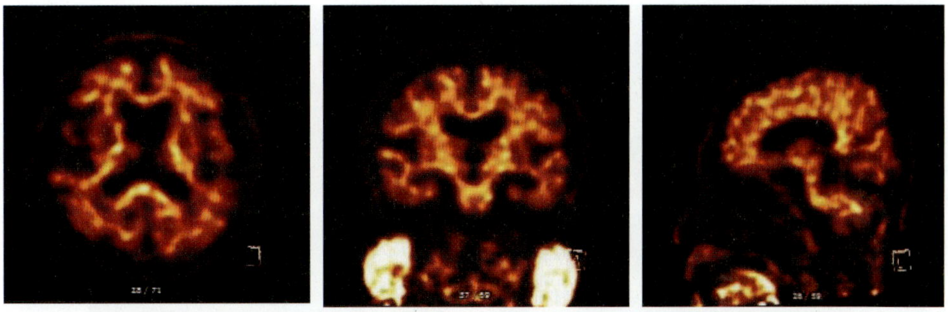

Transverse plane Coronal plane Sagittal plane

A. 임상소견: Negative scan for amyloid deposit

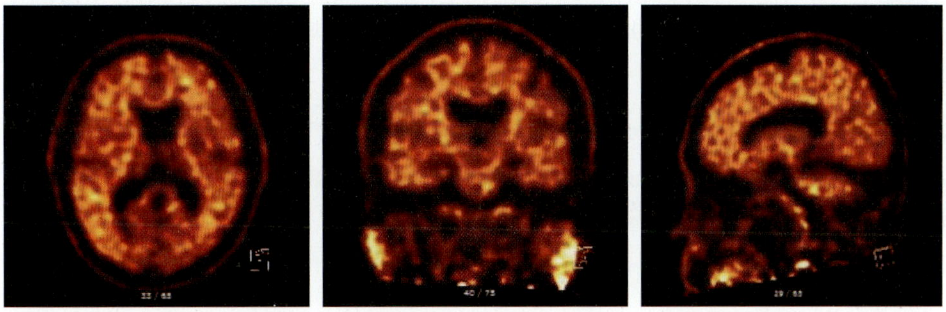

Transverse plane Coronal plane Sagittal plane

B. 임상소견: Positive scan for amyloid deposit

그림 5-22. 치매 진단을 위해 ^{18}F-Florbetaben(NeuraCeq), 300 MBq을 정맥주사한 후 45~130분간 안정을 취하고 누운자세로 20분간 brain PET 영상을 획득함(A, B)

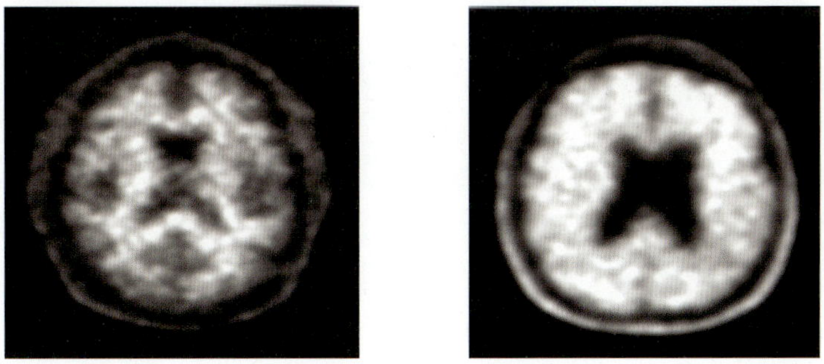

Normal Positive

그림 5-23. 알츠하이머 진단을 위한 ^{18}F-Florbetapir Brain PET. ^{18}F-Florbetapir(Amyvid), 370 MBq을 순간주사하여 동적영상을 획득하고, 30~50분간 안정을 취한 후 누운자세로 10분간 brain PET 영상을 획득함.

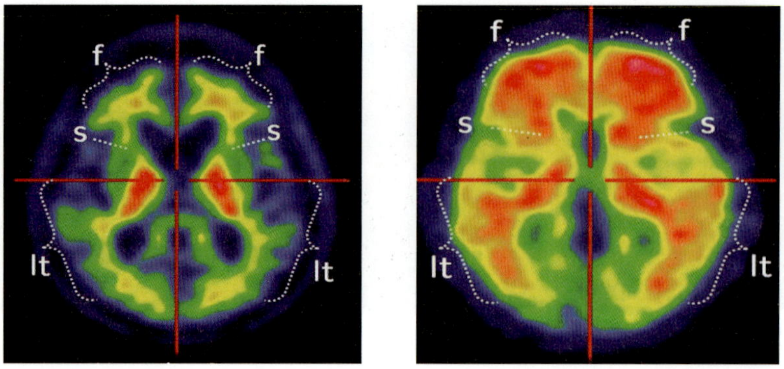

Negative scan Positive scan

그림 5-24. 치매 진단을 위한 ^{18}F-Florbetamol Brain PET. ^{18}F-Florbetamol(Vizamyl), 185 MBq을 순간주사하여 동적영상을 획득하고, 90분간 안정을 취한 후 누운자세로 20분간 brain PET 영상을 획득함.

2 뇌척수액(Cerebrospinal fluid)

1) 뇌조 스캔(Cisternography)

1. 검사목적

① 수두증(hydrocephalus)의 진단 및 평가

2. 방사성의약품

^{99m}Tc-DTPA

3. 검사방법

① 환자자세: 앙와위(supine)

② 영상: 전면상(anterior), 측면상(lateral)

③ 투여방법: 무균조작으로 요추천자(lumbar puncture)를 통해 거미막밑공간에 주입

4. 임상증례

그림 5-25, 26, 27 참고

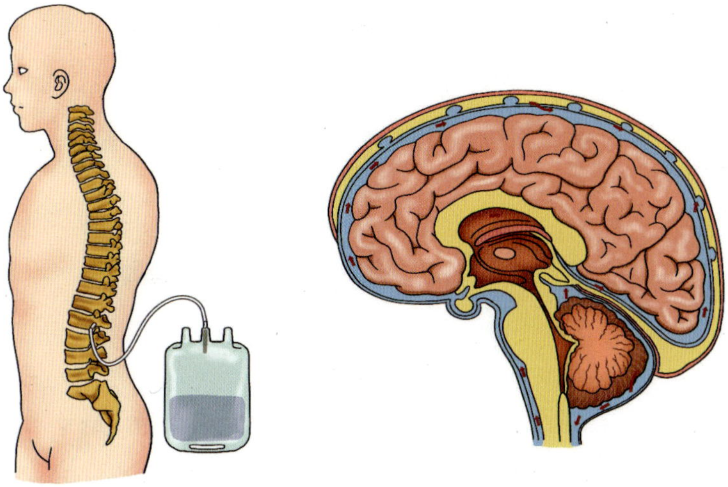

그림 5-25. 뇌척수액의 이동 경로

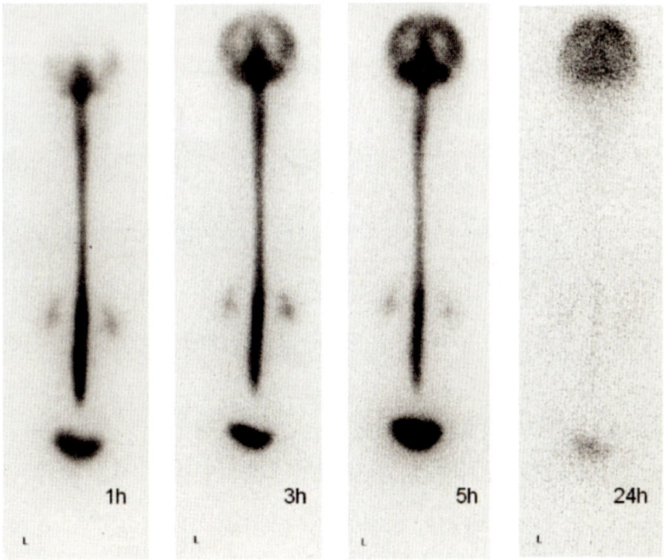

그림 5-26. 뇌조스캔

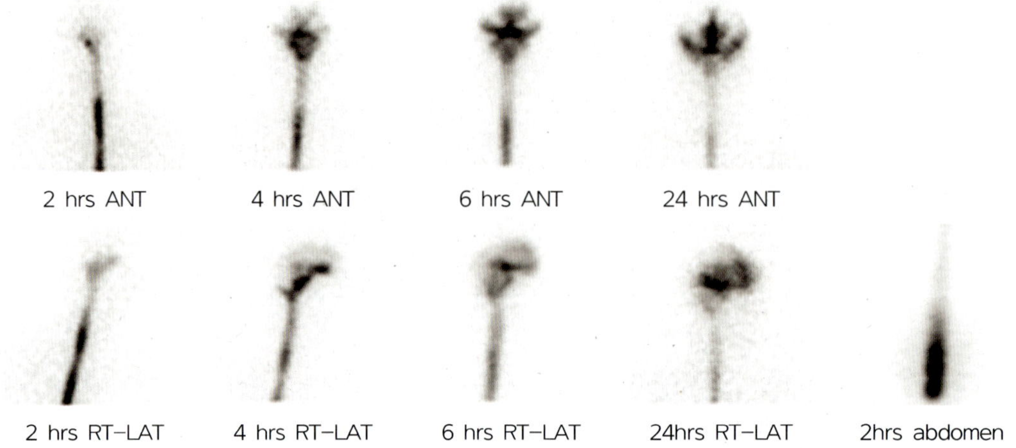

그림 5-27. 교통성 수두증 환자의 뇌조스캔 영상. 뇌척수액의 흐름이 뇌조로 역류하고 있으며, 대뇌 반구로의 흐름은 감소하고 있음.

(1) 해부생리

일반적으로 핵의학 뇌조스캔(cisternography)은 수두증(Hydrocephalus)과 뇌척수액강의 협착 또는 샛길(fistulae)의 검사 등을 진단하는데 이용되고 있다. 뇌척수액(CSF)은 측뇌실 맥락막총(Choroid plexus)에서 정상 성인의 경우 1일에 400~500 cc가 생성되며 약 6시간이면 20 %가 교체된다. 또한 총 CSF의 양은 120~160 cc를 항상 유지하며 뇌실의 크기는 20~30 ml 정도가 된다. 뇌척수액의 기능은 뇌를 보호하고 급격한 체위변동에 따른 정맥, 동맥압의 변화가 뇌에 바로 영향을 미치지 않도록 한다. 뇌척수액은 가쪽뇌실 상의세포(Ependyma cell)로 이루어진 맥락얼기에서 시작하여 가쪽뇌실로 이동하여 셋째 뇌실과 넷째 뇌실을 거치며 다시 정중구와 외측구를 돌아 뇌의 거미막밑공간(지주막하강)에 도달하고 거미막 융모를 통해 정맥(Venus sinus)으로 흡수된다.

(2) 검사목적

뇌척수액의 이동 경로에 폐쇄가 있거나 흡수장애가 나타나면 뇌척수압이 증가되어 수두증의 원인이 된다. 뇌조스캔은 확산되지 않는 방사성의약품을 허리뼈 안에 주사하여 뇌척수액을 거슬러 뇌조에 도달하고 거미막 융모를 통해 흡수되는 경로를 확인하거나 흐르는 양을 측정하고 해부학적인 구조를 보는데 이용된다.

(3) 전처치

뇌조스캔을 위한 환자의 전 처치 사항은 없다.

(4) 방사성의약품

방사성의약품이 뇌조촬영에 이용되기 위해서는 우선 뇌척수액에 대사되지 않아야 하며 지방에 용해되지 않고 뇌척수막자극이나 발열반응이 없어야 한다. 뿐만 아니라 맥락얼기에 흡수되지 않고 순환혈액 중에 신속히 제거되어야 한다. 방사성의약품으로는 ^{111}In–DTPA는 반감기가 약 67시간, 에너지가 173 keV, 247 keV로 18.5 MBq(0.5 mCi) 정도를 사용하는데 수급이 용이하지 않아 ^{99m}Tc–DTPA 37~111 MBq(1~3 mCi) 정도를 이용하고 있다. 방사성의약품을 주입한 후 환자는 누운 자세로 2시간 정도 유지하여 일시적인 뇌척수액의 불균형으로 인한 두통 및 기타 부작용을 방지한다.

뇌척수 imaging에 이용되는 방사성의약품이 갖추어야 하는 조건은

① γ–선 에너지와 반감기가 적당하고
② 표지가 용이하며
③ 흡수 배설이 빨라야 좋으며
④ 자극이 없어야 하고
⑤ 비항원성(항체를 만들지 않음)이어야 하며
⑥ 무발열성이어야 하고
⑦ 멸균이 쉬워야 한다.

(5) 검사방법

20 G 주사바늘로 무균(aseptic condition) 조작으로 요추(lumbar) 4~5번 사이에 천자(lumbar

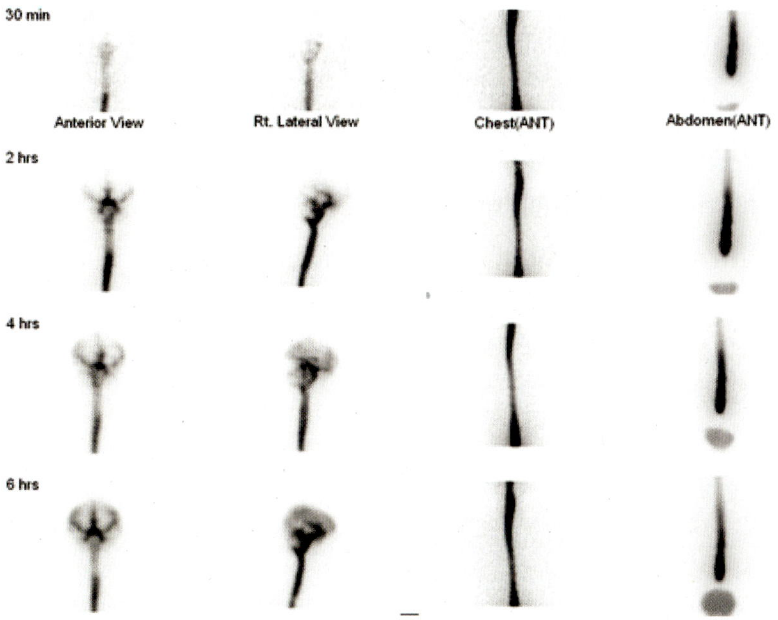

그림 5–28. 뇌조 영상(정상)

puncture)하여 방사성의약품을 주입한 후 전면상(Anterior view)과 측면상(Lateral view)을 2, 4, 6, 24, 48시간에 촬영하고 필요에 따라 72시간에 영상을 기록한다(그림 5-28). 거미막밑공간에 올바로 투여되었는지를 확인하기 위해 투여 후 1시간 후에 투여 지점을 촬영하여 방사성의약품의 이동 상태를 확인한다.

(6) 임상증례

정상적으로 투여된 경우 약 1시간이 경과하면 머리에 방사능이 분포되고 대조와 뇌저조가 나타난다. 2~4시간이 경과하면 전두부와 중간뇌수도관(실비우스구)이 나타나고 8~12시간에는 대뇌저면이, 24시간 영상에서는 거미막융모와 시상정맥동에 도달하여 흡수되는 상태를 볼 수 있다. 뇌척수액은 정상적으로 뇌실에서 거미막밑공간으로 이동하고 허리뼈를 통한 방사성의약품은 뇌실 내로 들어가지 않기 때문에 정상인 경우 뇌실은 나타나지 않는다. 24시간 후 방사성의약품은 상시상정맥동에 도달되며 지주막하강 융모(subarachnoid villi)를 통하여 흡수되어 콩팥을 통해 배설된다.

2) 뇌실-복막 단락 기능검사(Shunt function test)

1. 검사목적

① 수두증(hydrocephalus) 치료를 위한 저장고(reservoir)의 수술 후 기능적 평가

2. 방사성의약품

^{99m}Tc-DTPA

3. 검사방법

① 환자자세: 앙와위(supine)

② 영상: 전면상(anterior), 측면상(lateral)

③ 투여방법: 저장고(reservoir)에 직접 주사(injection)

4. 임상증례

그림 5-29 참고

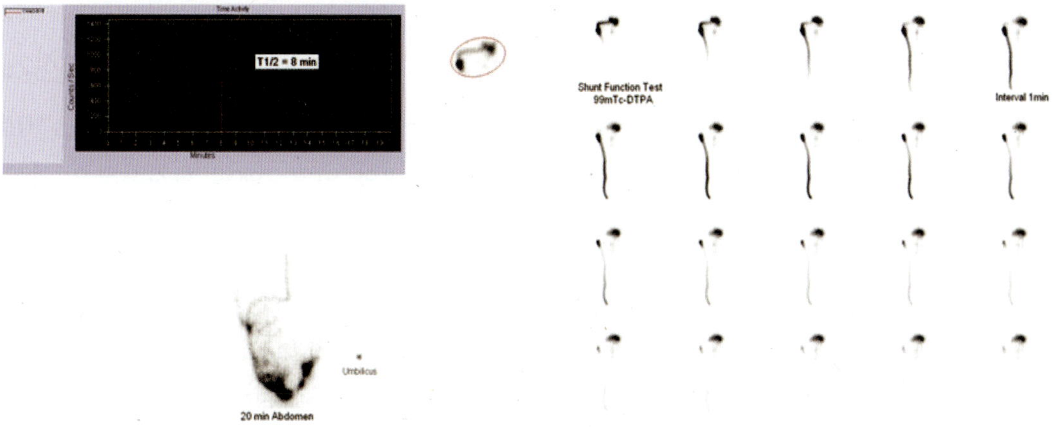

그림 5-29. 정상 뇌실단락검사

(1) 해부생리

수두증(Hydrocephalus) 치료를 위해 만들어 놓은 단락의 기능이 제대로 이루어지고 있는지를 확인하기 위해 시행하는 검사이다. 단락장치는 기본적으로 압력차에 의해 열리는 일방통행 밸브와 저장고 및 도관으로 이루어진다. 저장고는 뇌척수액의 압력측정, 단락의 폐쇄여부, 뇌척수액의 채취, 약물주입 등에 이용된다. 단락이 막히는 원인은 뇌실 쪽 끝에서는 세포찌꺼기나 맥락막총이 원인인 되며, 복막강 쪽에서는 감염이 주된 원인이다.

(2) 검사목적

단락 수술 후 단락이 제대로 기능을 하는지를 퇴척수액 영상을 이용하여 평가할 수 있다. 단락의 저장고(Reservoir)에 수술 후의 기능적 평가를 위하여 방사성의약품을 주사한 후 저장고에서 빠져나가는 방사능의 양을 영상과 데이터로 측정한다.

(3) 전처치

뇌실-복막 단락 기능검사를 위한 환자의 전처치 사항은 없다.

(4) 방사성의약품

방사성의약품은 ^{99m}Tc-DTPA 18.5~37 MBq(0.5~1 mCi)를 사용하고 주사되는 방사성의약품의 양은 0.1 ml 이하가 되도록 한다. 환자는 10분 전에 안정상태를 유지하고 주사기(25 G 주사바늘)로 저장고에 직접 주사한다. 이때 저장고 위치의 환자 머리카락을 면도칼로 제거한 후 소독제 (베타딘 등)로 멸균해야 한다.

(5) 검사방법

저장고의 하단부를 10~20초간 누르면서 방사성의약품을 주사하고 이 때 뇌실 내로 들어가는 상황을 모니터로 관찰한다. 환자의 머리를 움직이지 않은 상태에서 40 kcounts로 1분, 5분, 10분, 15분, 20분 영상을 얻고 20분 후 복부영상을 획득하여 복강 내의 뇌척수액의 확산유무를 관찰한다. 복부영상에서 칼돌기(검상돌기, Xiphoid)와 배꼽(Umbilicus)에 위치표시(Marking)를 한다. 컴퓨터 영상을 통해 저장고의 관심영역을 잡고 시간-방사능곡선(Time-activity curve)을 그린 후 이 곡선으로부터 최고치가 반으로 줄어드는데 걸리는 시간(반감시간, T1/2)을 구해준다. 데이터 처리에 의한 시간-방사능곡선을 통해 산출된 반감시간 값은 다음 공식에 대입하여 뇌척수액의 흐름을 계산해낼 수 있다.

(6) 임상증례

$$F(flow) = \lambda \cdot V$$

$$\lambda = \frac{0.693}{T_{1/2}}$$

F : 뇌척수액의 유속
V : 저장고 용적(Reservior volume)
λ: 붕괴상수

제 06 장 비뇨계

URINARY SYSTEM

1 해부생리

콩팥은 몸의 등쪽 가로막(횡격막) 아래에 있는 1쌍의 큰 완두콩 모양의 복막뒤기관(복막후장기)으로써 한쪽 콩팥의 무게는 약 160 g이며 제11 등뼈와 제3 허리뼈 사이에 위치해 있다. 또한 오른콩팥이 왼콩팥보다 낮게 위치하는데 그 이유는 간에 의해서 눌리기 때문이다(그림 6-1).

콩팥의 세로단면을 보면 바깥쪽의 겉질(피질, cortex)과 안쪽의 속질(수질, medulla)로 구별되며, 속질 안쪽에는 콩팥문속의 빈공간을 콩팥굴(renal sinus)이라고 하며, 그 속에 콩팥깔대기(신우, renal pelvis)가 있는데 이곳을 통하여 소변이 방출되며 요관에 연결된다. 배대동맥(복대동맥, abdominal artery)에서 갈라져 나간 콩팥동맥(신동맥, renal artery)은 콩팥문(신문)을 통하여 들어가 콩팥 피라미드(신추체)과 콩팥기둥(신주, renal column) 사이를 가로질러 올라가는 엽사이동

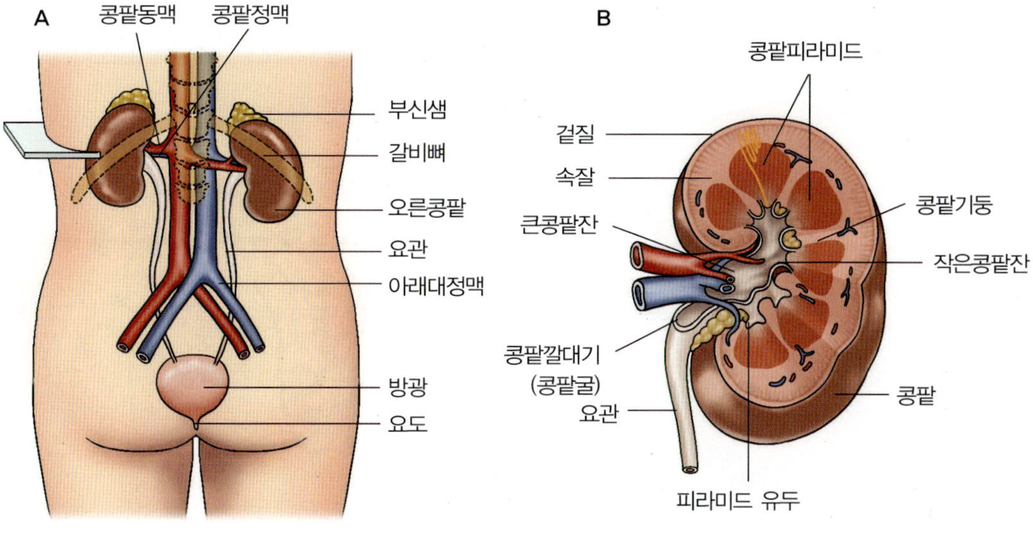

그림 6-1. 콩팥의 위치(A) 및 세로단면(B)

맥(엽간동맥, interlobar artery)으로 갈라지고 겉질과 속질 사이를 활꼴(궁상, arch)로 달리는 활꼴동맥(궁상동맥, arcuate artery)으로 갈라진다. 활꼴 동맥에서 겉질 쪽을 향하여 거의 직각으로 소엽사이동맥(소엽간 동맥, interlobular artery)이 갈라져 겉질에 분포한다. 이 동맥에서 갈라진 가지는 들토리세동맥(수입세동맥, Afferent glomerular arteriole)이 되고 콩팥소체(신소체, renal corpuscle)로 들어가 토리(사구체, glomerulus)를 형성한다(그림 6-2).

둥근 모양의 동맥 모세혈관 덩어리인 토리는 콩팥소체(신소체, renal corpusle)를 빠져 나오면서 다시 날토리세동맥(수출세동맥, Efferent glomerular arteriole)이 된다. 콩팥소체(신소체)는 토리와 토리주머니(사구체낭, Bowman capsule)로 구성되는데 토리는 토리주머니로 완전히 둘러싸여 있으며 토리주머니는 콩팥세관(세뇨관, renal tubule)과 연결되어 있다. 토리주머니에서 여과된 혈

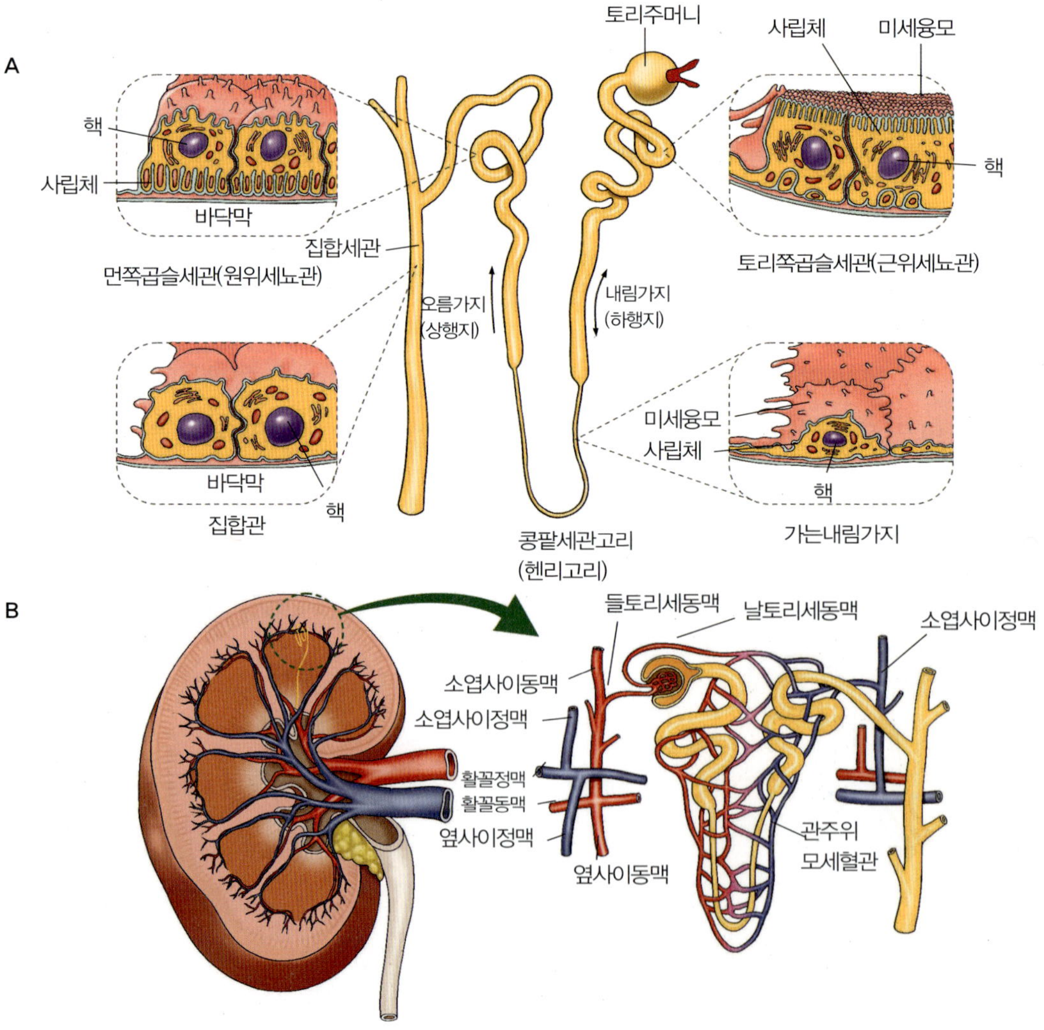

그림 6-2. 콩팥단위(신원)의 구조(A) 및 혈관계(B)

장 여과액(토리여과액)은 콩팥세관으로 운반된다.

콩팥세관은 먼저 겉질 부위에서 굽어져 토리쪽곱슬세관(근위곡세뇨관, proximal convoluted tuble)이 된 후 속질에서 머리핀(hairpin)과 같이 굽어서 콩팥세관고리(헨레고리, Henle's loop)가 된다. 콩팥세관고리는 토리쪽곱슬세관(근위곡요세관)보다 가늘고 속질로 직진하는 내림부위(하행지, descendinglimb)와 속질에서 겉질로 향하는 오름부위(상행지, ascending limb)의 2개 부분으로 구성된다. 콩팥세관고리(헨리고리)의 오름부위 중간에서 콩팥세관은 다시 두터워진다. 겉질에 이르면 다시 굽어져 먼쪽곱슬세관(원위곡세뇨관, distal convoluted tubule)이 된 다음 콩팥소체의 들세동맥(수입세동맥) 근처를 통과하면서 집합세관(집합관, collecting duct)이 된다. 집합세관은 겉질에서 속질로 향하여 콩팥깔대기(신우)에 연결된다. 날토리세동맥(수출세동맥)이 되어 콩팥소체를 빠져나온 혈관은 다시 모세혈관으로 바뀌어 토리쪽곱슬세관(근위곡 세뇨관, proximal convoluted tuble)과 먼쪽곱슬세관(원위곡세뇨관)을 둘러 싸고 있으며, 또한 곧은정맥(직혈관, Vasarecta)이 되어 속질 내 깊은부위로 들어가 다시 되돌아가는 것도 있다(그림 6-2B). 그 후 이 모세혈관은 한곳에 모여서 동맥혈관과 같은 주행 경로인 소엽사이정맥(소엽간정맥, Interlobular veins), 활꼴정맥(궁상정맥, arcuate vein)이 된 다음, 엽사이정맥(엽간 정맥, Interlobar vein), 다시 콩팥정맥(신정맥)이 되어 콩팥을 빠져나가 아래 대정맥으로 유입된다. 콩팥소체(신소체)와 그에 연속되는 콩팥세관(renal tubule)은 콩팥에 있어서 소변 생성의 기능적 단위가 되는데 이것을 콩팥단위(신원, nephron)라고 한다. 왼·오른쪽 콩팥에는 각각 약 100만 개의 콩팥단위가 있으며 그 구조는 그림 6-2와 같다.

소변(요, urine)은 토리 여과액이 콩팥세관과 집합세관을 흐르는 사이에 여과액 성분의 일부가 관벽에서 재흡수되거나, 혈액성분 및 관벽의 세포가 생산하는 물질을 관 안으로 분비하여 생성된다(그림 6-3B).

1) 콩팥의 정적영상

(1) 검사목적

① 콩팥의 위치, 크기 그리고 모양을 평가

② 종양, 낭종, 농양과 같은 공간점유물의 유무와 위치, 크기 및 범위 등에 관한 정보

③ 깔때기콩팥염(신우신염), 방광요로 역류환자 등에서 콩팥피질 손상의 진단

④ 콩팥질환 환자 또는 콩팥공여 환자에서 좌우콩팥의 상대적 기능평가

⑤ 선천성 콩팥기형의 진단

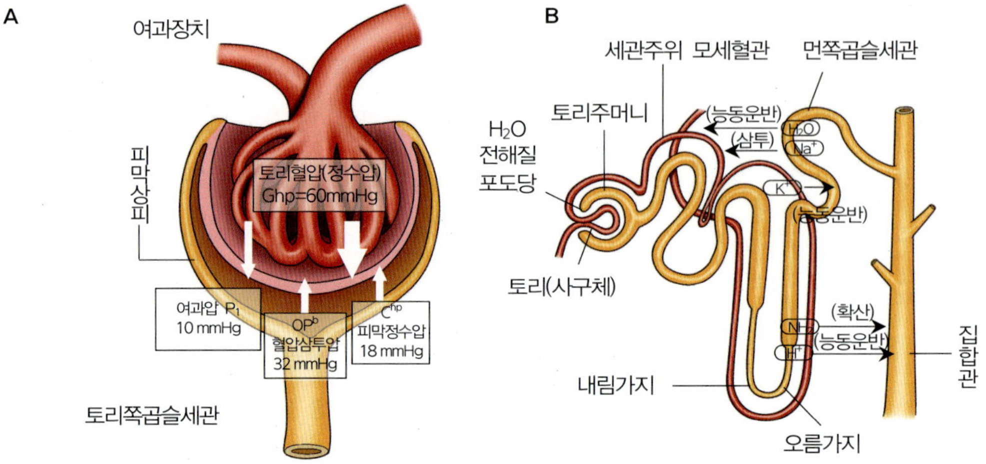

그림 6-3. 토리여과(A)와 세뇨관의 재흡수 및 분비기전(B)

(2) 전처치

없음

(3) 방사성의약품

^{99m}Tc-glucoheptonate는 정맥 내 주입 1시간 후 약 13 % 정도는 콩팥에 남아있고 40 % 정도는 소변으로 배설되며 콩팥겉질에 집적되므로 조기영상(Early phase image)에서는 물론 주입 2~4시간 후에도 콩팥겉질의 영상을 기록할 수 있다. ^{99m}Tc-DMSA는 주입 후 1시간 내 주입량의 50 %가 콩팥겉질 내에 집적되며 24시간 동안 콩팥에 잔류한다. 보통 37~185 MBq(1~5 mCi)를 정맥 내에 주입하며 주입 후 12시간 동안 30 % 정도가 소변으로 배설된다. 정맥 내에 주입하면 DMSA는 혈장단백과 견고하게 결합되어 콩팥겉질에 집적된다. 콩팥의 배설기능 평가는 불가능하고 다른 방사성의약품에 비하여 콩팥의 피폭이 많은 편이다.

표 6-1. 정적 콩팥 영상에 이용되고 있는 방사성의약품

방사성의약품	사 용 량	투여방법	집적기전(집적부위)
^{99m}Tc-DMSA	37~185 MBq(1~5 mCi)	정맥주사	세뇨관분비(세뇨관: 콩팥겉질 40~50 %)
^{99m}Tc-glucoheptonate	370 MBq(10 mCi)	정맥주사	세뇨관분비(세뇨관: 콩팥겉질 5~10 %)

(4) 검사방법

가) 기본검사

① 정맥주사 후 2~3시간 후에 바로 누운 자세에서 ANT, POST, LPO, RPO를 40만 계수를 얻는다.

② 소아일 경우 확대 기능을 사용하여 검사한다.

나) Data Processing

▶ Relative renal function: ANT, POST 양측 콩팥의 ROI와 배후방사능의 ROI를C-shape으로 설정하여 각 ROI의 total counts와 pixel 수를 측정하여 콩팥의 ROI와 배후방사능의 ROI pixel 수를 보정하고, POST에서 Rt. Lt.의 ratio를 계산하고ANT, POST에서 기하학적 평균값(geometric mean)을 계산한다. ^{99m}Tc- DMSA 검사를 하여 전, 후면 영상의 기하평균이 만약 50: 50의 기능을 가진 경우에 1 cm의 깊이 차이는 53:47, 2.m의 차이는 57:43으로 반영된다.

다) 주의사항

표지된 방사성 의약품은 30분 이내에 투여한다. 표지 후 pH는 2.3~3.3을 유지하며 외부의 빛을 차단해야 하고 2~8℃의 비교적 낮은 온도에 보관한다. 그리고 $^{99m}TcO_4^-$와 DMSA를 표지한 후 10~240분 이내에 사용해야 한다.

라) 촬영 조건

① 정적영상은 100만계수를 얻는다.

② 통상촬영은 전면상(ANT), 후면상(POST), 우후면사위상(RPO), 좌후면사위상(LPO)

마) SPECT 검사

▶ SPECT 영상을 기록하기 위하여 128 × 128 matrix로 3°씩 20 sec/view로 120 view의 영상을 기록한다(Single head system). 그러나 dual 또는 triple head system의 경우에는 128 × 128 matrix로 3°씩 30 sec/view로 120 view의 영상을 기록한다.

(5) 임상증례

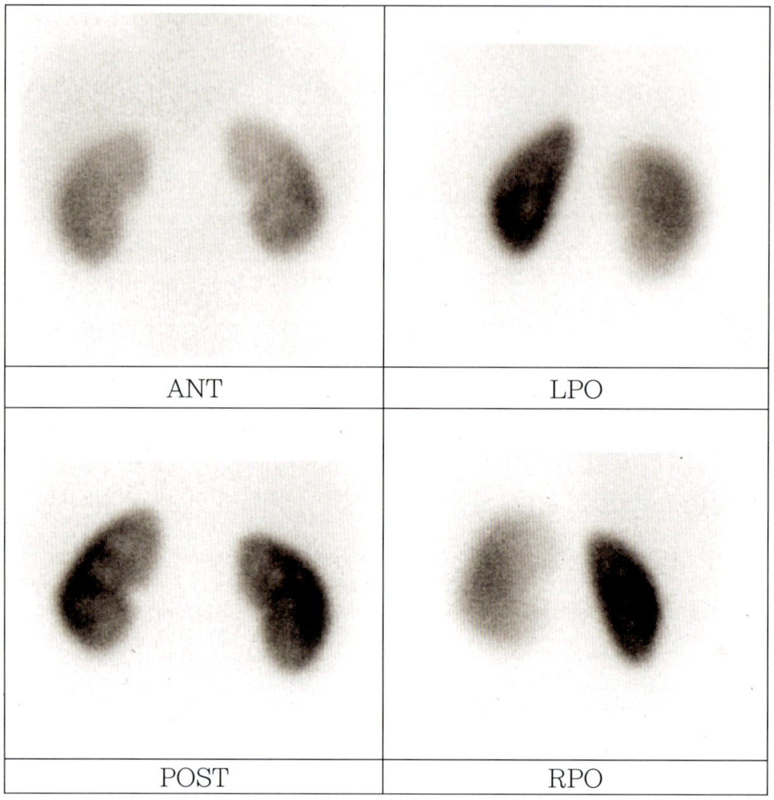

그림 6-4. ^{99m}Tc-DMSA를 주사한 3시간 후 정상적인 콩팥의 정적 영상

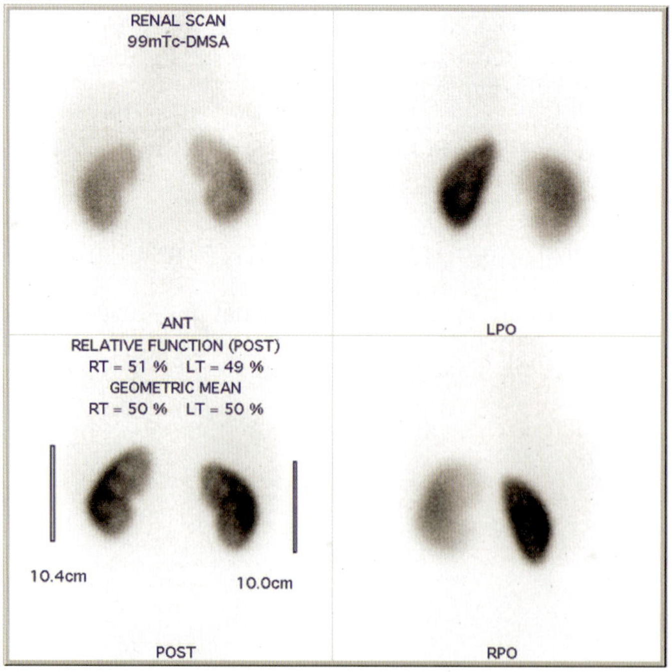

그림 6-5. ^{99m}Tc-DMSA 분석영상 - 정상

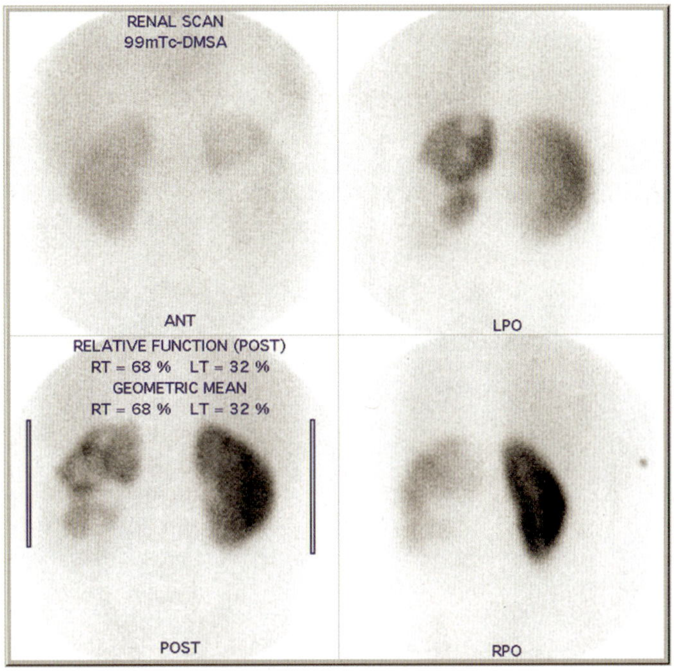

그림 6-6. ^{99m}Tc-DMSA 분석영상 - 공간점유병소(왼쪽)

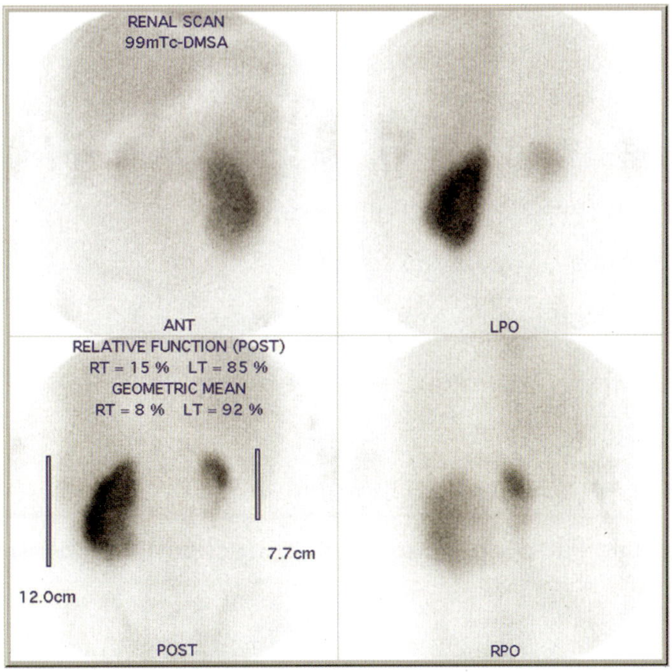

그림 6-7. ^{99m}Tc-DMSA 분석영상 - 위축성 신장(오른쪽)

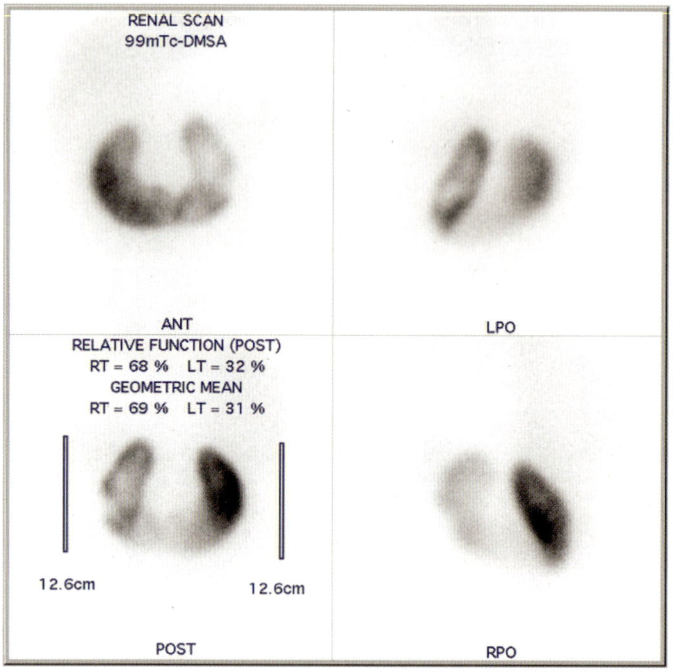

그림 6-8. ^{99m}Tc-DMSA 분석영상 - 마제형신장

2) 콩팥의 동적영상

(1) 검사목적

① 콩팥 관류 및 배설 기능의 평가

② IVP검사에서 콩팥이 나타나지 않을 경우 콩팥실질을 평가하기 위하여

③ 콩팥실질 질환 환자의 연속적인 검사(Follow-up)

④ 콩팥동맥 협착, 콩팥혈관성고혈압 진단 및 평가

⑤ 초기 콩팥종양과 콩팥 내 수종(Cyst)의 구별을 위하여

⑥ 이식 콩팥의 거부반응 및 기능 평가

⑦ 폐쇄성 요로질환 감별

⑧ 사구체여과율(GFR) 및 유효콩팥혈장류량(ERPF)의 측정

▶ GFR: Glomerular Filtration Rate, ERPF: Effective Renal Plasma Flow

(2) 전처치

① 부족한 수분 공급은 콩팥에서 추적자의 섭취와 배설이 지연되므로 물 500~1000 mL 정도를 검사 30~60분 전에 마시게 한다.

② 검사 시행 전 소변을 보게 함으로써 방광의 피폭 방사선량을 감소시킨다.

③ 검사 과정을 설명하여 검사 도중에 움직이지 않도록 편안한 상태를 유지하게 한다.

④ 검사 전 이뇨제는 일주일, 캡토프릴은 2일 전에 투여를 중단한다.

(3) 방사성의약품

표 6-2. 콩팥 동적영상에 이용되고 있는 방사성의약품

방사성의약품	사 용 량	투여방법	집적기전(배설기전))
^{99m}Tc-DTPA	111~370 MBq(3~10 mCi)	정맥	단순확산 (토리여과)
^{99m}Tc-glucoheptonate	370 MBq(10 mCi)	정맥	능동이동 토리여과: 90~95% 세뇨관 분비: 5~10%
^{99m}Tc-MAG$_3$	111~370 MBq(3~10 mCi)	정맥	능동이동 (세뇨관: 80~90 %)
^{131}I-hippuran	5.55 MBq(150 μCi)	정맥	능동이동 토리(10~20 %) 세뇨관(80~90 %)
^{123}I-hippuran	9.25 MBq(250 μCi)	정맥	능동이동 (토리: 10~20 %)

MAG: mercaptoacetyltriglycine

^{99m}Tc-DTPA를 혈관내 주사하면 대부분 콩팥을 통해 빠른 시간 내에 배설되며 약 5 % 정도는 대변을 통하여 배설된다. 콩팥 내에 머무는 시간도 아주 짧다. 방사성 핵종을 혈관 내에 주입하고 전신(Whole body)을 계수(Counts)할 경우 두부(Head), 콩팥 그리고 심장에서의 반감시간(T1/2)은 각각 14분, 23분과 26분이다.

DTPA는 토리의 기능을 평가할 수 있으며 투여량의 약 5~10 %는 혈장 내 결합이 이루어져 토리여과 평가에 약간의 영향을 미칠 수 있지만 90 % 정도가 주입 후 4시간 이내에 여과되므로 카메라를 이용한 경시적 영상기록으로 콩팥의 배설기능을 충분히 평가할 수 있다.

^{99m}Tc-glucoheptonate는 정맥 내 주입 1시간 후 약 13 % 정도는 콩팥에 남아있고 40 % 정도는 소변으로 배설되며 콩팥겉질에 집적되므로 조기영상(Early phase image)에서는 물론 주입 2~4시간 후에도 콩팥겉질의 영상을 기록할 수 있다.

^{131}I이나 ^{123}I에 hippuran을 표지하여 이용하면 주로 세뇨관에 의한 배설을 잘 분석할 수 있으나 비교적 표지시간이 길고 유리(Free) 옥소의 양이 많은 (5 % 정도) 단점이 있고 ^{123}I은 cyclotron에서 생성되므로 가격이 비싼 단점도 있다.

^{99m}Tc-MAG$_3$는 hippuran과 같이 콩팥의 기능을 검사할 수 있으며 높은 단백 결합률로 근위세뇨관으로 이동되며 정상 콩팥의 실질 내에 머무르지 않는다. 영상의 질도 ^{131}I-OIH나 ^{99m}Tc-DTPA보다 좋은 편이다. ^{99m}Tc-MAG$_3$를 보통 성인에게 185~370 MBq(5~10 mCi)을 정맥 내로 주입하며, 혈액 내에서 혈장단백과 높은 결합률(89 % 정도)을 보이지만 세뇨관분비와 토리여

표 6-3. 각 장기별 흡수선량 비교

장 기 별	흡수선량
방광의 벽	4.8 (48 mCy)
대장의 상부 벽	0.19 (1.9)
대장의 하부 벽	0.33 (3.3)
쓸개의 벽	0.16 (1.6)
콩팥	0.14 (1.4)
간	0.036 (0.36)
고환	0.16 (1.6)

과에 의하여 콩팥을 통해 주입량의 90 %가 3시간 이내에 소변으로 배설된다. 그러므로 이것은 주로 콩팥의 소변 배설 기능평가, 콩팥 혈류 검사를 비롯하여 콩팥겉질 내 방사능 집적상태 등에 대한 검사에 이용된다. ^{99m}Tc-MAG_3의 표지방법은 $^{99m}TcO_4^-$ 200~400 MBq을 4~10 mL가 되도록 준비하여 표지화합물(MAG_3) Vial 주입하고 10분간 끓여준 후 꺼내서 실온 상태로 15분간 방냉하여 사용한다.

방광에 방사선피폭을 감소시키기 위하여 환자는 방사성의약품이 혈관 내로 주입된 후 물을 자주 먹게 하고 소변을 보게 하여야 하며, ^{99m}Tc-MAG_3는 표지 후 6시간이 경과된 후에는 사용하지 말아야 한다. ^{99m}Tc-MAG_3, 370 MBq(10 mCi)을 주입한 경우 방사선 흡수선량은 표 6-3과 같다. 기타 사용되는 방사성의약품으로 ^{99m}Tc-aprotinin, ^{14}C-PAH 그리고 ^{14}C-inulin 등이 있다.

(4) 검사방법

① 콩팥의 배설 기능 검사

콩팥의 배설 기능 검사에 주로 사용되는 방사성의약품은 ^{99m}Tc-MAG_3, ^{99m}Tc-DTPA이다. ^{99m}Tc-MAG_3는 능동이동으로 콩팥의 신피질에 집적되고 세뇨관분비를 통해 배설된다. 그리고 ^{99m}Tc-DTPA는 단순확산으로 콩팥에 집적되고 사구체여과를 통해 배설된다. 콩팥 영상기록 방법은 콩팥의 기능 특히 콩팥기능 부전증, 콩팥혈관성 고혈압 그리고 콩팥 이식 후의 콩팥의 기능을 평가하기 위하여 사용된다. 검사 전 환자에게 검사에 관한 모든 사항을 잘 설명하여 협조를 얻도록 하고 정상적인 배뇨(배설 기능 촉진)를 위하여 검사 30~60분 전 물을 500 ~ 1000 ml 정도를 먹게 하고 검사 전에 소변을 보도록 한다. 방사성의약품 ^{99m}Tc-MAG_3나 ^{99m}Tc-DTPA 370 MBq(10 mCi)를 18~19 G 주사바늘로 전주정맥(Antecubital vein)을 통해 순간주사 한다. 누운 자세에서 저에너지 고해상도조준기가 장착된 감마카메라를 후면에 위치시킨다. 누운 자세에서의 촬영이 좌우 콩팥의 기능을 더 정확히 측정한다. 시야가 넓은 카메라가 좋으며 가능한 심장, 콩팥, 방광이 모두 포함되어야 하며, 최소한 콩팥과 방광이 포함되어야 한다. 128 × 128 Matrix로 사용하고 동적영상을 얻을 경우는 보다 많은 방사성의약품 을 투여하는 것이 좋다. 첫 1분은 1~3초 간격으로 촬영을 하고, 이

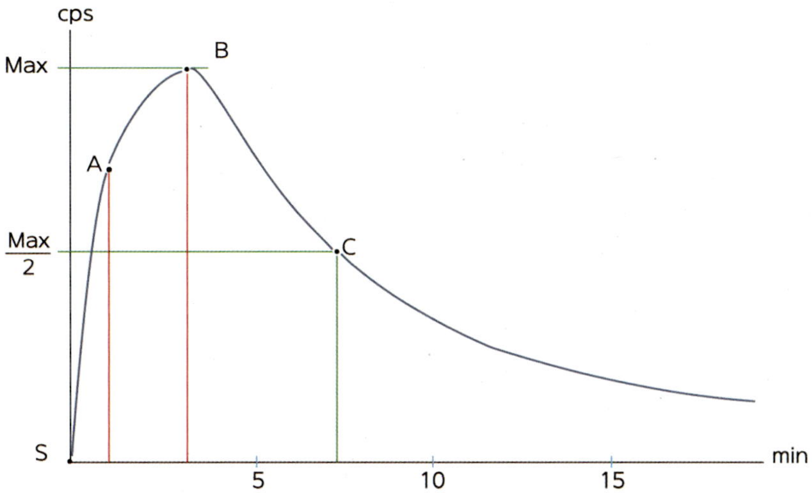

그림 6-9. 정상 콩팥의 시간방사능 곡선(Renogram)

S. Start, S~A. 혈류기, A~B. 분비기, B. Count Peak, B~. 배설기, C. Half Count

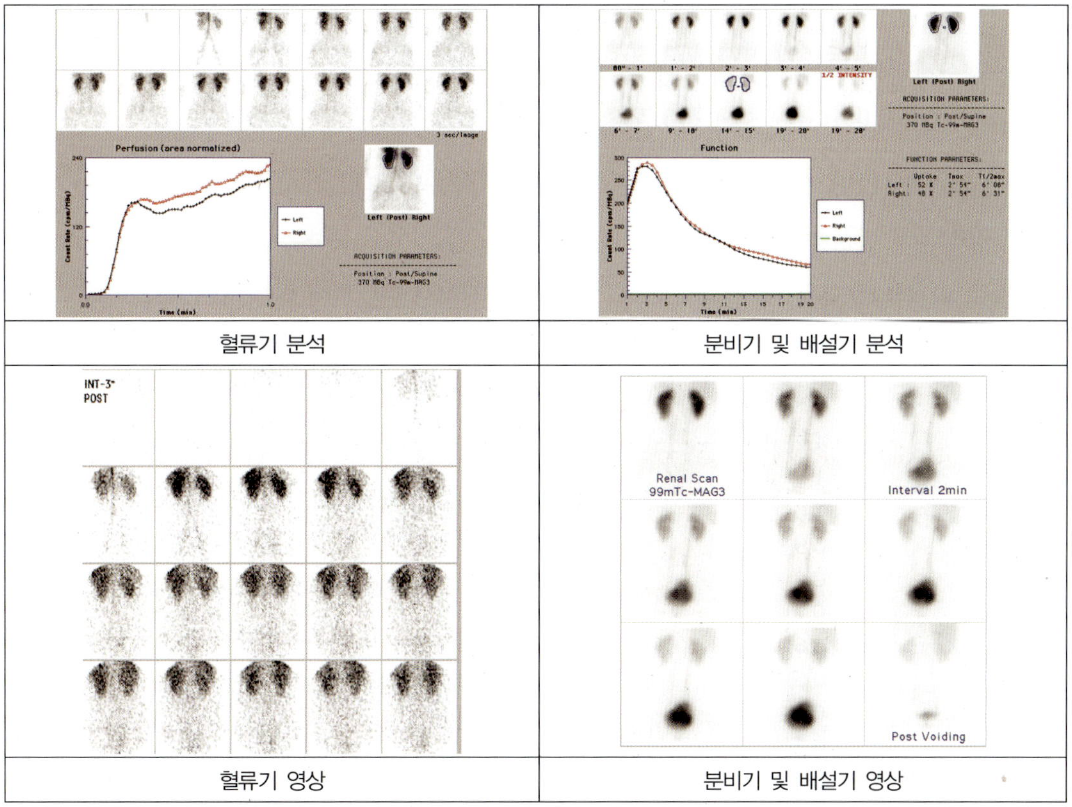

그림 6-10. 정상 콩팥의 분석영상

어서 10~30초마다 동적영상을 얻으며, 총 20~30분 동안 촬영을 한다. 주사 부위에서 방사성의약품의 혈관 밖 유출이 있을 경우에는 배설지연의 양상으로 콩팥기능도에 영향을 줄 수 있으므로, 의심되는 경우에는 검사 후에 주사 부위의 촬영을 하도록 한다. 검사가 종료되면 다시 소변을 보도록 하고, 배뇨 후 영상을 촬영한다. 배뇨 후 영상은 배뇨 전과 같은 자세인 누운 자세에서 촬영을 하여 장기의 위치 등이 변하지 않도록 한다. 소변을 볼 경우 방광의 방사선량을 50% 정도 줄일 수 있다. 검사 종료 후 컴퓨터에 입력된 영상으로 좌우콩팥에 각각 관심영역을 설정하고 그룹 1의 혈류기와 그룹2의 배설기로 나누어 시간방사능 곡선(T-A curve)을 그려준다.

② 이뇨제 콩팥 스캔

검사 종료 후 콩팥의 배설기능이 저하된 경우에 이뇨제콩팥신티그램을 한다. 즉, 콩팥 신티그램콩팥결석(신석), 종괴, 중복콩팥깔때기(중복신우), 물콩팥증(수신증) 등으로 인한 요로폐쇄와 비폐쇄성 요로질환을 감별하기 위해 사용되는 유용한 방법이다. 검사방법은 이뇨제(furosemide 0.3~1.0 mg/kg, 1 ample 2 mL)을 정맥 주사하여 환자를 앉은 자세 또는 누운 자세로 기본검사와 동일한 방법으로 검사를 한다.

이뇨제콩팥스캔의 결과는 이뇨제 주사 전과 후의 영상을 육안으로 비교할 수도 있고, 소실곡선의 반감기를 비교하는 객관적이고 정량적인 방법도 있다. 이뇨제 주사 후 방사능의 감소 정도를 정량적으로 나타내는 방법이 많이 사용된다. 여러 가지 방법이 사용되는데, 가장 흔하게 사용되는 것은 주사 직전 관심 영역내의 방사능이 1/2로 감소하는 시간 즉 반감기를 구하는 방법이다(그림 6-11). 정맥 주사한 라식스의 최대효과는 즉시 나타나는 것이 아니고 약 15분 후에 나타나기 때문이다. 15분 이후 급격히 감소하는 것과 천천히 감소하는 것으로 폐쇄여부의 정도를 진단할 수 있다(그림 6-12).

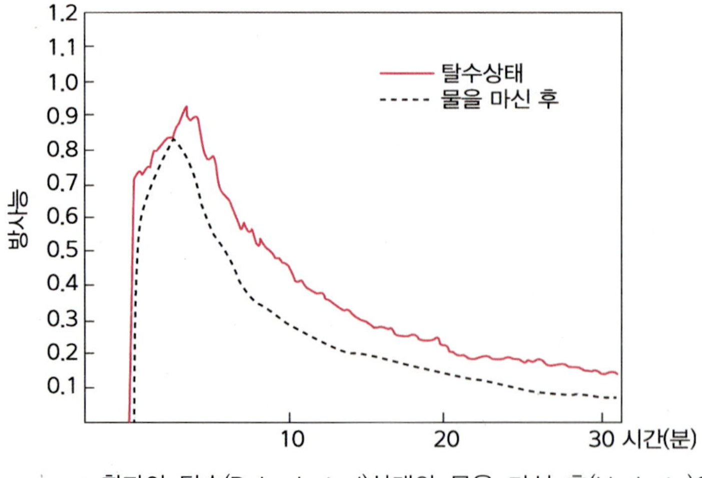

그림 6-11. Renogram환자의 탈수(Dyhydrated)상태와 물을 마신 후(Hydrate)의 비교(탈수상태에서 최고 계수 도달 시간이 늦다)

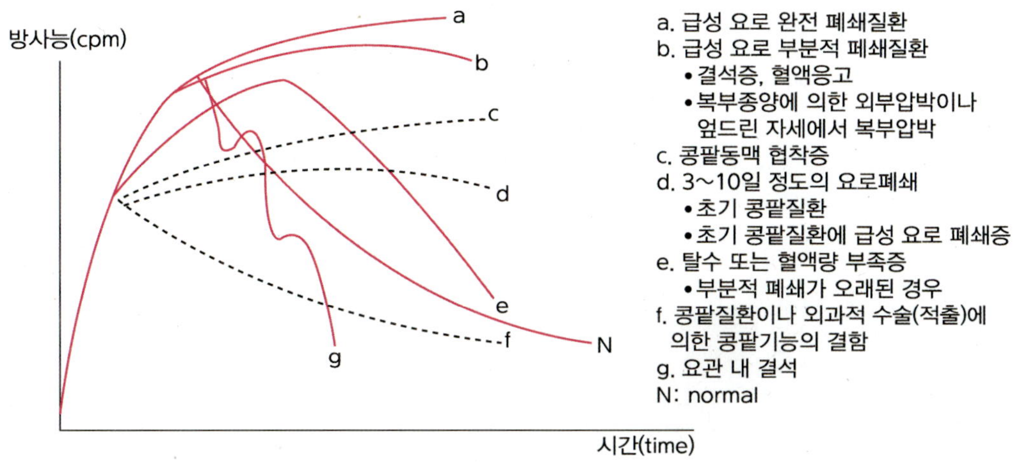

그림 6-12. 정상(N)과 비정상 renogram과의 비교

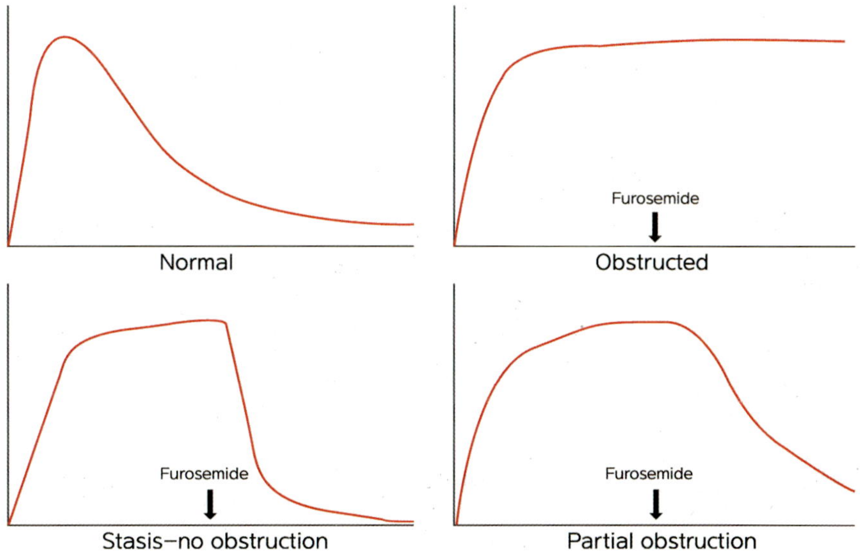

그림 6-13. 이뇨제 투여검사의 진단 패턴

③ ACE 억제제 콩팥 스캔

콩팥혈관에 의한 고혈압 환자에서 콩팥의 동적인 진단을 위하여 ACE 억제제로 캡토프릴(Captopril)을 이용하기도 한다. 콩팥혈관협착에서 혈류역학장애를 일으킬 수 있는 75% 이상의 협착이 있는 경우 수입세동맥으로 들어오는 혈압이 감소하게 되면 압력감지수용체가 자극되어 사구체 곁장치(juxtaglomerular apparatus)에서의 레닌분비가 증가한다. 증가된 레닌은 안지오텐신I을 증가시키고 이것은 안지오텐신전환효소(ACE: Angiotensin converting enzyme)의 영향 아래 안지오텐신II로 변환된다. 안지오텐신II는 수출세동맥을 수축시키면서 사구체여과율을 유지시킨다(그림

6–14). 이 상태에서 ACE억제제를 투여하면 안지오텐션II의 생성이 억제되고 수출세동맥이 확장되어 여과분획과 사구체여과율이 급격히 감소한다(그림 6–15). 이런 원리를 이용하여 ACE 억제제 콩팥 스캔을 한다.

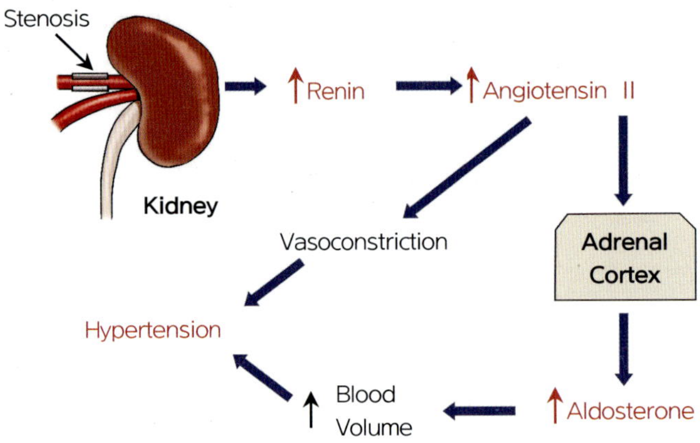

그림 6–14. 콩팥혈관에 수축에 의한 고혈압 발생 기전

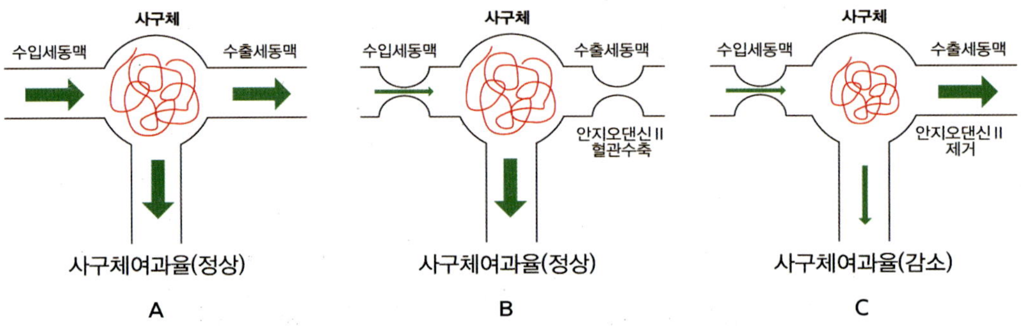

그림 6–15. ACE 억제제 콩팥 스캔의 원리

A. 정상. B. 콩팥동맥의 협착이 있는 경우. C. ACE 억제제 사용으로 angiotensin II 작용을 차단한 경우

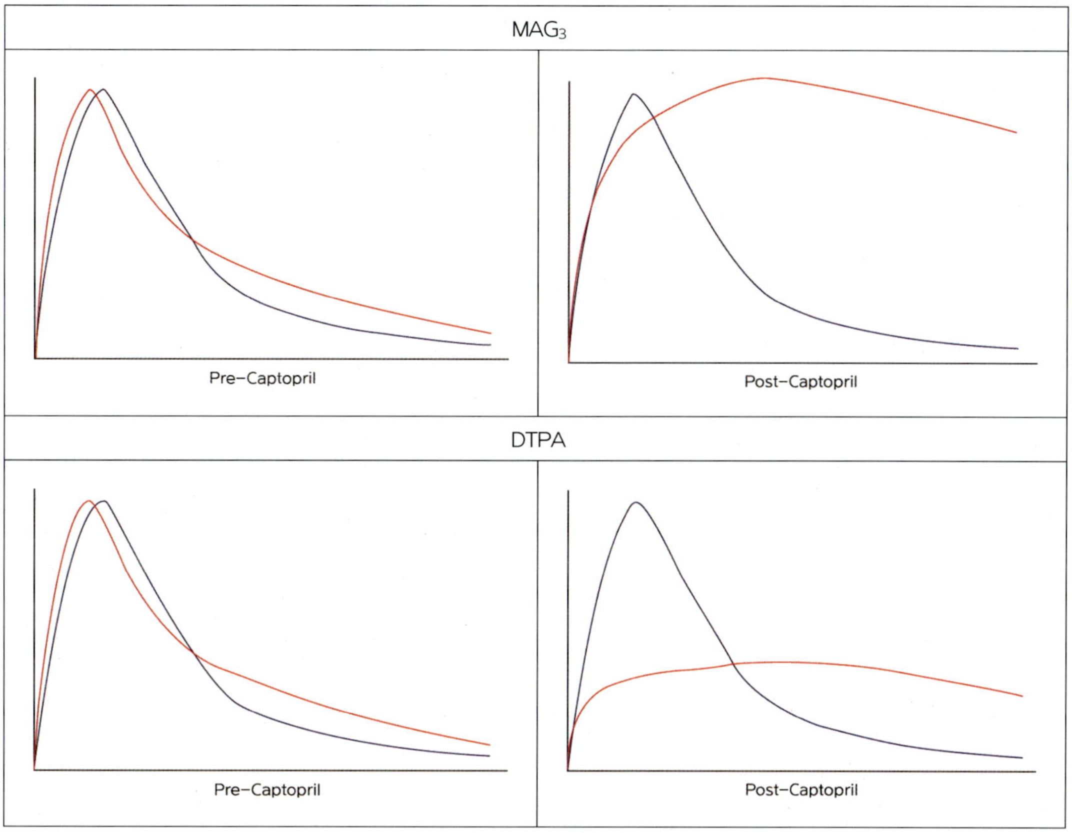

그림 6-16. ^{99m}Tc-MAG_3와 ^{99m}Tc-DTPA를 이용한 ACE 억제제 콩팥 스캔의 시간방사능곡선 패턴의 비교

콩팥혈관이 생기는 초기에는 콩팥에서의 레닌분비가 증가되지만 오랫동안 지속되는 경우에는 오히려 콩팥의 위축이 오면서 레닌의 분비가 감소하고 사구체여과율 또한 감소된다. 그리고 이때에는 콩팥협착을 치료하더라도 고혈압이 치료되지 않게 된다. 그 이유는 반대편의 협착이 없는 콩팥이 초기에는 비대가 되고, 사구체여과율이 증가되지만, 오랫동안의 고혈압에 노출될 경우에는 사구체와 세관이 손상을 받게 되어서 점차 사구체여과율이 감소하고, 콩팥경화증(nephroscierosis)이 심해짐에 따라 레닌의 분비가 증가하여 오히려 고혈압이 지속되게 하기 때문이다. 그러므로 콩팥혈관성고혈압을 조기에 진단하여 조기에 치료할수록 고혈압의 치료가능성이 높아진다.

충분한 수분 섭취를 하도록 한다. 경구로 ACE억제제를 투여할 경우에는 수분 섭취는 하되, 음식물을 검사 전 4시간 동안 먹지 않도록 한다. 과도한 수분 섭취는 피하도록 한다. 7 ml/kg의 물을 검사 60분 전(최소한 30분 전)에 먹도록 하고, 같은 날에 ACE억제 전후의 콩팥스캔을 두 번 할 경우에는 검사 사이에도 수분 섭취를 계속하도록 한다. 콩팥혈관성고혈압의 가능성이 높거나, 정맥으로 ACE억제제를 투여하는 경우에는 검사 도중 저혈압이 될 수 있기 때문에 정맥주사선을 확보하여야 한다. 콩팥혈관성고혈압을 진단하기 위해 이용되는 검사로 투여 전 기저혈압을 확인하고 캡토프릴 25 mg을 경구 투여한 후 15분 간격으로 혈압을 측정한다. 1시간 후 정점에 도달하면 동적 콩팥검사와 동일한 방법에 의해 시행한다. 검사방법은 하루검사법과 2일 검사법이 있다. 하루 검사법은 ACE억제제를 투여하지 않고 기저콩팥스캔 검사를 먼저 하고, 이어서 ACE억제제콩팥스캔을 하는 방법이다. 기저검사는 ^{99m}Tc-MAG$_3$나 ^{99m}Tc-DTPA 40~80 MBq(1~2 mCI)을 주사하고 시행하며, 이어서 ACE억제제를 투여한 다음에 기저검사보다는 많은 300~400 MBq(8~10 mCI)의 ^{99m}Tc-MAG$_3$나 ^{99m}Tc-DTPA를 투여한다. 그리고 2일 검사법은 ACE억제제콩팥스캔을 먼저 하는 방법이다. 만약 정상 소견이 나오면 콩팥혈관성고혈압의 가능성이 낮으므로 기저검사를 생략할 수 있다. 만약 결과에 이상이 있을 경우에는 특이도를 높이기 위하여 기저 검사를 시행한다. 그러나 기저검사는 기존에 투여한 ACE억제제의 효과로 인해 당일에 시행할 수 없어서, 효과적인 검사법이 되지 않을 수 있다. 따라서 콩팥혈관성고혈압의 가능성이 그다지 높지 않은 경우에 2일 검사법을 시행한다.

④ 이식 콩팥의 기능 평가

이식 콩팥스캔은 합병증이 시간에 따라 발생하는 특징이 있기 때문에 이식 직후에 기저 검사를 시행하여 두는 것이 매우 중요하다. 추적 검사는 기저 검사와 같은 검사를 시행하여야 한다. 핵의학 검사로 평가하는 것은 이식콩팥의 관류와 기능 두 가지 모두이다. 일반적으로 가장 많이 사용되는 방사성의약품은 ^{99m}Tc-MAG$_3$와 ^{99m}Tc-DTPA이다. ^{99m}Tc-MAG$_3$는 좋은 영상의 질을 얻을 수 있어 흔히 사용된다. ^{99m}Tc-DTPA와 다른 점은 일반적으로 알려진 바와 같다. 이식콩팥의 관류 평가는 한번 순환시의 콩팥관류곡선으로부터 콩팥 동맥의 막힘을 평가하며, 여러 정량검사 방법을 사용하여 관류 이상의 정도를 평가한다. 일반적인 콩팥스캔과 다른 점은 감마카메라를 이식 콩팥의 앞면에 대고 콩팥과 방광이 포함되도록 앞면 영상을 얻는다는 것이다. 급성뇨세관괴사 시에는 관류의 평가곡선이 기능의 감소에 비하여 덜 심하게 나타난다.

방사성의약품 370 MBq(10 mCi)를 순간주사(bolus injection)한 후 60초 동안 혈관상을 기록하고 이어서 콩팥의 형태학적 분석을 위하여 정적영상(Static image)을 기록한다. 일정시간 간격으로 연속하여 기록한 영상에서 이식된 콩팥에서의 혈류 상태, 콩팥의 기능 그리고 콩팥의 모양 등에 관하여 알 수 있다. 보통 방사성의약품을 주입한 후 6초 이내에 이식된 콩팥의 방사능 이 최고에 이르며 장골동맥에서의 방사능과 같거나 높게 나타난다.

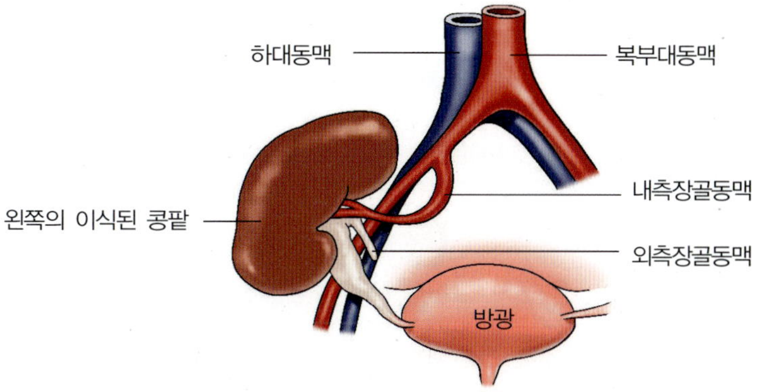

그림 6-17. 콩팥을 하복부 오른쪽에 이식한 경우
(동맥은 환자의 내측장골동맥으로, 정맥은 외측장골정맥으로 연결되었다. 이식 콩팥의 요관은 환자의 방광과 연결)

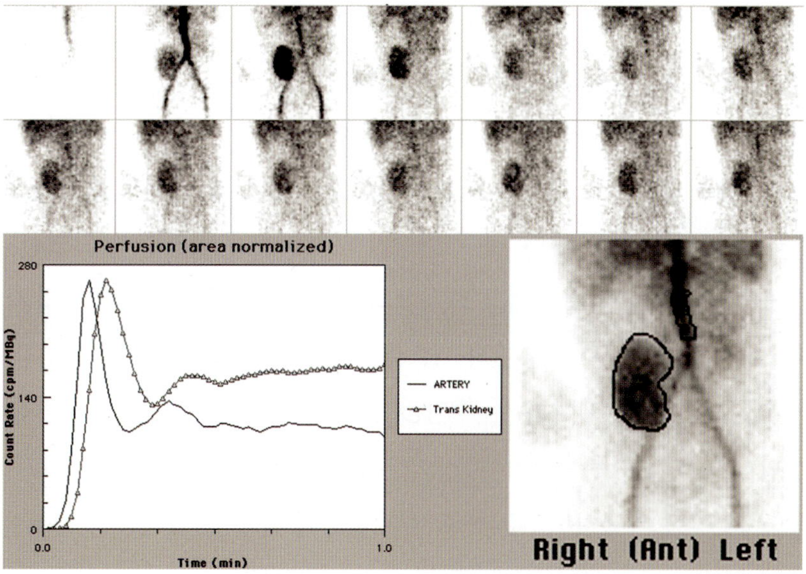

그림 6-18. 이식 콩팥스캔의 혈류영상

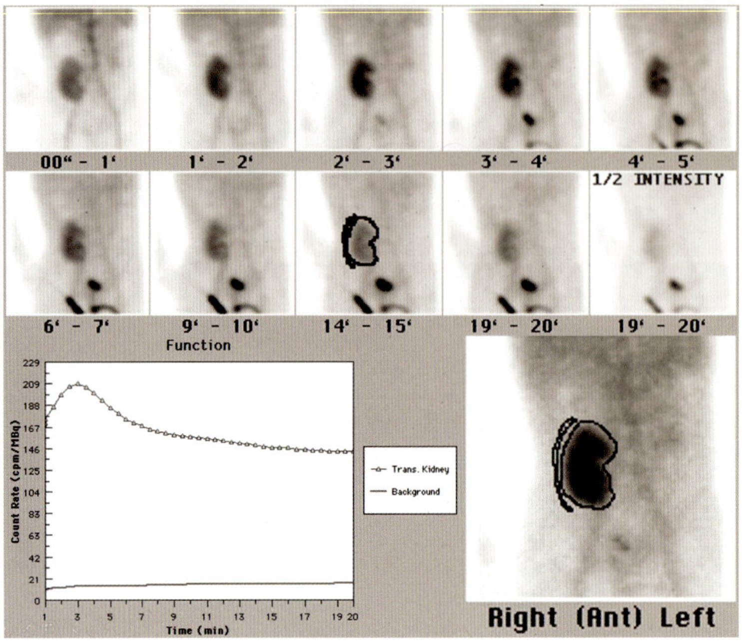

그림 6-19. 이식 콩팥스캔의 분비 & 배설 영상

⑤ 토리 여과율(GFR: Glomerular filtration rate) 검사

토리 여과율을 검사하기 위한 방사성의약품은 토리의 모세 혈관막을 통하여 자유롭게 완전히 여과되야 하며 콩팥세관에서 분비 및 재흡수가 되지 않아야 한다. 또 장단백과 결합되지 않고 독성이 없어야 한다. ^{99m}Tc-DTPA의 경우 혈관 내 주입량의 5~10 %가 혈장단백과 결합된다. 감마카메라를 사용하여 콩팥제거율을 구하는 방법에는 방사성의약품의 종류와 어느 부위의 시간-방사능 곡선을 그리는가에 따라 여러 가지의 방법이 있다. 그 중 상품화되어 감마카메라의 컴퓨터 프로그램으로 되어 있는 방법으로 Gates(사구체여과율, ^{99m}Tc- DTPA)의 방법과 Schiege(유효콩팥혈장류량, ^{113}I-히퓨란)의 방법이 있다. 이 방법은 방사성의약품을 주사 전후에 각각 감마카메라로 측정하여 투여된 방사성의약품의 양을 계측하고, 주사 후 3분 이내에 콩팥에 집적된 방사능을 감쇠 보정하여 계측한 다음 투여량에 대한 콩팥의 집적된 방사능으로 콩팥제거율을 구한다. 사구체여과율의 경우에는 2~3분, 콩팥혈장류량의 측정의 경우에는 1~2분에서의 배후 방사능보정을 한 콩팥섭취량을 구한 다음에 콩팥의 깊이를 보정하여 계산을 한다.

$$\text{콩팥 내 방사능 Uptak(\%)} = \frac{\dfrac{(\text{오른쪽 콩팥에서의 방사능} - \text{BKG}) + (\text{왼쪽 콩팥에서의 방사능} - \text{BKG})}{e^{-\mu\chi}}}{\text{주입 전 주사기 내 방사능} - \text{주입 후 주사기 내 방사능}}$$

χ는 콩팥의 깊이, μ는 ^{99m}Tc의 연부조직에 대한 선흡수계수로 0.153의 값을 갖는다. 위의 콩팥 uptake(%) 값으로 콩팥의 토리 여과율을 산출하며 방사성의약품 ^{99m}Tc-DTPA를 이용할 경우 creatinine 배설에 의한 토리 여과율(%)은 ^{99m}Tc-DTPA uptake(%) × 9.75 − 6.20으로 산출하거나 iothalamate 배설에 의한 토리 여과율(%)은 (^{99m}Tc-DTPA uptake(%)) × 12.50 − 2.59로 산출하며 MAG_3를 이용하는 경우에는 (^{99m}Tc-MAG_3 uptake(%)) × 31.15 + 41.88로 하기도 한다. 토리 여과율 영상 기록방법으로 환자는 바로 누운 자세로 하고 검출기는 환자의 posterior에 놓는다. 방사성의약품 ^{99m}Tc-DTPA 370 MBq(10 mCi)를 정맥 내에 주입하고 128 × 128 matrix로 15 sec/frame 비율로 6분 동안 컴퓨터에 영상을 기록한다.

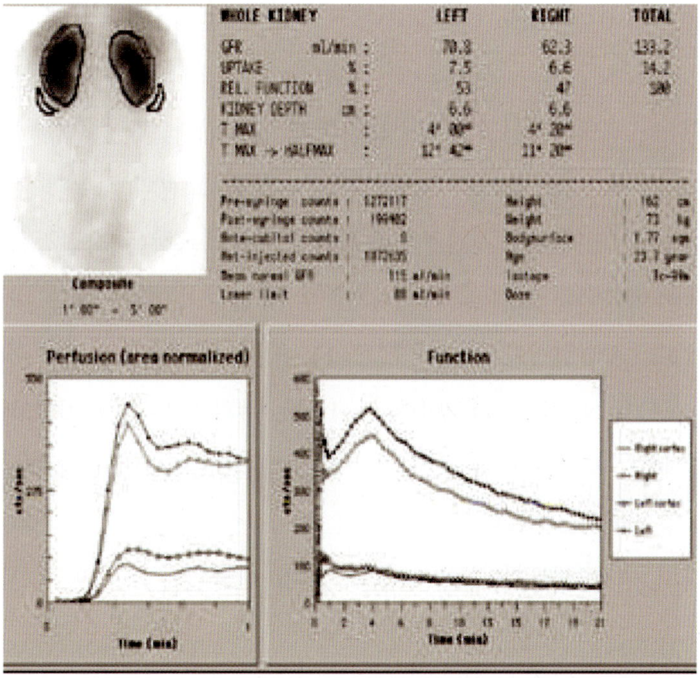

그림 6-20. ^{99m}Tc-DTPA를 이용한 토리 여과율 검사

표 6-4. GFR에 따른 진단기준

GFR: Glomerular filtration rate	0~15 이하	Kidney Failure
	15 이상~60 이하	Kidney Disease
	60 이상~120	Normal

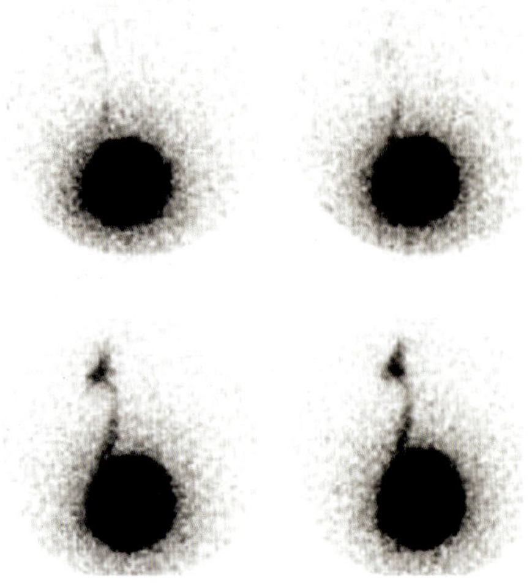

그림 6-21. 요관 방광 역류 (DTPA를 이용한 양상)

3) 배뇨방광검사

방광요관역류의 원인은 방광삼각과 주위방광 내부의 요로근육조직이 약화되어 소변이 방광에서 역행하여 요관이나 콩팥깔때기까지 올라가는 것을 요관방광이음부의 판막이 막지 못하여 발생한다. 배뇨 또는 방광 내 압력이 올라갈 때에 발생한다. 방광요관역류는 요관폐쇄 등의 아무런 이유가 없이 생기는 일차성 방광요관역류와 방광압이 증가하여 요관방광이음부의 판막이 기능을 하지 못하게 된 이차성 방광요관역류로 구분되며, 방광요관역류는 그 자체로 콩팥의 손상을 주지 않으나, 세균이 쉽게 콩팥으로 침범할 수 있으므로 깔때기콩팥염과 콩팥반흔의 위험성이 있고 이로 인하여 고혈압과 콩팥기능의 저하가 발생한다.

방사성의약품을 이용한 배뇨방광검사는 방광의 역류현상과 요관의 하부를 검사할 수 있으며 도관을 방광 내 삽입하여 방사성의약품을 직접주입한 후 영상을 기록하는 직접검사방법과 방사성의약품(^{99m}Tc-MAG_3, ^{99m}Tc-DTPA)을 정맥 내로 주입한 후 콩팥을 통하여 방광 내로 배설된 후 검사하는 간접 검사방법이 있다. 직접검사를 위하여 $^{99m}TcO_4$ 또는 ^{99m}Tc-sulfur colloid 37 MBq(1 mCi)를 생리식염수 50~1,500 ml와 함께 희석하여 8~10 Fr 굵기의 Foly catheter를 요도에 삽입시켜 이를 통하여 방광을 채운 후 2분에 posterior와 both oblique로 영상을 기록한다. 때에 따라 lateral decubitus로 영상을 기록한 다음 배뇨시킨 후 2분에 영상을 기록하고 각각 영상을 기록할 때마다 계수를 측정하고 방광체류량(ml)을 다음과 같이 산출한다.

$$\text{방광체류량(ml)} = \frac{\text{배뇨 후 방광의 방사능(cpm)} \times \text{배뇨량(ml)}}{\text{배뇨 전 방광의 방사능(cpm)} - \text{배뇨 후 방광의 방사능(cpm)}}$$

직접 검사방법의 좋은 점은 유아나 영아에 대한 검사가 가능하며 방광이 충만되었을 때 역류관찰이 가능하고 방광에서 요관으로 역류가 발생되었을 때의 방광 용량을 알 수 있으며 방사선 피폭이 X-선을 이용할 경우 130 mrad 이상되지만 핵의학적 검사로는 5~30 mrad로 아주 적은 면이 있다. 그러나 요도를 통하여 도관을 삽입해야 하는 번거로운 점이 있다.

간접적인 방법으로 ^{99m}Tc-DTPA 또는 ^{99m}Tc-MAG_3를 정맥 내에 주입하고 방광으로 배설된 후 검사한다. 이 방법의 문제점은 목적장기 외의 방사능이 높고 방광 충만기때 발생되는 정확한 역류량을 알기 어려운 문제점이 있다.

4) 고환검사

고환검사는 고환과 음낭내의 혈류변화와 혈액풀을 영상화하며, 급성 음낭 부위의 통증으로 나타난 고환 염전(비틀림)과 급성부고환염과 구분하기 위하여 이용된다. 고환의 핵의학 영상으로부터 음낭수종(Hydrocele), 정액류(Spermatocele), 종양(Tumor), 농양(Abscess), 외상에 의한 혈종 그리고 만성 부고환염 등과 같은 고환의 이상증을 진단 할 수 있다. 나타낼 때는 방사성의약품 $^{99m}TcO_4$ 10~20 mCi(어린이: μCi/kg 체중)를 정맥내 주입하고 frame/1초 간격으로 60초간 고환 혈류영상을 기록한다. 혈류상태를 나타내기 위하여 보통 범용평행다공형 collimator가 이용되고 정적인 영상은 평행다공형 콜리메이터를 이용하지만 고해상도를 위해 pinhole collimator를 이용하고 1분 영상은 카운트 측정법을 이용하여 시간을 설정하고, 이후 영상부터는 시간 측정법을 이용하여 30분까지 영상을 기록한다.

검사방법

① 환자는 바로 누운 자세를 취하고 다리를 벌려놓는다.
② Penis는 고환으로부터 분리하기 위하여 복부에 tape로 고정한다.
③ 방사성의약품 $^{99m}TcO_4$을 64 × 64 matrix로 computer에 기록한다.
④ 정지영상(Static image)으로 방사성의약품을 주입하고 1분과 5분에 256 × 256 matrix로 computer에 기록한다.
⑤ 방광의 방사능증가로 영상의 오류를 줄이기 위해 납 등으로 방광부위를 가려준다.

혈류영상에서 장골동맥과 대퇴동맥이 잘 나타나며 정지영상에서 정상 고환에서의 방사능은 양측이 대칭으로 나타난다.

급성 부고환염 경우 혈류와 조직에서의 섭취율이 증가된다. 급성 고환 염전 부위에서의 혈류는 정상적인 분포를 나타내지만 정적영상(Static image)에서는 냉소(Cold)로 나타난다.

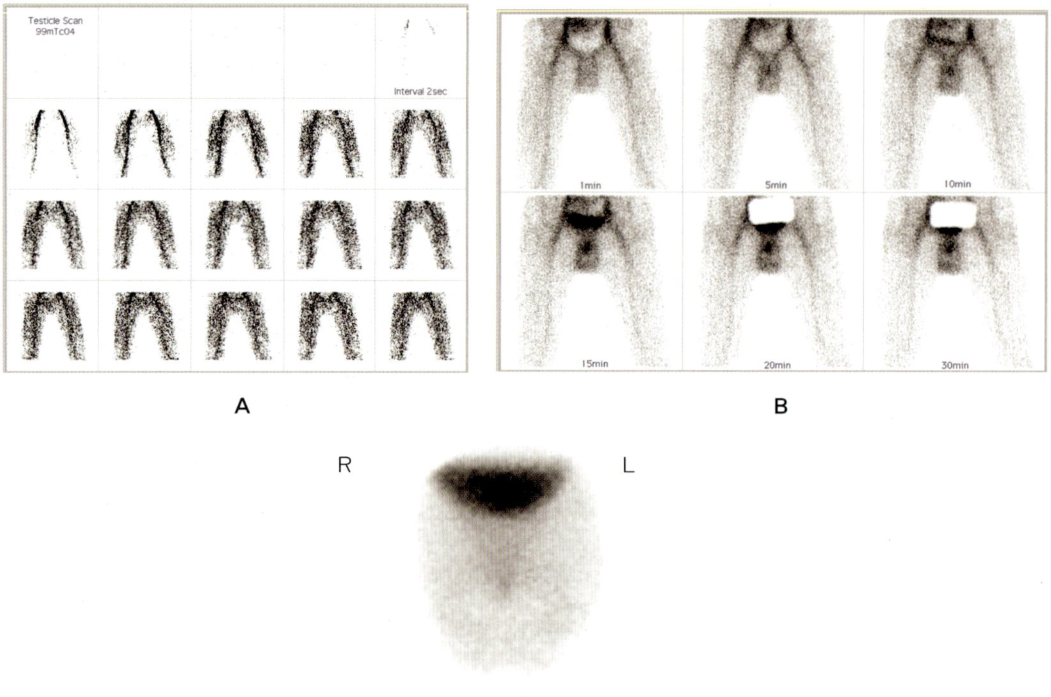

그림 6-22. 정상 고환 스캔 영상
A. 혈류영상, B. 혈액풀영상, C. 핀홀영상

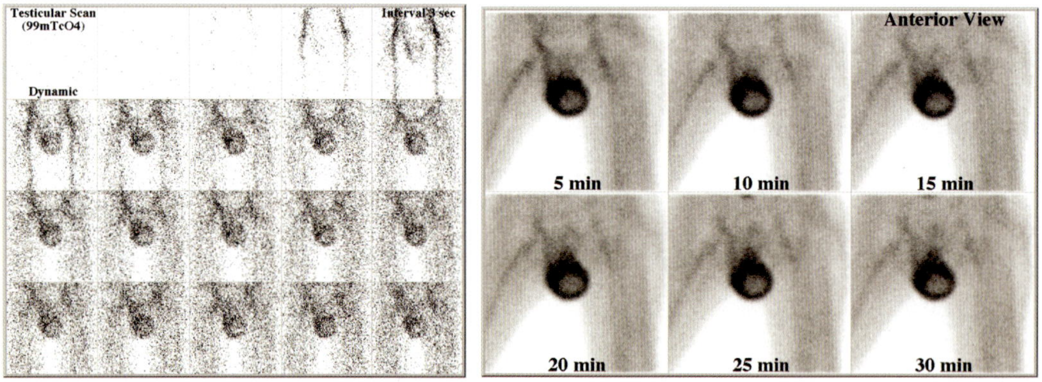

그림 6-23. 급성 부고환염 환자에서의 고환 스캔 영상

5) 발기부전증 검사(Penogram)

남성의 발기원인이 될 수 있는 음경(Penis)내 혈류상태를 검사하는 방법이며 방사성의약품 ^{99m}Tc-RBC 555~740 MBq(15~20 mCi)를 정맥 내 주사하고 1 frame/15초로 30분 동안 영상을 기록하고 T-A curve를 기록한다. 환자는 안정상태에서 시청각을 통해 발기를 유도한다. 정상인의 경우 발기 유발시간은 1~6분이다.

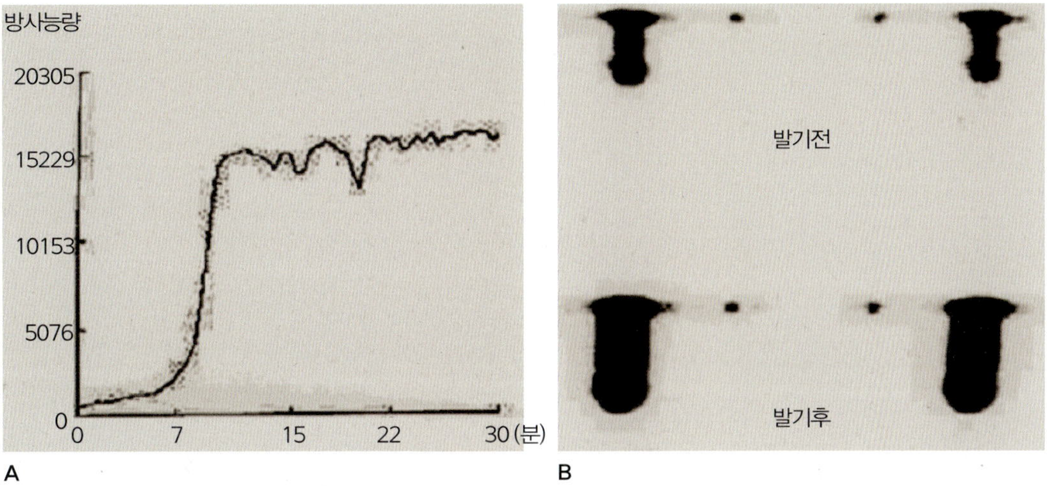

그림 6-24. 발기검사
A. T-A curve B. 발기영상

제 07 장 골격계

1) 뼈대영상(Routine bone imaging)

(1) 해부 및 생리

뼈대(골격)의 기본 성분은 주로 칼슘, 인 그리고 수산기 이온으로 구성되어 있는 결절성 격자로 되어 있으며 그 외 교원질과 미네랄 등의 성분으로 되어 있다. 일반적으로 뼈 세포의 주기능은 뼈대의 유지와 광물질의 평형을 유지하는 것이다. 뼈대의 정상적인 광물질 대사에 의한 항상성은 교원질 합성율과 파괴율 사이의 균형에 의하여 결정된다. 뼈대를 형성하는 세포의 가장 중요한 두 가지 기능은 교원질 형성과 이물질의 광화작용(Mineralization)이다.

해부학적으로 뼈대는 인체의 중심축을 이루는 몸통뼈대(Axial skeleton)와 여기에 결합되어 있는 팔다리뼈대(Appendicular skeleton)로 구분된다.

몸통뼈대(주축골)는 머리뼈(Cranium), 척주(척추, Vertebral column), 가슴우리뼈(건부, Thoracic skeleton)가 있고 팔다리뼈대(사지골)에는 팔(Bones of upper limb)과 다리(Bones of lower limb)로 구분된다.

뼈대의 발생과 생리는 중배엽에서 유래된 조직으로 태아 6주째 연골모형이 형성된다. 연골이 뼈로 변하는 연골 뼈대기(Cartilagenous ossification)는 중앙의 연골세포가 비대해지면서 종으로 배열되었다 석회화되면서 소실된다. 죽은 연골에 결합조직이 들어오고 뼈모(골아)세포(Osteoblast)가 만들어져 교원질(Collagen)과 점다당질(Mucopolysacclarid)을 분비하여 여기에 Ca이 침착하여 미숙골이 형성되면서 일차뼈되기중심(Primary ossification)을 만든다. 중앙부에서 양측 끝으로 골화된다.

결합조직의 막이 직접 뼈로 대치되는 막뼈되기(막내골화, Intramembranous ossifi- cation)는 연골막은 뼈막(골막)이 되며 뼈막의 심층에서도 간엽조직(Mesenchymal tissue)세포가 뼈모세포로 분화되어 직접 뼈를 형성한다. 성숙한 뼈의 바깥쪽(외겉질)은 해면뼈를 둘러싸는 치밀뼈로 구성된다.

뼈모(골아)세포, 뼈세포, 뼈파괴(파골)세포가 뼈의 생리적 행동을 결정하는 필요한 세포들이다.

뼈형성과 뼈흡수과정이 진행되어 뼈대의 강도와 기능을 유지하고 체액의 전해질 균형을 유지한다. 뼈흡수와 형성사이의 균형의 변화가 뼈대의 방사선영상, 핵의학영상에 이상 소견을 나타내는 원리이다.

(2) 검사목적

① 전이성 질환(Metastatic disease)이 의심되거나 전이유무를 확인해야 할 경우
② 초기 뼈대의 종양 평가
③ 골수염(Osteomyelitis)과 봉와염(Cellulitis)의 구별
④ 골의 활력(Viability), 경색(Infarction)이나 무균성 괴사(Aseptic necrosis) 등의 결정
⑤ 골절(Fracture)의 방사선 사진학적인 면과의 비교 검토
⑥ 인공 관절의 감염 평가
⑦ 생검(Biopsy) 위치의 결정
⑧ 정상적인 X선 진단 환자에 있어 뼈대의 통증에 대한 평가
⑨ bone age 측정

(3) 전처치

방사성의약품을 주입하고 기다리는 동안에 환자에게 물을 많이 먹도록 하며 소변을 자주 보도록 하여 뼈대에 집적되지 않은 방사성의약품을 체외로 배설되도록 한다.

(4) 방사성의약품

골(Bone)에 집적되는 방사성의약품은 calcium과 hydroxyl group이나 phosphate류 등이다. Strontium류도 calcium류와 같은 원리로 이용되었었다. 즉, ^{85}Sr와 ^{87m}Sr을 이용한 골(Bone)의 검사는 일찍이 시행되었지만 ^{85}Sr는 현재 사용되고 있지 않으며 ^{87m}Sr도 그렇게 많이 이용되고 있지는 않다. 많이 이용되고 있는 방사성의약품으로 ^{99m}Tc에 phosphate류를 표지한 것이다.

^{99m}Tc-phosphate 화합물은 1971년부터 사용되기 시작되었고 ^{99m}Tc-tripolyphosphate 형태로 bone scanning에 이용되었다. 후에 polyphosphate가 개발되었으며 pyrophosphate보다 약간 질이 저하된다. Diphosphonate는 polyphosphate보다 안정되며 hydroxy ethylene diphosphonate(HEDP), methylenodiphosphonate(MDP) 그리고 hydroxy methylene diphosphonate(HMDP)를 포함한다. 이들은 혈액 중 소실이 빠르며 뼈대의 흡수가 잘 되기 때문에 많이 이용되고 있다.

Pyrophosphate와 diphosphate는 ethane-1-hydroxyl-1, 1-diphosphonate (EHDP), methylene diphosphonate(MDP)를 포함하는 유도체이며 더욱이 요즈음에는 methylene

표 7-1. Bone scan에서 방사능이 증가되는 경우

- Osteoid 형성이 증가됐을 때
- 혈류가 증가됐을 때
- Osteoid의 광화작용(鑛化作用: mineralization)이 증가됐을 때
- 교감신경계의 장애

hydroxy diphosphonate(MHDP)가 만족한 효과를 주고 있다. 즉, phosphate의 chain은 너무 길기 때문에 혈류 중에서 radio colloid를 형성하게 되며 이것은 간(Liver) 내에 집적되는 원인이 된다. 그러므로 이것을 보완한 것이 pyrophosphate와 EHDP인데 이것은 혈액과 조직으로부터의 배설이 polyphosphate보다 빠르다. MDP는 혈액 중에서의 소실이 더 빠르다.

Pyrophosphates는 invivo 검사에 더욱 적합한 무기성인 P-O-P 결합을 포함하며 diphosphonate는 유기성의 P-C-P 결합을 함유하고 있다. 이와 같은 화합물 중 MDP와 MHDP는 혈액 중에서 가장 빠르게 흡수된다. Pyrophosphate는 연부조직 중에서의 배설이 늦기 때문에 아주 만족할만한 방사성의약품이라고는 할 수 없으며 disphosphonate는 pyrophosphate보다 콩팥(Kidney)을 통한 배설이 빠르다. 방사성 핵종 투입 후 1시간 내 뼈대에 집적률을 보면 MDP는 58 %, EHDP는 48 % 그리고 pyrophosphate는 47 %이며 집적된 핵종의 6시간 동안 배설은 EHDP와 MDP가 68 %, pyrophosphate는 50 %, 그리고 polyphosphate는 46 %로 나타났다.

표지된 방사성의약품을 준비하는 과정에서 공기와의 접촉을 피해야 한다. 그 이유는 technetium의 산화(Oxidation)로 인하여 phosphate와의 표지상태가 나빠지기 때문이다. 뼈대(Bone)에 이용되는 방사성의약품은 환자에게 주입 전 chromatography를 시행하여 95 % 이상의 표지상대를 확인한 후 사용한다.

만약 방사성의약품을 준비한 후 4~5시간 이상 늦게 환자에게 투여하게 되면 유리된 pertechnetate(TcO_4^-)에 의하여 위(Stomach)와 갑상샘(Thyroid)이 나타나게 된다.

최초 technetium과 표지된 방사성의약품의 뼈대 내 집적은 혈류 공급과 관계가 있다. 그외에 모세혈관의 침투성(Capillary permeability), 국소 산-염기(Acid-base) 관계, 뼈대 내의 조직액의 압력(Fluid pressure), 호르몬, 비타민, 그리고 뼈대의 광물질화(Mineralizable)할 수 있는 능력 등에 의하여 관계 된다. 이와 같은 인자들에 의하여 골조직 내의 방사능의 증가가 나타나게 되는 것이다. 표 7-1은 뼈대의 영상에서 특히 방사능 집적이 증가되는 경우이다.

콩팥의 기능이 저하된 환자의 경우 연부조직 중의 방사능량이 증가되어 적당한 영상기록이 어렵다. 또한 방사성의약품이 환자가 착용한 의복 또는 sheet 등에 오염되지 않도록 주의해야 한다. 이와 같이 뼈대 image에 영향을 미치는 인자들을 보면 다음과 같다.

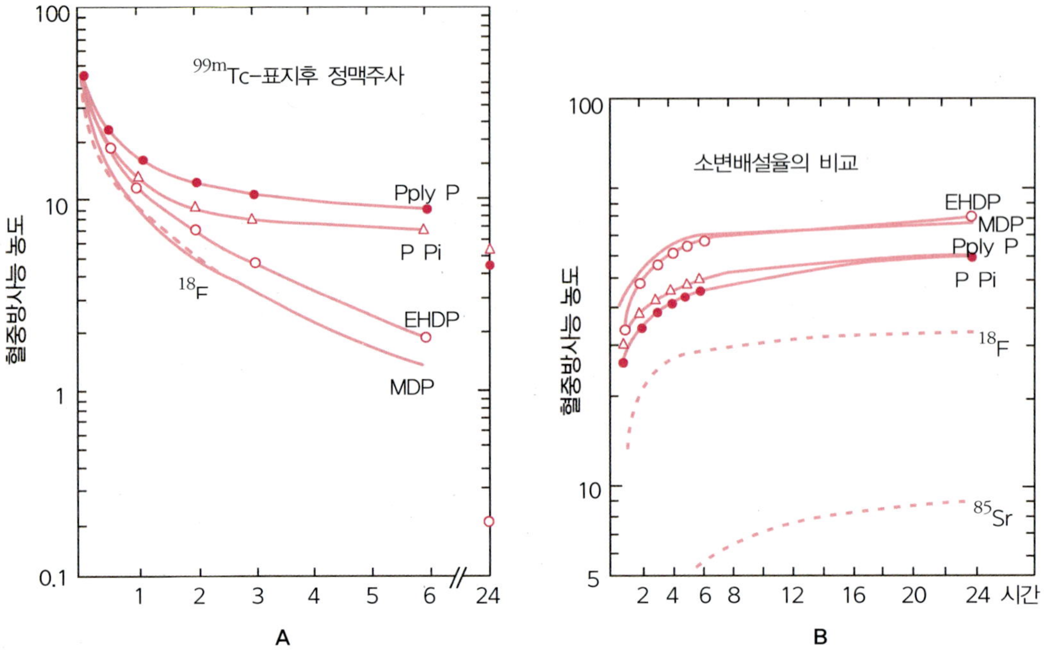

그림 7-1. A. 뼈대 scan에 이용되는 방사성의약품들의 혈중 소실 곡선
B. 뼈대 scan에 이용되는 방사성의약품들의 소변 중의 곡선

① 탈수 상태: 환자가 탈수 상태에 있으면 콩팥 배설의 감소, 조직에서의 BKG 증가 등으로 영상의 질이 저하된다. 그러므로 검사 전 환자에게 물을 먹이도록 해야 한다.

② 콩팥의 기능: 콩팥의 기능이 저하된 환자의 경우 탈수 상태와 같은 효과가 발생된다.

③ 산란선 발생요인: 비만한 환자의 경우, 복수(Ascites) 환자 등의 경우에서도 조직에서 방사선의 흡수 및 산란이 발생된다.

④ 방사성의약품의 질: ^{99m}Tc 인산 표지화합물의 산화 등에 의한 방사성의약품의 질에 따라 영상에 영향을 미친다.

이외에 환자의 연령, 영상기록 시간 및 간격 그리고 화학적 치료여부 등에 의한다.

^{99m}Tc-MDP는 투여량의 약 10 % 정도가 주입 후 2~3시간에 단백질과 결합된다. 혈장단백과 적혈구와의 낮은 결합률을 나타내는 방사성의약품은 소변배설이 증가되고 뼈대의 집적이 증가된다. ^{99m}Tc-MDP와 HMDP, DPD는 혈액과 연부조직으로부터 배설이 빠르기 때문에 좋은 영상을 기록할 수 있다.

그림 7-1은 뼈대에 이용되는 방사성의약품의 혈액 clarence와 소변 중 배설에 대한 그래프이다.

(5) 검사방법

방사성의약품 ^{99m}Tc–MDP 740~1,480 MBq(20~40 mCi)를 정맥 내에 주입하고 2~3시간에 영상을 기록한다. 영상을 기록하기 직전 배뇨시킨 후 테이블 위에 바로 누운 자세(Supine)를 취하게 한다. 환자의 좌우가 영상을 나타나도록 표시(Marking)하고 환자로부터 계측되는 방사능 농도에 따라 적당한 농도의 영상을 나타낼 수 있도록 영상기록속도(Imaging speed)를 정한다. 환자의 전면(Anterior view)과 후면(Posterior view) 영상을 single pass로 기록한 후 필요에 의한 spot 영상을 다음과 같이 기록한다.

넙다리뼈머리(대퇴골두, Femoral head)를 포함한 골반의 전면과 후면 영상
콩팥과 엉덩뼈능선(장골능, Iliac crest)을 포함한 허리뼈(요추) 영상
콩팥의 윗부분을 포함한 등뼈(흉추) 영상
흉부의 전면상
목뼈(경추)를 포함한 머리뼈(두개골)의 전면, 후면, 양측 사면(Both oblique) 영상
필요부위에 따른 팔다리(사지, Extremities) 영상

정상적인 뼈대영상에서 어린이와 성인의 차이가 뚜렷하다. 어린이의 경우 뼈가 성장하고 있는 부위에서 방사성의약품의 집적이 상당히 증가된다. 성인에 있어서는 나이에 따라 뼈대영상이 약간의 차이가 있다. 즉, 나이가 많은 환자일수록 영상의 질이 저하된다. 보통 머리(Skull)에서는 코인두(비인두, Nasopharynx)에서 비교적 많은 방사능의 검출이 나타나며 머리(두개부)에서의 방사능은 많지 않은 편이다.

보통 척주 전반에서 방사능이 검출되어 나타나고 목뼈 아래쪽에서 방사능이 증가되어 나타난다.

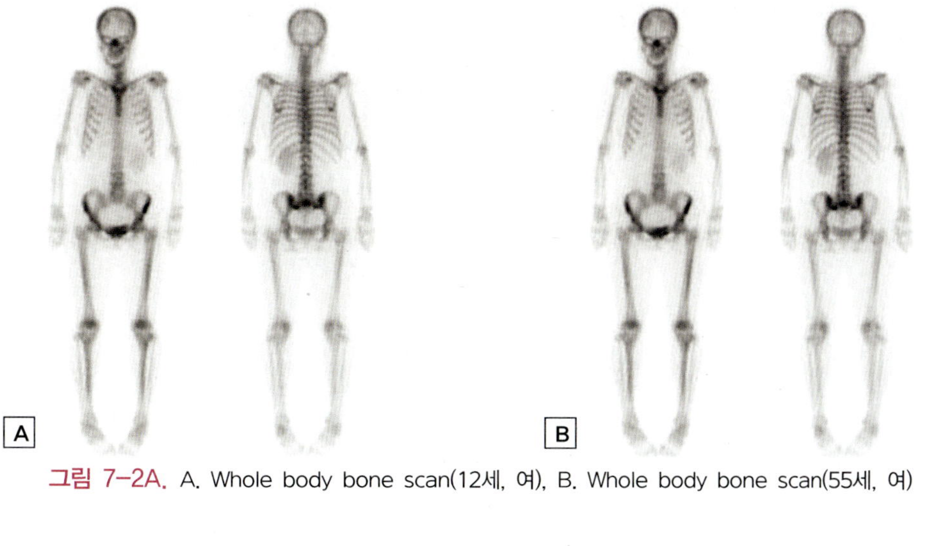

그림 7–2A. A. Whole body bone scan(12세, 여), B. Whole body bone scan(55세, 여)

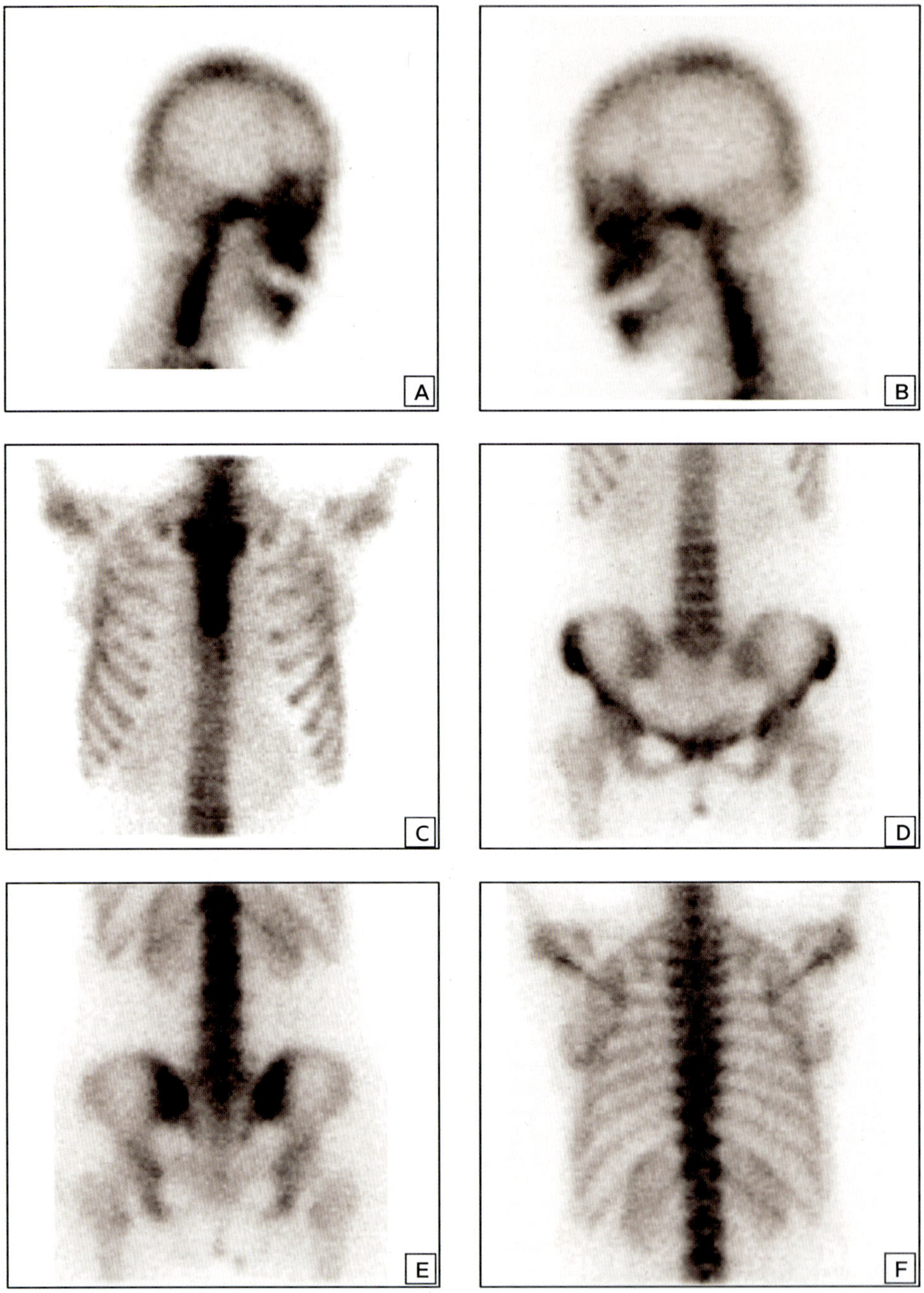

그림 7-2 B. 정상 성인의 bone scan (각 부위별)

A. skull Rt. Lat. B. skull Lt. Lat. C. Chest Ant.
D. pelvis Ant. E. Pelvis Post. F. T spine post.

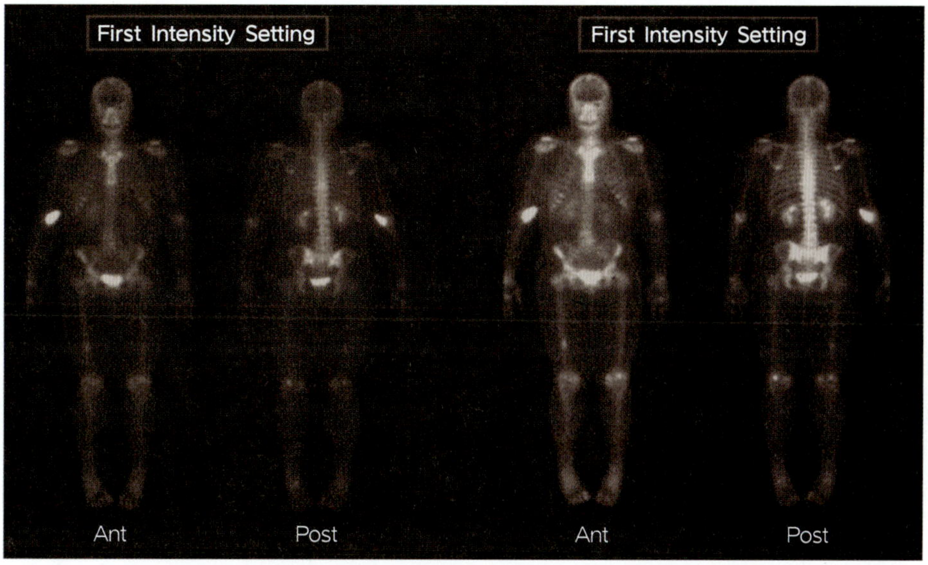

그림 7-2 C. CRT의 휘도 조절에 의한 Dual intensity 기록 영상

힘줄(건, Tendon)의 착점(着點), 침습된 부위나 뼈대 재생부위 등에서도 방사능이 증가된다.

전면(Anterior view) 영상에서는 복장뼈(흉골, Sternum), 복장빗장관절(흉쇄관절, Sternoclavicular joint), 견부(Shoulder), 엉덩뼈능선(장골능, Iliac crest)과 엉덩관절(고관절, Hip joint) 등이 비교적 뚜렷하게 나타난다. 나이가 많은 환자의 경우 관절성 변화에 의해 무릎관절에서의 방사능이 증가된다. 후면(Posterior view) 상에서는 등뼈(흉추)가 잘 나타나며 어깨뼈(견갑골)의 tip(Infe ior angle)과 엉치엉덩관절(천장관절, Sacroiliac joint)에서 방사능이 증가되어 나타난다. 그림 7-2는 정상인의 뼈 영상이다.

Spot 영상을 기록할 경우에는 환자를 배뇨시킨 후 카메라의 window 폭을 선정하고 400,000~600,000 cpm 범위에서 preset(단, 신틸레이터가 큰 경우는 500,000~1백만 cpm)하여 영상을 기록한다.

(6) 임상증례

먼저 환자의 체위는 엎드린 자세(Prone)로 하고 detector는 C_7을 포함하여 등뼈 상부에 놓는다. 이때 collimator 표면을 환자의 등에 가능한 밀착시킨다.

영상부위 및 순서는 다음과 같다.

Lower thoracic vertebrae

Lumbar vertebrae

Sacrum과 coccyx

Skull과 cervical vertebrae

Left upper rib cage와 shoulder

Left lower rib cage

Right upper rib cage와 shoulder

Right lower rib cage

Pelvis

Left hip(Femoral head 포함)

Right hip(Femoral head 포함)의 영상을 기록한 후

환자의 체위를 바로 누운 자세(Supine)로 취하게 하고 다음 부위에 영상을 기록한다.

Sternum

Left upper rib cage(Shoulder 포함)

Left lower rib cage

Right upper rib cage

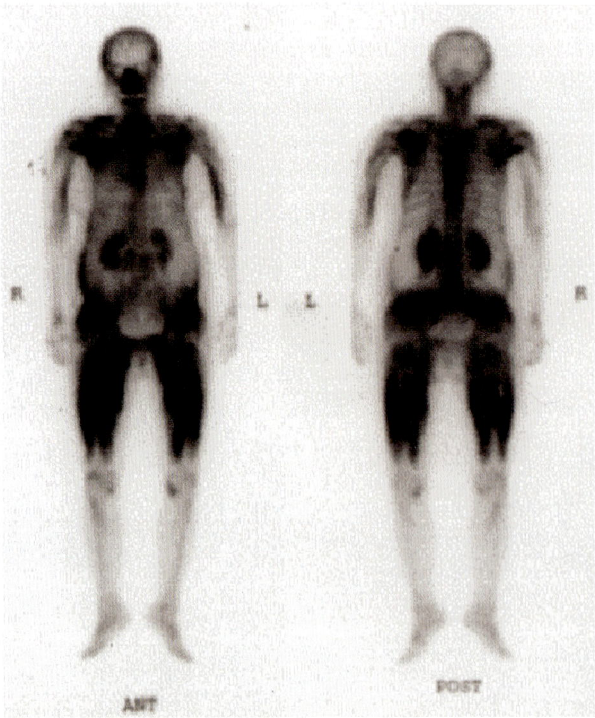

그림 7-3. 횡문근 융해증(Rhabdomylosis)환자의 bone scan 영상

Pelvis

마찬가지로 팔다리를 부위별로 시행한다.

Right femur

Right tibia–fibula

Left femur

Left lateral knee(Femur의 아랫부위와 tibia와 fibula의 상단을 포함)

Left tibia–fibula

Right humerus

Right lateral elbow(Humerus의 아랫부위와 ulna와 radius의 상단을 포함)

Right ulna–radius

Left humerus

Left lateral elbow(Humerus의 아랫부위와 ulna와 radius의 상단을 포함)

Left ulna–radius

2) 삼상골 검사(Bone 3–Phase Scan)

(1) 검사목적

① 골수염(Osteomyelitis)

② 봉와염(Cellulitis)

③ 패혈성 관절염(Septic Arthritis)

(2) 검사방법

검사방법은 방사성의약품을 주입하기 전 환자를 검사(목적) 부위가 충분히 포함되어 시야(FOV)의 중앙에 오도록 한다. 방사성의약품을 순간주사 즉시 핵의학적 혈관검사(radionuclide angiogram)는 혈류영상으로 1개의 영상기록 시간을 2~5초(2~5 sec/1 Frame)로 하여 60초 동안 영상을 기록한다. 다음, 5분 후 초기 혈액 풀 영상(initial blood pool image)으로 50만 계수로 blood pool 영상을 기록한다(그림 7–4). 그리고 약 2~3시간 후 이미지(delayed image)를 전신 스캔 영상으로 기록한다. 이러한 방법을 “Three phase study”라고 한다. 골수염과 봉와직염(cellulitis)의 감별진단에 유용한 검사이다.

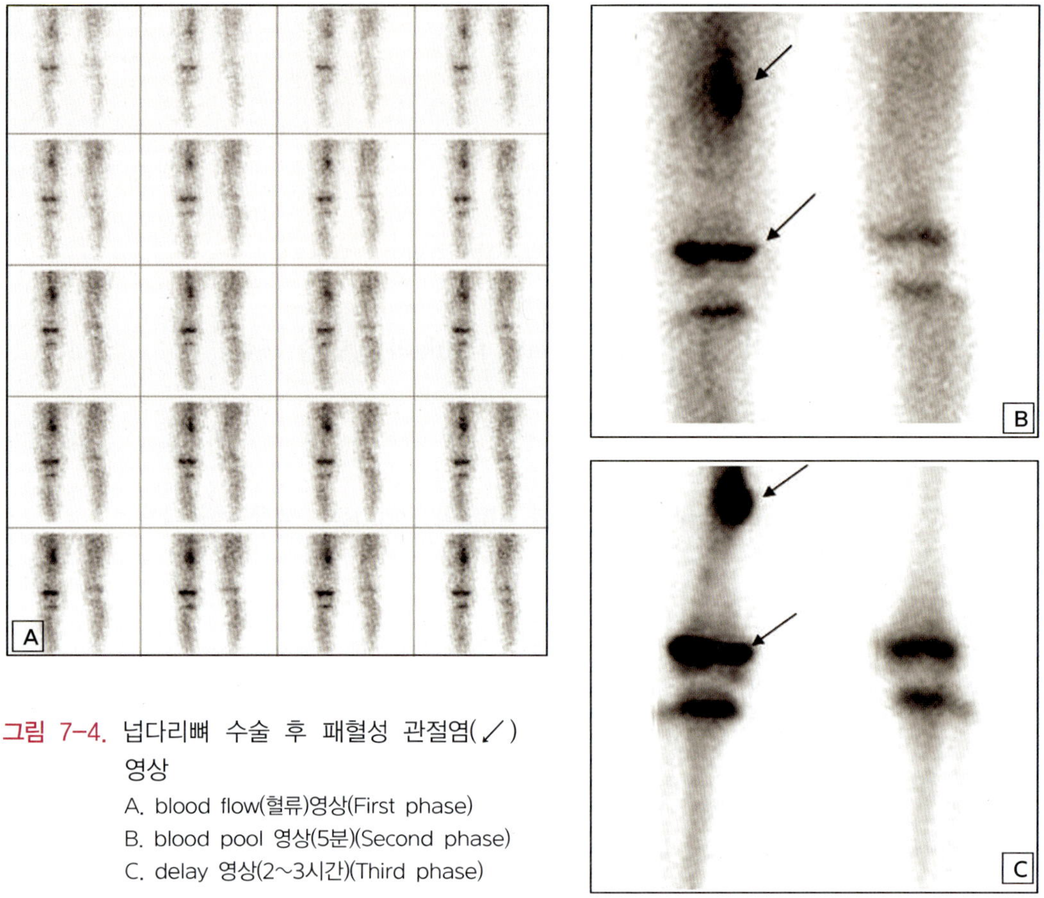

그림 7-4. 넙다리뼈 수술 후 패혈성 관절염(↙) 영상
A. blood flow(혈류)영상(First phase)
B. blood pool 영상(5분)(Second phase)
C. delay 영상(2~3시간)(Third phase)

(3) Bone SPECT를 이용한 영상기록

SPECT 영상은 환자의 골격 병변 검출을 향상시킬 수 있으며, 기본적인 평면 영상에서 나타나는 의심 부위에 대해 보다 더 정확하게 설정할 수 있다.

SPECT는 척추 및 골반 등의 관절 및 복잡한 뼈 구조를 나타내는 부위에 더 유효하다. Jarritt 등은 다음과 같은 골 질환에 SPECT를 이용하여 그 유용성을 기술하고 있다.

① T-M joint
② 머리뼈(두개골, Skull)의 손상과 제 4 신경 마비
③ Paget's 질환
④ 척추분리증(Spondylolysis)
⑤ 천장골염(Sacroiliitis)
⑥ 강직성 척추염
⑦ 구혈성(驅血性) 괴사(Necrosis)
⑧ 활액염(Synovitis)과 관절염
⑨ 골수염(Osteomyelitis)
⑩ 골연화증(Osteomalacia) 등

검사방법은 환자에게 ^{99m}Tc-diphosphonate 740~1,480 MBq(20~25 mCi)를 정맥주사 후, 검출기를 360도 회전하며 1회 영상(Projection)을 20초 동안 기록하여 64회의 영상을 컴퓨터에 기록

한다. 이 때 400 mm FOV로 64 × 64 matrix 또는 500 mm FOV로 하여 128 × 128 matrix를 이용한다. 또 장치의 성능에 따라 필요한 영상획득조건을 맞추어 사용할 수도 있다.

SPECT 영상 진단을 위하여 환자의 특별한 체위가 필요한 부위가 있다. 표 7-2는 부위에 따른 환자의 자세이다.

표 7-2. Bone SPECT를 위한 부위별 환자 체위

부위별	영상기록 체위	주의사항
Knee	영상을 기록하는 동안 움직임을 방지하기 위하여 무릎을 고정시킨다.	비만한 경우 FOV 내에서 양 무릎이 벗어날 경우가 있다.
Pelvis	영상기록 전에 배뇨시킬 것 양측엉덩관절이 같은 수평면에서 대칭되어야 하며 움직임을 방지한다.	검사하는 동안에 방광 내로 소변의 흐름도 artifact의 원인이 된다.
Lumbar	양 팔(arm)이 FOV범위 밖에 있을 것 무릎 아래 pad를 받쳐 허리를 편하게 한다.	허리의 불편함은 환자의 움직임에 원인이 된다.
T-M joint	환자가 편안한 상태에서 목을 hyperextention 시킨다. 영상기록 중 말을 하지 않도록 한다.	FOV 내에 환자의 옆 얼굴면이 포함되는지 확인한다.

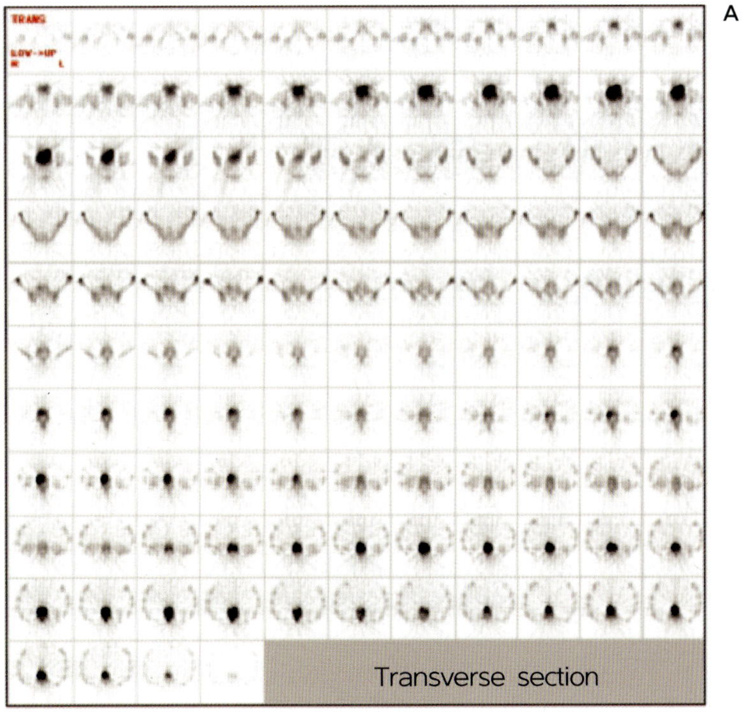

그림 7-5. Bone SPECT 영상 (L-spine)
A. transverse B. coronal C. sagittal

B

C

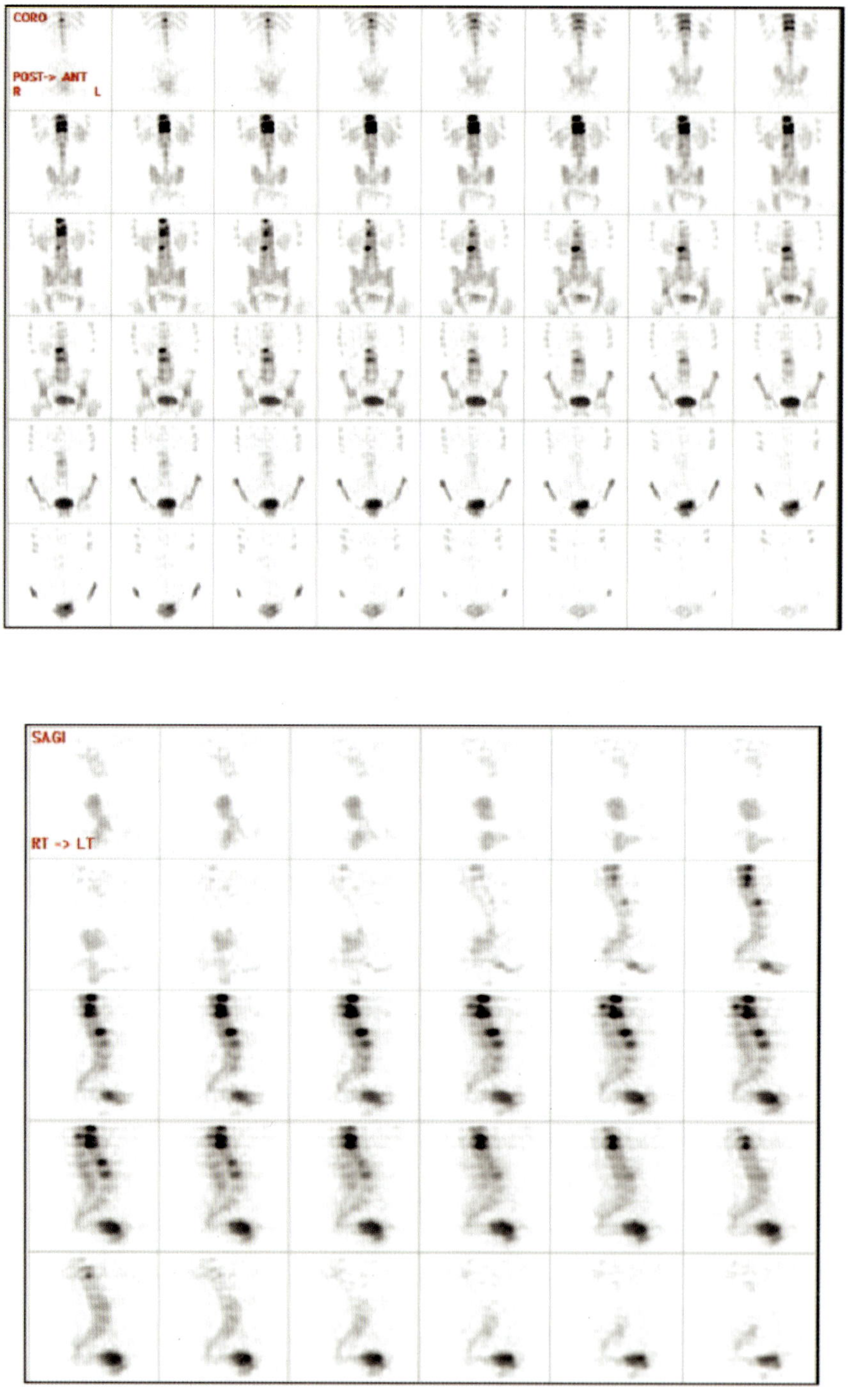

그림 7-5. Bone SPECT 영상
A. transverse B. coronal C. sagittal

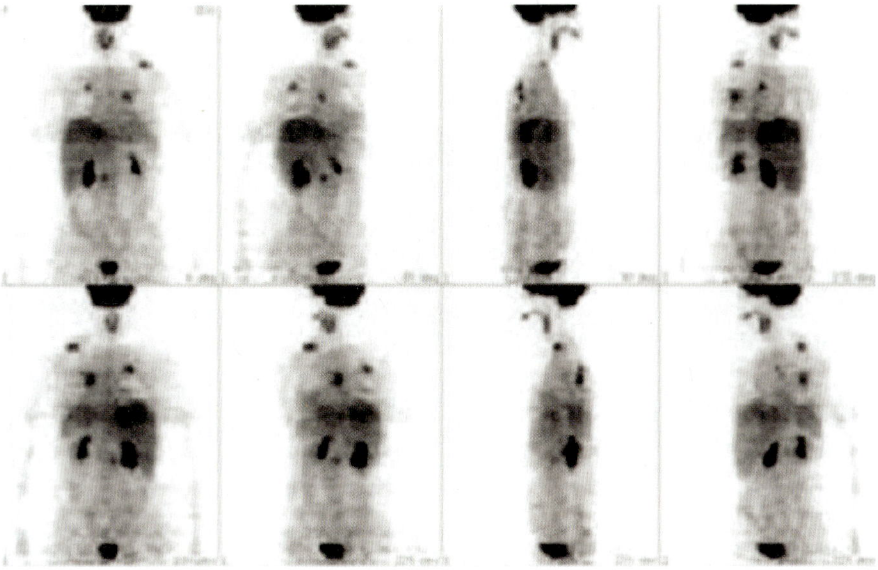

그림 7-6. ^{18}F-FDG PET bone images(악성종양의 전이가 보임)

(4) ^{18}F sodium-fluoride(^{18}F NaF) PET/CT 영상

^{18}F NaF PET 스캔은 뼈의 변성을 영상화할 수 있는 검사이다. ^{18}F NaF은 빠르게 뼈에 집적되며 혈중에서의 소실률도 신속하다. 정맥투여 후 1시간 이내에 bone-to- background tissue ratio가 높다. 이상적인 반감기(110분)를 가지고 있어, 뼈 검사에 바람직한 특성을 가지고 있다.

^{18}F NaF가 PET/CT 검사는 약 20 mCi(740 MBq)를 정맥 투여한다. 전신스캔은 주사 후 1시간 정도에 수행하고, CT검사에서 조영제를 주사하였거나 또는 위장조영검사 시행 후에는 검사하지 않는다. 골수염 등의 의심 부위에 대한 영상은 부분적으로 시행한다.

3) 임상증례

보통 ^{99m}Tc-phosphonate를 이용한 정상적인 bone 영상에서 엉치엉덩관절(천장관절, Sacroiliac joint), 절구관절(관골구관절, Acetabular joint), 어깨관절 오목(견관절와, Glenoid fossa), 장골의 뼈끝(골단부)과 성장 중에 있는 뼈대의 뼈끝(골단부, Epiphysis), 골절제술(Osteotomy)을 받은 부위 그리고 척주의 전반에 걸쳐 높은 방사성의약품의 집적이 나타나고 콩팥과 방광에서 방사능량의 증가를 보인다. 정상적인 연부조직 중 유방에서의 방사능도 나타나지만 석회화된 부위나 종양조직 내에서도 방사성의약품의 집적을 볼 수 있다.

(1) 전이성 질환(Metastatic disease)

전이성 질환에서 특히 다른 장기로부터 전이된 종양은 뼈 자체에서 발생된 경우보다도 환자의 생존율이 나쁘기 때문에 질환을 진단할 경우는 그 병소의 위치와 범위를 알기 위한 bone scanning

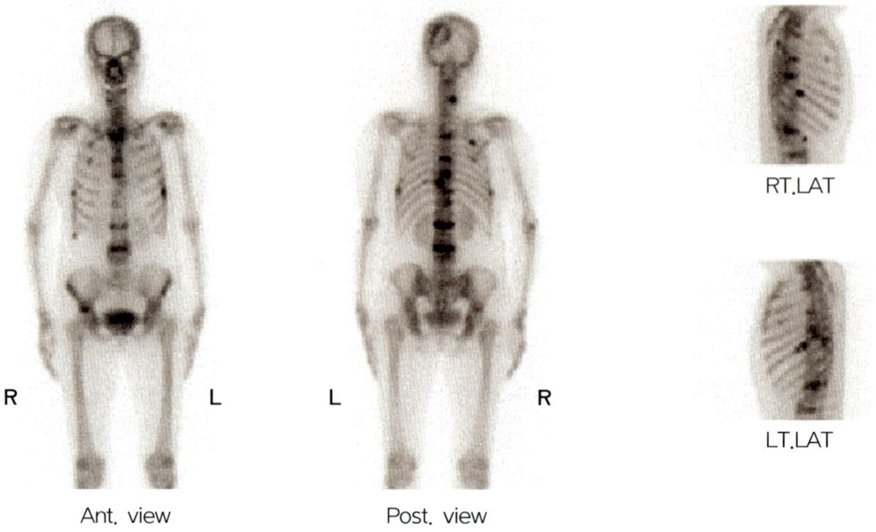

그림 7-7. 골전이 영상

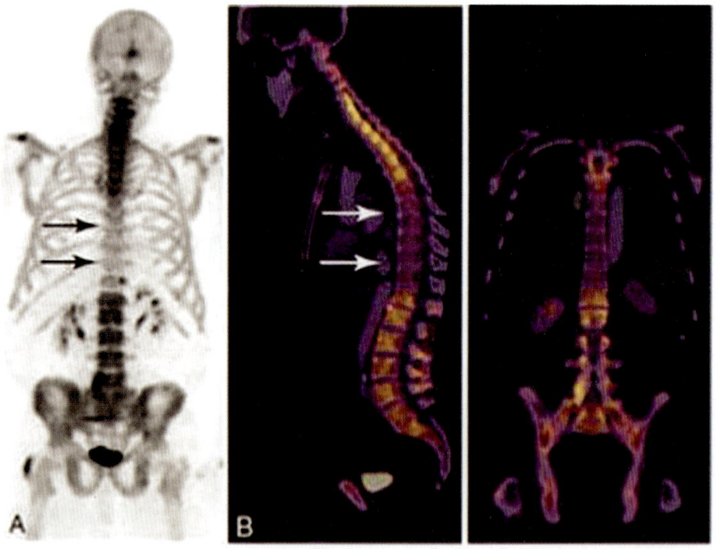

그림 7-8. 방사선 치료의 결함(척추의 방사선 치료 후 영상)(A), ^{18}F PET 전면상. 화살표와 인접한 척추의 방사선치료 결과 전이 없음(B), 척추의 시상 및 관상 PET/CT 검사는 동일한 결함을 보이고 있다.

이 매우 중요하다고 할 수 있다.

뼈대의 전이(Metastasis) 환자에 있어 계속적인(Serial) 뼈대의 영상(Scanning) 진단, 특히 다른 진단 정보와 병행한 진단은 치료결정에 중요한 역할을 담당하고 있다(그림 7-7).

종양환자와 뼈(골, Bone)의 통증이 있는 환자의 경우 거의 80 % 정도에서 뼈대의 scan 결과 전이 질환을 나타낼 수 있다. 뼈대의 전이 질환이 있는 환자의 경우 30~50 % 정도는 통증을 느끼지 않지만 뼈대로의 전이가 의심되는 유방, 허파, 전립선 등과 같은 종양질환 환자에서 scanning은 뼈 진단에 좋은 정보를 제공해 준다.

뼈대의 암전이성 질환을 진단하는 데에 있어 방사능이 증가되어 나타나는 "hot" 부위뿐 아니라 방사능이 감소되어 "cold"로 나타나는 부위에 대한 정확한 영상기록이 중요하다. "Cold"로 나타난 부위의 80 % 이상이 전이성 뼈 질환이다. 이와 같은 "cold" 영상은 종양이 침습된 경우, 뼈대 내의 혈액순환 장애 특히 추체(Body) 내의 종양이 극히 악화된 경우 "cold"로 나타날 수도 있다(그림 7-8).

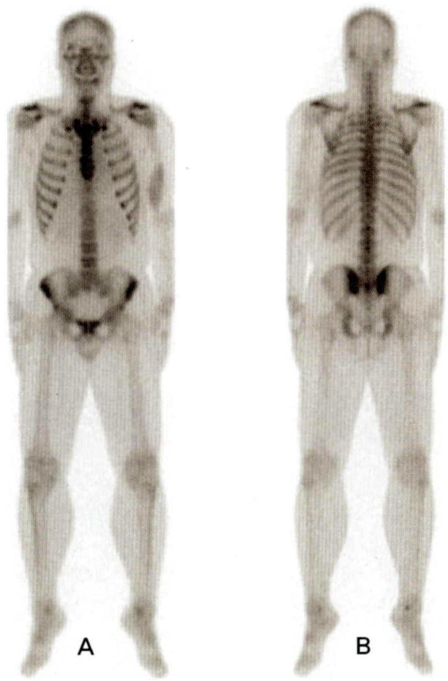

그림 7-9. 만성신부전증환자로 콩팥이 보이지 않음
A. 만성신부전증 전면상
B. 만성신부전증 후면상

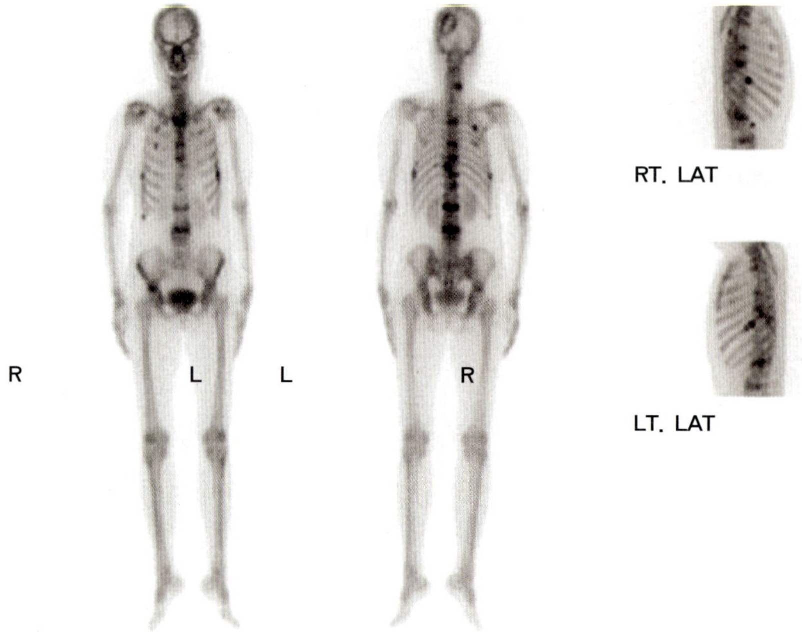

그림 7-10. 유방암 환자의 뇌와 뼈 전체적으로 전이된 영상
A. Anterior TB
B. Posterior TB

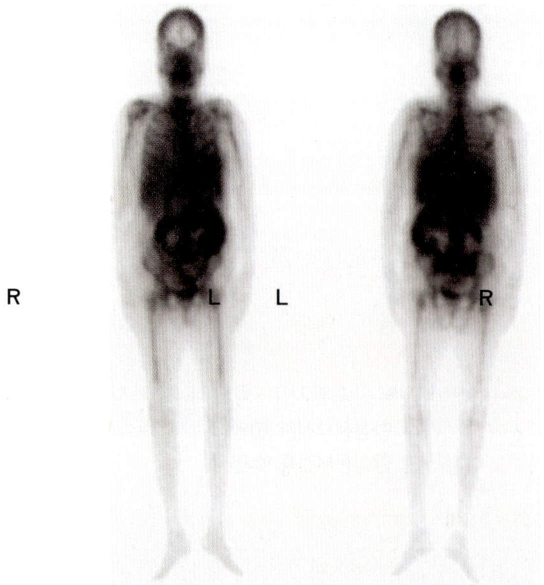

그림 7-11. 방사성 표지율이 낮아 침샘, 갑상샘, 큰창자 등에 섭취가 보이는 뼈영상

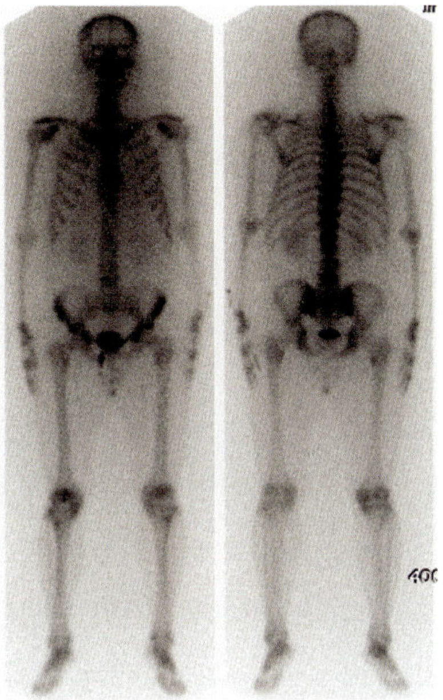

그림 7-12. PET-CT 검사 후 뼈 검사를 시행한 영상

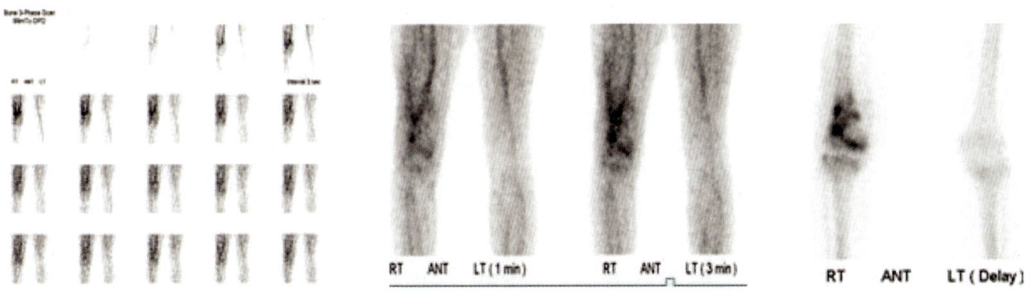

A B C

그림 7-13. 골수염 환자의 삼상골 영상영상

A. 혈관상 B. 혈액풀상 C. 지연상

(2) 뼈대의 원발성 악성종양

골 육종(Osteogenic sarcoma)의 경우 핵의학 영상은 종양의 혈관분포와 종양의 악성정도 그리고 뼈대의 증식 정도에 따라 다양하게 나타난다.

골 scan에 의하여 종양의 범위를 정확하게 진단한다는 것은 뼈대 부근에 발생된 충혈(Hyperemia)에 의하여 병소가 있는 팔다리뼈(사지골, Extremity) 전체에 방사능이 증가되므로 어렵다. 이와 같은 경우에는 CT를 통하여 복합적인 검사를 시행하면 매우 유리하다.

(3) 골의 양성종양

방사성의약품을 환자에게 주입하고 즉시 영상을 기록하면 대부분의 악성종양 부위에서는 충혈된 영상으로 나타나지만 양성종양의 경우에는 방사성핵종의 축적이 매우 약한 영상으로 나타난다. 이와 같이 방사성핵종의 집적이 낮거나 검출이 잘 안되는 경우에는 조기의 blood pool을 영상으로 기록하며 뼈대의 집적과정을 관찰한다. 즉, 혈관소(Nidus)에서 강한 방사능이 나타난다.

(4) 연부조직에서의 방사능 검출

뼈대의 scan에서 연부조직 내에서의 방사능이 나타나는 경우가 있다.

표 7-3에서 나타내고 있는 바와 같이 연부조직에서 방사능의 검출은 연부조직 내의 석회화 또는 경색(Infarction)에 의한 증상으로 볼 수 있고 그 외의 원인으로 환자의 소변이나 방사성의약품 주입시 실수로 인한 오염에 의한 것도 있다. 또한 연부조직의 신생물(Neoplasm)이나 그 전이는 석회화의 가능이 있고, 이것이 연부조직 중의 방사능 집적요소가 되는 것이다. 이와 같은 종양에는 유방암, 위장관의 암 그리고 난소암 골육종이나 신경아세포종(Neuroblastoma) 등이 있다.

이외에 연부조직 중의 방사능이 나타나는 이유로

① 마비 증세가 있는 관절부위 주위에서 볼 수 있는 연부조직의 발육이상 부위에서의 석회화가 된 부위

② 신부전증(Renal failure) 환자에서 석회화된 허파 부위와 같은 곳

③ 피부근염(Dermatomyositis)

표 7-3. 뼈대의 스캔에서 골 외의 부위의 방사능이 검출되는 경우

• 일반적인 보통 분포를 나타내는 경우	• 집중적인 분포를 나타내는 경우
방사성의약품의 순도가 낮을 때 신부전증 (만성적 철분 과투여)	방사성의약품을 주입한 부위 콩팥, 소변에 의한 오염 장비의 오염, 경색부위, 화골성근염(化骨性筋炎) 다발성근염, 허파 내 석회화 또는 골화(Ossification) 혈종, 부갑상샘 기능 항진증 스테로이드제에 의한 유방 집적 철분 또는 칼슘 근육주사 부위 항암요법 후의 콩팥 종양 내 석회화 부위, 전이성 석회화 부위 석화화된 건염(Tendonitis) 유리된 pertechnetate 폐쇄된 콩팥이나 요관 농양, 종양, 유방, 자궁 소화관(대장) 신경아세포종 등

표 7-4. ^{99m}Tc phosphate 화합물을 이용한 뼈대 스캔에서 간에서 방사능이 나타나는 경우

^{99m}Tc sulfur colloid를 이용한 검사 후 artifact로 나타난다. 전이된 악성종양(집중적으로 섭취됨) 대장, 유방, 식도의 편평상피세포암 폐암, 쓸개관암 등

표 7-5. ^{99m}Tc와 뼈대 스캔용 표지화합물을 표시한 후 imaging을 한 경우 콩팥에서 방사능이 나타나는 경우

집중적으로 섭취되는 경우	확산(Diffuse) 섭취되는 경우
비뇨기 폐쇄 유방암 등에서와 같은 전이성 석회화 질환 콩팥의 방사선치료 콩팥암 허파로부터 전이된 콩팥암	요관폐쇄 전이성 석회화 질환 부갑상샘 항진증 외에 다발성 골수종, 철과다증 등

외에 건염(Tendinitis), 수술 후의 흔적(Scar), 만성 염증성 변화, 유전분증(Amyloidosis)이나, 유섬유종(Fibroid)과 같은 부위에서는 연부조직 중 방사능이 나타나는 병소이다.

또한 근육, 지라, 뇌 또는 심장의 경색증(Infarction)이 있는 부위도 뼈대 scan에서 방사능의 집적이 나타남을 알 수 있다. 또 부갑상샘기능항진증(Hyperparat-hyroidism)이나 신부전증(Renal failure)과 같은 질환도 위벽, 허파, 콩팥 등에서 방사능의 집적이 나타난다.

표 7-4와 표 7-5는 bone scan을 했을 경우 간과 콩팥의 방사능이 증가되는 경우이다.

(5) 외상(Trauma)

외부의 손상에 의해 골절된 부위에서의 방사능 증가가 처음 나타나는 시간은 환자의 연령에 따라 다르다. 나이가 많고 무기력한 환자의 경우 늦게 나타난다.

골절된 후의 뼈대에 대한 영상은 세 가지 단계로 분류될 수 있다. 즉 급성, 아급성 그리고 치유중인 영상으로 분류된다.

급성(Acute phase)은 3~4주간 지속되며 이 기간에는 골절부위에 방사능이 넓게 증가되어 나타난다.

아급성(Subacute phase)은 급성기 이후 2~3개월간 지속되며 방사능이 골절부위에 국한되어 그 강도가 증가된 영상으로 나타난다.

치유기(Healing phase)는 그 기간이 더욱 길며 방사능의 강도가 서서히 감소되어 나타난다.

표 7-6은 골절 발생 후 시간 경과에 따른 bone scan에서 비정상적인 뼈대영상으로 나타나는 확률이다.

표 7-6. 시간 경과에 따른 골절 발생 후 스캔 영상으로 나타날 수 있는 확률

골절발생 후 시간경과	비정상으로 나타날 확률(%)	
	65세 이하의 환자	모든 환자
1일	95	80
3일	100	95
1주	100	98

표 7-7. 뼈대 검사용 방사성의약품을 이용했을 경우 하지 방사능 검출이 증가되는 예

- 대퇴혈관의 석회화 부위
- 외상(Trauma)
- stress 골절
- 무균성 괴사, 국소골 괴사
- sickle cell질환과 같은 다발성 소혈관 폐쇄증
- 급성 또는 만성 골수염
- 관절염
- 다발성 전이성 질환
- 주입(Injection) 부위
- 다발성근염, 근염
- 연부조직 감염
- 림프종 등

외상으로 인한 확실치 않은 골절에 있어 보통 X선 사진상으로 나타나기 어려운 경우라도 방사성의약품을 이용한 골절의 진단은 골절 부위에 방사능의 증가로 쉽게 알 수 있는 좋은 점이 있다.

표 7-7은 하지(Lower limb)에서 양측 모두 방사능이 증가되어 나타나는 경우의 예를 나타내었다.

외상(Trauma) 환자에 대한 bone scan의 또 다른 유용도는 인공 엉덩관절(Hip prostheses)에 대한 평가이다.

수술 후 초기에는 방사능이 인공관절(Prostheses) 주위에서 나타나고 이것은 점차 감소되어 6개월 내에 정상으로 회복된다. 그러나 계속해서 방사능이 검출된다면 인공관절의 느슨함(Loosening)을 나타내는 것이다.

이외의 뼈대 영상진단 중 넙다리뼈목(대퇴골경, Femoral neck)의 골절환자에 있어 넙다리뼈머리(대퇴골두, Femoral head)의 혈관분포 등을 알 수 있다. 이때 보통 양측을 비교하여 정상과 비정상 부위를 관찰할 수 있다. 정확한 진단을 위해 분해능을 향상시킬 수 있는 pinhole collimator를 이용하면 좋다.

1 골밀도 측정(Bone density determination)

이것은 주로 골다공증(Osteoporosis) 진단에 필요한 정보를 알 수 있으며 골절(Fracture)이 자주 발생되는 부위나 골 손실 부위에 대한 평가를 할 수 있다. 정상적인 뼈대에서 75 %는 골수와 지방으로 구성돼 있으며 25 %는 골조직으로 구성되어 있다. 골조직 중 60 %가 미네랄 성분이고 40 %는 유기물질로 되어 있다. 골다공증은 뼈대의 해부학적 구조에는 변함이 없지만 골의 질량이 감소된다. 방사성의약품을 이용한 골밀도 측정을 해야 하는 경우는 다음과 같다.

① 폐경기 전 난소제거술, 조숙한 특발성 폐경, 무월경을 포함한 estrogen 결핍 환자
② X-선 진단과 같은 방법에 의하여 골감소증(Osteopenia)이 의심되는 경우
③ 오랜 기간동안 corticosteroid 치료를 받은 경우
④ 골감소증, 프로렉틴종, 부갑상샘 항진증, Cushing's 증후군, 갑상샘항진증 그리고 남성의 성기능 부전증과 같이 내분비계통의 질환과 연관된 질환이 있는 경우
⑤ 원인이 뚜렷하지 않은 골절
⑥ 위절제술(Gastrectomy) 후, 그 외의 흡수장애 질환이 있는 경우
⑦ Heparin과 같은 항응고제 치료를 받았거나 소화성궤양 질환에 의하여 제산제를 장기간 복용한 경우와 항경련치료를 받은 경우
⑧ 장기간(1개월 이상) 거동을 하지 않은 경우
⑨ 만성 콩팥질환(특히 어린이나 청년기) 환자의 경우
⑩ 골다공증에 대한 치료 상태를 알기 위하여 등

1) 단광자 흡수율 측정법(Single photon absorptiometry)

방사성의약품 ^{125}I을 이용한 방법으로 낮은 감마선을 이용하므로 척추나 골반부 측정에는 적합하지 않다. 방사선 선원과 함께 측정부위를 중심으로 검출기를 평행 이동시키면 뼈대와 연부조직 간의 방사선 흡수차이를 알 수 있으며 뼈대 내에서의 밀도에 의한 흡수차가 발생된다. 이 방법은 주로 두께가 작은 forearm과 같은 부위의 측정에 적합하다.

환자가 특별히 준비해야 할 사항은 없으며 검사 전반에 관하여 환자에게 설명해 주어야한다. 골절의 경험이 없는 건강한 쪽의 팔(Arm)을 영상 기록한다. 만약 한쪽 팔에 신경근 문제가 있을 경우 양측팔의 동일한 부위를 영상기록 한다.

단광자 방사선 흡수율 측정방법은 6세 이상의 성인 남녀에서 radius에서 bone-mineral 측정은

매우 유익하다.

골밀도를 측정하려는 부위에서 뼈대와 연부조직의 흡수계수를 각각 μ_B, μ_S라 하고 각 조직의 밀도를 ρ_B와 ρ_S로 정하며 투과전 방사선의 강도를 I0, 투과 후 방사선의 강도를 I로 할 때 방사선이 투과된 부위의 단위 면적당 농도(BMD: g/cm²)는

$$\mathrm{BMD}(g/cm^2) = \frac{\rho_B \ln({}_0I/I)}{\mu_B \rho_B - \mu_s \rho_s}$$ 로 산출되며

측정뼈대의 단위길이당 농도(BMD: g/cm)는

$\mathrm{BMD}(g/cm) = \Sigma \triangle x(Cm) \times \mathrm{BMD}(g/cm^2)$가 되며 이것은 다시

$$\frac{\triangle x \rho_B}{\mu_B \rho_B - \mu_s \rho_s} \times \Sigma \ln(I_0/I)$$ 로 산출된다.

이와 같이 측정하는 부위는 종골(Calcaneus), 사지(Extremities)의 두께가 비교적 얇은 부위이며 특히 요골 부위(Radius)는 대표적으로 많이 이용되는 부분이다.

2) 이중방사선 에너지 흡수측정법(Dual energy absorptionmetry)

이 방법은 주로 척추(Spine)와 같은 축추(Axial skeleton)에서 고밀도 측정을 주로 시행한다. 2중 광자에너지 흡수측정(Dual-photon absorptionmetry: DPA)을 위하여 44 keV와 100 keV의

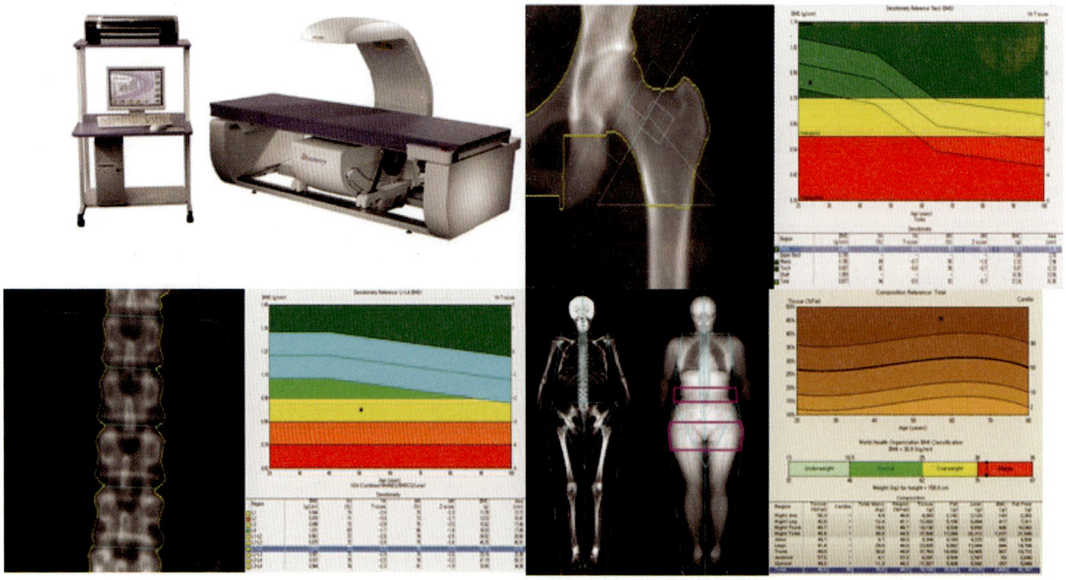

그림 7-14. 골밀도 측정장비와 측정결과

감마선 에너지를 방출하는 Gadolinium-153이 이용되기도 하며 2중의 X-선에너지(Dual energy X-ray absorptionmetry: DEXA)를 이용하는 방법이 있다. 이 방법들은 비교적 방사선 피폭이 적은 편으로 검사부위(피부)에 1~2 mrem 정도의 피부선량을 나타내며 DEXA system은 검사시간이 짧아서 허리뼈에 대한 검사를 4분 정도에 할 수 있다. Whole body의 경우 multidetector 사용시 10~20분 내에 검사를 마칠 수 있다.

검사하기 전 검사부위에 금속 물질이 없어야 하며 소화기에 대하여 Ba제의 조영제를 이용한 검사를 한 경우 Ba에 의한 방사선의 흡수를 초래하기 때문에 주의해야 한다. 환자는 바로 누운 자세(Supine)로 하여 다리(Leg) 아래를 cushion으로 받쳐놓아 허리뼈부와 골반부가 table에 편안한 자세를 유지하도록 하도록 자세를 취한 후 감마선이나 X-선을 이용하여 검사부위에 연부조직과 뼈대에 조사하고 table 상부의 검출기로 방사선을 검출한다. ^{153}Gd의 경우 44 keV와 100 keV의 감마선을 이용하고 X-선의 경우 X-선관으로부터 35 keV와 70 keV의 X-선이 방출된다.

척추의 골밀도 측정방법으로 CT를 이용한다.

2 관절 Scan

$^{99m}TcO_4^-$를 이용하여 관절염(활액막염)을 영상기록 한다. 활액막염은 혈류량이 증가하고 간헐적인 부종을 동반한다.

방사성의약품을 주입하기 30분 전에 $KClO_4$를 200 mg 경구로 투여하여 갑상샘을 차단한다. 방사성의약품을 주입하고 즉시 환자는 바로 누운 자세로 하여 whole body를 전면과 후면에서 영상을 기록한다. 이때 scan speed는 10 cm/min이다. 왼쪽 무릎을 영상을 기록하기 위하여 오른쪽 옆으로 누운 자세를 취하고 왼쪽 무릎을 앞으로 하여 구부린 자세에서 영상을 기록한다. 이 체위로 다시 발목(Ankle) 측면 영상을 기록한다.

정상인 경우 양측 관절에서의 방사능은 균등하게 분포한다. 만약 방사능 분포가 비대칭으로 한쪽이 증가되어 나타나면 이상이 있는 것으로 판단한다.

그림 7-15은 왼쪽 무릎 관절염 환자에 대한 $^{99m}TcO_4$를 이용한 영상으로 혈류 상태, blood-pool 영상과 delay 영상으로 관절염 부위에서 많은 방사능 집적을 볼 수 있다.

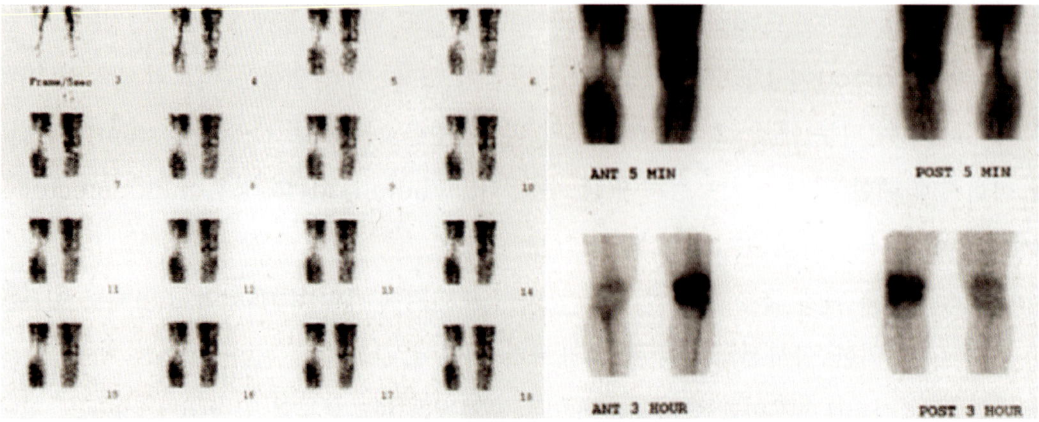

그림 7-15. Knee joint arthritis($^{99m}TcO_4$) 영상

3 골수 Scan

1) 해부생리

정상 성인은 1,500 g 정도의 적골수(Red marrow)와 1,500 g 정도의 황골수(Yellow marrow)를 가지고 있으며 골수는 인체의 가장 큰 조직 중의 하나이다. 태아의 성장기에는 모든 뼈대와 간, 지라에서까지도 조혈활동이 있으나 출생과 함께 지라와 간의 조혈활동은 사라지게 되고 성장과 함께 장골의 조혈조직들은 지방(Fat)으로 대체되어 진다.

2) 검사목적

① 빈혈환자에서 조혈성 골수의 분포

② 질환에 의한 골수의 손실정도와 범위

③ 생검(Biopsy) 위치의 확인 등

④ 골수에서의 조혈기능

⑤ 골수 전이 여부 등

또한 골수의 핵의학적 검사에서 scan은 종양의 골수전이(Metastasis) 유무와 비정상적인 골수분포를 알 수 있으며 골수의 생검(Biopsy)을 위한 위치결정 등을 위해 시행된다.

3) 방사성 의약품

사용되는 방사성의약품은 주로 ^{99m}Tc−sulfur colloid나 ^{111}In−colloid로 이것은 그물내피세포(Reticuloendothelial cell)의 식작용에 의해 colloid 입자가 집적된다.

Colloid를 이용한 골수 scan의 경우 80~85 %가 간에 집적되고 10~15 %는 지라에 집적되므로 간(Liver), 지라(Spleen)로부터 방사능을 차폐해야 한다.

^{59}Fe와 같은 방사성의약품은 적혈구 생성을 평가하는데 이용된다.

골수에 이용되는 방사성의약품은 표 7−8과 같다.

^{111}In−oxine platelet와 granulocyte는 골수 내의 성숙세포에 섭취되기 때문에 적색수 분포를 영상화 할 수 있지만 전구체(Precursor)에 대한 기능적 분포를 나타낼 만큼 충분하지 못하다.

골수의 가장 훌륭한 기능적 영상을 기록하기 위해서 적당한 핵종은 ^{59}Fe이다. 보통 ^{59}Fe와 ^{99m}Tc−sulfur colloid는 골수의 분포를 잘 반영해 주고 있다.

^{111}In−chloride는 transferrin과 결합되고 이것은 골수 내의 RBC로 운반된다. 그러나 ^{111}In−chloride는 비교적 비싼편이며 검사시간이 오래 걸리는 문제점도 있다.

^{99m}Tc−sulfur colloid는 낮은 방사선 피폭으로 검사할 수 있는 방사성의약품으로 80~85 %는 간에, 10~15 %는 지라 그리고 1~5 %는 골수에 집적된다.

입자의 직경은 작을수록 골수에 더 많이 집적되며 보통 입자의 직경이 100 nm 보다 작을 때 골수에 잘 집적된다.

^{99m}Tc에 표지한 sulfur colloid를 sodium thiosulfate에 의해 처리된 것은 200~1,000 nm 범위의 직경을 갖고 있으며 hydrogen sulfide로 처리된 것은 10~50 nm로 직경이 아주 작다. 그러나 ^{99m}Tc−minimicroaggregated albumin colloid는 1~13 nm로 그 직경이 매우 작다.

4) 검사방법

① ^{99m}Tc−sulfur colloid 444 MBq(12 mCi)나 ^{111}In−colloid 444 MBq(12 mCi)를 정맥 내에 주입한다.

② 저에너지, 고분해능 collimator 사용

③ 방사성의약품을 혈관 내에 주입하고 colloid 입자가 그물내피계 조직에 최대로 집적되는 시간인 1시간 정도 후에 검사를 시작한다.

④ 검사시작 전 환자를 배뇨시킨다.

⑤ 영상기록 − 환자는 엎드린 자세(Prone)를 취하고,
허리뼈(Lumbar)와 골반부 상부(Upper pelvic area)

표 7-8. 골수검사에 이용되는 방사성의약품

방사성의약품	반 감 기	γ선 에너지	방사성의약품의 생성
^{99m}Tc-sulfur colloid	6 hr	140 keV	generator
^{113m}In colloid	1.7 hr	393 keV	generator
^{111}In chloride	2.8 days	173 keV 247 keV	cyclotron
^{111}In-oxine WBC*	2.8 days	173 keV 247 keV	cyclotron

* ^{111}In-Oxine WBC를 이용한 골수영상은 부분적으로 WBC와 표지되어 골수동(sinusoid) 내에 있는 것과 유리상태의 ^{111}In과 적혈구 전구체(precursors)와 결합된 것으로 되어있다.

왼쪽 넙다리뼈를 포함한 엉덩관절(Hip joint)

오른쪽 넙다리뼈를 포함한 엉덩관절

위팔뼈(상완골, Humerus)를 포함한 오른쪽 견부(Shoulder)

위팔뼈(상완골, Humerus)를 포함한 왼쪽 견부

5) 임상증례

골수의 영상진단을 위해 colloid 형태가 아닌 방사성 철(Iron)이나 인디움(Indium)이 이용되기도 한다. Iron transferrin의 체내 반감시간은 1~2시간이며 indium transferrin은 8~10시간이다. Iron은 적혈구의 hemoglobin과 잘 결합되기 때문에 적혈구 생성검사에 이용되며 골수외 조혈

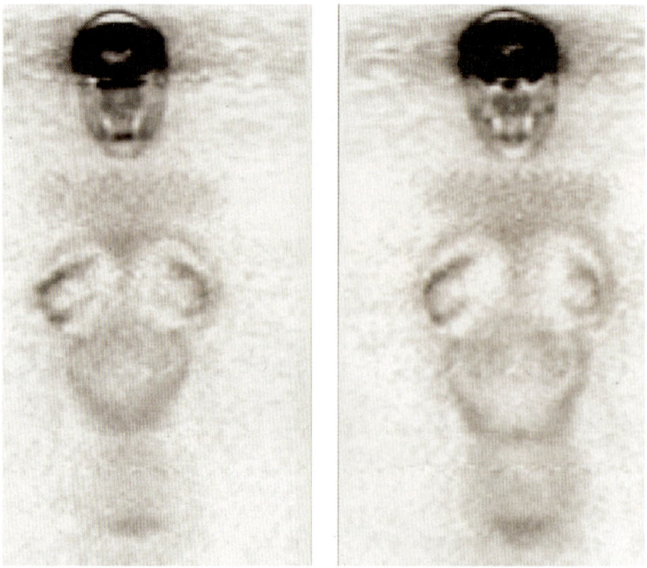

그림 7-16. 수유부의 ^{18}F-FDG 영상으로 유방내 방사능 집적을 보인다.

(Hematopoiesis) 부위도 결정적으로 나타낼 수 있는 핵종이다. ^{59}Fe는 45일의 물리적 반감기와 1,100 keV와 1,300 keV의 γ선을 방출하며, 약간의 190 keV의 γ선도 방출하는 핵종이다. ^{59}Fe는 165 keV의 γ선 에너지와 8시간의 물리적반감기를 가지고 있는 cyclotron에서 생성된 핵종이다.

계수 측정을 하기 위해서는 ^{59}Fe-citrate 0.74 MBq(20 μCi)를 혈관 내 주입하고 골수에 최대로 집적되는 16시간 후에 실시한다.

^{111}In은 2.8일의 반감기와 173 keV, 247 keV의 γ선을 방출하는 핵종으로 골수 영상 진단에 유용하지만 가격이 비싸다는 단점이 있다.

^{111}In-chloride 111 MBq(3 mCi)를 정맥 내 주사하고 48시간 또는 72시간 후 영상을 기록한다.

정상적인 유방에는 ^{18}F-FDG가 집적된다. 생리주기의 말기에는 유방집적이 증가되어 나타난다.

젖을 먹이는 여성에게 ^{18}F-FDG를 이용한 PET scan을 한 경우 검사 후 24시간 정도는 젖을 먹이지 않도록 해야 한다.

제 08 장 종양

1) ^{67}Ga 검사

(1) 해부생리 및 기전

^{67}Ga은 cyclotron에 의하여 생성된 방사성의약품으로 78.1시간의 반감기와 93 KeV부터 880 KeV의 감마선을 방출하며 감마카메라를 이용한 영상기록을 위하여 93.184, 296 그리고 388 KeV의 peak energy의 감마선이 이용된다. ^{67}Ga은 정맥주입 후 환자의 혈액 중의 transferrin과 빠르게 결합하며 정상적으로 간, 장(bowel), 콩팥, 골수와 지라에 집적된다. 정맥 내 투여 후 24시간 내 투여량의 10~20%가 콩팥을 통하여 배설되므로 영상에서 정상적으로 콩팥 내 방사능의 집적을 볼 수 있으며 정상적인 분포는 표 8-1과 그림 8-1과 같다.

표 8-1. ^{67}Ga의 정상적인 분포

항상 집적되는 부위	정상에서도 변동 가능한 부위
골수(Bone Marrow) 간(Liver) 소화관(Gut) 부비강(Para nasal sinuses)	지라(spleen) 침샘(salivary gland) 눈물샘(lacrimal gland) 땀(sweat) 유방(breast)

주사 후 1일에는 뼈대와 림프절 전이 부위에 최대로 집적되며 1주 후에는 간(liver)과 지라(spleen)에 집적되어 나타난다. 또한, 비교적 늦게 체외로 배설되기 때문에 7일 후 전신(whole body)에서 65%가 남게 되며 26% 정도는 소변으로, 9% 정도는 대변으로 배설된다. ^{67}Ga-citrate는 초기 그리고 전이된 종양에 뚜렷하게 분포된다. 집적 기전은 확실하게 알 수는 없으나 lysosome 내에 집적되고 세포 내의 단백과 결합한다고 한다.

성인의 경우 74~222 MBq(2~6 mCi)를 정맥주사하고 염증으로 의심되는 경우에는 12시간 후,

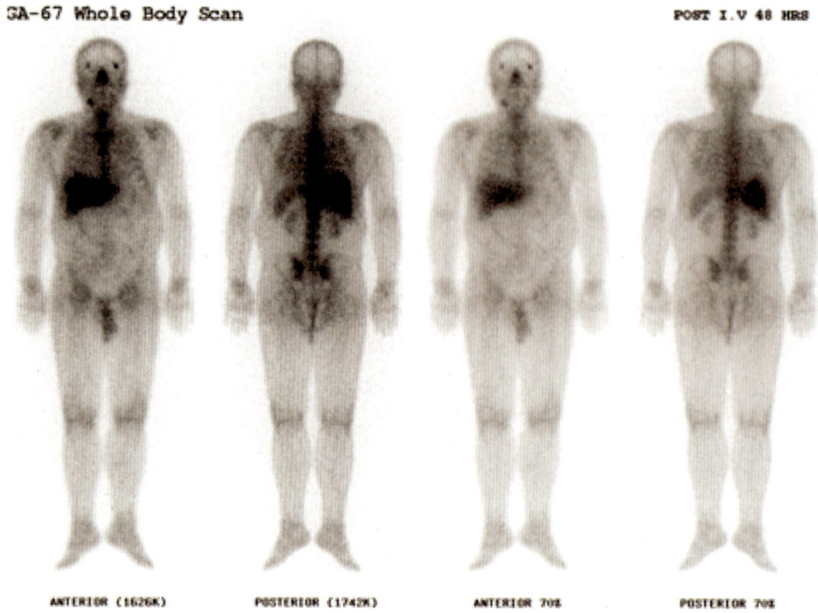

그림 8-1. ^{67}Ga을 이용한 영상 (정상)

종양의 경우는 24시간 후에 영상을 기록하기 시작한다. 복부의 장 내의 방사능으로 인한 선명성이 저하 되므로 병소의 감별에 유의해야 한다. SPECT를 이용한 영상기록은 깊게 위치한 종양의 진단에 매우 효율적이다. 최근 PET의 이용 증가에 따라 종양의 감별에는 사용이 줄어들었으나, 염증 진단에는 아직 이용되고 있다.

주사(injection) 후 1주간 투여한 양의 약 10 % 정도가 대변을 통해 배설되므로 검사 전에는 매일 이완제(laxative)를 투여하거나 관장(enema)을 하여 장 내의 방사성 물질을 제거함으로써 위양성(false positive)의 우려를 막을 수 있다.

^{67}Ga 영상기록이 필요한 경우는 다음과 같다.

- 원인을 알 수 없는 발열
- 림프종
- Hodgkin's 질환
- 허파 질환
- AIDS
- 골수염 환자
- 심근 또는 심낭의 염증 진행상태 등

^{67}Ga-citrate는 어린이나 임신부, 수유부에게는 절대로 사용을 금지해야 하며 가임여성의 경우는

꼭 생리 시작부터 시행하여 10일 이내에 검사해야 한다.

^{67}Ga-citrate 사용 시 각 장기에서 방사선 흡수선량은 표 8-2와 같다.

표 8-2. Ga 사용 시 장기별 방사선 집적 선량

Organs	Rads/5 mCi
전신(whole body)	1.30
뼈대(skeleton)	2.20
간(liver)	2.30
골수(bone marrow)	2.90
지라(spleen)	2.65
콩팥(kidney)	2.05
난소(ovaries)	1.40
고환(testes)	1.20
위장관(gastrointestinal tract)	1.10
위(stomach)	
소장(small intestine)	1.80
대장 상부(upper large intestine)	2.80
대장 하부(lower large intestine)	4.50

(1) 검사방법

환자에게 ^{67}Ga 185~370 MBq(2~6 mCi)을 정맥 내에 주입하고 필요에 따라 24시간, 48시간, 72시간까지 영상을 기록한다. 두부(head), 흉부, 복부, 골반과 사지(extremity)의 전신영상은 전면(anterior)과 후면(posterior)영상을 기록한다. 만약 multi-detector system의 카메라를 이용하면 영상기록 시간을 단축할 수 있다.

(2) 정상 영상의 분석

① 두부(Head)와 경부(Neck)의 영상

정상적으로 비인강(nasopharynx), 누액선(lacrimal gland)과 침샘(salvary gland)에서 ^{67}Ga의 집적이 나타난다.

② 흉부(Thorax)

복장뼈를 포함하여 흉부 뼈대에서 방사능의 집적이 나타나며 종격동의 병소가 의심되면 측 방향이나 사 방향으로 흉부 영상을 기록하여 복장뼈에 집적된 방사능과 구별하도록 한다. ^{67}Ga을 주입한 후 4~6시간에 기록하는 조기 영상(early image)에서는 심장과 동맥의 방사능이 나타난다. 또 피임약과 같은 호르몬제를 투여했거나, 임신 중이면 양측의 유방이 대칭으로 나타나기도 한다.

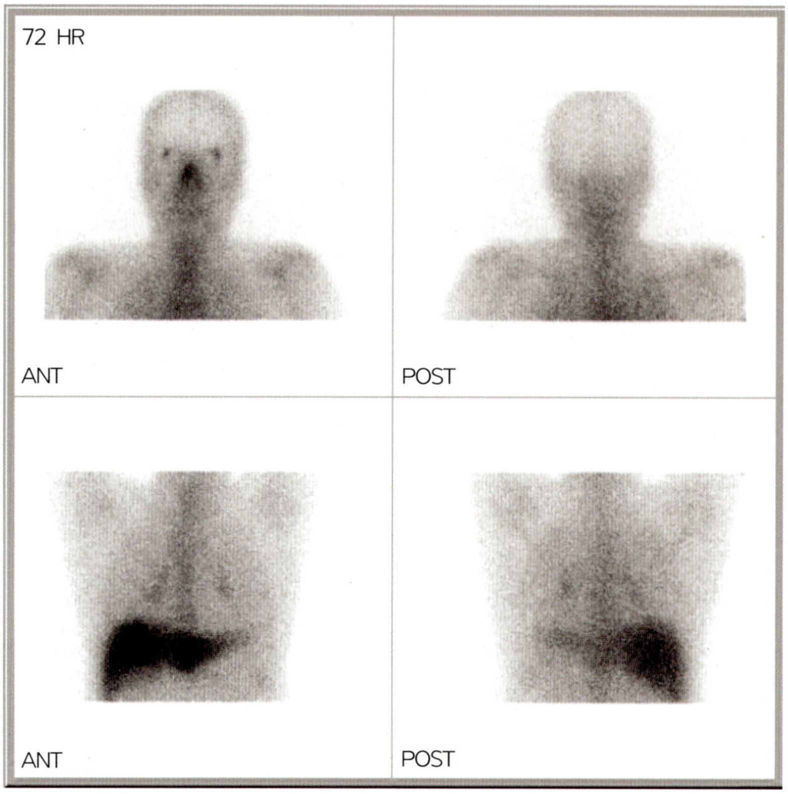

그림 8-2. ^{67}Ga 주입 후 72시간 지났을 때의 image (정상)

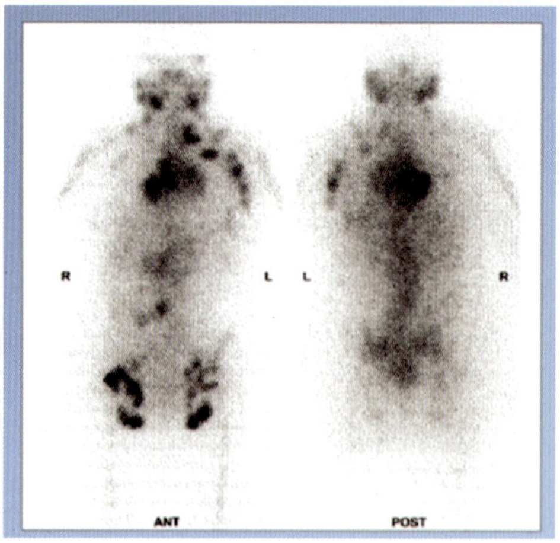

그림 8-3. 림프종(lymphoma)의 경우 ^{67}Ga-citrate의 집적 영상

③ 복부(Abdomen)

정상적으로 ^{67}Ga은 간에 집적되며 주입 후 24시간 영상에서 배설경로인 콩팥과 방광이 잘 나타난다. 대장 내에서는 특히 맹장(cecum), 간 만곡(hepatic flexure)과 비 만곡(splenic flexure)

과 직장 S-상 결장(rectosigmoid) 부위에서 방사능 집적을 볼 수 있다. 이와 같은 방사성의약품의 집적은 주입 후 몇 시간 내에 나타나며 지연 상(delay image)을 기록함으로써 병소조직을 구분할 수 있다.

④ 골반(Pelvis)

엉치뼈(sacrum)의 후면 영상(posterior view)에서 엉덩이 엉덩관절(sacroiliac joint)의 방사능을 볼 수 있으며 초기의 영상에서 방광의 방사능도 나타나며 후에 질(vagina)이나 고환(scrotum)에서 방사성의약품의 집적을 볼 수 있다.

⑤ 사지(Extremities)

어깨관절(shoulder joint), 엉덩관절(hip joint)과 어린이의 경우 골단부(epiphysis)에서 방사성의약품의 집적을 나타낸다.

2) ^{99m}Tc-sestaMIBI, ^{99m}Tc-tetrofomin를 이용한 breast scan

(1) 검사목적

^{99m}Tc-sestaMIBI, ^{99m}Tc-tetrofosmin는 폐암, 림프종 그리고 골육종 등과 같은 다양한 악성종양에 집적되며 부갑상샘 종의 진단에도 이용된다. sestaMIBI는 유방암의 진단에 95 % 이상의 감수성을 나타내는 보고가 있으며 mammography에서 뚜렷하지 않은 유방암을 진단하는 데 매우 유익하다.

(2) 검사방법

① 환자에게 방사성의약품 ^{99m}Tc-sestaMIBI 1,110 MBq(30 mCi)를 정맥 내에 주입한다. 이때 검사하는 유방의 반대 측 팔에 방사성의약품을 주입해야 하며 양측 유방을 동시에 검사하는 경우에는 하지의 정맥에 방사성의약품을 주입하여 영상에 artifact 발생을 방지한다.

② 방사성의약품을 주입하고 5분 후에 영상을 기록한다(40분 이상 지연되면 종양 내에 집적되어 있던 sestaMIBI는 배설되므로 진단이 어렵게 된다).

③ 환자는 SPECT table에 엎드린 자세를 취한다. 이때 유방이 압박되지 않도록 하여 자연상태를 유지하도록 한다.

④ 환자가 다시 바로 누운 자세에서 방사성의약품 주입 10분 후 정지영상을 기록한다(256 × 256 matrix).

⑤ 지연 영상(Delay image)은 방사성의약품 주입 후 1~2시간에 기록한다.

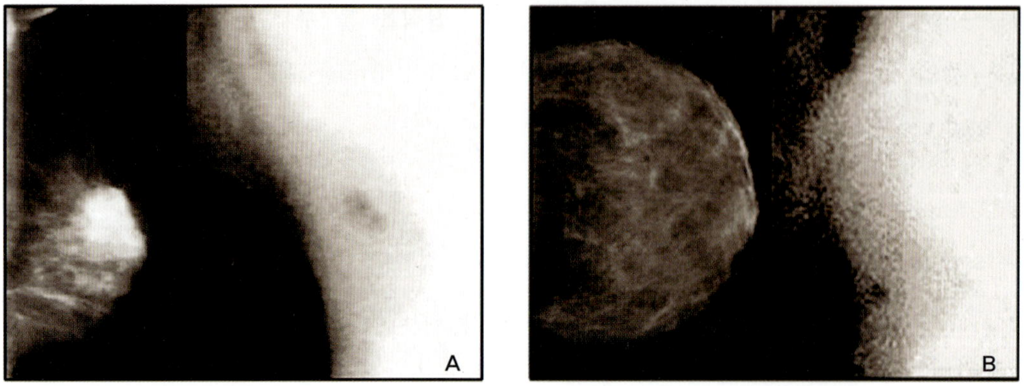

그림 8-4. ^{99m}Tc-sestaMIBI을 이용한 breast cancer 영상
(B의 경우 X-선 mammography 영상에서 발견되지 않은 종양 부위가 핵의학 영상에서 나타나고 있다.

정상적일 때 약한 방사능이 유방에 균등하게 분포되며 악성종양 부위에는 집중적으로 집적된다(Focal uptake). 그림 8-4는 ^{99m} Tc-sestaMIBI을 이용한 유방암 환자의 영상이다.

3) ^{111}In-종양 스캔

(1) 검사목적

^{111}In-Oncoscint는 직장암과 난소암 환자를 진단한다. 그러나 oncoscint는 초기의 난소종양의 악성과 양성의 구별이 곤란하므로 초기 난소종양 검사에는 적합하지 않다.

(2) 전처치 및 검사방법

환자는 검사 전 대장 내를 깨끗이 해야 한다. 방사성의약품 ^{111}In-Oncoscint 185 MBq(5 mCi)를 5분 동안 서서히 정맥 내로 주입하고 72시간과 96시간에 흉부(Chest), 간과 지라, 골반 부위를 전면과 후면의 영상으로 기록한다.

SPECT 영상기록은 360° 회전하여 64 × 64 matrix, 6° 간격으로 40 sec/view로 60~64 view를 기록한다. 2개 또는 3개의 검출기 SPECT일 경우 3° 간격으로 15 sec/view로 120~128 view의 영상을 기록한다.

정상적일 때 ^{111}In-Oncoscint는 간, 지라 그리고 골수에 집적되며 장(Bowel), 혈액(Blood pool), 콩팥과 방광, 남성의 경우에는 생식기 그리고 여성의 경우 유두(Breast nipple)에서 방사능의 집적을 볼 수 있다. 또한, 대장 절제 수술을 했던 부위, 퇴행성 관절질환, 복부의 동맥류, 국소 염증 부분에도 방사능의 집적을 보이기 때문에 검사전 환자의 병력을 잘 파악해야 한다. 종양을 영상기록 하는데 가장 적당한 시간은 방사성의약품을 주입한 후 48시간과 72시간 사이이다.

4) ^{111}In-WBC scan

(1) 검사목적

^{111}In과 WBC를 표지한 영상기록 방법은 다양한 염증을 진단하는 데 이용된다. 즉, 원인을 알 수 없는 발열(Fever)과 골수염의 평가, 장의 염증성 질환 등을 진단하는 데 이용된다.

^{111}In-WBC는 급성 감염성 질환에 대하여 높은 감도를 나타낸다. 특히 복부 장기의 감염성 질환에 대하여 감수성이 높다. ^{67}Ga을 이용한 영상이 병소 부위에서의 집적 기전과의 구분이 어려우므로 ^{111}In-WBC가 많이 이용되고 있다. 혈액으로부터 ^{111}In-WBC의 반감시간은 5시간이며 혈액 내의 방사능은 18~24시간까지 방출한다.

정맥 내 주입 후 허파, 간, 지라 그리고 골수에서 주로 방사능이 나타나며, 지라와 간에서는 방사능이 점차 증가, 약 18시간 후에는 허파와 혈중 방사능은 완전하게 없어지며 24시간 후에는 골수와 간 그리고 지라 내 방사능이 최대로 집적된다.

대장 내의 ^{111}In-WBC의 집적은 장의 염증성 질환, 맥관염(Vasculitis), 농양 등의 경우에 나타난다.

(2) 방사서의약품 및 검사방법

WBC는 ^{111}In-oxine, ^{111}In-tropolone과 ^{99m}Tc-HMPAO와 표지하여 이용한다.

^{111}In-WBC 11.1~18.5 MBq(300~500 μCi)를 정맥 내로 주입하고 16~32시간 후에 whole body anterior와 posterior view의 영상을 기록한다(Scan speed: 5 Cm/min).

Planar image 기록은 방사성의약품을 주입하고 3시간과 24시간에 복부의 spot view를 기록한다.

SPECT 영상기록을 위하여 single head의 경우, 360° 회전하여 64 × 64 matrix 30~40 sec/view로 60~64 view의 영상을 기록한다. Dual 또는 triple head일 때 360° 회전하여 64 × 64 matrix로 15~20 sec/view로 120 view의 영상을 기록한다.

정상적일 때 간, 지라와 골수에 방사능의 집적이 나타난다. 방사성의약품을 주입 후 4시간까지는 허파의 분포가 나타난다.

^{99m}Tc-HMPAO-WBC도 염증을 영상화하는 데 이용한다. 특히 염증성 장염의 경우 방사성의약품을 주입 후 1~3시간에 영상을 기록한다. HMPAO는 소변으로 배설되어 방광과 골반 내 장에서 방사능이 걸쳐서 나타난다.

^{99m}Tc-stannous colloid-WBC는 어린이 장 질환 영상에 적합하며 HMPAO보다 적은 혈액량으로 준비하기 쉽고, 표지율이 높고 안정하다는 등의 좋은 점이 있다.

표 8-3. 장기별 흡수 선량

장기별	흡수 선량(mGy/MBq)
방광 벽	2.6
유방	3.1
위벽(stomach)	8.0
심장	9.0
콩팥	9.9
허파	6.9
난소	4.2
골수	2.2
고환	2.4

표 8-4. 부위별 ^{111}In-WBC 집적이 증가되는 경우

흉부	흔하게 나타나는 경우	농양(Abscess), 봉와직염(Cellulitis), 기종(Emphysema), 폐렴(Pneumonia), 상처감염 부(Wound infection) 등
	드물게 나타나는 경우	흡인 부위(Aspiration), 무기 폐(Atelectasis), 낭종성섬유증 (Cystic fibrosis), 조직이식부 감염(Graft infection), 혈종(Hematoma), 종양(Tumor) 등
복부	흔하게 나타나는 경우	농양, 봉와직염, 누설치술(Ostomies), 상처 감염부위 등
	드물게 나타나는 경우	급성 장염(Acute enteritis), 장의 경색(Bowel infarction), 혈종, 이자염, 실염(Diverticulitis), 급성 쓸개염 등
피부 및 근육 등	흔하게 나타나는 경우	봉와직염, 정맥 주입한 부위, 상처 감염 부위, 골수염 등
	드물게 나타나는 경우	허리뼈 천자(puncture) 부위, 류머티즘성 관절염 등

^{99m}Tc-HMPAO-WBC를 이용한 염증 검사의 경우 장기별 흡수선량은 표 8-3과 같다.

표 8-4는 ^{111}In-WBC의 집적이 증가하는 경우를 나타낸다.

^{99m}Tc-WBC는 정상적으로 간, 지라, 골수, 허파와 위장관에서 나타나며 가끔 쓸개에서도 집적된다.

^{99m}Tc-WBC는 영상의 분해능이 좋고 선량 측정이 유리하고 영상기록시간을 단축할 수 있는 좋은 점이 있다.

^{111}In-WBC는 지연 영상기록에 유리하고, 표지가 안정적이며 표지율이 높다는 장점이 있다.

그림 8-5는 WBC 표지 방사능이 허파에 섭취되어 배설되는 과정을 나타내었다.

^{99m}Tc-Ciprofloxacin은 염증 부위의 살아있는 박테리아와 결합하는 현상을 이용한 것으로 보통 위장관에 주로 집적되며 간과 지라(비장)에서는 약간의 집적을 나타내는 특성이 있다. 보통 주입 후

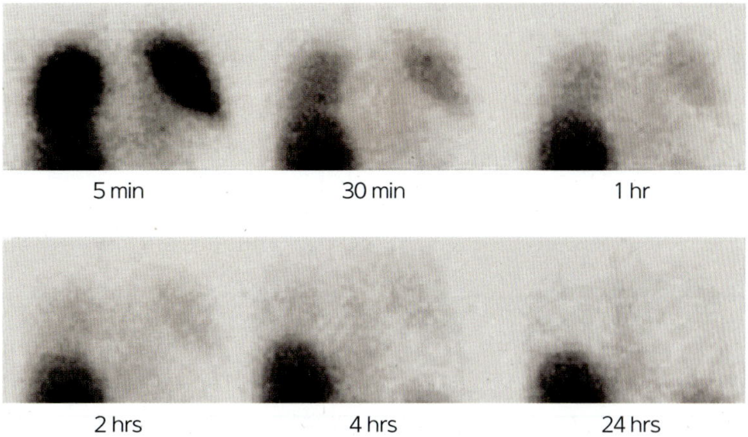

그림 8–5. ^{99m}Tc–WBC를 이용한 경우 시간 경과에 따른 허파의 섭취와 배설

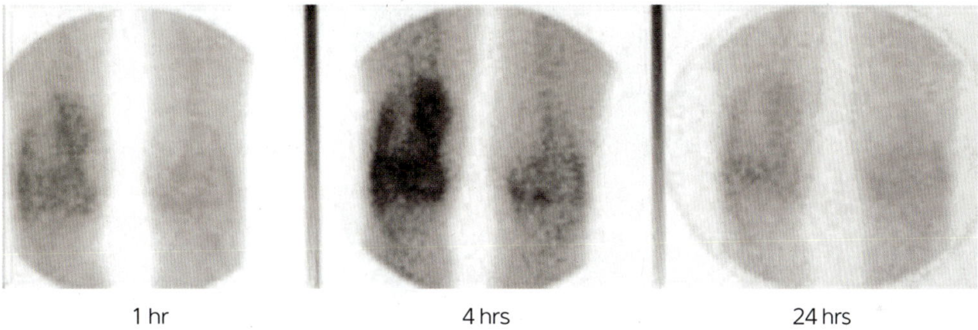

그림 8–6. 류머티스성 관절염(오른쪽)의 ^{99m}Tc–WBC 영상

1시간, 4시간 그리고 24시간 후 영상을 기록한다. 그림 8–6은 류머티즘성 관절염 환자의 영상을 나타낸다.

5) 종양 진단을 위한 기타 방사성의약품과 검사방법

종양을 진단하기 위한 방사성의약품으로 갑상샘암을 위한 ^{131}I과 ^{201}Tl, 신경아세포종(Neuroblastoma), 유암종(Carcinoid) 등에 이용되는 ^{131}I–MIBG, 도세포종(Insulinoma)이나 갑상샘암 등에 이용되는 ^{111}In–octeotide, 유방암 진단에 이용되는 ^{99m}Tc–sestaMIBI, 뇌종양의 대사 유무판단을 할 수 있는 ^{18}F–FDG 등이 있으며 종양에 특이적으로 집적되는 방사성의약품은 표 8–5와 같다.

표 8-5. 종양에 특이적으로 집적되는 방사성의약품

장기별 종양	방사성의약품
뇌(Brain)	$^{99m}TcO_4$, ^{32}P-phosphate(안구 흑색종), ^{201}Tl 등
뼈(Bone)	^{18}F-fluoride, ^{13}N-glutamine acid 등
허파(Lung)	^{67}Cu, ^{201}Tl, ^{18}F 등
갈색종, 신경아세포종	^{131}I-MIBG
부신겉질	^{131}I-iodocholesterol
이자(Pancreas)	^{11}C-vallin, ^{11}C-triptopan 등

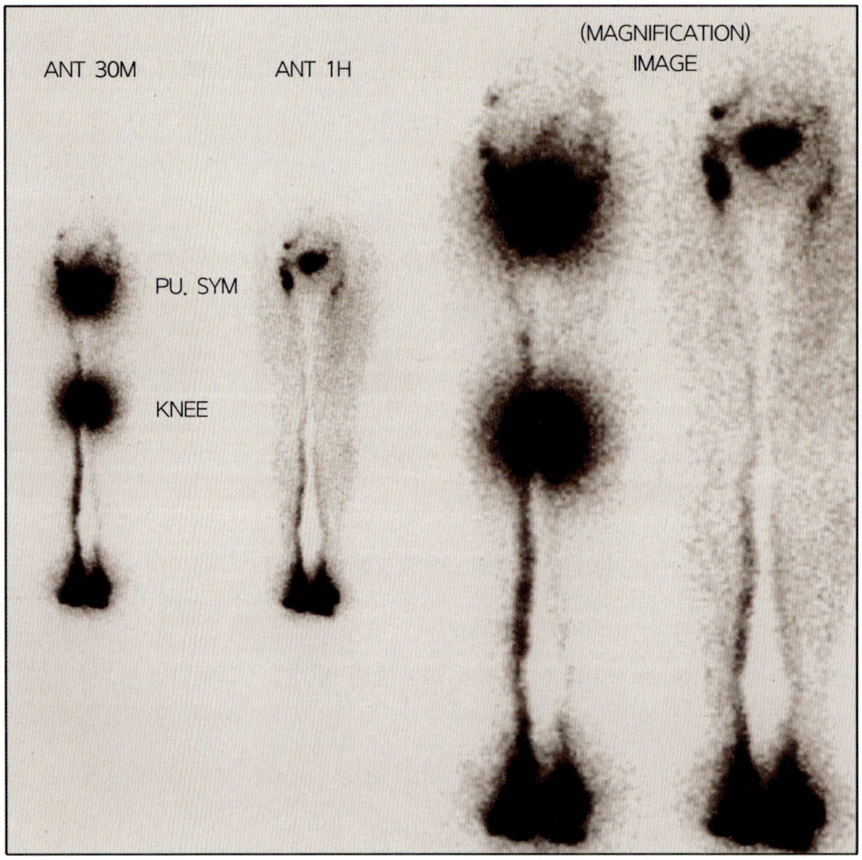

그림 8-7. Lymph Node scan 영상

6) 흑색종(Melanoma)/유방암을 위한 림프 스캔

많은 종양은 림프관에 의해 전이가 된다. 방사성의약품을 이용한 림프관 영상방법은 흑색종, 전립선과 유방암에서 영상을 기록함으로써 더욱 효과적인 외과적 접근방법이나 방사선 치료정보를 제공할 수 있다.

영상 기록방법은 우선 환자를 바로 누운 자세로 하고 양측 팔은 위쪽으로 놓는다. 방사성의약품

^{99m}Tc−sulfur colloid 11.1~18.5 MBq(300~500 μCi) 주사하고 15분 후 주사한 부위에 대하여 전면 영상을 256 × 256 matrix, 5 min/image로 computer에 기록한다.

2시간 동안 15~30분 간격으로 림프샘이 나타날 때까지 영상을 기록한다.

7) 누관(눈물관) 스캔(Dacryo Scan)

누관(눈물관, Lacrimal duct)과 누낭(눈물주머니, Lacrimal sac) 연결 부위의 폐쇄는 흔하게 나타나는 현상이다. 방사성의약품 $^{99m}TcO_4$ 555 MBq(15 mCi) 정도를 1방울 눈의 결막낭 측면에 떨어뜨리고 1분과 5분에 각각 영상을 기록한 다음 10분, 15분, 20분, 25분 그리고 30분에 각각 영상을 기록한다. 영상은 256 × 256 matrix로 각 영상을 1분씩 기록하며 눈을 깜빡거리는 경우 artifact가 발생하므로 주의해야 한다.

정상일 때 5분 영상에서 lacrimal을 통해 nasal lacrimal duct가 잘 나타난다.

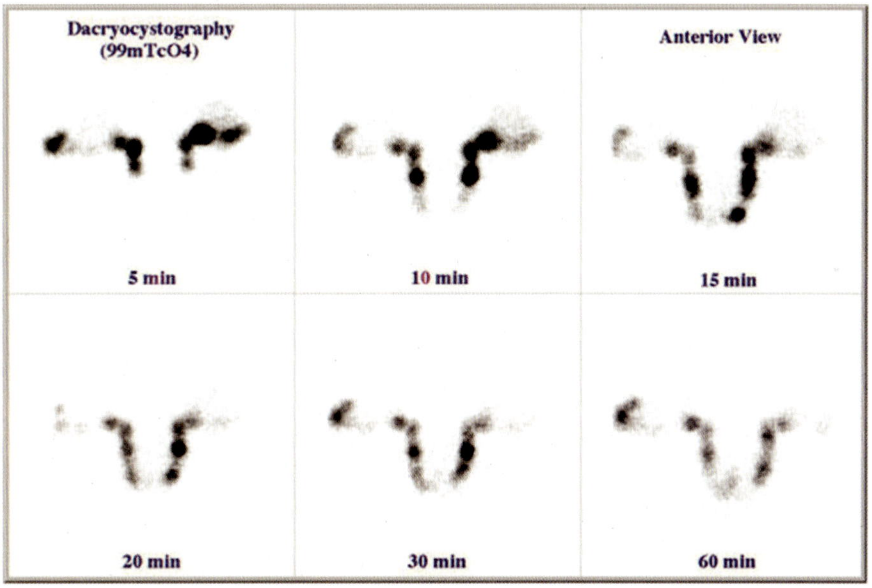

그림 8-8. Dacryo Scan image

제 09 장 방사면역 영상법

방사면역 영상법은 방사면역측정(Radioimmunoassay)에서 미세한 반응을 이용한 정량적 분석법이다. 이와 같은 미세한 항원·항체 반응을 이용하여 조직의 기능과 특징을 영상으로 기록함으로써 그 진단의 질적 향상을 위한 것이다. 즉, 방사성핵종과 결합한 항체를 이용하여 체외검사(invivo test)방법으로 질병의 진행 양상을 알 수 있고, 그것을 영상으로 나타내는 검사기술을 방사면역 영상법(Radioimmunoscintigraphy, RIS)라고 한다. 암 조직은 주위의 정상조직을 침윤할 수 있는 능력이 있고, 그 침해능력은 암세포의 표재성 특성에 따라 다르게 된다. 생화학적 특성이나 암세포에 대한 항체 결정인자와 수용체 특성에 의해서 알 수 있다. 그러므로 장기의 크기, 모양, 위치, 공간점유물 유무, 조직의 밀도 등을 측정하기 위한 CT, MRI 그리고 초음파 등의 진단방법에 의존하지 않고 암의 존재 여부를 진단할 수 있다.

특수한 생화학적 분석 방법의 한 예로 ^{18}F-desoxyglucose를 이용한 경우 glucose 섭취율을 측정하거나, ^{11}C-methionine은 아미노산 섭취율을 검사하는 것. 이외에도 ^{57}Co- bleomycin, ^{201}Tl과 ^{99m}Tc-HMPAO를 이용한 진단방법도 있다.

기존의 핵의학 진단은 주위 조직의 기능이나 대사 변화의 여부에 의한 영상을 기록함으로써 병변을 진단하지만 RIS는 정확한 암 진단 방법으로 그 특이성에 대한 목적을 완전히 달성하기에 아직 이르다 하겠으나 보다 암 조직에 대한 식별 능력이 우수한 기법이다.

RIS에 요구되는 몇 가지의 조건은 다음과 같다.

① 항체는 반드시 암성 조직을 검출할 수 있어야 한다.

② 방출되는 방사선량이 충분해야 한다.

③ 표지된 후 조직 내에서 면역항체로서 방사능을 유지해야 한다.

④ 영상기록 장치가 방사선 검출에 적당해야 하고 분할검사가 가능해야 한다.

⑤ 암 조직인 target과 정상조직인 non target과의 방사능비가 10 : 1 이상되어야 한다.

1 항원과 항체

방사면역 영상법(RIS)에서 중요한 것은 암성 질환을 구분할 수 있는 항원이다. 항원이 암 조직에 대한 감수성이나 특이성의 결여는 RIS의 큰 문제점이 된다. 예를 들면, 심근조직의 손상에 의한 myosin 분비를 RIS로 이용하는데 myosin을 항체로 검사한다면 심근경색 부위에 대하여 특이성이나 감수성을 나타낼 수 없으므로 경색 부위의 진단이 어렵게 된다.

어떤 암(cancer)은 특수 항원에 대하여 전혀 반응하지 않는 것도 있다. Placental alkaline phosphate(PLAP)는 자궁암에 대한 RIS 검사에 우수한 항원이지만 자궁암의 70%만 나타낼 수 있다. 널리 이용되고 있는 항원으로는 Human chorionic gonadotropin(HCG)과 α-fetoprotein (AFP) 등이 있으며 바이러스와 관련된 항원으로 anti-hepatitis 항체는 간암의 진단에 이용되고 있다. 또 idiotypic antigen은 leukemia와 lymphoma의 진단에 이용되며 human milk fat globule(HMFG)은 유방(breast)의 상피조직에서 발견되는 glycoprotein으로 RIS 검사에 이용되는 항원의 일종이다.

항체 생성의 기본 단계는 monoclonal antibody를 예로 설명하면 그림 9-1과 같다.

2 병소(암) 집적에 영향을 미치는 생물학적 인자

세포 내에서 항원에 의한 항체 반응 후 병소부위의 집적 정도는 종양 부위의 혈류량과 모세혈관의 삼투성에 의해 다르고 암세포 주위의 확산 등에 의하여 영향을 받는다.

항원에 대한 높은 항체 반응력은 암 세포막의 결합력과 상호작용에 따라 다르다.

또 종양으로 많은 혈액의 운반은 빠른 집적과 함께 영상기록 시간도 단축할 수 있으며 반감기가 짧은 방사성 핵종의 이용도 가능하게 된다. 종양 부위에서의 모세혈관은 정상조직에서 더 누설성이 더 커지고 혈액으로부터 단백질의 이동이 더욱 수월해진다. 이것을 이용한 것이 albumin이나 fibrinogen을 표지하여 이용한 것이다. 종양 부위가 증가함에 따라 종양 중심부위에서는 괴사(necrosis)와 물혹(cyst)의 형성과 함께 혈류가 상실되며 이곳에서는 뚜렷한 항원이 없게 된다.

일반적으로 종양이 커질수록 암세포의 분열 정도는 작아지며, 반면 비특이적 집적률은 증가 된다. 그러므로 항원·항체 반응 후의 특이적인 종양 섭취율은 작은 종양에서 더욱 뚜렷하게 나타난다. 항체의 양이 많을수록 종양 조직의 집적량이 많아진다. 종양의 무게와 집적은 반드시 비례하지 않는

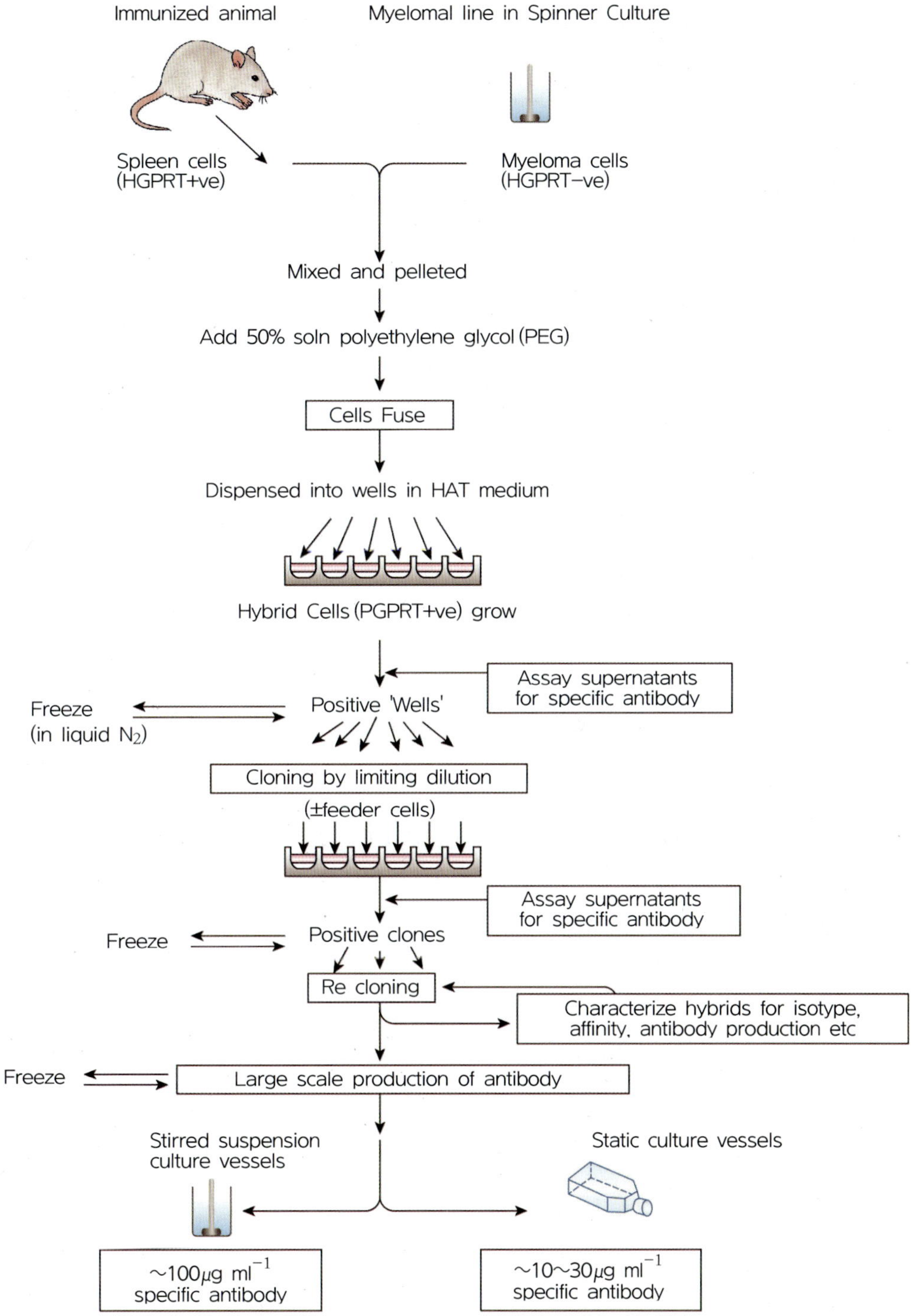

그림 9-1. 항체 생성 단계의 예 (Monoclonal 항체)

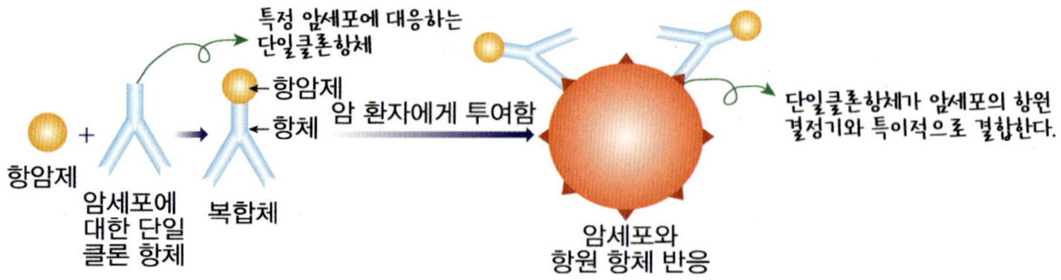

그림 9-2. 단일 클론 항체를 이용한 암치료

다. 그 이유는 종양이 커질수록 기질(stroma)이 증가하고 물혹이나 괴사의 변화가 되기 때문이다.

3 방사성의약품

사용되는 방사성의약품은 조직으로부터 방출되는 방사선량이 충분해야 하며 에너지도 적당해야 한다. 반감기가 짧은 것은 작은 피폭선량으로 충분한 계수율을 얻을 수 있다는 좋은 점도 있다. 전형적인 전 항체의 생물학적 반감시간은 24~64시간 범위에 그리고 물리적 반감기는 6~12시간 정도이어야 한다. 이것을 만족시킬 수 있는 방사성 핵종은 ^{99m}Tc과 ^{123}I이다. 그리고 경성(硬性) 유방암과 같은 비혈관성 종양은 집적률이 늦기 때문에 ^{111}In(67.4시간)와 같이 물리적 반감기가 긴 핵종이

표 9-1. Radioimmunoscintigraphy와 관련된 방사성의약품

	^{123}I	^{111}In	^{99m}Tc	^{131}I
Availability	Twice weekly	Twice weekly	Twice daily	Daily
γ-ray energy(keV)	159	171 250	140	360
β-particles	Absent	Absent	Absent	Preset
Half-life	13 h	67 h	6 h	8 d
Suitability for gamma camera crystal	Excellent	Good	Excellent	Poor
Collimator(keV)	200	300	160	400
Dose administered(mCi)	3~4	3~4	15	1
(MBq)	120~160	120~160	550	40
Expected counts per pixel per injection taking ^{131}I as unity	25×	10×	80×	1
Reduction of absorbed dose per injection, taking ^{131}I as unity	10×	2×	20×	1
Thyroid blocking required	Yes	No	No	Yes
Appropriateness to the kinetics of antibody uptake	Very good	Excellent	Very good	Inap

적합하다.

Radioimmunoscintigraphy와 관련된 방사성의약품에 대한 것은 표 9-1과 같다.

계수율이 적으면 noise의 증가로 분해능이 저하된다. 보통 10,000 cpm인 경우 1 %인 100 cpm 정도가 noise이다.

각 방사성의약품에 따른 장기별 흡수 선량은 표 9-2와 같다.

표 9-2. RIS에 사용되는 핵종과 장기별 흡수 선량(cGy)

Agent	Activity (MBq)	Liver	Kidney	Gonad	Marrow	Spleen
^{131}I-labelled IgG	40	2.0	7.8	0.02	0.77	25
^{131}I-labelled F(ab')$_2$	60	70 %	22 %	15 %	42 %	40 %
^{111}In-labelled IgG	120	470 %	12 %	20 %	70 %	20 %
^{111}In-labelled F(ab')$_2$	120	58 %	112 %	10 %	35 %	10 %
^{123}I-labelled IgG	120	75 %	0.6 %	20 %	32 %	4 %
^{123}I-labelled F(ab')$_2$	120	43 %	0.4 %	10 %	18 %	0.3 %
^{99m}Tc-labelled IgG	400	0.5 %	1.0 %	5 %	0.3 %	0.1 %

제 10 장 혈액

혈액에 대한 핵의학적 검사는 혈소판, 적혈구, 백혈구 등과 같은 혈액세포와 방사성의약품을 표지하여 임상적으로 순환 혈액량, 순환 혈장량, 적혈구 수명측정, 조혈 기능 검사 및 철 대사 그리고 비타민 B_{12}흡수시험, 혈소판 감소증, 적혈구량 등 혈액세포의 정상적인 역할에 관한 연구에 이용된다.

방사성의약품과 혈액세포를 표지하여 측정할 때 정확도를 향상하기 위하여 다음과 같은 사항들이 참조되어야 한다.

① 혈액세포의 기능을 상실시키거나 손상을 주지 않아야 한다.
② 표지된 방사성의약품이 혈액세포가 파괴된 후에 재이용되지 않아야 한다.
③ 표지된 방사성의약품은 계측이 쉬운 방사선을 방출해야 한다.

방사성의약품과 혈액세포와 표지 방법은 cohort 표지 방법과 random 방법으로 구분되며 cohort 표지 방법을 이용할 경우 가능한 바로 생성된 어린 혈액세포를 이용해야 하며 생성과정과 수명 그리고 파괴에 관한 정보를 미리 알고 있어야 한다. Cohort 방법을 이용하면 혈액세포의 정확한 수명을 측정할 수 있는 점이 있으나 검사시간이 많이 걸리고 복잡한 과정을 거쳐야 하는 어려움이 있어 많이 이용되는 편은 아니다.

Random 표지 방법을 이용하면 혈액세포의 잔류수명이나 생성 시기와 관계없이 짧은 시간에 cohort 표지 방법보다 간단하게 검사를 할 수 있다는 좋은 점이 있으나 정확도가 낮다는 문제점도 있다. 혈장량검사는 보통 희석법에 따라 검사한다. 즉, 알고 있는 일정량의 방사성의약품을 정맥 내로 주사하고 혈액 내에서 충분히 희석된 후 혈액을 채취하여 측정한다. 사용되는 방사성의약품으로 ^{15}Cr, ^{99m}Tc, ^{111}In 그리고 ^{113m}In 등이 있으나 ^{131}I이 많이 이용된다. 표 10-1은 혈액세포에 따라 표지 가능한 방사성의약품을 cohort 표지와 random 표지에 이용되는 종류에 분류한 것이다.

표 10-1. 혈액세포에 따른 방사성의약품의 분류

	Cohort 표지 핵종	Random 표지 핵종
Erythrocytes (적혈구)	^{15}N-, ^{3}H- or ^{14}C-glycine ^{59}Fe-, ^{55}Fe- or ^{52}Fe-chloride (^{75}Se-methionine)	^{11}CO (^{32}P-orthophosphate) ^{32}P-, ^{3}H- and ^{14}C-disopropylfluorophosph(DFP) ^{51}Cr-sodium chromate ^{68}Ga-oxine ^{99m}Tc-pertechnetate ^{111}In-oxine, -tropolone or -acetylactone
Platelets (혈소판)	Na^{35}SO$_4$ (^{75}Se-methionine)	(^{14}C-serotonin) (^{32}P-orthophosphate) (^{33}P-, ^{3}H- or ^{14}C-DEP) ^{51}Cr-sodium chromate ^{68}Ga-oxine ^{111}In-oxine, -tropolone or -acetylacetone
Granulocytes (백혈구)	^{3}H-thymidine (^{32}P-orthophosphate)	^{33}P-, ^{3}H- or ^{14}C-DEP (^{75}Se-selenomethionine) (Radio colloids or labeled particles) (^{99m}Tc-pyrophosphate) ^{111}In-oxine or ^{111}In-tropolone ^{111}In mercapto pyridine-N-oxide ^{131}I monoclonal antibodies

1 순환 혈액량(혈장량) 검사

혈류량은 심박출량과 동맥압에 의하여 달라지며 콩팥의 기능에 의해서도 영향을 받는다. 또 많은 의약품과 질병에 따라 혈류량을 조절하는 메커니즘에 의하여 영향을 받는다. 한 예로써 환자의 혈장량이 낮은 경우, 사실과 다르게 hematocrit(적혈구 용적률)가 상승할 수가 있으며 반대로 혈장량이 높은 경우 hematocrit의 값이 사실과 다르게 낮게 나타나는 경우가 있고 운동 후나 안정을 취한 후, 섭취한 음식과 주위온도, 임신, 화상에 의한 체액 손실, 이뇨제를 이용한 치료 중, 알코올, 고혈압 그리고 흡연 등의 인자에 의하여 혈장량이 영향을 받게 되어 hematocrit 만을 측정한 값으로는 정확한 순환 혈액량이나 적혈구량을 알 수가 없다.

방사성의약품을 이용한 검사방법은 비교적 정확하며 특히 ^{131}I-RISA와 같은 단백질을 표지한 경우 정확도가 높아지며 ^{51}Cr-RBC를 이용할 경우 적혈구에 대한 검사를 더욱 정확하게 할 수가 있다.

순환 혈액량 검사를 해야 하는 경우는

① 혈액의 손실에 대한 평가와 그 치료과정을 평가하기 위하여
② 심한 외상(Trauma)이나 화상(Burn) 환자
③ 노령 환자의 수술 전 평가
④ 빈혈증이 있는 환자
⑤ 다혈구증(Polycythemia) 환자의 평가 등과 같다.

검사 전에 환자가 준비해야 할 사항은 없으며 검사 전 환자에게 검사 전반에 대하여 설명 해주어야 한다.

1) RISA를 이용한 검사방법

① 방사성의약품 ^{131}I-RISA 0.37~0.74 MBq(10~20 μCi)을 정맥 내에 주입한 다음 15분 후, 25분 후 그리고 35분 후에 반대편의 팔 정맥에서 혈액을 15 cc씩 채혈한다.
② 각각의 시간에 채취한 혈액을 원심분리한 후 5 cc씩 표본 채취하여 1분간 계수측정 한다(cpm/ml).
③ 15분, 25분, 35분의 계수 값 중 최고치를 선정하여 이것을 환자의 표본으로 정한 다음, 혈장량은 아래 식에 의하여 산출한다. 즉,

$$\text{혈장량} = \frac{(\text{채혈된 혈액이 있는 주사기의 방사능} - \text{혈액이 없을 때 주사기의 방사능}) \times \text{교정계수}}{\text{환자 혈액 표본 1 ml에서의 방사능(cpm/ml)}}$$

교정계수는 다음과 같은 방법으로 정한다.

① 방사성의약품 ^{131}I-RISA 0.37~0.74 MBq(10~20 μCi)을 1.5 ml만큼 2.5 ml 주사기에 넣어 우물형 신틸레이션 카운터(well-type scintillation counter)로 계수 측정한다.
② 환자의 혈장 5~15 ml 와 물 2,000 ml를 잘 희석한 다음 정확하게 5 ml를 vial에 넣어 우물형 신틸레이션 카운터로 계수 측정한다(cpm/ml). 또 시료가 있었던 주사기의 방사능 계수도 측정한다.

- $$\text{교정계수} = \frac{\text{5 ml vial의 계수 값 cpm/ml} \times 2{,}000}{\text{주사기(syringe)의 방사능}}$$

2) ^{51}Cr-RBC를 이용한 적혈구량 검사

적혈구에 방사성동위원소 $^{51}CrNa_2O_4$를 표지하여 혈액량을 측정하는 것으로 검사 전 환자의 준비사항은 없으며 검사 전반에 관하여 설명해주어야 한다.

① 20 CC 주사기에 4 cc의 항응고제(ACD)를 넣고, 환자의 정맥에서 15 cc의 혈액을 무균적으로 채혈한다.

② 준비된 무균 캡 시험관에 혈액을 넣고 $^{51}Cr(^{51}CrNa_2O_4)$ 3.7 MBq(100 μCi)를 넣어 잘 혼합한 다음 37℃에서 30분 정도 반응(incubation)시킨다.

③ 표지가 끝나면 꺼내어 500 g에서 5~10분간 원심분리하여 상층 액(혈장, plasma)을 버리고, 생리식염수를 넣고 또 500 g에서 5~10분간 원심분리시켜 상층 액을 버린다. 이 조작을 3회하고 생리식염수를 넣어 처음과 같은 농도의 혈액을 만든다.

④ ^{51}Cr표지 완료된 혈액 10 ml를 취해 2 ml는 표준액을 만들어 놓고, 나머지는 환자에게 정맥주사 한다.

⑤ 주사 후 20~30분 정도에 반대 팔에서 헤파린 주사기로 6 ml 정도를 채혈한다.

⑥ 채혈한 검사대상물은 시험관에 2 ml씩 2개의 시험관에 취한다.

⑦ 표준액과 검사대상물의 방사능을 감마선 계측기에서 계측한다.

⑧ 혈액량의 계산은 다음과 같이 한다.

• $\text{혈액량} = \dfrac{\text{표준액 (2 ml)} - \text{대조 cpm}}{\text{검사대상물 (2 ml)} - \text{대조 cpm}} \times \text{주사량} \times \text{희석배수}$

예: 검사대상물 cpm : 1,650 cpm

표준액 cpm : 6,150 cpm

대조 cpm : 150 cpm

주사량 : 10 ml

희석배수 : 100배

• $\text{적혈구량} = \dfrac{\text{혈액량} \times \text{Hct \%}}{100\ \%}$

• 혈장량 = 혈액량 − 혈구량

정상범위는 혈액량 55~71 ml/kg, 적혈구량 25~35 ml/kg이다. 혈액량의 증감을 알 수 있어 병의 진단(진성 다혈구혈증, 쇼크)과 치료(수혈, 수액)에 필요한 경우 측정한다.

2 적혈구 수명측정

적혈구 수명측정은 특히 용혈성 빈혈(Hemolytic anemia)이 의심되는 경우에 할 수 있는 검사로 방사성의약품 ^{51}Cr에 적혈구를 표지한 후 혈중에서 반감되는 시간을 측정하는 방법이다. 적혈구와 방사성의약품의 표지 방법은 환자로부터 혈액을 채취하고 일부 적혈구에 무작위로 표지하는 random 표지법과 환자의 골수에서 생성되는 동안 곧바로 방사성의약품과 표지되도록 하는 cohort 표지 방법이 있다. 결국, 방사성의약품과 표지된 적혈구의 혈중 소실상태를 체외에서 계측하여 그 수명을 측정하는 방법으로 적혈구와 표지된 방사성의약품은 적혈구의 수명이 다할 때까지 표지되어 있어야 하며 적혈구 파괴 후 재결합되지 않아야 한다.

1) 검사방법

환자 체중 1 kg당 방사성의약품 ^{51}Cr 0.019 MBq(0.5 μCi)를 정맥 내로 주입하고 10분(심부전 환자 또는 희석속도가 늦은 환자는 60분) 후 EDTA(혈액 응고 방지제)가 들어있는 주사기로 4~5 ml 혈액을 채취하여 방사능을 계측하고 이것을 기준으로 한다. 24시간 후 4~5 ml의 혈액을 채취하여

표 10-2. 시간경과에 따른 ^{51}Cr의 잔류율과 보정계수

경과일(日)	^{51}Cr 잔류율 (%)	용해 보정 인자
1	93~98	1.03
2	89~97	1.05
3	86~95	1.06
4	83~93	1.07
5	80~92	1.08
6	78~90	1.10
7	77~88	1.11
8	76~86	1.12
9	74~84	1.13
10	72~83	1.14
11	70~81	1.16
12	68~79	1.17
13	67~78	1.18
14	65~77	1.19
15	64~75	1.20
16	62~74	1.22
17	59~73	1.23
18	58~71	1.25
19	57~69	1.26
20	56~67	1.27
30	44~52	1.47

방사능을 계측하고 2일째부터 7일째 사이에 3회의 혈액을 채취해서 측정하고, 다음부터는 순환 혈류 중의 방사능이 반(1/2)으로 감소할 때까지 3회/1주 혈액을 채취하여 방사능을 계측한다.

결과를 분석하기 전 아직 손상되지 않은 적혈구로부터 용해되는 방사성의약품 ^{51}Cr에 대한 보정이 이루어져야 한다. 용해율은 표지과정에서 첨부되는 항응고제에 의하여 영향을 받으며 ACD의 경우 1일간 1 % 정도를 용해한다. 표 10-2는 표지 후 기간 경과에 따른 ^{51}Cr의 보정계수와의 관계를 나타낸다.

2) 평가방법

적혈구의 수명 평가는 혈중의 방사능이 1/2(T1/2)로 감소하는 시간으로 평가하며 검사과정 중의 적혈구 손실 등의 인자에 대한 영향을 고려하여 다음과 같이 실질적인 적혈구의 평균 수명을 선정하기도 한다.

- $T_{1/2}$에 의한 수명 $\times \dfrac{\text{적혈구량(ml)}}{\text{적혈구량} - (T_{1/2}\text{에 의한 수명} \times \text{적혈구의 평균손실률(ml/day)})}$

그림 10-1은 ^{51}Cr을 이용한 방법으로 나타낸 적혈구 혈중 소실상태이다.

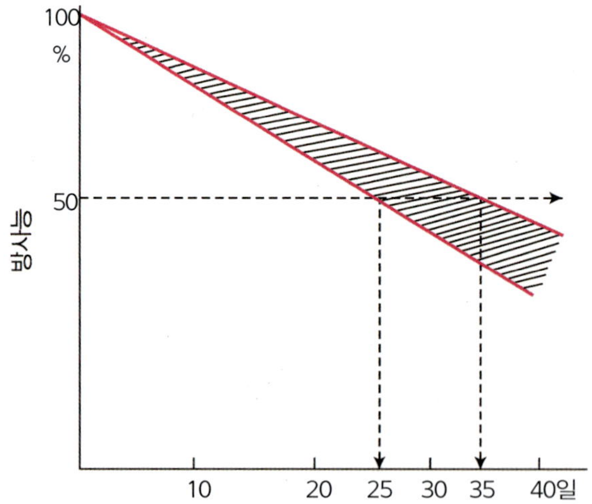

그림 10-1. 무작위표지(^{51}Cr sodium chromate)법에 의한 적혈구의 혈중 소실양상
(그늘진 부분이 정상범위이며 점선은 $T_{1/2}$를 가리킴)

3 철 동태 검사(Ferrokinetic study)

체내에서 철 동태를 알기 위하여 방사성의약품 ^{59}Fe을 투입한 후 혈액 내에서 소실속도측정과 적혈구의 철 이용률 그리고 체외에서 영상 및 계수측정 방법을 이용한 철의 체내분포(축적)상태 등에 관하여 검사한다.

1) 혈장 철 소실(Plasma iron clearance)률과 혈장 철 전환(Plasma iron turnover)률 검사

만약 환자의 혈장 내 transferring(변환) 농도가 0.6 gm/l 이하일 경우에는 혈장을 외부로부터 공급받아야 한다. 방사성의약품 ^{59}Fe-ferric citrate 0.185 MBq(5 μCi)를 혈장 5~10 ml와 희석하여 37℃에서 30분간 incubation 시킨 다음 다시 정맥 내로 주입하고 1 ml 정도는 표준방사능으로 남겨 보관한다. 주입 후 10분에 혈액 시료를 채취하며 1~2시간 이내에 4~5개의 혈액 시료를 채취하여 혈장 내의 방사능을 계측하여 반감시간을 구한다. 정상인의 경우 혈장 반감시간은 60~140분이다. 그림 10-2는 혈장 내 철 소실상태를 나타낸다.

2) 철 이용률 검사

혈중의 철(^{59}Fe)은 적혈구 생성에 이용되며 방사성 철을 투여한 후 약 2주 동안 혈액을 채취하여 철 이용률(%)은 다음과 같이 산출한다.

- 철 이용률(%) = $\dfrac{\text{적혈구량(ml)} \times \text{cpm/ml(매일 채취한 적혈구 내의 방사능)}}{\text{환자에게 주입한 총 방사능량(cpm)}} \times 100$

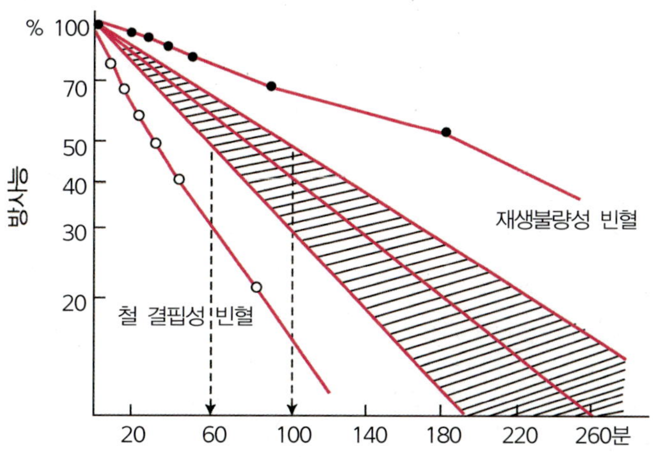

그림 10-2. 혈장 내의 철 소실상태

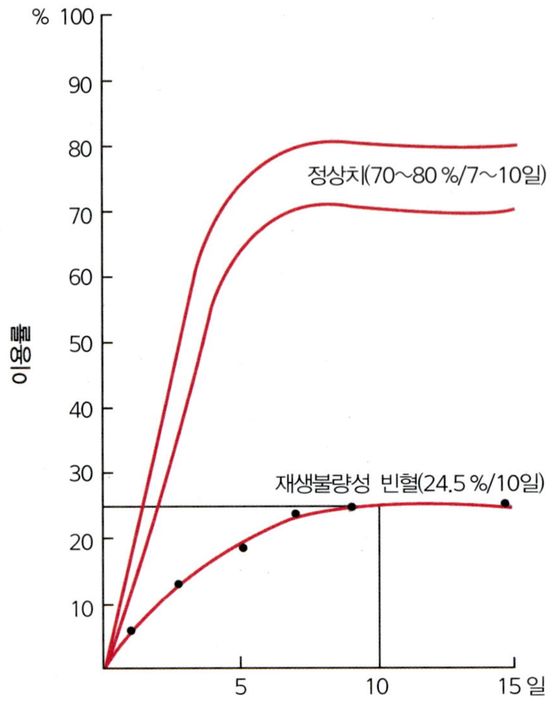

그림 10-3. 적혈구 내의 철 이용률

정상인의 경우 철의 적혈구 내로의 이용률은 70~80 %이다.

그림 10-3은 정상인의 철 이용률을 나타낸다.

3) ^{59}Fe의 분포 영상

방사능 철을 투여한 후 철의 분포상태를 알기 위하여 간, 지라, 엉치뼈, 그리고 심장 등에 대한 영상을 기록한다. 방사성의약품을 투여 후 즉시 영상을 기록한 후 5분, 20분, 40분, 60분 그리고 6시간 후에 영상을 기록한 다음 10일간 매일 영상을 기록한다. 영상을 기록할 때마다 계수도 함께 측정하여 체내에서의 철 분포상태를 그래프로 나타내면 동태를 쉽게 알 수 있다. 그림 10-4는 재생불량성 빈혈 환자에 대한 철 동태 그래프이다.

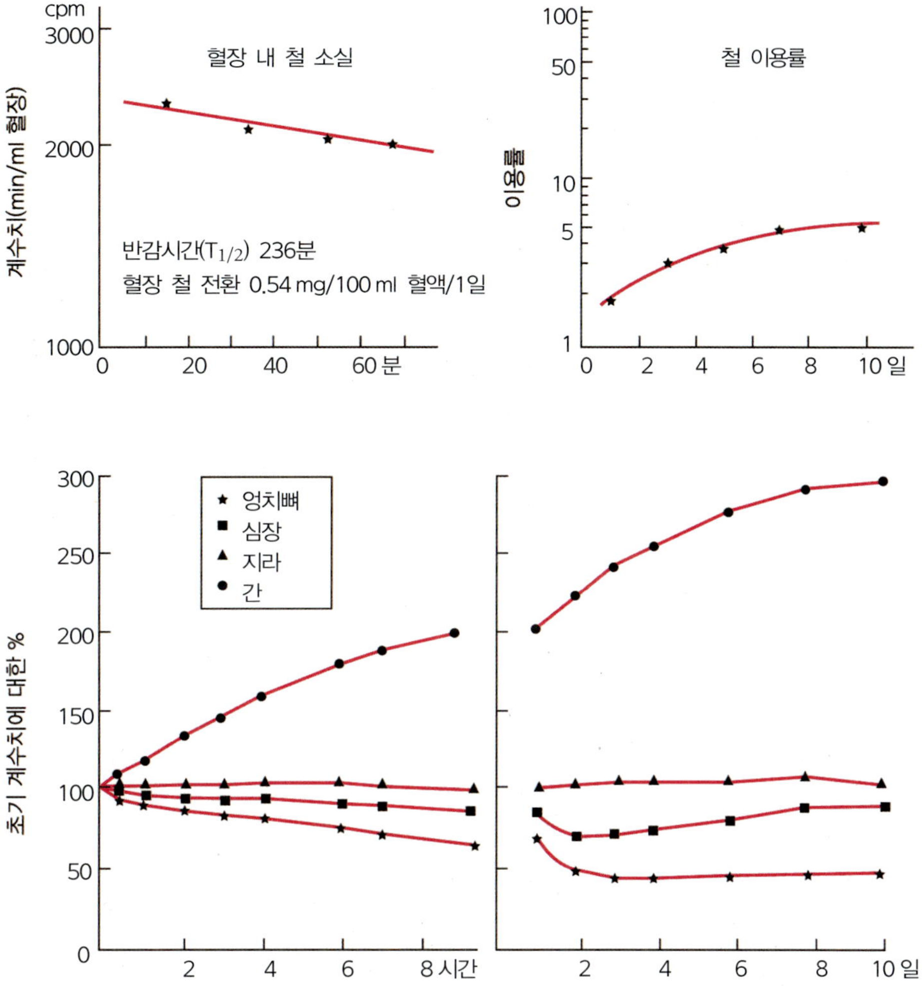

그림 10-4. 재생불량성 빈혈 환자의 ^{59}Fe 동태 graph

혈장 내 철 소실과 적혈구 철 이용률은 간에서의 철 조기 출현과 함께 뚜렷한 감소가 보인다. 간에서의 철 섭취는 계속 증가하지만 엉치뼈의 골수에서는 섭취되지 않고 있다.

제 11 장 체외검사

방사면역측정법(radioimmunoassay: RIA)라고 대표되었던 체외진단용 방사성의약품(체외진단용 시약)이 2014년 11월부터 "의료기기"로 전환되어 안전성은 "원자력법"에서 관리하고, 성능은 "의료기기법"에 따라 적용받게 되었다.

체외진단용 의료기기는 의료기기법 시행규칙령에서 "인체에서 유래한 시료를 검체로 하여 검체 중의 물질을 검사하여 질병진단, 예후 관찰, 혈액 또는 조직 적합성 판단 등의 정보 제공을 목적으로 체외에서 사용되는 시약을 말한다."라고 정의한다.

이것을 조금 더 쉬운 말로 표현하자면, 환자의 혈액의 특정물질 농도를 측정하고자 채취 혈액을 의료기기에 넣어서 물질의 농도를 측정하는 것이다. 측정된 물질의 농도 정도에 따라 질병이 있는지, 질병이 있는 것을 알고 있다면 질병이 나아가는지 더 안좋아지는지를 판단할 수 있다.

측정하고자 하는 물질의 종류에 따라 사용되는 각기 다른 시약이 사용되는데, 이 시약을 "체외진단용 의료기기"라고 정의하고 있다.

이러한 체외진단용 의료기기(이하 RIA)는 1950 년대 말 Yallow와 Berson은 췌장 호르몬인 인슐린 분비가 원활하지 않아 생기는 당뇨병을 연구하기 위해 인슐린 단백질 분자에 방사성동위원소인 ^{125}I를 표지하여 사용한 것이 시작이다. ^{125}I 표지 인슐린을 환자 체내에 투여하는 연구도 진행하였으며, 가장 큰 연구성과는 환자 혈액에 낮은 농도로 존재하는 인슐린의 정량이 가능한 RIA를 만들어 사용한 것이다. Yallow는 RIA 개발하여 인체내 다양한 호르몬 측정이 가능하게 한 공로로 1977년 노벨 생리의학상을 수상하였다.

1 항원과 항체(Antigens and Antibodies)

방사면역측정법이 성립되기 위해 가장 중요한 것은 항원과 항체의 특이결합력이다. 항원은 면역반응을 일으켜 항체를 생산하게끔 만드는 물질로 보통 외부물질로 인식될 수 있는 물질의 총칭이다. 항원이 주로 병원균이나 바이러스 등의 복합 단백질일 수도 있지만, 다당류나 자기자신의 몸속에 생긴 변이세포나 면역의 오류나 과반응으로 생길 수 있는 다양한 것들이 항원이 될 수 있다. 면역이라는 시스템의 핵심은 self와 non-self를 구별하는 것이고 그 중심에 항원을 non-self로 인식하여 제거하는 과정이 있다. 장기이식거부반응이나 수혈과정에서 혈액형을 확인하는 것이 대표적인 것이다.

방사면역측정법에서는, 검출하고자 하는 항원에 대해 특이적으로 결합하는 항체를 이용하여 항원의 양을 측정하는 용도로 이용하고 있다.

앞서 항체를 만들어 내는 백혈구인 림프구에 대해 알아보자.

혈액내의 혈구세포 중에서 항원-항체 결합반응과 가장 많이 관련되어 있는 것은 B 세포 (B 림프구)이다. 혈액내 세포는 혈액형과 산소를 전신에 전달해주는 적혈구가 가장 많고, 혈구 세포중에 면역과 관련된 백혈구가 0.1%를 차지한다.

백혈구는 현미경으로 관찰할 수 있는 염색형태에 따라 5가지로 구별하는데 호중구(neutrophil), 호산구(eosinophil), 호염기구(basophil), 림프구(lymphocyte), 단핵구(monocyte)가 있다.

분자생물학과 면역학의 발달로 기능에 따라 림프구를 크게 T 림프구와 B 림프구로 구별하게 되었다. 여기서 림프구의 기능을 살펴보면, 외부 항원(박테리아, 바이러스 등)에 노출되었던 림프구가 그 항원에 대한 기억을 가지고 있게 되고, 다시 항원에 노출되었을때 노출된 기억에 의해 림프구들이 폭발적으로 반응하는 면역반응이 일어난다. 이러한 면역반응의 원리를 이용한 백신접종이 질병 예방방법으로 널리 사용되고 있다.

이 면역반응과정에서 B 림프구는 세포표면에 항원과 반응하는 수용체를 가지고 있어, 항원과의 면역반응 과정에서 다른 면역세포와의 협동과정을 거쳐 항원에 특이적으로 결합하는 세포표면의 수용체를 세포 바깥으로 분비하는 형질세포로 분화하는데, 이때 분비하는 세포표면의 수용체를 항체(antibody) 또는 면역글로불린(immunoglobulin, Ig)이라고 한다.

면역글로불린은 기능에 따라 5가지의 isotype으로 구분되며, 혈청내 농도순으로 IgG, IgM, IgA, IgE, IgD이 존재한다.

혈청 내에서 가장 높은 농도로 존재하는 IgG는 세부기능별로 혈청내 농도 높은 순서대로

IgG1,2,3,4의 subclass가 있다.

RIA에서 사용되는 항체는 대부분 IgG1으로 평균 분자량은 150 kD이며, 대략적인 분자 구조는 아래와 같다.

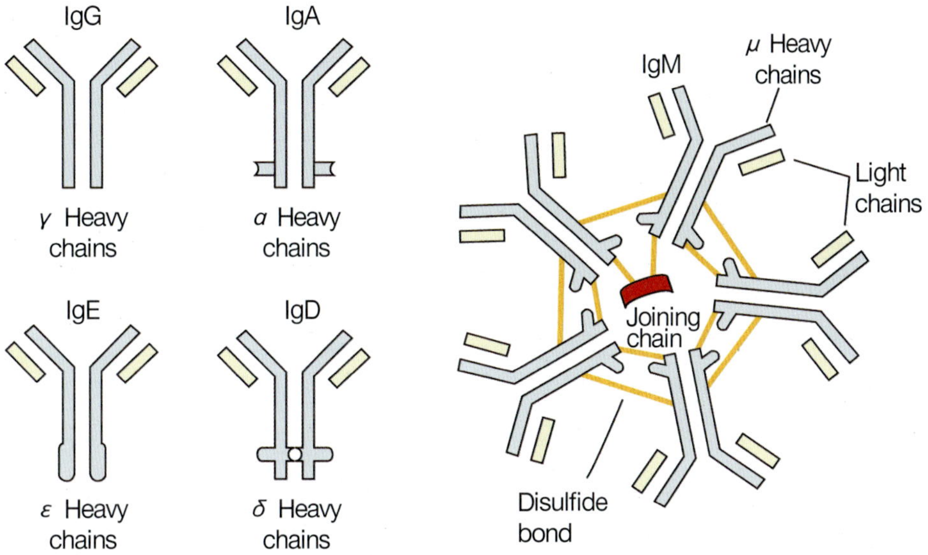

그림 11-1. 인체에 존재하는 5가지 항체구조(Ig A, D, E, G, M)

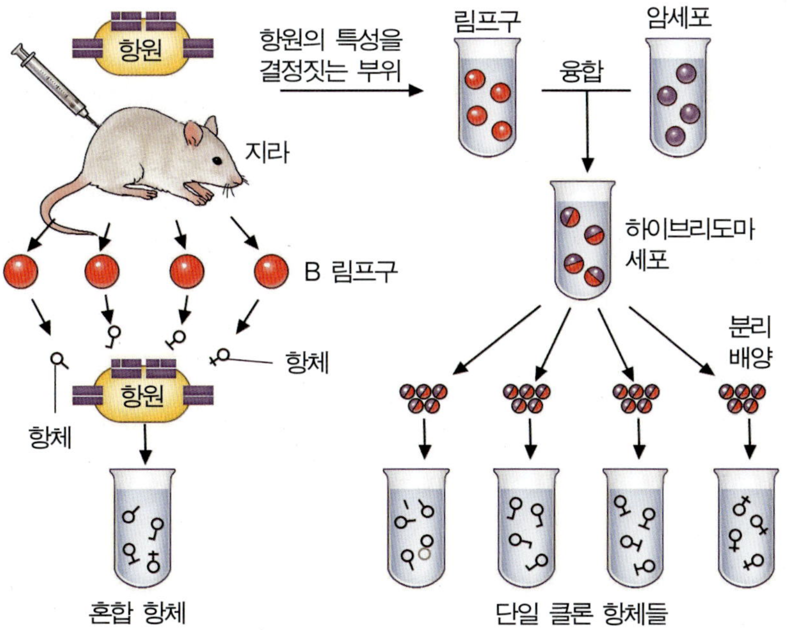

그림 11-2. 다클론 항체생산 및 Hybridoma 기술을 이용한 모노클론 항체생산

RIA에 사용되는 항체를 생산하는 원리에 따라 단클론 항체(Monoclonal antibody)와 다클론항체(Polyclonal antibody) 사용한 것을 볼 수 있다.

단클론항체는 1975년 Kohler와 Milstein이 불사의 multiple myeloma 암세포주와 항체를 분비하는 형질세포를 하나의 세포로 만들어 항체를 분비하는 불사의 형질세포를 시험관에서 만들 수 있는 Hybrodima 제작 기술이 개발되며 널리 사용되기 시작하였다. 두 사람은 이 공로로 1984년에 노벨 생리의학상을 수상하였다.

2 방사측정법

방사면역 측정법(radioimmunoassay: RIA)의 뜻을 보면, radio-radioactive nuclide를 뜻하면 대부분 ^{125}I가 사용된다.

Immuno-immunological method의 의미로 면역학적 방법중에서 항원과 항체 결합반응을 의미한다. 마지막으로 assay는 분석의 의미로 특정 성분에 대하여 분석하고 다른 공존 물질의 존재를 무시하는 분석법을 말한다.

예를 들면, 인슐린 측정 RIA로는 혈청내 다양한 호르몬 중에서 인슐린 호르몬 양만을 측정할 수 있다는 것이다.

방사면역측정법이란 뜻이 넓은 의미를 가지기 때문에, 조금은 세분화하여 구분하자면 2가지로 나눌 수 있다.

1) 경쟁억제반응 (competitive inhibition reaction), 2) 비경쟁억제반응 (non- competitive inhibition reaction)들이 있다. 이 두가지를 간단히 구별하는 것은 분석 물질과 결합하는 1가지 항체 또는 2가지 다른 항체 사용이라고 할 수 있다.

일반적으로 경쟁억제반응을 RIA (RadioImmuno Assay)라 하며 ^{125}I-항원을 사용하고, 비경쟁억제반응을 IRMA(Immuno Radio Metric Assay)라 하여 ^{125}I-항체를 사용한다.

1) 경쟁억제 반응

세계 최초의 immunoassay가 ^{125}I 표지 인슐린 (항원)과 인슐린에 대한 항혈청(다클론항체)을 이용한 방법으로 제한된 양의 ^{125}I 표지 인슐린과 비표지 인슐린(표준물질 또는 환자시료)을 제한된 양의 항혈청에 동시에 넣어 경쟁반응하여 항혈청과 결합된 ^{125}I 표지 인슐린의 양을 감마카운터로 측

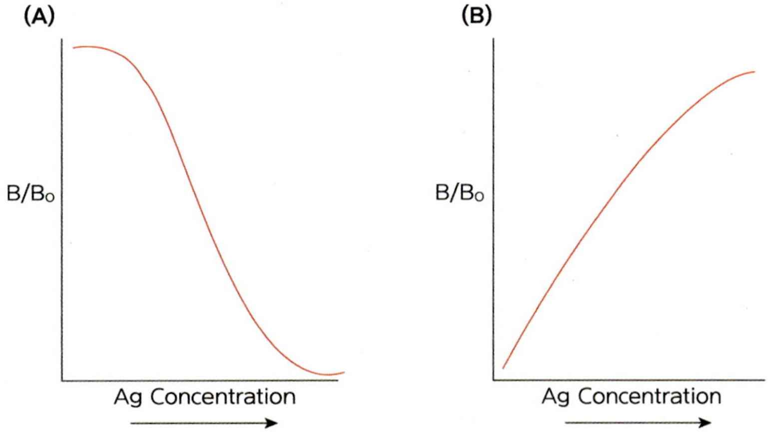

그림 11-3. 방사면역측정의 표준 곡선
A. 경쟁억제반응 B. 비경쟁억제반응

정하는 것이였다. 이러한 이유로 고전적인 RIA ^{125}I 표지항원과 1가지의 항체를 이용한 경쟁반응을 의미한다.

경쟁반응의 특징은 비표지 항원의 농도가 높을수록 측정되는 ^{125}I 표지 항원의 방사능이 작아지는 것이다.

표준곡선의 경우 역비례 곡선이 그려진다.

(1) 방사면역측정법(Radioimmunoassay): RIA

방사면역측정법은 측정하려는 물질을 항원으로 하여 이에 대한 항체를 만들고 방사성핵종을 항원에 표지한다. 일정량의 표지항원(Ag*)과 일정량의 항체(Ab)를 반응시키면 Ag*이 Ab와 결합하여 Ag*Ab의 복합체를 형성한다. 비표지항원(Ag)이 존재하면 이 항원도 항체와 반응하여 AgAb의 복합체를 만든다.

보통 항원-항체반응은 질량작용의 법칙(law of mass action)을 따른다. Ag*의 일부는 Ag*Ab의 결합형으로 일부는 항체와 결합하지 않은 유리형으로 존재한다. Ag과 Ag*은 한정된 양의 항체에 대해 경쟁적으로 결합하므로 Ag이 많을수록 Ag*이 항체에 결합할 가능성이 적어지고 그 결과 Ag*Ab(결합분획 bound fraction)가 감소하며 유리Ag*(유리분획 free fraction)이 증가한다. 항체에 결합된 표지 Ag*이 비표지 Ag에 의해 점점 희석되는 동위원소 희석의 원리(principle of isotope dilution)가 적용된다.

표 11-1. 방사측정법의 종류

경쟁억제반응	방사면역측정법(Radioimmunoassay): RIA 방사수용체측정법(Radioreceptor assay): RRA 경합적단백결합측정법(Competitive Protein Binding Assay): CPBA
비경쟁억제반응	면역방사계수측정법(Immunoradiometric Assay): IRMA 포화분석법(Saturation Analysis): SA

결합분획과 유리분획을 분리한 후 결합분획의 방사능을 계측한다. 항원량을 아는 물질 즉 표준물질(standard)이 존재하는 경우 얻은 결합분획 값을 세로축으로 하고 가로축에 항원 농도를 표시하면 결합분획 값과 항원 농도가 역상관 관계를 보이는 표준곡선(standard curve)을 그릴 수 있다. 검체의 항원 농도는 표준곡선에서 검체의 결합분획 값에 해당하는 농도이다.

방사면역측정법은 항원-항체반응을 토대로 면역반응성(immunoreactivity)을 측정하는 것이기 때문에 측정치는 생물학적 활성과 차이가 있을 수 있다. 그러므로 방사면역측정법이 우수한 측정법이지만 실제로 목적하는 물질을 측정하고 있는 지를 검토하는 것이 중요하다.

$$Ag + Ab \rightleftarrows Ag \cdot Ab \text{ 복합체}$$

$$\begin{matrix} Ag & & & AgAb & --- & Ag \\ & + & Ab & \rightleftarrows & & \\ Ag^{*} & & & Ag^{*}Ab & --- & Ag^{*} \end{matrix}$$

(Ab가 많으면 유리된 Ag가 나오지 않는다)

(2) 방사수용체 측정법(Radioreceptor assay: RRA)

방사수용체법은 호르몬이나 기타 약물 등이 조직 수용체를 이용하여 생물학적 활성을 측정하는 방법이다. 호르몬이나 약물 등은 표적기관에 도달하여 세포막 또는 세포 내에 흡수되어 그 작용을 발휘하게 된다. 즉 표적기관의 세포에 도달한 물질과 특이적으로 결합하고 어떤 작용을 발생시키는 물질을 수용체라고 한다. 세포형질막에 존재하는 것을 세포 내 수용체라 하며 steroid hormone, thyroid hormone과 약물 등이 이에 속한다. 호르몬과 수용체 반응도 항원-항체반응처럼 특이적이므로 표지호르몬과 비표지호르몬이 수용체에 대해 결합하도록 하여 호르몬량을 측정할 수 있다.

방사수용체법은 수용체와 결합하는 생리적인 현상을 이용하는 것이기 때문에 측정치는 호르몬의 활성을 반영한다. 면역반응성(항원성)이 같더라도 수용체에 결합하는 성질이 다를 수 있다. 방사수용체법은 방사면역측정법이 확립되지 않은 호르몬 활성 물질을 측정할 때도 유용하며, 호르몬 등의 수용체에 대한 자가항체의 검출방법으로도 유용하다.

방사수용체법은 방사면역측정법보다 예민도가 낮고, 비특이적 조힘줄 변화의 영향을 받기 쉽다. 방사수용체법은 수용체가 알려진 물질에 대해서만 적용할 수 있다. 방사수용체법은 수용체를 조제하는 것이 복잡하고 분리한 수용체는 종종 불안정하므로 특수한 경우를 제외하고는 임상검사로 이용되는 경우가 적다. 호르몬 구조와 기능의 연구, 생물활성의 연구 등에 쓰이고 있다.

(3) 경쟁적단백결합측정법(Competitive Protein Binding Assay: CPBA)

경합적단백결합측정법은 혈청에 존재하는 결합단백을 특이 결합물질로 사용한다. 혈액 중의 갑상샘호르몬, 코티솔, 테스토스테론, 비타민 B_{12} 등의 물질은 각각 특이한 결합단백인 T_4결합글로불린(thyroxine-binding globulin: TBG), 코티솔결합글로불린(cortisol-binding glob-ulin: CBG), 성호르몬결합글로부린(sex hormone-binding globulin: SHBG), 트란스코발라민(transcobalamin)과 결합하여 운반된다. 따라서 특이결합단백과 결합하는 특이성을 이용하여 T_4, 코티솔, 테스토스테론, 비타민 B_{12}를 측정할 수 있다. 그러므로 이 방법은 특이적인 결합단백이 알려진 물질에만 적용된다. 예민도와 특이도는 방사면역측정법보다 낮아 널리 이용되지 않는다. 그러나 방사면역측정법과 달리 검체 중 측정물질에 대한 항체가 있을 때도 정확히 측정할 수 있다.

2) 비경쟁억제반응

최초의 RIA의 경우 1 가지 항체로 경쟁반응을 이용한 것이였으나, 이후 과학의 발달로 분자량이 큰 항원의 경우 여러 개의 항체 결합부위를 가진다는 것을 알게 되었고, 특정 결합부위 (Epitope)에 특이적으로 결합하는 단클론항체를 인공적으로 생산할 수 있는 기술이 개발되었다.

단일 항원에 대해 다른 결합부위 각각에 대한 2가지 단클론항체를 이용하여 측정하고자 하는 항원에 대한 2가지 항체로 항원 샌드위치(sandwich)를 만드는 방법을 개발하였다.

이 샌드위치 면역측정법은 찾고자 하는 항원을 더욱 정확하게 측정할 수 있다.

2가지 항체를 사용하기 때문에 ^{125}I 표지 항체를 사용하여 면역측정법을 구성한다.

이 비경쟁반응의 특징은 측정하고자 하는 항원의 농도가 높을 수록 측정되는 방사능도 같이 높아지는 비례관계를 이루고 있다.

또 다른 특징으로는 측정하고자 하는 항원의 농도가 지나치게 높을 경우 2가지 항체와 항원의 샌드위치 반응이 이루어지지 않고, ^{125}I 표지항체-항원 또는 비표지 항체-항원의 항원-항체 결합이

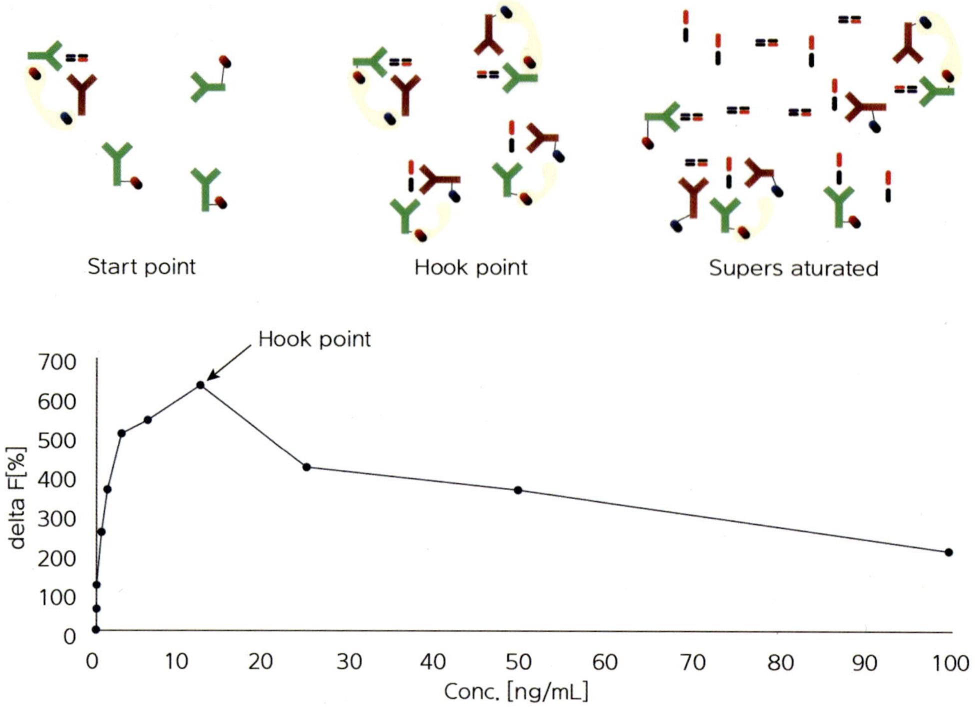

그림 11-4. 시료 내 과도한 항원 증가에 의한 hook effect

이루어져, 정량성을 잃게 되는 hook effect가 일어날 수 있다. 이러한 hook effect가 일어날 정도로 시료내 항원이 증가되는 경우로는 임신과 관련된 호르몬 증가나 암에 의한 호르몬 또는 종양마커등이 있을 수 있으며, hook effect에 의한 위음성을 대비한 방법으로 시료를 희석한 것을 원액과 동시에 측정하는 방법이 있다.

(1) 면역방사계수측정법(Immunoradiometric Assay: IRMA)

면역방사계수법은 항원을 다량의 항체로 결합시킨 후 이 항원에 다시 표지항체를 결합하도록 하는 방법이다. 일반적으로 두 가지 항체를 이용하는 이중부위법(two-site method) 또는 샌드위치(sandwich)법이 있다. 보통 제 1 항체(Ab_1)는 고형상(solid phase: plastic tube, disc, bead 등)에 부착시켜 검체 중의 항원과 결합한다. 방사성표지를 가진 제 2 항체(Ab_2^*)는 항원의 다른 에피토프(epitope)에 결합한다. 따라서 이 방법은 2개 이상의 결합부위를 가질 만큼 충분히 큰 항원에 적용된다.

먼저 Ab_1와 항원을 반응시키면 Ag-Ab_1의 복합체가 형성되고, 여기에 다시 Ab_2^*를 가하면 Ab_1-Ag-Ab_2^*의 복합체가 형성된다, 두 가지 항체 모두 충분한 양을 사용하면 검체 중의 모든 항원이 일차항체에 결합하고 일차항체에 결합된 항원 한 분자에 대해 Ab_2^* 한 분자가 결합한다. 즉, 결합된 Ab_2^*와 항원농도 간에 직접적인 비례관계를 보인다.

면역방사계수측정법에서는 고농도에서 표준곡선이 오히려 하강하는 후크효과(hook effect)가 나타날 수 있으므로 항체를 대량으로 사용하여야 한다. 그러나 동일한 물질의 측정에서 방사면역측정법보다 면역방사계수법이 정밀도가 우수하고 예민도가 좋으며 고농도에서 측정한계도 높아서 측정범위가 훨씬 넓다. 단세포군(monoclonal)항체가 개발됨에 따라 면역방사계수법이 널리 쓰이게 되었다.

(2) 포화분석법(Saturation Analysis)

호르몬 등의 물질은 혈액 중의 특이적 결합단백에 결합하여 순환한다. 이 결합단백의 일부는 불포화상태로 있으며, 불포화 부분은 여러 가지 병적 또는 생리적 상태에서 변화한다. 포화분석법은 이 혈청에 표지물질을 첨가하여 결합단백의 불포화 부분에 섭취되는 정도를 조사하여 호르몬의 농도를 간접적으로 추정하는 방법이다. T_3 섭취율(T_3 uptake), 불포화철결합능(unsaturated iron binding capacity) 등의 측정에 이용될 수 있다.

3 방사면역측정법의 구성요소

1) 항원

방사면역측정법 시스템은 정제된 항원이 필요하다. 스테로이드호르몬, 작은 펩티드호르몬, 약제 등 합성이 가능한 물질은 순수한 물질을 쉽게 얻을 수 있어 표준화(standardization), 방사성추적자의 제조, 항체, 생산, 회수율 검사 등에 쉽게 이용된다. 그러나 큰 단백분자나 암태아항원(onco-fetal antigen)과 같이 천연에서 추출해야 하고 공급이 부족한 물질은 순도가 낮은 물질을 사용하기도 한다. 항원은 동물체내에서 특히 항체를 생산함과 동시에 생산한 항체와 어떤 증명할 수 있는 반응을 일으켜야 한다.

방사면역측정법에서 검체의 값을 알기 위해서는 참고표준물질(reference standards)이 필요하다. 방사면역측정법의 표준물질에는 세계보건기구(World Health Organization: WHO)에서 분배하는 국제표준물질(international standard), 기타 권위 있는 연구기관의 참고물질, 연구자나 제조회사가 제조한 제한된 용도의 표준물질 등이 있다. 표준물질은 측정하려는 물질과 면역학적, 생물학적, 화학적으로 같아야 한다.

2) 항체

특이도와 친화상수가 높은 항체를 사용하는 방사면역측정법은 특이도와 예민도가 우수하다. 즉, 방사면역측정법의 특성은 항체의 성질에 좌우된다. 항체는 동물을 면역하여 얻어지며, 생산된 항혈청에는 원래 항원에 반응하는 다세포군(polyclonal)항체가 들어 있다. 최근에는 하이브리도마(hybridoma)기법으로 생산되는 단세포군(monoclonal)항체의 이용이 증가하고 있다.

방사면역측정법에서는 적절히 선택한 다세포군항체보다 단세포군항체가 우수하지 않지만 면역방사계수법에서는 단세포군항체가 꼭 필요하다.

3) 방사성추적자(Radioactive Tracer)

결합분획과 유리분획간의 분포를 알기 위하여 추적자가 필요하다. 방사면역측정법에서는 항원에, 면역방사계수법에서는 항체에 방사성원소를 표지하여 추적자로 사용한다. 항원과 항체의 표지방법은 비슷하나, 일반적으로 항원보다는 항체가 분자량이 크고 비교적 안정하며 표지 후에 손상도 적다.

방사성표지에는 내부표지와 외부표지가 있다. 내부표지는 분자를 구성하고 있는 원자를 방사성동위원소로 대치한 것이다. 외부표지는 원래 분자의 구성원소가 아닌 ^{125}I 등의 방사성핵종을 기존 원자에 공유결합 시킨 것이다.

방사면역측정법에 이용할 수 있는 방사성핵종은 여러 가지가 있다. 표지핵종으로 반감기가 짧은 것은 계수(counts)를 증가시켜 주는 이점이 있으나, 실제 사용하는데 편리한 것은 충분한 기간동안 사용할 수 있도록 반감기가 비교적 긴 추적자를 사용하는 것이다. γ선을 방출하는 방사성 핵종은 β선을 방출하는 것보다는 다루기가 훨씬 쉽고 계측도 수월할 뿐 아니라 값도 싸다. β선을 방출하는 것을 사용하려면 시료에 색소가 없도록 하거나 소광(quenching)에 대한 보정과 계측 결과를 보정하는 등 그 취급에 주의를 해야 한다.

^{3}H와 ^{14}C는 베타선을 방출하며 반감기가 길어 붕괴율이 낮기 때문에 비방사능이 낮고 계수율도 낮다. 베타선방출체는 베타카운터(beta counter)가 필요하며 취급하는데 번거롭다. 감마선을 내는 방사성핵종으로 흔히 ^{125}I가 이용된다. ^{125}I는 다른 핵종에 비하여 화학적으로 반응성이 강하여 많은 분자에 결합가능하고 불순물이 없이 거의 순수하게 얻을 수 있다. ^{125}I의 에너지 스펙트럼(energy spectrum)은 35 keV로서 효율적으로 계수할 수 있는 범위이고 방사선장해가 문제가 될 정도로 높지 않다.

방사성옥소 표지방법은 직접법(direct method)과 접합표지법(conjugation method)이 있다. 직접법은 단백질의 타이로신과 히스티딘에 방사성옥소를 바로 표지시키고 접합표지법은 단백질의 아미노사슬에 방사성옥소를 포함한 기를 접합시킨다. 직접법에는 클로라민 T(chloramine-T)법, 옥소젠(iodogen)법, 락토과산화효소(lactoperoxidase)법 등이 있다. 볼턴헌터법(Bolton-Hunter method)이 흔히 쓰이는 접합표지법이다.

4 결합분획과 유리분획의 분리법

방사측정법을 성공시키려면 특이결합물질과 결합한 결합분획(bound fraction: B)과 남은 유리분획(free fraction: F)간의 방사능 분포를 알기 위하여 B와 F를 분리하여야 한다. BF의 분리는 보통 B와 F의 분자량의 차이에 근거를 둔 경우가 대부분이다. 항체는 분자량이 150,000을 넘는 단백이므로 이보다 훨씬 작은 항원으로부터 물리화학적 방법으로 분리할 수 있다. 또 B와 F는 면역학적 방법으로도 분리할 수 있다. 여러 가지 분리방법 중에서 분획침전법, 흡착법, 이중항체법, 고형상법 그리고 이들을 병용한 방법이 흔히 사용된다.

이론상 분리시스템은 결합유리분획을 완전히 분리하여야 하지만 유리분획의 일부는 항상 결합분획에 섞이게 된다. 이를 측정블랭크(assay blank), 비특이결합(non-specific binding) 또는 오분류오차(micslassification error)라고 한다. 그러므로 BF분리방법은 측정블랭크가 낮아야 좋은 방법이다.

1) 전기영동법(electrophoresis)

방사면역측정법을 개발한 Berson과 Yalow에 의해 처음 쓰인 방법이다. 이 방법은 BF의 종이에의 흡착성의 차이와 감마글로블린(γ-globulin)의 전기영동에 의한 이동성을 이용한 것이다. 이 방법의 장점은 표지물을 오래 보존하여 호르몬 등이 파괴되더라도 좋은 결과를 얻을 수 있는 것이다. 그러나 수기가 번잡하고 시간이 많이 들기 때문에 근래에는 특수 목적 외에는 거의 쓰이지 않는다.

2) 흡착법(adsorption method)

다수의 작은 단백들이 물질에 비특이적으로 흡착되는 경향을 이용하는 것으로 여러 종류의 흡착제를 가지고 측정하려는 물질의 F를 흡착시킨다. 주로 분자량 30,000 이하의 물질에 적용된다. 덱스트란(dextran)을 코팅한 활성탄(activated charcoal)을 가장 많이 이용하는데, 기타 규산염(silicate), talc, 이온교환수지 등도 쓰인다. 간편하며 빠르고 저렴한 방법이지만 반응조건에 세심한 주의를 기울이지 않으면 B까지도 제거한다. 수산화인석(hyhroxyapatite)으로 F 대신 B를 흡착하는 방법도 있다.

3) 이중항체법(double antibody method)

이중항체법은 표지항원과 결합한 항체(B)를 또 다른 항체로 침전시켜 F와 분리하는 것이다. 측정하려는 물질(항원)과 이에 대한 항체와 반응시킨 다음 항체를 항원으로 하는 항체를 만들어 중복으로 반응시키면 두 개의 항원항체 반응이 중합되어 항원항체중합체를 만들고 침전한다.

이 방법은 거의 모든 RIA에 적용할 수 있고 특이성도 높다. 그리고 비교적 간단하고 모든 것이 용액으로 되어 다량을 처리하거나 자동화에 유리하다. 하지만 제 2 항체가 다량 들어가기 때문에 비싼 편이고, 반응시간이 긴 것이 단점이다. 제 2 항체가 검체중의 면역글로불린과 교차반응을 일으킬 수 있으므로 검체 내 면역글로블린 농도가 높거나, 면역복합체가 있는 경우 정확한 결과를 얻을 수 없다.

4) 분획침전법(fractional precipitation method)

분획침전법은 여러 가지 용매에서 B와 F가 나타내는 용해도 차이를 이용하는 방법이다. 단백 중에서도 용해도가 아주 낮은 면역글로불린은 ethanol, polyethylene glycol(PEG) 등의 유기용매에서 침전되거나 황산암모늄(ammonium sulfate)에 의해 염석(salting out) 된다. 이 방법은 취급이 간단하고 저렴하지만 측정블랭크가 높은 경향이 있다.

5) 고상법(solid phase method)

고상법은 항체를 고체 표면에 결합시키고 반응을 일으키면 BF 분리는 반응이 일어나면서 고체와 액체로 동시에 이루어지게 되는 방법이다. 항체는 폴리스티렌(polystyrene), 폴리프로필렌(polypropylene) 구슬(bead)과 시험관 같은 플라스틱 표면에 흡착시킬 수 있다. 또한 셀루로스(cellulose), 폴리아크릴아미드(polyacrylamide) 등에 철성분(iron oxide)을 첨가한 고형상법도 쓰이고 있다. 결합분획을 분리할 때 자석을 사용하면 유리분획과 쉽게 분리하게 된다.

이 방법은 극히 간단하고 자동화에 용이하여 가장 많이 사용방법이다. 그러나 귀중한 항체소모가 많아 값이 비싸지고, 수많은 고체 표면에 동일한 량의 항체를 부착시키는 기술의 어려움이 있다.

고상법에는 여러 가지 변형이 있을 수 있어 비표지항원과 표지항원을 순차적으로 반응시킬 수도 있으며(측정정밀도가 증가함), 항원과 반응시킨 다음 방사능으로 표지한 항체(제 2 항체)를 다시 반응시키는 소위 sandwich 방법도 있다.

5 임상이용

1) 계산(calculation of results)

방사측정법을 이용하여 표준곡선을 얻고, 항원 양을 계산하는 방법은 여러 가지가 있다. BF 분리 후 결합형의 양은 bound/free ratio, % bound(B/T×100) 또는 zero bound(Bo)에 대한 비(B/Bo) 등으로 나타낼 수 있다. 표준곡선을 얻으면 시료에서 얻은 B/F, B % 또는 B/Bo로부터 이 표준곡선에 맞추어 수치를 얻을 수 있다.

대부분의 방사측정법은 B/Bo를 logit로 변환시키고, 항원량을 log로 표시하면 직선을 나타내기 때문에 logit-log 변환이 많이 이용된다.

2) 정도관리

측정결과가 항상 일정하고 정확한 것이 좋으므로 이 목적을 달성하려는 것이 정도관리이다.

정도관리는 ㉠ 정밀도(precision), ㉡ 예민도(sensitivity), ㉢ 특이도(specificity), ㉣ 정확도(accuracy)의 기준이 가장 이상적으로 이루어지게 하는 것이다. 이를 위해서 ㉠ 측정 관련기기, ㉡ 시약, ㉢ 시료의 채취 및 저장, ㉣ 측정수기, ㉤ 실험하는 사람, ㉥ 실험실 운영전반에 대하여 엄격한 관리가 필요하다. 이를 정도관리 차트로 작성하여 비교해 보는 것이 좋으며, 이들로부터 interassay variance 등을 계산하여야 한다.

3) 검체

(1) 검체 채취 시 주의사항

검체를 채취할 때에는 대부분 공복상태이어야 하는 것이 원칙이며 인슐린이나 글루카곤 등은 음식 섭취에 영향을 받는 성분이므로 주의해야 한다. 또 성별이나 연령에 따라 다른 성분도 있으며 여성의 경우 생리적 주기 또는 임신 유무에 따라 다르기 때문에 충분히 유의해야 한다. 채취한 검체는 빠른 시간 내에 검사실로 운반해야 한다. 혈장 renin, ACTH, cyclic AMP 등은 항응고제를 사용하여 채혈하고 빠른 시간 내에 혈장을 분리한다.

(2) 검체의 보존

가능한 검체를 채취한 후 빠른 시간 내에 측정해야 한다. 한 검체에 대하여 여러 가지의 항목을 측정해야 하는 경우 항목별 보존 조건이 다르기 때문에 처음서부터 항목별로 나누어 보존하는 것이 좋다. 비교적 단시간 보존일 경우 4℃가 무난하다.

4) 방해물질

방사면역 측정방법에 있어 방해물질에 대한 영향을 파악하여 실시한다는 것은 미량성분에 대한 정량 분석에 있어 매우 중요하다. 방해물질에 관한 사항은 다음과 같다.

① 항원 항체 반응에 특이적 간섭물질
- 항체와 유사한 특이성을 갖는 결합체의 존재(자가항체, 특이결합단백 등)
- 항체의 반응성질을 방해하는 물질의 존재(제 2 항체)
- 유사 항원의 존재, 즉 교차반응물질(대사산물, 약제 등)
- 항원의 분해 또는 변화를 초래하는 물질의 존재

② 항원 항체 반응에 비특이적 간섭물질
- 항원 항체에 비특이적 간섭
- B/F 분리에 대한 간섭

5) 임상적 이용

각종 호르몬, 종양 표지자, 약물, 바이러스와 세균의 항원 및 항체 기타 임상적으로 중요한 여러 가지 물질을 측정할 때 방사측정법이 이용된다. 방사측정법으로 측정할 수 있는 물질을 모두 언급하는 것은 불가능하여 종목 일부를 표 11-2에 예시한다.

표 11-2. 방사측정법으로 흔히 측정하는 물질의 종류

1) Thyroid function
    - Thyroglobulin Ab
    - Thyroglobulin
    - h TSH
    - T_3
    - T_4
    - T_3 uptake

2) Hepatic function or Inspections disease
    - HBs-Ag
    - HBs-Ab
    - HBc-Ab
    - HBe-Ag
    - HBe-Ab
    - AFP

3) Tumor marker
    - CEA
    - AFP
    - Prolactin

4) Hematology
    - Ferritin
    - Folate
    - Vitamin B_{12}

5) Sexual functoin
    - FSH
    - LH
    - Progesteron
    - Prolaction
    - Testosteron
    - Estrogen

6) Pregnancy
    - Esterol
    - HPL
    - HCG-B

7) Hypertension/Nephrology
    - β_2-micro
    - myoglobulin
    - Renin
    - Aldosteron

8) Atopic allergy
    - IgE
    - RAST
    - IgF prist

9) Drug monitoring
    - Digoxine
    - Digitoxine
    - Gentamycin

10) Endocrinogy
    - Insulin
    - cyclic AMP

제 12 장 치료

1) 방사성의약품의 치료 원리

방사선을 이용한 치료에는 방사선 선원을 이용해 체외에서 체내의 병소로 방사선을 조사하여 암을 치료하는 방사선 종양의학 분야와 방사성의약품을 인체에 투여하여 병변에 집적하게 함으로써 방사선이 조사되도록 하여 암을 포함한 병소를 치료하는 핵의학 분야가 있다.

방사성의약품의 치료원리는 방사성 핵종과 표지화합물이 가지고 있는 고유한 생리적 기전과 생화학적 기능을 이용하여 종양을 비롯한 여러 가지 병소에 상대적으로 많은 방사능이 집적되도록 하여 방사선의 조사를 높이도록 하는 것이다. 방사성의약품 치료는 주로 크기가 작은 병소에 적합하며 병소가 클 경우에는 외과적 수술을 통해 제거한 뒤 남아 있는 병소를 반복하여 치료를 시행한다.

2) 치료에 이용되는 방사성의약품

방사성의약품 치료의 대상이 되는 병소에 방사성의약품이 충분히 집적되기 위해서는 종양의 크기, 침습범위, 혈류의 양 등을 고려해야 한다. 방사성의약품이 종양에 집적되는 원리는 방사성의약품의 화학적 성질과 대사의 기전 그리고 투여방법에 의해 결정된다.

방사성의약품에 의한 암치료가 충분히 이루어지려면 암조직에 방사선 흡수선량이 충분해야 하며 이를 위해서는 투여되는 방사능의 양과 체류시간이 적절해야 한다. 체류시간은 방사성핵종의 물리적 반감기와 표지화합물의 생물학적 반감기에 의해 큰 영향을 받는다.

방사성의약품 치료에 이용되는 방사선은 주로 하전입자이며 입자의 종류, 에너지, 물리적 반감기에 의해 치료효과가 달라진다.

베타선은 알파선에 비해 비정이 길어서 큰 종양의 치료에 적합하다. 치료에 이용하는 방사성핵종 중에는 베타선과 함께 감마선을 방출하는 핵종이 있는데 감마카메라 등의 장치를 이용하면 체외에서 영상을 얻거나 방사능을 측정할 수 있다. 알파선은 베타선에 비해 에너지가 400배 정도 크

표 12-1. 치료에 자주 이용되는 방사성핵종

방사성핵종	반감기(일)	방출방사선	최대에너지(MeV)
^{131}I	8.1	β / γ	0.61 / 0.364
^{186}Re	3.8	β / γ	1.07 / 0.137
^{153}Sm	1.9	β / γ	0.71 / 0.103
^{166}Ho	1.1	β / γ	1.85 / 0.081
^{117m}Sn	13.6	β / γ	0.13, 0.15 / 0.16
^{89}Sr	50.5	β	1.5
^{90}Y	2.7	β	2.28
^{32}P	14.3	β	1.71
^{211}At	0.3	α	6.8

고 비정이 대단히 짧으며 이용되는 핵종에는 ^{211}At, ^{212}Bi, ^{223}Ra 등이 있다.

치료용 방사성의약품도 진단용 방사성의약품처럼 표지화합물이 결합된 상태이므로 화학적 불안정성이나 자가방사선분해(autoradiolysis)에 의해 표지 상태가 분리될 수 있다.

이들의 표지성적은 목표로 하는 조직에 도달하는 방사능이나 다른 정상조직의 피폭량에 영향을 줄 수 있다. 한편 투여된 방사성의약품의 일부는 목표 장기나 조직 이외의 골수, 간, 갑상샘, 콩팥, 방광 등에 집적되므로 환자는 다량의 수분을 섭취하고 신속히 배출되도록 함으로서 방사선 피폭을 줄여야 한다.

1 갑상샘기능항진증의 치료

1) 갑상샘기능항진증의 치료 원리

갑상샘은 요오드를 섭취하여 여포세포에서 티로신과의 대사를 통해 갑상샘호르몬을 생산하는데 갑상샘항진증은 이러한 대사과정이 비정상적으로 상승되어 호르몬의 생산과 분비가 높아지는 증상을 말한다. 갑상샘기능항진증의 치료는 증상을 완화시키거나 조절하는 방법과 근본적인 원인을 치료하는 방법이 있다.

근본적인 갑상샘기능항진증의 치료에는 방사성의약품 치료법, 절제수술법, 항갑상샘약을 이용하는 약물치료법이 있다. 이들 방법은 치료기간이 길고 간독성이나 무과립증 등의 부작용이 있으며 완치되는 확률도 방사성의약품에 의한 방법보다 낮은 것으로 알려져 있다.

방사성의약품을 이용하는 방법은 베타선을 방출하는 ^{131}I을 사용하는데 이를 섭취하게 되면 요오드와 동일하게 갑상샘에 선택적으로 섭취되어 베타선에 의해 여포세포가 파괴됨으로서 갑상샘의 기능이 억제된다.

^{131}I를 사용하는 갑상샘기능항진증의 치료의 대상은 그레이브스병(Grave's disease)과 자율성결절인 경우이다. ^{131}I 치료의 주요 적응증은 중증도 이상의 항진증이나 항갑상샘제의 투여에 부작용이 있거나 효과가 없을 때, 갑상샘 수술 후 재발, 심질환이나 호흡기질환, 당뇨병 등의 합병증이 있는 경우이다.

2) 전처치 및 주의사항

방사성요오드 치료 환자는 방사성요오드 투여 약 2주 전부터 요오드가 포함된 식품의 섭취나 조영제를 이용하는 방사선검사를 금지해야 한다.

만일 가임 여성에게 방사성요오드 치료가 필요하다면 적어도 6개월 이후에 임신을 하도록 권유하며 수유중인 여성의 경우 모유를 통해 방사성요오드가 섭취되므로 수유를 금지한다. 치료 후 1년간은 임신을 피하도록 한다.

투여된 ^{131}I는 땀이나 침, 소변으로 배출되므로 환자는 귀가 이후 1주일 정도 많은 양의 수분을 섭취하도록 하고 음식물이나 화장실 등의 경로를 통한 방사선 오염에 주의하도록 한다.

3) 갑상샘기능항진증의 치료 방법

방사성요오드 투여량을 계산하기 위해 사전에 $^{99m}TcO_4^-$나 ^{123}I를 이용하여 영상을 얻고 섭취율 검사를 시행한다.

환자에게 투여하는 방사성요오드의 투여량을 계산하는 방법은 첫 번째, 1회에 2~15 mCi정도의 일정량을 투여하는 고정용량 투여법이 있다.

두 번째는 갑상샘 조직의 1 g당 예상 섭취율을 정하고 갑상샘의 크기와 섭취율에 따라 투여량을 정하는 갑상샘의 중량 당 섭취량 투여법이 있다. 이때 갑상샘의 크기와 섭취율은 미리 얻은 갑상샘 영상과 섭취율 검사를 이용하여 계산한다. 갑상샘의 중량은 갑상샘 스캔이나 초음파 영상으로부터 구한 다음 그 중량에 따라 정해진 g당 방사성요오드의 집적량을 기준으로 하여 투여량을 결정한다.

세 번째는 갑상샘의 크기와 섭취율을 측정한 다음 치료에 필요한 흡수선량(약 40~100 Gy)에 이르도록 공식에 따라 투여량을 계산하는 유효반감기 기준의 목표조사량 투여법이 있다.

^{131}I 치료 후 3~6주가 경과하면 항진증의 증상이 점차 개선되며 2~4개월 후에는 정상에 가까운 치료효과를 볼 수 있다.

2 갑상샘암의 치료

1) 갑상샘암 치료의 원리

갑상샘암은 대부분 유두암과 여포암으로 각각 85%와 10%를 차지하며 나머지는 5%는 미분화암으로 수질암이나 역형성암이다. 이들 중 유두암과 여포암은 분화암의 일종으로 암의 실질세포가 기능적으로 갑상샘의 정상세포와 비슷하므로 요오드의 생리적 집적 원리를 이용하여 치료할 수 있다.

일반적으로 갑상샘암의 치료는 갑상샘 이외 부위의 전이를 가정하며, 첫 번째 단계로 외과적 수술로 원발 부위의 갑상샘 전체 혹은 일부를 절제한다. 확실한 치료와 재발을 막기 위해 갑상샘 조직 전체를 절제하는 방법이 많이 이루어진다. 이 때에 부갑상샘의 기능을 보존하기 위해 부갑상샘을 남겨놓는데 이 과정에서 일부의 정상 갑상샘 조직이 남아 있는 경우가 있다.

두 번째 단계는 절제 수술 후 전이된 암을 찾아 치료하는 과정이다. 효과적인 ^{131}I 치료가 이루어지기 위해서는 전이된 암이 ^{131}I를 충분히 섭취하여야 하는데 이를 확인하기 위해 4 mCi 정도 소량의 ^{131}I를 경구 투여 후 48~72시간에 전신의 전면과 후면상을 얻는다.

전신촬영에 필요한 전처치는 수술 후부터 환자에게 투여되는 갑상샘호르몬(T3, T4)을 2~4주간 이상 중단하여 환자의 TSH를 충분히 높이는 것이다.

^{131}I 전신영상에서는 보통 잔류 갑상샘 이외에 침샘, 위장관, 간, 방광 등에 비교적 높은 방사능 분포를 보여 진단에 어려움을 줄 수 있지만 시간이 경과함에 따라 배후방사능이 감소되어 영상의 질은 개선되므로 보통 72시간 지연영상을 이용해 전이암을 찾을 수 있다.

치료 전에 시행된 전신영상에서 전이된 암 이외에 갑상샘 부위에서 높은 방사능 분포를 보인다면 정상 갑상샘 조직이 남아 있음을 의미한다. 절제 수술 후에도 정상 갑상샘 조직이 남아 있게 되면 치료과정에서 여러 가지 문제가 생길 수 있다. 우선 전이암 치료 목적으로 투여되는 ^{131}I의 상당량이 정상 조직으로 집적되어 병소에 섭취되는 양이 달라질 수 있다. 그리고 암치료 이후에도 경과 관찰을 위해 전신촬영을 시행하게 되는데 이 때 남아있는 정상조직의 방사능은 암조직의 방사능과 혼돈되어 재발을 의심할 수 있다. 이러한 이유로 보통 ^{131}I 30~150 mCi를 경구 투여하여 잔류한 갑상샘을 미리 제거한다.

2) 전처치 및 주의사항

하루에 약 50 μg 미만의 저 요오드 식을 권장한다. 특히 젓갈류와 같은 요오드가 많이 포함된 천일염 관련 식품은 엄격히 제한해야 하며 비타민영양제, 약물, 포비돈 요오드(소독제) 등도 요오드

표 12-2. ^{131}I를 이용한 치료를 위한 요오드 제한식

식품군	허용 식품	제한 식품
곡류	쌀, 잡곡류, 밀가루, 밤, 옥수수, 껍질 벗긴 감자, 고구마	라면, 우동, 우유나 계란이 들어간 빵류(카스테라, 케익, 도너츠 등), 소금 첨가된 감자튀김
어육류	쇠고기, 돼지고기, 닭고기, 민물생선, 콩, 두부류(천연해수 및 천연응고제 첨가 제외), 계란흰자	바다생선, 새우, 굴, 게, 멸치, 생선통조림, 계란노른자, 햄, 베이컨, 소세지, 어묵, 게맛살, 육류통조림
채소	모든 채소류	김, 미역, 파래, 다시마 등 해조류, 채소통조림/병조림류의 가공식품(피클, 완두콩, 옥수수, 죽순 등), 김치
과일	수박, 포도, 딸기 등 신선한 과일 단, 멜론, 바나나는 소량	후르츠 칵테일, 딸기통조림, 체리통조림
유제품		우유, 두유, 분유, 요구르트, 치즈, 요플레, 아이스크림, 동물성크림(생크림)
유지류	식용유, 대두유, 들기름, 참기름, 올리브유, 옥수수유, 포도씨유, 이탈리안드레싱, 견과류(소금 첨가하지 않은 것)	짠 땅콩이나 아몬드, 마요네즈, 버터, 마가린
단순당	설탕, 꿀, 시럽	
후식	일회용차(녹차), 탄산음료, 원두커피, 인스턴트커피	피자, 케이크, 스낵류, 팝콘, 초콜릿, 푸딩
기타	맛소금, 무요오드소금, 정제염(한주소금), 파, 마늘, 생강, 통깨, 식초, 케찹, 레몬, 고춧가루, 후추가루	천일염, 굵은소금, 다시다, 젓갈류, 장아찌류, 집에서 담근 장류
약	소화제, 혈압약, 알약으로 된 기침약	코프시럽, 종합비타미제, 다시마가 주 성분인 건강식품

섭취의 원인이 된다. 방사선검사에 사용하는 조영제에는 아주 많은 요오드가 포함되어 있으므로 요오드가 포함된 조영제 방사선검사를 받았다면 ^{131}I 치료는 적어도 6개월 이후에 시행해야 한다.

3) 갑상샘암의 치료 방법

갑상샘암치료는 투여하게 될 ^{131}I의 암조직 섭취를 높이는 것이 중요한데 이를 위해 갑상샘 절제 후 4주 동안 갑상샘호르몬 복용을 중단하여 체내의 갑상샘호르몬 농도는 낮고 TSH 농도는 올라간 상태에서 치료를 시행한다.

^{131}I의 1회 투여량은 150~200 mCi를 경구투여 한다. 경구투여 후 2일 째와 7일 째 전신촬영을 시행하며, 이 때 새로이 비정상적으로 섭취된 방사능이 발견되면 또 다른 전이암으로 간주되고 4~6개월 이후에 ^{131}I를 재투여하여 치료를 시행한다.

^{131}I는 용액이나 캡슐의 형태로 복용하도록 제조되는데 복용의 편이성이나 방사선 오염을 고려하여 캡슐의 형태로 복용한다. 간혹 ^{131}I를 복용할 때 구토를 일으킬 경우가 있으므로 환자는 공복을 유지하도록 한다. 복용 후에는 ^{131}I가 위장에서 정체되지 않도록 1컵 이상 물을 마시고 몸을 움직이도록 한다. 투여된 ^{131}I는 많은 양이 24시간 이내 소변을 통해 배출되므로 충분히 수분을 섭취하고 소변을 자주 보도록 한다.

우리나라의 원자력법에 따르면 30 mCi 이상 ^{131}I를 투여할 경우 환자는 주변 사람들의 피폭을 방지하기 위해 체내의 ^{131}I가 충분히 배출되는 1~4일 동안은 격리하도록 규정하고 있는데 ^{131}I 치료를 시행하는 의료기관에서는 방사선안전관리 시설규정에 맞는 별도의 치료병실을 준비하여야 한다. 퇴원 후에 환자는 약 3일간은 가족들과의 접촉을 피하도록 하고 의료기관에서 제공하는 지침서에 따르도록 한다.

^{131}I 치료는 대량 투여 후에 여러 가지 부작용이나 합병증을 유발할 수 있다. 조기에 나타나는 피로감, 두통, 메스꺼움, 일과성 침샘염이나 방사선위염 등이 있으며 드물게 성대마비가 나타날 수 있다. 장기간 후에 골수성백혈병이나 폐섬유증 등이 나타날 수 있다.

3 ^{131}I-MIBG의 치료

1) ^{131}I-MIBG의 치료 원리

부신은 내분비샘으로 각각 기능이 다른 겉질과 속질로 이루어져 있다. 부신속질세포는 내분비세포이지만 발생학적으로 교감신경조직에서 분화되었으며 교감신경계의 신경절에도 일부 존재한다. 부신속질을 구성하는 크롬친화세포(chromaffin cell)는 신경내분비세포(neuroendocrine cell)로서 신경모세포와 더불어 부신속질의 대부분을 차지하고 있다.

이 세포는 크롬염(chromium salt)에 의해 세포 내의 카테콜아민이 산화되면서 갈색으로 나타나 갈색세포라고도 한다. 갈색세포종(pheochromocytoma)은 크롬친화세포 혹은 갈색세포에 발생하는 종양으로 에피네프린, 노르에피네프린을 다량으로 분비한다.

MIBG(metaiodobenzylguanidine)는 이들 호르몬의 유도체로서 ^{131}I에 표지하여 정맥주사를 통해 투여하면 종양에 집적되어 베타선으로 암세포를 파괴할 수 있다.

2) 전처지 및 주의사항

표지된 ^{131}I-MIBG에는 유리된 ^{131}I가 있으므로 갑상샘의 섭취를 차단하기 위해 치료 1일 전부터 치료 후 일주일까지 매일 요오드화칼륨(루골용액 600 mg)을 경구투여 한다.

3) ^{131}I-MIBG의 치료 방법

신경내분비종양은 성장이 늦지만 전이를 잘하는 특성이 있어 종양이 전이한 위치를 찾는 것이 중요하다. 따라서 치료에 앞서 ^{131}I-MIBG(0.5~1 mCi)를 정맥주사한 후 24, 48, 72시간의 전신촬영을 시행한다.

영상을 통해 ^{131}I-MIBG의 섭취가 나타나서 종양의 위치와 친화성이 확인되면 치료를 시작하는데 ^{131}I-MIBG 100~300 mCi를 30 ml 이상의 용적으로 만들어 1~4시간 동안 천천히 정맥주사 한다. 이후의 치료는 환자의 치료 상태에 따라 6개월 간격으로 치료를 반복 시행한다. ^{131}I-MIBG는 투여 후 72시간 이내에 70 % 정도가 배설되는데 환자는 방사선안전관리를 위하여 격리하고 갑상샘암치료의 지침에 따르도록 한다.

4 뼈 전이암의 통증치료

1) 뼈 전이암 통증치료의 원리

악성 종양이 진행되어 뼈에 전이되면 척수의 압박이나 골절을 일으켜 심한 통증의 요인이 된다. 이로 인해 환자는 활동에 제한을 받고 삶의 질은 급격히 떨어지며 사망률이 높아진다. 뼈의 조직은 뼈모세포(osteoblast), 뼈세포(osteocyte), 뼈파괴세포(osteoclast)로 이루어져 있다. 뼈의 형성과 재흡수기능은 성숙뼈와 미성숙뼈에서 끊임없이 이루어지며 미성숙뼈에서 보다 활발하게 이루어지고 있다. 이러한 과정은 부갑상선호르몬이나 뼈파괴세포 자극물질(cytokine) 등이 간여 한다.

뼈종양의 통증의 원인은 뼈의 용해, 종양에서 발현되는 물질에 의한 자극, 종양에 의한 신경손상 등으로 알려져 있다. 뼈전이의 통증 치료에는 진통제를 투여하거나, 방사선치료, 수술, 항암제나 호르몬을 투여하는 방법이 있으며 보통 이들 방법을 병행하여 사용한다. 일반적으로 이들 치료 방법들은 약물에 대한 저항성이 나타나고 통증조절에 제한적이며 부작용을 동반한다.

표 12-3. 뼈통증 치료에 이용하는 방사성의약품

방사성의약품	반감기(일)	에너지(MeV)	
		β	γ
$^{89}SrCl$	50.5	1.46	-
^{153}Sm-EDTMP	1.9	0.81	0.103
^{186}Re-HEDP	3.7	1.07	0.137
^{188}Re-HEDP	0.7	2.12	-
^{32}P	14.3	1.71	-

2) 뼈 전이암 통증의 치료 방법

방사성의약품을 이용한 뼈통증치료는 뼈에 매우 높은 집적을 보이는 장점을 가지고 있기 때문에 방사선치료 부위의 재발, 다발성 전이암에 의한 다발성 통증, 핵의학 뼈영상에서 다발성 병변이 보이는 경우에 주로 시행한다.

뼈전이의 통증치료에 이용되는 핵종은 ^{89}Sr, ^{153}Sm, ^{186}Re, ^{188}Re, ^{32}P 등이 있는데 ^{32}P의 경우 골수억제의 부작용으로 잘 사용하지 않는다. 이들 핵종들은 종양의 세포를 죽이는데 필요한 충분한 에너지를 가진 베타선을 방출하며 긴 반감기를 가지고 있다. ^{153}Sm, ^{186}Re은 감마선도 방출하는 핵종으로 치료와 동시에 영상을 얻을 수 있다.

^{89}Sr은 뼈의 암조직에 정상 뼈조직보다 10배 가량 집적하며 집적량의 나머지는 소변을 통해 배설된다. $^{89}SrCl$의 상태로 1회에 4 mCi를 투여하며 통증의 완화는 평균 6개월 동안 지속된다. 인산화합물을 표지하여 사용하는 방사성의약품에는 ^{153}Sm-EDTMP, ^{186}Re- HEDP, ^{188}Re-HEDP 등이 있는데, 이들의 집적은 뼈의 형성과 재흡수 기능에 의해 이루어지는데 기능이 빠른 암조직에 상대적으로 높은 집적을 보인다.

방사성의약품의 투여는 정맥주사를 통하여 시행하며 혈관에서 누출되지 않도록 각별히 주의해야 한다. 뼈통증 치료의 대표적인 부작용은 골수억제로 인한 혈구수의 감소로 나타나므로 재 치료는 이를 감안하여 혈구수가 회복된 후에 치료량과 횟수를 고려하여 시행한다.

5 방사성 활막절제술

방사성활막절제술은 관절강에 방사성의약품을 주입하여 관절염을 치료하는 방법이다. 베타선을 방출하는 방사성콜로이드는 관절 활액막의 염증에 모여 있는 대식세포에 의해 탐식된 후 주변의 염증 조직을 베타선으로 파괴하여 치료한다.

이 방법은 류마티스관절염이나 혈우병성 관절염 치료에 주로 이용하며 외과적 수술에 비하여 시행과정이 간단하고 치료 후의 회복이 빠른 장점을 가지고 있다.

방사성콜로이드는 ^{90}Y-colloid, ^{186}Re-colloid, ^{166}Ho-chitosan이 주로 사용되며 콜로이드 입자는 대식세포의 탐식이 잘 이루어지도록 2~10 um의 크기를 유지해야 하고 활액막에 고르게 분포되어야 한다. 투여량은 핵종과 관절부위에 따라 다르지만 1~10 mCi 정도이다. 방사성의약품을 투여할 때에는 무균상태에서 관절강에 정확히 주사바늘을 삽입하고 제거할 때는 방사성의약품이 새어 나오지 않도록 해야 한다.

6 방사성의약품의 국소투여 치료

방사성의약품을 이용한 국소투여의 치료는 방사성핵종이나 표지화합물이 갖고 있는 생화학적 기전을 바탕으로 병소에 보다 높은 집적을 위해 동맥, 림프관, 체강에 직접 투여하는 치료방법이다.

혈관 주입법의 대표적인 예는 간동맥에 선택적으로 주사하는 방법이다. 이 방법은 간의 종양 병소에 가까운 가지의 간동맥을 선택하여 방사성의약품을 카테터를 통해 투여함으로서 종양에 집적을 높인다. 방사성의약품은 유성 조영제 lipiodol을 ^{131}I이나 ^{188}Re에 표지한 것으로, lipiodol은 종양주변에 집적되는 반면 정상 조직에서는 제거는 성질을 가지고 있다.

체강 내 주입법은 복강이나 흉강에 삼출액이 차 있을 때 콜로이드를 표지한 방사성의약품을 체액강 내에 직접 주입하는 방법이다. 투여된 방사성콜로이드는 삼출을 일으키는 체강의 장막 표면에 침착한 후 베타선의 조사에 의해 삼출액의 저류와 통증을 줄일 수 있다.

방사성의약품은 콜로이드를 ^{90}Y, ^{166}Ho, ^{165}Dy에 표지하여 천자를 통해 주입하며, 투여하기 전에 삼출액은 일부를 남겨두고 모두 뽑아낸다. 투여된 방사성의약품은 남은 삼출액과 희석되어 강내에 고루 분포되도록 하여 치료의 효과를 높일 수 있다.

일부 피부암의 경우 접착치료법을 이용하는데 대표적인 예로서 베타방출체인 ^{166}Ho을 패치의 형태로 제작하여 직접 종양부위에 부착하여 치료한다.

7 방사면역치료(radioimmunotherapy)

방사면역치료에 사용하는 방사성의약품은 암세포를 파괴하기에 충분한 에너지를 가진 방사성핵종에 종양을 표적으로 하는 항체를 표지하여 생산한다. 이들 방사성의약품은 표적 종양 이외에 골수를 포함한 결정장기에도 집적하므로 선택적으로 종양에 집적하는 비율이 높은 항체를 사용해야 한다. 방사면역치료에 적합한 항체는 표적종양의 집적이 높아야 하고 집적되지 않은 항체는 신속하게 체외로 배출되어야 하며 정상 조직의 피폭이 낮아야 한다. 방사면역치료에 이용하는 대표적인 방사성핵종은 베타선 방출체인 ^{131}I이나 ^{90}Y를 주로 사용한다.

방사면역치료법은 주로 혈액종양(hematologic malignancies)의 일종인 림프종이나 고형암(solid tumor)치료에 이용한다. B세포 림프종 치료에는 B-림프구세포에서 발현되는 항원인 CD20의 항체 anti-CD20를 ^{131}I에 표지시켜 사용한다.

방사면역치료는 이론적으로 모든 암치료에 적용할 수 있는 가능성을 가지고 있어 의학의 새로는 분야로서 오랫동안 많은 주목을 받고 있다. 단일항체(monoclonal antibody)를 이용한 치료법이 소개된 이래 꾸준한 발전을 하고 있으나 아직은 그 적용 대상이 제한적이고 더 많은 연구가 필요하다.

부록 1

NEMA Standards Publication NU 1-1994, "Performance Measurements of Scintillation Cameras"

Scintillation camera의 성능 측정방법으로서 미국 전기기공업회(National Electrical Manufacturers Association, NEMA)에서 작성된 본 규격이 가장 많은 maker에서 사용되고 있다. 여기서 기술하는 방법은 각 시설이 scintillation camera의 품질관리를 시행할 때에도 대단히 유용하다.

서문

이 규격을 작성할 때 사용자의 의견을 참고하였다. 이 규격은 미국전기기기공업회(NEMA)의 핵의학부문이 작성하여 기술의 진보를 도입하기 위하여 정기적으로 개정을 시행하고, 개정의 제안이나 의견에 대하여는 다음 연락처로 제출하여 주십시오.

Vice President, Engineering Department
National Electrical Manufacturers Association
2101 L Street, N.W. Suite 300
Washington, D.C. 20037-1526

주의: 이 성능측정규격을 사용할 경우 방사성물질의 사용, 저장, 폐기 등에 대하여는 반드시 모든 적용 가능한 법률, 규제를 준수하여야 한다.

목적

이 규격의 목적은 제조업자가 scintillation camera의 방법을 작성할 때 성능의 parameter를 측정·보고하는 일정한 기준을 제공하는 것이다. 이 때 NEMA규격 No. NU 1-1994, Performance Measurements of Scintillation Camera를 사용한다. 이 규격은 최저의 성능기준을 결정하는 것은 아니다.

이 규격의 목적인 일정하고 정확한 성능특성을 정하는 것을 달성하기 위하여는 다음에 기술하는 특별한 측정기구가 필요하다.

이 기구가 없을 때는 측정은 한정되며 부정확하거나 비정량적이고 또한 대단히 많은 시간이 걸릴 것이다.

개요

이 규격은 다음과 같은 scintillation camera parameter의 방법에 관한 성능 특성을 정의하고, 또한 이들을 정량적으로 측정·보고하는 방법을 확립한다.

ⓐ Intrinsic spatial resolution 고유 공간분해능
ⓑ Intrinsic spatial linearity 고유 공간직선성
ⓒ Intrinsic energy resolution 고유 에너지분해능
ⓓ Intrinsic flood field uniformity 고유 균일성
ⓔ Intrinsic count rate performance 고유 계수율성능
ⓕ Multiple window spatial registration 다중 윈도우 위치 조절
ⓖ System spatial resolution with and without scatter 산란선 유무의 시스템 공간분해능
ⓗ System planar sensitivity 시스템 평면감도
ⓘ System volume sensitivity 시스템 용적감도
ⓙ System count rate performance with scatter 산란선 있을 때의 시스템 계수율 성능
ⓚ System flood field uniformity, multiple crystal cameras 시스템 균일성, 다결정 카메라
ⓛ System spatial resolution, multiple crystal cameras 시스템 공간분해능, 다결정 카메라
ⓜ Reconstructed spatial resolution without scatter 산란선 없을 때의 재구성 화상 공간분해능
ⓝ Reconstructed spatial resolution with scatter 산란선 있을 때의 재구성 화상 공간분해능
ⓞ Reconstructed image uniformity 재구성 화상 균일성
ⓟ Whole body system spatial resolution 전신 화상의 균일성
ⓠ Detector shielding 검출기 차폐

적용장치 – 이 규격에 적용된 의료용 방사선 회상장치의 type

ⓐ Single detector, single crystal scintillation cameras 단일검출기, 단일결정 신틸레이션 카메라
ⓑ Single detector tomographic scintillation cameras 단일검출기 단층용 신틸레이션 카메라
ⓒ Multiple detector planar and tomographic scintillation cameras 다검출기 평면 및 단층용 신틸레이션 카메라
ⓓ Whole body scintillation camera devices 전신용 신틸레이션 카메라
ⓔ Multiple crystal scintillation camera 다결정 신틸레이션 카메라

적용외 장치 – 상기에 포함되지 않은 모드 의료용 방사선 화상장치

Section 1.
참고문헌, 용어의 정의, 측정기구

1-1. 참고문헌

IEC789

Characteristic and Test Methods for Anger Type Gamma Cameras(1990).

NRC Regulatory Guide 10.8

Guide for the Preparation of Application for Medical Programs,

Appendix D, Section 2, Methods for Calibration for Dose Calibrator

1-2. 용어의 정의

이 규격은 별도의 표시가 없는 한 NEMA규격으로서 그 위치에 두고 정량적인 성능측정과 보고의 방법을 정의하는 것이다.

Absolute linearity (절대 직선성)

Scintillation camera의 전체 시야에 있어서 X, Y좌표의 위치 차의 양

Energy window (에너지 윈도우)

입력 처리되는 감마선과 X선의 에너지 범위. Window는 에너지의 범위(예, 120~160 keV) 또는 기대되는 에너지 peak의 percent(%) 양(예, 140 keV의 20 %)으로 표시한다. Percent 양일 때는 반드시 peak의 에너지를 표시하며, window는 peak energy 값에 대하여 반드시 대칭일 것(예, 140 keV의 20 %는 126에서 154 keV와 같다)

Central field of view (CFOV, 중앙시야)

Useful field of view(UFOV)로부터 전체 방향에서 75 % 비율로 축소한 영역

Class standards (클라스 표준)

특별한 parameter의 특성을 나타내는 값 또는 특정의 scintillation camera의 형명이나 제품의 전형적인 성능. 이 값은 특정 제품의 한정 대수에서 측정된다.

Detector (검출기)

Scintillation camera의 일부분에서 발생한 감마선을 검출하여 화상화, 계수하는 것

Differential linearity (미분 직선성)

일정한 길이에 있어서 위치의 흔들림이나 벗어난 양

Differential uniformity (미분 균일성)

검출기에 발생한 감마선이 균일할 때 일정한 길이에 있어서 계수밀도의 변화 양

Digital resolution (디지털 분해능)

아날로그 데이터를 측정할 때 사용하는 화소(pixel)의 크기

Energy resolution (에너지 분해능)

감마카메라가 다른 에너지의 광자(photon)를 식별할 수 있는 성능을 나타내는 용어

Full width at alf maximum (FWHM)(반치폭)

점응답함수(PSF)나 선응답함수(LSF)에 있어서 peak로부터 양측으로 50 % 아래 위치의 폭의 양

Full width at tenth maximu (FWTM)

점응답함수(PSF)나 선응답함수(LSF)에 있어서 peak로부터 양측으로 90 % 아래 위치의 폭의 양

Integral uniformity (적분 균일성)

검출기의 UFOV에서의 입력 감마선이 균일할 때 결정된 대시야에서 최대 계수의 변화 양

Input count rate (입력 계수율)

시스템에 dead time이 없을 때 energy window에 입력되어 관측할 수 있는 scintillation event의 비율. 낮은 계수율(4,000 cps 이하)에서는 dead time은 무시할 수 있으므로 입력 계수율과 관측 계수율은 같은 것으로 간주한다.

Intrinsic (고유)

Scintillation camera의 성능을 나타내는 용어로 콜리메터나 표시장치 등 카메라의 성능에 영향을 주는 외부의 변화 요인을 제거한 것

Linear interpolation (선형 보간)

값을 알고 있는 2점 사이를 직선으로 연결하여 값을 계산하는 방법

Lineartiy (직선성)

검출기에 입력되는 광자(photon)의 실제의 위치에 대하여 측정되는 우치의 흔들림이나 벗어난 양

Observed count rate (관찰 계수율)

Scintillation camera의 계수측정 회로에 있어서 단위 시간에 기록된 감마선의 수

Performance standards (성능표준)

모든 Scintillation camera에 적용되며, 또한 반드시 만족해야 할 방법상의 성능측정 방법을 표시한 것

Photopeak

검출기에 수집된 모든 광자 에너지로부터 얻을 수 있는 특성 에너지 분포

Pixel (화소)

디지털 메모리에 기억할 때의 화소. X, Y좌표로 정의되는 이미 알고 있는 위치에서 X, Y방향의 길이에 따라 정의되는 영역을 나타낸다.

Scatter (산란)

물, 플라스틱, 조직 등에 의해 에너지의 일부를 잃은 광자

Sensitivity (감도)

단위 방사능 양에 대한 관측 계수율

Spatial resoultion (공간분해능)

Scintillation camera가 공간적으로 떨어져 있는 방사선원을 정확하게 분해할 수 있는 성능을 나타내는 용어

Spectrum (스펙트럼)

측정된 감마선의 에너지에 대하여 검출된 감마선의 개수를 plot한 것

Standard deviation (표준편차)

분포중의 변화량을 나타내는 통계적 용어. 정규분포에 있어서는 평균치는 전후의 1 표준편차의 영역에 68 %의 양이 들어간다.

System (시스템)

콜리메터나 테이블 등을 포함하여 임상에 사용하는 환경에서의 검출기의 성능을 나타내는 용어

Test pattern

특정 선원으로부터 감마선이 조사될 때 기지의 화상과 같이 만들어진 납(Pb)으로 만든 pattern. Scintillation camera의 parameter를 측정할 때 입력을 조절하기 위하여 사용한다.

Useful field of view (UFOV)(유효시야)

감마선이나 X선을 imaging하는 검출기의 영역. 형태나 크기는 제작회사에서 정한다.

1-3. 테스트 기구, 조건 및 결과

1) 선원 Holder와 테스트용 부품

측정에 관하여는 여러 형태의 선원 holder가 필요하다. 제작시 오차와 소재는 측정의 정확성과 재현성에 영향을 준다. 선원 holder는 될 수 있는 한 간단히 만들고 일정한 정밀도를 유지하기 위하여 주의할 필요가 있다. 측정 오차는 지정이 없는 한 ±10 % 이내이다.

2) 선원

여러 형태, 강한 선원이 필요하다. 대부분 ^{99m}Tc이다. ^{57}Co은 multiple window spatial registration이 필요하다. 다른 핵종을 사용한 경우는 테스트 결과를 명확히 기록해야 한다.

3) 테스트 조건

모든 테스트는 임상에 사용하는 조건과 동일조건, 에너지보정, 직선성 보정, 균일성보정, 통상 계수율 모드에서 시행한다.

만일 시야 균일성보정, 직선성 보정을 채용한다면 모든 측정은 그대로 보정이 있는 상황에서 시행하며, 그 내용을 테스트 결과에 기재한다. 사용된 에너지 window도 기재한다.

이러한 조건을 변화시켜 추가로 시행된 테스트나 테스트 parameter는 별도로 보고한다. 또한 변화시킨 내용은 명확히 기술한다.

만일 품질보증 등을 위한 제작자 측에서 지정된 선원과 본 책에서 지정한 선원 사이의 상관을 표시한다.

Reported Performance Standard Specifications(성능 표준 방법 보고)는 "worst case"(최악 값), "better than"(보다 양호), "not to exceed"(미만)의 세 가지로 기재한다.

Reported Class Standard Specifications(클라스 표준 방법 보고)는 "typical"(통상 값)로 기록한다.

Section 2.
단일결정 신틸레이션 카메라 테스트 방법
Performance Standards

2-1. 고유 공간분해능

고유 공간분해능은 performance standard로서 측정한다.

1) 테스트 조건

^{99m}Tc를 사용. 선원 holder는 선원으로부터 카메라 사이에 벽, 천정, 측정자 등의 영향으로 감마선이 영향을 받지 않도록 차폐한다(Fig. 2. 1). 에너지 window는 peak 중심에서 20 %, 계수율은 window 내에서 20 kcps를 초과하지 않도록 한다.

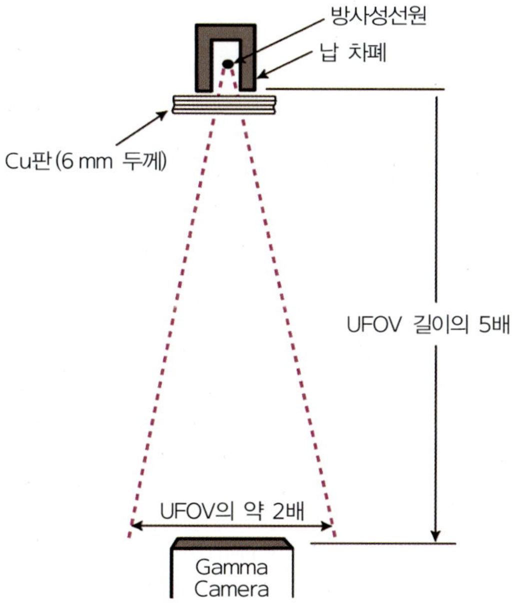

Fig. 2.1 차폐된 선원의 배치

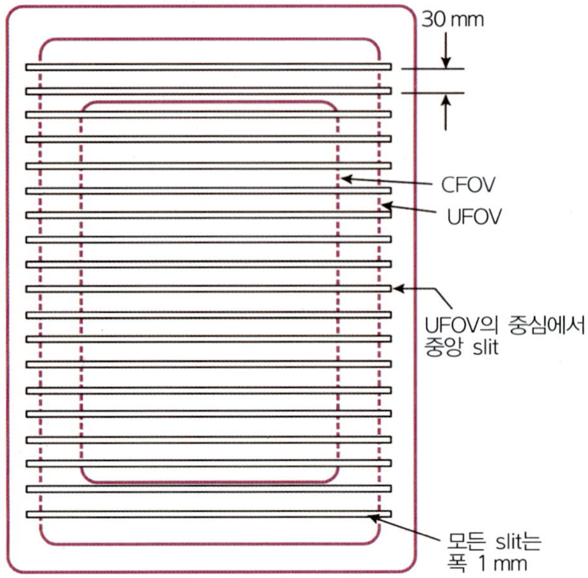

Fig. 2.2 공간분해능과 직선성 측정용 Pb mask

2) 테스트 기구

Pb mask로 만든 test pattern을 결정(scintillator)에 가장 가깝게 한다. Test pattern은 UFOV를 덮는 1 mm 폭의 평행인 slit로부터 이루어지며, slit 간격은 30 mm이다(Fig. 2. 2). 납의 두께는 3 mm이다(Tc 사용할 때).

3) 측정방법

평행 slit로 된 Pb mask를 검출기의 시야에 놓을 경우는 측정하는 축에 대하여 slit가 직교하도록 놓는다. 선원은 시야 중심으로 UFOV의 큰 변 길이의 5배 이상의 거리에 놓는다. Slit에 직교하는 축의 디지털 분해능은 0.1 FWHM 이하를 권장하고 있다. Slit에 평행축의 디지털 분해능은 30 mm 이하이다. 각 선의 선응답함수(LSF) 측정에서는 peak count가 1,000 count 이상으로 한다. 선응답함수의 FWHM(full width at half maximum, 반치폭)과 FWTM(full width at tenth maximum, 1/10치폭)을 측정한다.

4) 계산과 해석

축에 직교하는 디지털 분해능이 0.1 FWHM 이하일 때는 최대치를 갖는 pixel 값을 peak 값으로 한다. 또한 축에 직교하는 디지털 분해능이 0.1 FWHM을 초과할 때는 peak 점과 양측의 2점 계 3점에 의한 parabolic fit(포물선 근사)를 시행한다. Peak 값은 이 근사곡선의 최대치로 한다(Fig. 2. 3).

5) 보고

^{99m}Tc에 대한 평균 FWHM 및 FWTM을 performance standard로서 UFOV, CFOV 각각에 대하여 0.1 mm 이상의 정밀도로 보고한다. 기타 RI를 사용하였을 때나 20 kcps를 초과하는 계수율로 측정하였을 경우는 별도로 한다.

2-2. 고유 공간직선성

고유 공간직선성(미분치, 절대치)은 performance standard로 측정한다. 미분 직선성은 peak의 위치에 가장 맞는 직선에서의 차이의 표준편차를 mm단위로 표시한다. 절대 직선성은 2차원 grid에 가장 맞는 직선에서의 peak의 차이의 최대치로 표시한다.

1) 테스트 조건

고유 공간분해능과 동일

2) 테스트 기구

고유 공간분해능과 동일

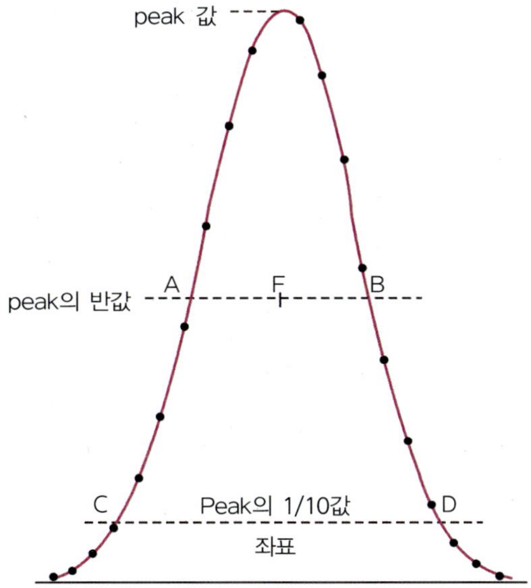

Fig. 2.3 FWHM과 FWTM의 결정

A, B(C, D)점은 peak의 반값(1/10 값)을 좁은 두 점으로부터 선형 보간에 의해 구한다.

B − A = FWHM(channel)

D − C = FWTM(channel)

$\frac{A+B}{2}$ = E Peak의 중앙점, Peak의 최대점은 아니다.

3) 측정방법

평행 slit의 Pb mask를 검출기의 시야에 놓을 경우는 중심의 slit가 검출기 중앙에 오도록 놓는다. 중심 slit는 측정축에 직교하고 UFOV 시야의 끝에서 ±1 mm 이상 벗어나지 않도록 한다. 선원은 점선원을 시야중심으로 UFOV의 큰 변 길이의 5배 이상의 거리에 놓는다. Slit에 직교하는 축의 디지털 분해능은 0.1 FWHM 이하로 권장하고 있다. Slit에 평행축의 디지털 분해능은 30 mm 이하로 한다. 각 선의 선응답함수(LSF) 측정에서는 peak count를 1,000 count 이상으로 한다. Slit를 X, Y방향 각각에 놓은 2 set의 데이터를 측정한다.

4) 계산과 해석

만일 데이터가 2차원으로 수집되었다면 30 mm 이하의 선응답함수를 작성하기 위하여 slit에 평행방향으로 가산한다. Peak 위치는 선응답함수의 양측에서 각각 보간하여 구한 반값을 취하는 점의 위치의 평균으로 한다(Fig. 2. 3). 모든 선응답함수에 대하여 peak위치를 계산하면 X, Y 2차원의 peak 위치 데이터가 된다.

고유 공간 미분적분 직선성은 각 slit에 대하여 peak 위치의 표준편차로 계산한다. X, Y 각각의 slit의 표준편차의 평균을 취하여 UFOV, CFOV 각각에 대하여 계산한다.

고유 공간 절대 직전성은 2차원에 직교하는 grid를 최소자승법에 의해 fitting하여 결정한다. UFOV, CFOV 각각 다른 grid로 fitting한다. X, Y 각각 다른 grid에 의한다. 각각의 fitting 중에서 최대의 위치 차이를 pixel 단위로 구한다. Section 2-1, 4)에 기술하는 변환계수에 의해 mm 단위로 변환한다.

5) 보고

고유 공간 미분 직선성은 performance standard로서 UFOV, CFOV의 양쪽에 대하여 적어도 0.1 mm의 정밀도로 보고한다. 고유 공간 절대 직선성은 performance standard로서 UFOV, CFOV의 양쪽에 대하여 적어도 0.1 mm의 정밀도로 보고한다.

2-3. 고유 에너지분해능

고유 에너지분해능은 performance standard로서 측정하며 에너지 peak의 중심 값에 대한 peak 폭의 비(%)로 표현된다.

1) 테스트 조건

^{99m}Tc를 사용. 선원 holder는 선원으로부터 카메라 사이에 벽, 천정, 측정자 등의 영향으로 감마선이 영향 받지 않도록 차폐한다(Fig. 2. 1). 검출기는 3 mm 두께의 납에 의해 UFOV의 시야를 확보한다. 계수율계는 20 kcps를 초과하지 않도록 한다.

2) 테스트 기구

에너지 스펙트럼을 채널 당 최저 1,000 count 축적시키며, 1 채널은 ^{99m}Tc의 peak의 0.05 FWHM 이하의 정밀도일 것

3) 측정방법

선원은 ^{99m}Tc의 점선원(point source)을 사용하여 시야중심에서 UFOV의 큰변 길이의 5배 이상의 거리에 놓는다. 제 2 의 선원으로 ^{57}Co을 채널 당 keV 값 교정계수 결정을 위하여 사용한다. ^{99m}Tc과 ^{57}Co의 에너지 스펙트럼은 각각 수집한다. Peak channel이 최저 10,000 count가 되도록 한다.

4) 계산과 해석

각각의 스펙트럼에 있어서 peak의 위치는 Fig. 2. 3에 의해 결정한다. 2개의 광전 peak 위치 차이의 채널수가 18.4 keV(^{99m}Tc는 140.5 keV, ^{57}Co는 122.1 keV)에 상당한다. 고유 에너지분해능은 ^{99m}Tc의 peak에서 계산한다. ^{99m}Tc의 스펙트럼의 양측에서 직선 보간에 의해 FWHM을 채널수로 계산한다. 이 값에 채널 당 keV 값을 교정계수로 하여 곱하고 140.5 keV로 나눈 후 100을 곱하여 %값을 구한다.

5) 보고

^{99m}Tc에 대한 UFOV의 고유 에너지분해능을 performance standard로서 %값으로 보고한다. 기타 핵종이나 20 kcps를 초과하여 측정한 경우는 별도로 보고한다.

2-4. 고유 균일성

시스템의 고유 균일성은 performance standard로서 UFOV, CFOV 각각에 대하여 측정한다.

고유 균일성은 점선원으로부터 균일한 조사에 대한 시스템의 응답이다. 적분 균일성과 미분 균일성 두 가지의 다른 균일성 parameter가 있다. 적분 균일성 CFOV, UFOV에서의 최대 pixel count의 변화로 측정한다. 미분 균일성은 광전자증배관의 크기와 비슷한 범위에서의 초대 변화로서 측정한다.

1) 테스트 조건

선원은 ^{99m}Tc을 사용한다. 그 외의 핵종을 사용하였을 때는 별도로 보고한다. 계수율은 20 % window 사용할 때에 20 kcps를 초과하지 않도록 한다. 균일성 보정상태를 사용할 때는 결과로 기술한다.

2) 테스트 기구

선원 holder, 검출기용 Pb mask와 컴퓨터 또는 multichannel analyzer를 사용한다. 선원 holder는 Fig. 2. 1과 같다. Pb mask는 최저 UFOV의 개구를 확보한다.

3) 측정방법

검출기는 Pb mask로 mask한다. 선원은 시야중심에서 UFOV 길이의 5배 이상의 거리에 놓는다. 균일성 상은 pixel size가 6.4 mm±30 %가 되는 matrix size로 수집한다. Pixel은 정방형이다.

상의 중심 pixel이 최저 10,000 count가 되기까지 수집한다.

4) 계산과 해석

균일성 계산 당 계산하는 pixel을 다음과 같이 결정한다.

첫째로, UFOV의 가장자리에 있어서 CFOV의 평균 count의 75 % 미만의 pixel을 0으로 한다.

둘째로, 상하좌우의 pixel 내에 하나로도 0이 있는 pixel 값을 0으로 한다. 이와 같이 하여 남은 pixel을 UFOV의 계산에 사용한다.

이 단계는 1회만 실시한다. CFOV 중에 50 %가 들어가는 pixel을 CFOV의 계산에 사용한다.

① 데이터 준비

균일성은 가장자리의 pixel을 제거한 후 아래와 같이 9 point filter로 smoothing한다.

1	2	1
2	4	2
1	2	1

계산범위 외에 나오는 pixel의 중복 계수는 0으로 한다. Smoothing 값은 0이 아닌 계수의 총계로 나눔으로서 정규화한다.

② 적분 균일성

CFOV, UFOV 각각의 pixel에 있어서 smoothing된 데이터로부터 최대치, 최소치를 구한다.

적분 균일성 = ±100 % ((Max − Min) / (Max + Min)) Eq. 2−4, 4)−1

③ 미분 균일성

CFOV, UFOV 각각에서 X, Y 각각의 방향에 대하여 연속하는 5 pixel 중의 최대치를 전체 면에서 구한다.

미분 균일성 = ±100% ((Max − Min) / (Max + Min)) Eq. 2−4, 4)−2

Smooting data는 행(X slice)과 열(Y slice)로 취급한다. 각 슬라이스의 최소 pixel로부터 계산을 개시한다. 5연속 pixel 중 최대와 최소를 구하고 이 값으로 미분 균일성을 계산한다. 다음의 5연속 pixel의 set는 1 pixel 앞서 해석할 수 있다. 이것은 계속하여 가장 밖의 pixel에 도달할 때까지 반복한다. 최대의 미분 균일성을 슬라이스마다 구한다. 이것을 전체 슬라이스에 대하여 반복한다.

5) 보고

결과는 class standard로서 CFOV, UFOV에 대하여 적분치, 미분치를 %로 보고한다.

2-5. Multiple Window Spatial Registration(MWSR)

MWSR은 performance standard로서 측정한다.

MWSR은 다른 에너지 window에 있어서 위치의 정확성을 측정하는 것이다. 측정은 9점에서 시행한다.

1) 테스트 조건

선원은 ^{67}Ga을 사용한다. 계수율은 20 % window에 10 kcps를 초과하지 않도록 한다.

2) 테스트 기구

Fig. 2. 4 참조

3) 측정방법

콜리메터를 제거하고 Fig. 2. 4와 같이 선원 holder를 사용한다. 측정하는 9점은 중심점과 X축, Y축상의 각 4점이며, 각각의 축상에서 중심으로부터 UFOV의 0.4배, 0.8배에 위치한다. 에너지 window별로

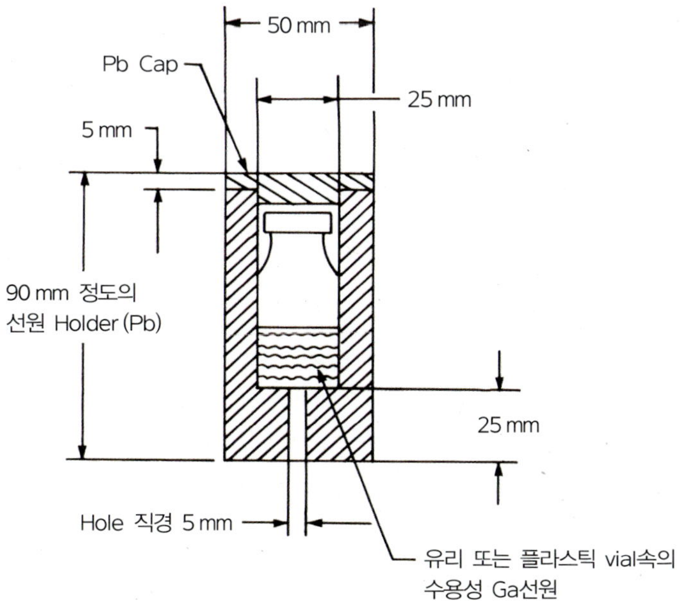

Fig. 2.4 원통 Ga-67 선원 Holder 속의 수용성 선원

각각의 화상을 얻는다. pixel size는 25 mm를 초과하지 않도록 한다. 2개의 에너지 window가 가능한 카메라에서 93 keV, 300 keV의 화상을 수집한다. 3개 이상의 에너지 window가 가능한 카메라에서는 93 keV, 184 keV, 300 keV의 화상을 수집한다. Peak의 count가 1,000 count 이상이 되도록 수집한다.

4) 계산과 해석

각 점의 count 중심의 X, Y 방향의 위치차를 구한다. 정방형 ROI를 최대 pixel 주이에 설정한다. 정방형 ROI의 크기는 peak의 점응답함수의 FWHM의 4배 정도로 한다. 각 화상은 X방향의 count 분포를 구할 때는 Y방향에서 적분한다. 또한 Y방향의 count 분포를 구할 때는 X방향에서 적분한다. Count의 중심은 아래와 같은 계산 방법으로 한다. 최대의 pixel 차는 Section 2-1, 4)에 기술한 교정방법에 의해 mm 단위로 변환한다.

① Count 중심의 결정 방법

적분된 X 또는 Y방향의 profile로부터 최대치의 pixel을 구하고 다음 식에 의해 count 중심을 구한다.

$$Lj = \sum_{i=1}^{n} (Xj \times Ci) / \sum_{i=1}^{n} Ci \qquad \text{Eq. 2-5, 4)-1}$$

여기서,

Lj = 에너지 window j의 count 중심(j=1, 2, 3)

Xj = X 또는 Y 방향의 count profile의 첫 번째 pixel

Ci = Xi 또는 Yi의 count 값

$\sum_{i-1}^{n}$ = profile의 최대 count를 중심으로 홀수 pixel의 가신치. 홀수 수의 최저수는 좌우의 반값의 pixel을 포함하도록 결정한다.

에너지 window i, j의 위치차 D_{ij}는;

$$D_{ij} = | Li - Lj | \qquad \text{Eq. 2-5, 4)-2}$$

여기서,

i = 1, 2, 3

j = 1, 2, 3

최대 위치 차는 최대의 D_{ij}로 한다.

5) 보고

MWSR은 9점에 있어서 X 또는 Y방향의 최대 차로 보고한다. 이 performance standard는 0.1 mm 단위로 사사오입한다.

Section 3.
단일결정 신틸레이션 카메라의 테스트 방법
Class Standards

3-1. 고유 계수율(공기중)

선원 감쇄법을 사용하여 계수율 성능을 측정한다.

20 % 계수손실(count loss)의 관찰 계수율과 최대 계수율의 2개의 parameter를 측정하여 보고한다. 두 가지 모두 산란선을 포함하여 측정한다. 입력 대 관찰 계수율 곡선을 얻는다.

1) 테스트 조건

선원은 ^{99m}Tc를 사용한다. 기타 핵종을 사용하였을 때는 별도로 보고한다.

에너지 window는 pixel 중심에서 20 %로 한다. Peak 설정은 낮은 계수율에서 하며, 테스트 중 움직이지 않도록 한다. 카메라는 Section 1-3, 3)의 통상적인 형식으로 한다.

2) 테스트 기구

카메라는 UFOV를 mask한다.

선원은 Fig. 3. 1과 같은 납용기에 넣는다. 카메라측은 6 mm의 동판(Cu plate)으로 놓는다. 선원의 강도는 관찰 계수율이 포화를 일으키도록 충분한 강도로 한다.

3) 측정방법

Back ground 계수 Nb를 결정한다. 권장시간은 10분이며, 선원의 Pb holder는 UFOV의 중심상에 놓고 집속된 감마선이 UFOV의 짧은 변에 충분히 입사되도록 한다. 산란선은 최소로 한다. 개시시각(ti)과 수집시간(⊿ti)은 각 측정점(i)에 대하여 기록한다. 시각은 최초의 측정점으로부터의 차를 측정한다. 각 측

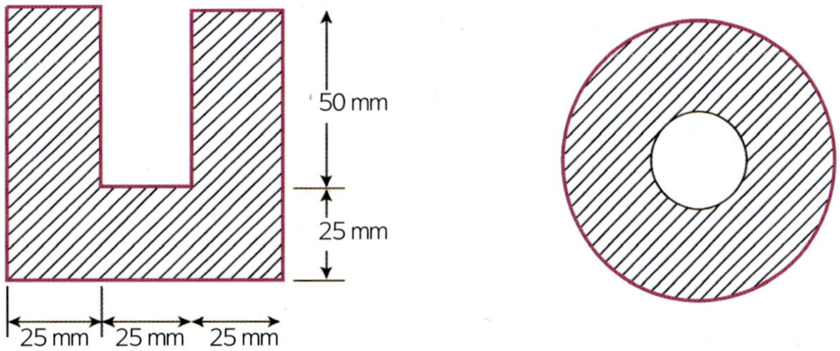

Fig. 3.1 계수율 테스트용 선원 Holder차폐

정점의 count Ci는 최저 100,000 count로 한다. 수집은 10초 또는 100,000 count의 많은 쪽에서 실시한다.

측정은 전회의 측정 count로부터 10,000 cps 저하할 때까지 실시한다. 측정점 n은 관찰 계수율이 4,000 cps 이하로 될 때까지 한다.

4) 계산과 해석

관찰 계수율(OCRi)은 다음 식으로 결정한다.

$$\mathrm{OCRi} = \frac{(\mathrm{Ci} - \mathrm{Nb} \cdot \Delta \mathrm{ti}) \cdot \mathrm{In2}}{21672 \cdot (1 - \exp((-\Delta \mathrm{ti}) / 21672 \cdot \mathrm{In2}))} \qquad \text{Eq. 3-1, 4)-1}$$

21672는 ^{99m}Tc의 반감기의 초수이며, 측정시간은 초로 한다. 입력 계수율(ICRi)은 다음 식으로 계산한다.

$$\mathrm{ICRi} = \mathrm{OCRi} \cdot \exp((\mathrm{tn} - \mathrm{ti}) / 21672 \cdot \mathrm{In2}) \qquad \text{Eq. 3-1, 4)-2}$$

20 % loss의 계수율은 그 근처의 2점으로부터 선형 보간으로 구한다.

$$\mathrm{OCRi} = 0.8 \cdot \mathrm{ICRi} \qquad \text{Eq. 3-1, 4)-3}$$

해설

Eq. 3.1, 4)−1은 각 측정점을 back ground 보정 후 각 측정점의 측정 개시시간에 보정하기 때문이다. 높은 계수율일 때는 측정에 걸리는 시간은 별로 영향을 주지 않는다. 예를 들면, 150,000 cps에서는 수집에 걸리는 시간 내에는 ^{99m}Tc은 감쇠하지 않는다. 그러나 4,000 cps 정도에서 100,000 count 수집하면 25초 정도 걸리게 되어 그 사이에서 0.1 % 정도 감쇠한다.

Eq. 3.1, 4)−1에서는 이 문제를 수집 데이터로부터 적절한 back ground를 감산한 후 감쇠보정한다. 결과의 계수율은 각 측정점의 수집 개시시간에 보정할 수 있다. 즉, OCRi는 측정이 일순간에 이루어졌을 때의 값이다.

Eq. 3.1, 4)−2는 단순히 최종점의 낮은 계수율을 최고 계수율의 점에 외삽한 것이다. 이것은 4,000 cps 이하에서의 count loss가 대단히 적다고 생각하는 것이 타당하다. 이 때 오차는 외삽에 의해 운반되나 증폭은 되지 않는다(최초와 같은 %이다). Back ground 측정이 이 측정에서 가장 영향이 크기 때문에 편차를 최소로 하는 주의가 필요하다.

5) 보고

최대 관찰 계수율, 20 % 손실 계수율과 관찰 대 입력계수율 곡선은 class standard로 보고한다.

6) 기술보고

이 테스트는 약 2일로 대단히 시간이 걸린다. 바뀐 방법은 동판을 사용하는 것으로 다음 문헌을 참조한다.

1. "A New Approach to NEMA Scintillation camera Count Rate Curve Determination", by E. M. Geldenhuys et al., JNM Vol. 29, No. 4, April, 1988, p. 538.
2. "Spectral Changes Affect Intrinsic Count Rate Tests", by Stephen I. Breen/Trevor D. Cradduck, JNM Vol. 31, No. 12, December 1990, p. 2074.

3-2. 시스템 계수율(산란선 있을 때)

1) 테스트 조건

고유 계수율과 동일

2) 테스트 기구

저에너지 콜리메터를 장착한다. 선원은 Fig. 3. 2와 같이 원판용기에 액체를 채운 것이다. 선원의 강도는

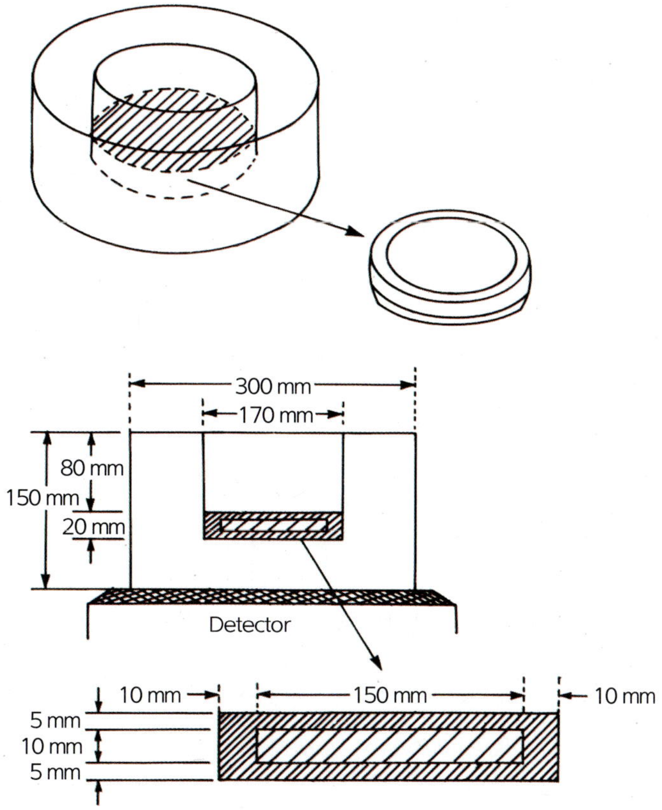

Fig. 3.2 산란선이 있을 때 계수율 측정용 팬톰

관찰 계수율이 포화를 일으키기에 충분한 강도로 한다. 선원은 Fig. 3. 2의 플라스틱 용기 속에 넣는다.

3) 측정방법

검출기상에 50 mm의 플라스틱측이 오도록 한다. 팬톰과 검출기 면은 20 mm 이상 떨어지면 안 된다. 팬톰의 UFOV의 중심에 놓는다.

개시시각(ti)과 수집시간(⊿ti)은 각 측정점(i)에 대하여 기록한다.

시각은 최초의 측정점으로부터 차를 측정한다. 각 측정점의 계수 Ci는 최저 100,000 count이다. 수집은 10초 또는 100,000 count의 많은 쪽에서 시행한다.

측정은 전회의 측정계수로부터 10,000 cps 저하할 때까지 실시한다. 최종점 n은 관찰 계수율이 4,000 cps 이하로 되기까지 시행한다.

4) 계산과 해석

관찰 계수율(OCRi)은 다음 식으로 결정한다.

$$\mathrm{OCRi} = \frac{(\mathrm{Ci} - \mathrm{Nb} \cdot \varDelta \mathrm{ti}) \cdot \mathrm{IN2}}{21672 \cdot (1 - \exp((-\varDelta \mathrm{ti}) \ / \ 21672 \cdot \mathrm{In2}))} \qquad \text{Eq. 3-2, 4)-1}$$

21672는 ^{99m}Tc의 반감기의 초(sec)이며, 측정시간은 초로 한다. 입력 계수율(ICRi)은 다음 식으로 계산한다.

$$\mathrm{ICRi} = \mathrm{OCRi} \cdot \exp((\mathrm{tn} - \mathrm{ti}) \ / \ 21672 \cdot \mathrm{In2}) \qquad \text{Eq. 3-2, 4)-2}$$

20 % 손실의 계수율은 그 근방의 2점으로부터 선형 보간으로 구한다.

$$\mathrm{OCRi} = 0.8 \cdot \mathrm{ICRi} \qquad \text{Eq. 3-2, 4)-3}$$

5) 보고

최대 관찰 계수율, 20 % 손실 계수율과 관찰 대 입력 계수율 곡선은 class standard로 보고한다.

3-3. 75,000 cps일 때의 고유 공간분해능

75,000 cps에 있어서 고유 공간분해능을 측정하여 평균 FWHM, FWTM을 Section 2-1에 따라 class standard로 보고한다.

3-4. 75,000 cps일 때의 고유 균일성

75,000 cps에 있어서 고유 균일성을 측정하여 적분과 미분 균일성을 CFOV, UFOV에 대하여 Section 2-1에 따라 class standard로 보고한다.

3-5. 산란선 있을 때와 없을 때의 시스템 공간분해능

Class standard로서 산란선이 있을 때와 없을 때의 시스템 공간분해능을 선응답함수의 FWHM, FWTM으로 측정한다.

1) 테스트 조건

선원의 종류는 콜리메터가 목적으로 하는 선원을 이용한다. 계수율은 20,000 cps를 초과하지 않도록 하고 에너지 window는 중심으로부터 대칭으로 한다.

2) 테스트 기구

이 테스트는 내경 1.0 mm 이하, 길이 30 mm 이상의 튜브를 이용한다. 또한 두께 100 mm, 50 mm인 UFOV의 크기의 acryl block의 산란선이 있을 때 측정이 필요하다. Acryl block은 얇은 것을 겹겹이 쌓는 것이 좋으며 UFOV를 덮도록 한다.

3) 측정방법

튜브에는 측정할 선원을 채워 놓는다. 이 튜브 하나를 콜리메터 표면으로부터 100 mm되는 곳에 X, Y 축에 각각 놓는다. 튜브에 직교하는 분해능은 0.1 FWHM 이하, 튜브의 평행방향은 30 mm이며, peak점은 10,00 count 이상 수집한다.

X, Y 방향에 대하여 Section 2-1, 4)에 따라 CFOV 내의 FWHM, FWTM을 측정한다.

다음으로 최초의 튜브에 평행으로 50 mm 떨어져 두 번째 튜브를 놓는다. 이 측정은 pixel 크기의 교정만으로 사용한다. 첫 번째의 수집을 acryl block을 놓고 반복한다. Acryl block은 검출기측에 100 mm로 하고 튜브를 100 mm와 50 mm의 block으로 sandwich한다.

4) 계산과 해석

교정계수를 구한 후 FWHM, FWTM을 변환하여 mm 값으로 한다. X와 Y 방향의 산란선 있을 때의 평균과 산란선 없을 때의 평균을 구한다.

5) 보고

시스템 분해능은 CFOV에 대하여 산란선 있을 때와 없을 때의 각각에 대하여 FWHM, FWTM을 class standard로 보고한다. 콜리메터의 종류와 사용한 선원도 보고한다.

3-6. 시스템 평면감도

평면감도는 어느 수집면에 평행으로 놓여진 선원에 대한 감도이다.

평면감도는 콜리메터의 종류, window 폭, 감마선에너지, 선원의 형상, 기타에 영향을 받는다. 시스템 평면감도는 콜리메터 마다 측정하고 counts/min/MBq 또는 count/min/μCi로 보고한다.

1) 테스트 조건

콜리메터에 주로 사용되는 선원을 사용하여 20,000 cps 이하, 20 % 중심 window로 한다.

2) 테스트 기구

1~5 cc의 플라스틱 주사기, 교정된 선원교정기, 직경 100 mm의 플라스틱 Petri 접시를 사용한다.

3) 측정방법

주사기 내의 선원강도는 선원교정기를 이용하여 정확히 측정한다. 이 선원은 Petri 접시 속에 약 3 ml의 물로 희석한다.

비어 있는 주사기를 선원 교정기로 재 측정하고, 그 양을 채취하여 Petri 접시의 실제 값을 구한다.

교정 방법은 NRC Regulatory Guide 10.8 또는 NIST에 따른 교정 선원을 사용하여 적절한 반감기 보정을 한다.

Petri 접시는 콜리메터 표면에서 100 mm 떨어진 시야중앙에 놓고 산란체는 사용하지 않는다.

수집계로부터 정확한 CPM 값을 측정한다. 균일성 보정 등 수집 계수를 변환하는 기구는 밖에 놓는다.

4) 계산과 해석

구한 CPM 값을 선원의 강도 MBq 또는 μCi로 나눈다.

$$1\ \mu Ci = 0.037\ MBq$$

5) 보고

시스템 평면감도는 count/MBq 또는 count/min/μCi로 class standard로 보고한다. 선원, 콜리메터의 종류도 보고한다.

3-7. 검출기 차폐

차폐누설은 검출기 본체로부터 10 cm 떨어진 위치의 선원으로부터 누설이며 counts/min/MBq 또는 counts/min/μCi의 단위로 구한다.

1) 테스트 조건

선원은 ^{99m}Tc 및 시스템이 사용 가능한 최대 에너지의 핵종이다. 강도는 콜리메터 표면에서 10 cm 위치에 놓았을 때 10,000 cps 이하의 것. 20 % center window.

2) 테스트 기구

Fig. 2. 4의 선원 holder를 사용한다. 선원의 bial은 액체로 채워진 것.

3) 측정방법

선원은 holder 내에 넣는다. 선원은 특정 에너지의 콜리메터로 수집하여 10,000 count 이상이 되는 수집시간을 측정한다.

선원을 검출기 본체의 주위에서 10 cm 떨어져 움직이면서 최대의 누설위치를 찾는다. 그 위치에서 back ground count의 3 표준편차 이상, 즉 back ground의 평균치의 3배 이상의 누설 count가 될 때까지 측정한다.

이 측정 중에 산란선이 검출기 면에 들어가지 않도록 주의해야 한다.

4) 계산과 해석

차폐누설의 %를 수치로 구한다.

$$\text{Shielding Leakage} = \frac{\text{Maximum Shield Count Rate}}{\text{Collimator Count Rate}} \qquad \text{Eq. 3-7, 4)-1}$$

5) 보고

차폐누설은 class standard로서 ^{99m}Tc 및 최대 에너지 핵종에 대하여 보고한다. 사용한 콜리메터의 종류도 보고한다.

Section 4.
단일결정 신틸레이션 카메라의 테스트 방법: SPECT Performacne Standards

4-1. 재구성상의 공간분해능(산란선 없을 때)

공기중에서 3점에 있어서 재구성 화상의 공간분해능을 측정한다. X, Y, Z 방향에서 이 3점의 FWHM을 측정한다.

1) 테스트 조건

3개의 ^{99m}Tc 또는 ^{57}Co 점선원을 사용한다. 계수율은 중심 window에서 20,000 cps 이하로 한다. 침대천판은 사용하지 않는다.

2) 테스트 기구

3개의 벽이 얇은 유리튜브 또는 같은 재질을 Fig. 4. 1과 같이 설정하고 점선원을 유지한다. 이들 3점선원은 2 mm 이하로 될 수 있는 한 구형(球形)인 것.

3) 측정방법

3개의 점선원을 검출면에 평행으로 놓고 중앙의 선원이 회전중심상에 검출기 중심으로부터 ±5 mm 이내가 되도록 한다. 회전반경은 150 mm±5 mm로 한다. 재구성은 1 pixel의 유효크기가 2.5 mm 이하로 되도록 한다. 계단회전 수집 모드로 120 frame 이상을 수집하며 각 화상의 총 계수가 20,000 이상이 되도록 한다.

4) 계산과 해석

중심의 점선원이 중앙이 되도록 130±5 mm의 슬라이스 두께로 재구성한다. 재구성은 필터역투영법(filtered back projection)으로 ramp filter를 사용한다. 다른 재구성 방법을 사용하였을 때는 기재해 놓아야 한다. 재구성 상은 3점이 포함되도록 한다. 중심의 점선원이 중앙에 오도록 180±5 mm 두께로 시상단층상(sagittal image)을 작성한다. 이 시상단층상은 3개의 선원상을 포함한다. 중심의 점선원이 중앙에 오도록 30±5 mm 두께로 심장단층상(coronal image)을 작성한다. 이 심장단층상은 3개의 선원상을 포함한다.

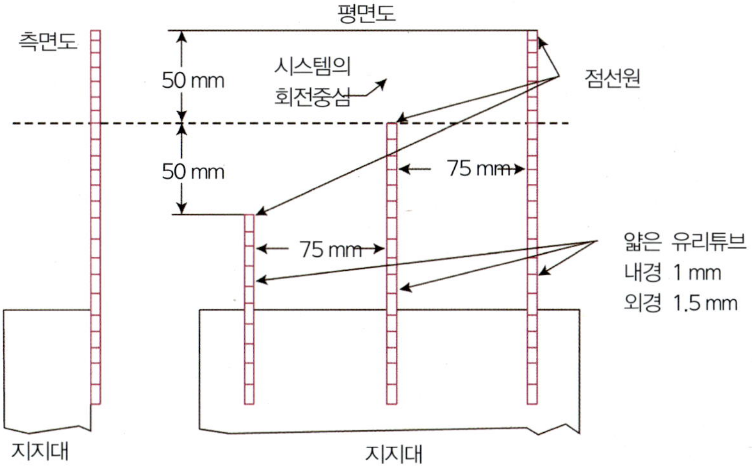

Fig. 4.1 기구 및 평면으로 배치한 3개의 점선원의 위치

주: 점선원은 방사선 수용액에 유리관의 끝을 담그어 만들 수 있다. 관의 반대측을 막고 채취하면 관 속에 점선원이 된다.

① 점선현상의 해석

9개의 화상은 각각 정방형 ROI에 의해 해석한다. ROI는 최대 pixel을 중심으로 예상 FWHM값의 4배 이상의 크기로 한다. 각 화상은 X방향의 해석시에는 Y방향에 가산하고, Y방향의 해석시는 X방향에 가산한다.

② FWHM의 계산

Section 2-1, 4)의 방법에 의해 FWHM을 구하고, 중심점은 Work Sheet 4-1, 주변의 점은 Work Sheet 4-2에 기록한다.

5) 보고

Worksheet 4-1

중앙 점의 측정

단층편 슬라이스	X=	Y=	
시상면 슬라이스		Y=	Z=
심장면 슬라이스	X=		Z=
평균치	X=	Y=	Z=

단층면의 평균치 $\frac{X+Y}{2} =$

Worksheet 4-2

주변 점의 측정

	1점		
단층편 슬라이스	X=	Y=	
시상면 슬라이스		Y=	Z=
심장면 슬라이스	X=		Z=
	2점		
단층편 슬라이스	X=	Y=	
시상면 슬라이스		Y=	Z=
심장면 슬라이스	X=		Z=
평균치	X=	Y=	Z=

5개의 FWHM 평균치를 performace standard로 보고한다. 중심점에 대하여 2개, 주변의 점에 대하여는 3개의 FWHM 값을 보고한다.

Central Transaxial	$\frac{(X+Y)}{2}$
Central Axal	(Z)
Peripheral Radial	(X)
Peripheral Tangential	(Y)
Peripheral Axial	(Z)

Section 5.
단일결정 신틸레이션 카메라의 테스트 방법: SPECT Class Standards

5-1. 재구성화상의 공간분해능(산란선 있을 때)

물의 원통형 팬톰 중에서 3개의 선선원으로부터 class standard로서 재구성화상의 공간분해능을 측정한다.

1) 테스트 조건

^{99m}Tc 또는 ^{57}Co 점선원을 사용한다. 계수율은 20 % 중심 window에서 20,000 cps 이하로 한다.

2) 테스트 기구

내경이 20 cm 이상의 원형 아크릴 팬톰에 물을 채우고, 3개의 1 mm 이하의 선선원을 축상에 배열한 것을 사용한다(Fig. 5. 1).

3) 측정방법

팬톰은 중심과 시스템 회전중심과의 차이가 ±2 mm 이내에 놓는다. 회전반경 150±5 mm에서 360° 수집한다. 유효 pixel 크기가 2.5 mm 이하가 되도록 한다. 계단수집 모드에서 120 frame 이상 수집하여 각 frame이 100,000 count 이상 수집한다.

4) 계산과 해석

팬톰 중심에서 10±3 mm의 두께로 1 슬라이스 재구성한다. 재구성은 필터역투영법으로 ramp filter를 사용한다. 기타 재구성법을 사용한 경우에는 기록해 놓는다. 중심에서 40 mm 떨어진 위치에서 10±3 mm의 두께로 2 슬라이스의 재구성을 추가한다.

3개의 슬라이스상에서 3개의 재구성점을 각각 정방형 ROI로 해석한다. 각 ROI의 크기는 FWHM의 4배 이상으로 한다. 각 점에 대하여 FWHM을 X, Y 방향에서 Section 2-1, 4)에 따라 계산한다.

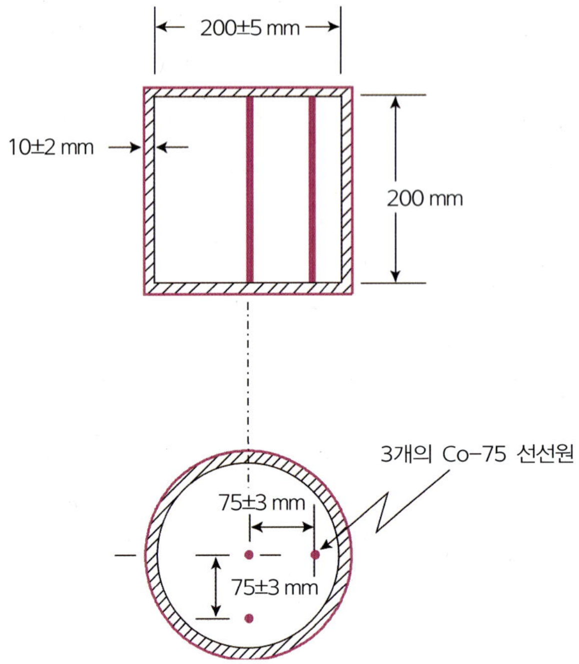

Fig. 5. 1 재구성상의 시스템 공간분해능

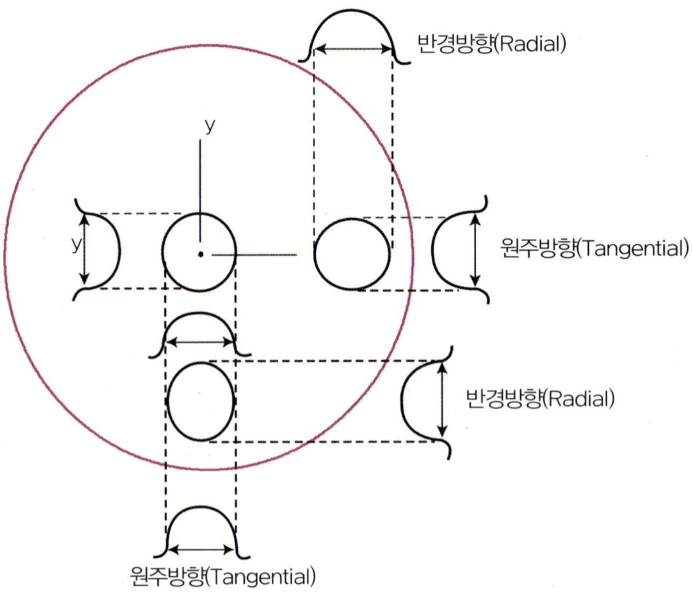

Fig. 5.2 공간 분해능의 보고

Fig. 5. 2를 참조하여 주변의 점에서의 원주방향의 평균 FWHM을 6개의 값으로부터 구한다. 같은 방법으로 주변의 점에서 반경방향의 평균 FWHM을 6개의 값으로부터 구한다. 중심점에 대하여는 X, Y의 전체 평균을 구한다.

5) 보고

Class standard로서 3개의 FWHM 값을 보관한다. 하나는 중심의 FWHM 값이며, 나머지는 주변의 2개의 FWHM 값이다. 보고는 mm 단위이며 0.1 mm의 자리까지 사사오입한다.

5-2. 시스템 용적감도

시스템 용적감도를 Class Standard로서 축상의 1 cm 두께에 대하여 측정한다. 시스템 용적감도는 균일한 선원분포를 갖는 원통형 팬톰에 있어서 종합감도이다. 이 측정은 검출기의 형상, 콜리메터의 종류, 선원의 종류, 에너지 window의 설정, 선원의 모양 및 기타 인자에 의존한다.

1) 테스트 조건

선원은 콜리메터에 포함한 것을 사용한다. 20 % 중심 window에서 계수율은 10,000±2,000 cps로 한다.

2) 테스트 기구

주사기, 선원교정기, Fig. 5. 3과 같은 20 cm의 원통형 팬톰.

3) 측정방법

팬톰 내의 선원의 강도를 정확히 kBq/cm^3 단위로 측정한다. 초기시각을 Ti로 하고, 이 때 선원강도를 물의 양으로 나누어 구한다.

잘 흔들어 균일하게 된 팬톰을 중심축과 시스템 회전 중심축과의 차가 ±5 mm가 되도록 놓는다. 회전반경 150±5 mm로 하고 360°수집하고 frame 수는 120부터 128로 한다. 각 step은 100,000±20,000 count 이상으로 한다. 20 % 중심 window로 한다. 다검출기 시스템에서는 필요한 frame수를 가산하여 구해도 된다. 균일성 보정기구나 기타 기구로 count수에 영향을 주는 것은 사용하지 않는다.

360°수집에 필요한 총 수집시간을 측정한다. 또한 그 때의 총 수집 count를 측정한다.

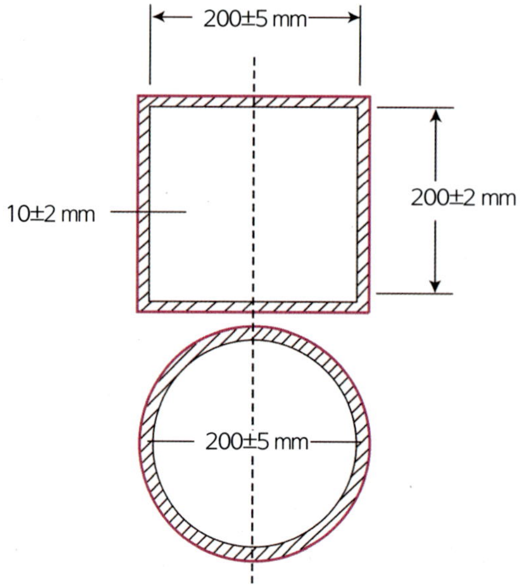

Fig. 5.3 용적 감도용 원통(아크릴) 팬톰

4) 계산과 해석

SPECT 수집(A)의 1분당 평균 count를 총 수집 count를 시간으로 나누어 구한다.

수집 중심시각 T에 있어서 선원강도(Bc)를 선원의 반감기로부터 구한다.

시스템 용적감도(SVS)는 다음과 같다.

$$\text{SVS} = \frac{\text{A(cts/min)}}{\text{Bc(kBq/cm}^3\text{)}}$$

축상 1 cm의 시스템 용적감도 VSAC는 SVS를 축의 길이(즉, 20 cm)로 나누어 구할 수 있다.

$$\text{VSVC} = \frac{\text{SVS}}{\text{Length}}$$

만일 팬톰의 길이가 사용되지 않을 경우는 실제로 사용한 길이를 결과에 첨부한다.

5) 보고

VSAC를 class standard로서 count/min/kBq/cm^2 단위로 선원종류, 콜리메터마다 보고한다. 선원의 보고가 없는 경우는 ^{99m}TC로 한다. 수집형식(step, 연속회전 등)도 기록한다.

5-3. 재구성의 균일성

Standard Publication으로서는 재구성사의 균일성을 정량화하는 방법은 현재는 없다. 재구성상의 균일성은 SPECT장치의 성능으로서 중요하다. 따라서 앞으로 결정한 다음 추가한다.

1) 재구성상의 균일성에 관한 원리

재구성상의 균일성의 평가는 SPECT장치의 성능평가에서는 중요하다. Artifact나 noise가 나타나면 임상화상에 큰 영향을 준다. 불균일성의 양상의 불규칙적인 noise가 있어도 용이하게 발견할 수 있다. 흡수의 영향으로 재구성상의 크게 변화하여도 양상화한 불균일성은 쉽게 볼 수 있다.

이러한 이유로부터 단순한 정량화 기법은 시각적인 평가와 정확하게 일치하지 않는다. 주파수 해석 등의 복잡한 정량화 기법은 random한 변화 중에서 양성화한 artifact와 상관이 취할지도 모르므로 조사 중이다. 이러한 방법은 재구성 필터나 총 수집 계수에 의존한다. 현재는 시각적 평가를 권장한다.

Section 6.
단일결정 신틸레이션 테스트 방법: 전신촬영
Class Standards

6-1. 시스템 공간분해능(산란선 없을 때)

산란선이 없는 상황에서의 시스템 공간분해능을 이동하여 평행인 수직인 방향에서 측정하고, 선선원의 FWHM, FWTM으로 나타낸다. 측정 결과는 class standard로 보고한다.

1) 테스트 조건

^{99m}Tc를 사용한다. 기타 핵종을 사용한 경우는 별도로 보고한다. 계수율은 10,000 cps와 20,000 cps 사이로 하며, 20 % window로 한다. 시야 내에 2개의 튜브를 놓고 카메라는 콜리메터를 부착한다.

2) 테스트 기구

선원은 내경이 1 mm 이하, 길이는 전신시야의 폭(이동하여 수직인 방향)과 같은 2개의 튜브에 넣어 사용된다. 튜브는 침대천판 위에 검출기와 평행으로 놓는다.

① 이동하여 수직방향의 분해능

첫 번째 튜브는 전신시야의 중심 1 mm 이내로 이동하여 수직방향으로 놓는다. 두 번째는 첫 번째와 평행으로 100 mm 떨어진 위치에 놓는다(Fig. 6. 1).

② 이동 방향의 분해능

첫 번째 튜브는 전신시야의 중심 1 mm 이내로 이동하여 수직방향으로 놓는다. 두 번째는 첫 번째와 평행으로 100 mm 떨어진 위치에 놓는다(Fig. 6. 2).

3) 측정방법

① 스캔속도

임상에서 권장하고 있는 속도로 한다.

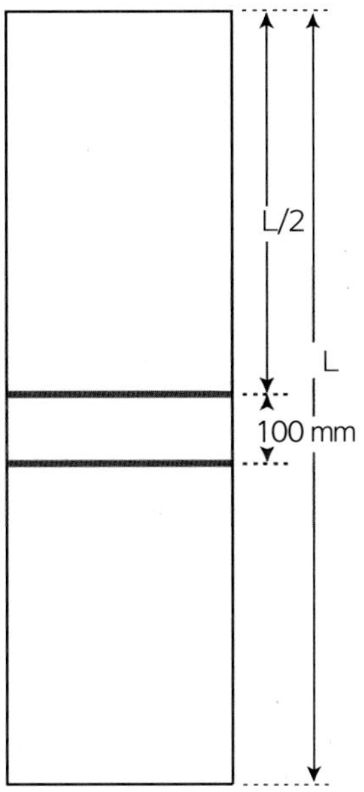

Fig. 6.1 평행방향에서의 분해능 측정용 선원위치

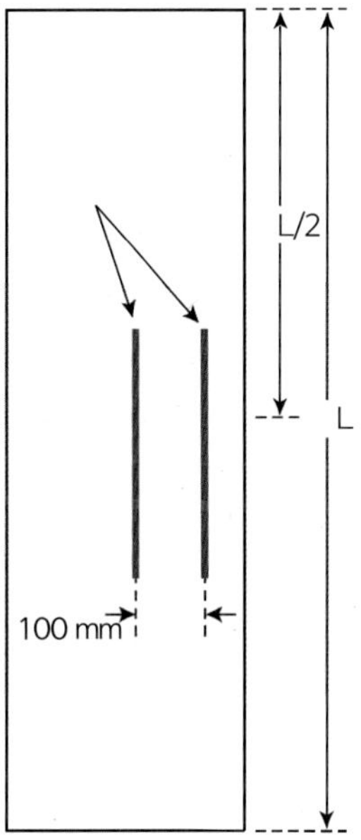

Fig. 6.2 수직방향에서의 분해능 측정용 선원위치

② 카메라의 위치

Section 6-1, 2)에서 기술한 2개의 선원에 대하여 침대의 상하로 스캔한다. 카메라의 위치는 콜리메터 표면에서 선원까지 100 mm가 되도록 한다.

③ 디지털분해능

튜브에 수직방향의 디지털 분해능은 콜리메터의 시스템 분해능 FWHM의 0.25배 이상일 것. 튜브에 평행방향의 디지털 분해능은 25 mm 이상 30 mm 이하일 것.

4) 계산과 해석

평균 pixel 크기(mm/pixel)를 튜브의 간격으로부터 계산한다. 이 계산은 이동하여 평행방향과 수직방향에서 각각 실시한다. FWHM, FWTM은 중앙 선선원의 각 segment에 대하여 Section 2-1, 4)와 같은 방법으로 계산하고 튜브마다 평균화 한다.

5) 보고

평균 FWHM, FWTM을 class standard로 보고한다. 보고치는 침대의 상하 값을 평균화한 것이다. 이동하여 평행방향의 값과 수직방향의 값은 별도로 보고한다.

6) 원리

전신스캔의 성능은 카메라의 고유성능, 시스템 성능만으로 의존하지 않고 스캔기구의 성능이나 조정에 의존한다. 본 테스트는 이와 같은 관점에서 측정을 목적으로 한다.

① 시스템 공간분해능(산란선 없을 때)

전신 수집의 대부분의 문제는 공간분해능에 영향을 준다. 이동하여 평행방향의 분해능과 수직방향의 분해능은 그 기구가 다르기 때문에 별도로 보고한다. 이동하여 분해능은 수직인 선선원으로 측정되며, 이동기구, 카메라의 scale 조정, 콜리메터의 품질 등에 영향을 받는다. 수직방향의 분해능은 평행한 선선원으로 측정되며, 카메라와 침대의 축 조정에 영향을 받는다.

② 계수율의 제한

Section 6-1, 1)에서는 계수율을 10,000 cps에서 20,000 cps로 한다. 특히 다른 검사에서는 없는 하한을 설정하는 이유는 통상 스캔속도로 수집 데이터의 충분한 통계 정밀도를 보증하기 때문이다. 예를 들면 10,000 cps, 시야 40×40 cm, FWHM을 12 mm, 스캔속도 10 cm/min, 수집 matrix size 1024×256으로 하면 선선원의 peak 값은 약 50,000 count로 된다.

6-2. 전신 수집시스템의 균일성 평가

전신 수집시스템의 균일성은 이동기구, 시스템의 조정, 콜리메터의 균일성이나 형상 등의 여러 요소에 의존한다. 정량적인 균일성의 측정방법은 몇 가지 이유로 실용적은 아니다. 임상에서 사용하는 스캔 속도로는 정량해석에 필요한 통계적 정밀도를 얻을 수 없다. 불균일성의 전형적인 원인은 비정상적인 움직이나 흔들림이며, 일반적으로는 용이하게 볼 수 있으나 의미있는 방법에서의 정량은 곤란하다.

균일성의 효과적인 정량평가법은 콜리메터에 면선원을 부착하여 전신수집을 하는 것이다. 임상에서 사용되는 속도를 사용한다. 수집화상의 시각적인 검사에서 대부분의 불균일성을 발견할 수 있다.

Section 7.
다결정 신틸레이션 카메라의 테스트 방법
Performance Standard

7-1. 고유 공간분해능

단결정 카메라에서 정의된 고유 공간분해능의 개념은 다결정 카메라에 직접 적용할 수 있다. 전체 시스템 분해능은 Section 8-5에 기술한다.

7-2. 고유 공간직선성

단결정 카메라에서 정의된 고유 공간직선성의 개념은 다결정 카메라에 직접 적용할 수 있다.

7-3. 고유 에너지분해능

고유 에너지분해능은 performance standard로서 측정하여 광전 peak의 중점 에너지에 대한 peak의 FWHM을 %로 표현한다.

1) 테스트 조건

^{99m}Tc을 사용한다. 선원 holder는 선원으로부터 카메라 사이에 벽, 천정, 측정자 등의 영향으로 감마선이 영향 받지 않도록 차폐한다(Fig. 2. 1). 적산 count는 115~160 keV의 범위에서 300,000 kcps를 초과하지 않도록 한다.

2) 테스트 기구

테스트 기구는 에너지 스펙트럼을 디지털 수집할 수 있으므로 n 검출기가 있을 때 각 검출기의 채널 당 적어도 1,000 count 이상, 분해능은 ^{99m}Tc의 광전 peak에 대하여 0.05 FWHM 이하일 것.

3) 측정방법

선원은 ^{99m}Tc의 점선원을 사용하여 시야중심에서 UFOV 길이의 5배 이상의 거리에 놓는다. 제 2 의 선원으로 ^{57}Co를 채널 당 keV값 교정계수 결정을 위하여 사용한다. ^{99m}Tc과 ^{57}Co의 에너지 스펙트럼은 각 검출기에 대하여 별도로 수집한다. Peak channel이 각 검출기의 스펙트럼 수집에 있어서 최저 1,000 count가 되도록 한다.

4) 계산과 해석

각 검출기의 각 핵종에 대한 스펙트럼을 가산한다. 각 핵종에 대하여 가산된 스펙트럼의 광전 peak 위치는 광전 peak의 양측에서 각각 peak의 반값을 직선 보간하여 평균으로 구한다(Fig. 2. 3).

2개의 광전 peak 위치 사이의 차는 18.4 keV에 대응한다. 이것은 ^{99m}Tc의 광전 peak 140.5 keV와 ^{57}Co의 광전 peak 122.1 keV의 차이다. 고유 에너지분해능은 ^{99m}Tc의 가산 스펙트럼으로부터 산출한다. ^{99m}Tc의 스펙트럼 양측에서 직선보간에 의해 FWHM을 채널수로 계산한다. 이 값에 채널수 당 keV 값을 교정계수로 곱하고 140.5 keV로 나눈 후 100을 곱하여 %값을 구한다.

5) 보고

각 검출기의 스펙트럼의 합계로부터 에 대한 고유 에너지분해능을 performance standard로서 구하고 %값으로 표현한다.

7-4. 시스템 균일성

시스템 균일성은 performance standard로서 평행 다공형 콜리메터를 부착하고 측정한다. 시스템 균일성은 균일한 평면선원으로부터 균일한 조사에 대한 시스템의 콜리메터의 응답이다. 적분 균일성과 미분 균일성이라고 하는 두 가지의 다른 균일성의 parameter를 구한다. 적분 균일성은 UFOV 내의 최대검출 count의 변화량으로 측정한다. 미분 균일성은 각 검출기 크기의 주위로 한정된 크기의 범위 내에서의 최대 변화량으로 측정한다.

1) 테스트 조건

시스템 균일성의 측정에서는 ^{57}Co를 사용한다. 기타 핵종을 사용하였을 때는 별도로 보고한다. 계수율은 105 keV에서 150 keV의 window 내에서 500,000 kcps를 초과하지 않도록 한다. 검출기는 보정 상태는 결과에 첨부한다.

2) 테스트 기구

이 측정에 필요한 테스트 기구는 UFOV를 충분히 덮을 수 있는 크기의 ^{57}Co의 면선원이다.

3) 측정방법

시스템 균일성은 콜리메터마다 측정한다. 균일성 데이터는 검출기수와 같은 수의 matrix에 격납한다. 각각의 균일성 측정은 최대계수가 적어도 30,000 count가 되도록 수집한다.

면선원은 콜리메터 표면으로부터 5 cm 떨어지게 하고 모든 콜리메터 hole이 면선원에 덮을 수 있도록 놓는다.

4) 계산과 해석

시스템 균일성은 "적분 균일성"(최대변화)과 "미분 균일성"(인접 검출기 사이의 변화의 최대)으로 나타낸다. 똑같이 UFOV 내의 모든 pixel를 이용하여 측정하고 ±%값으로 표현한다.

최대 pixel count가 30,000 count 이상이 되도록 균일한 선원으로 수집한 콜리메터마다의 화상으로부터 균일성 보정계수를 계산한다. 각 pixel의 보정계수는 Cpixel을 pixel의 count, Cmax를 최대 pixel count로 하였을 때 Cpixel/Cmax이다.

① 적분 균일성

UFOV 내에서 pixel의 최대치와 최소치를 구한다. 최대치와 최소치의 차를 이들 2개의 값의 합으로 나누어 100 %를 곱한다. 적분균 일성의 공식은 Section 2-4, 4)에서 정의되었으나 여기서 다시 정리한다.

$$적분\ 균일성 = \pm 100\,\%\,((Max - Min)\ /\ (Max + Min))$$

다음에 보정계수를 균일성 데이터에 적용하여 보정한 적분 균일성을 계산한다.

② 미분 균일성

UFOV 내의 전 pixel에 대하여 시행하고 또한 열의 연속하는 3 pixel에서의 2 pixel의 최대의 차를 구한다. 계산은 X방향과 Y방향에서 독립하여 시행하고 최대의 변화량은 Section 2-4, 4)에서 정의한 식으로 %값으로 표현한다.

$$미분\ 균일성 = \pm 100\,\%\,((Max - Min)\ /\ (Max + Min))$$

보정데이터는 행의 수와 열의 수로 취급한다. 각 행(열)은 각각 최초의 pixel로부터 처리를 시작한다. 연속하는 pixel로부터 최대와 최소의 pixel을 구한다. % 균일성을 이들 값으로부터 계산한다. 다음으로 1 pixel 진행할 때마다 연속하는 3 pixel에 의해 % 균일성을 계산한다. 이것을 시야의 끝에 도달한 때까지 계속하며, 그 행(열)에 있어서 최대 % 균일성을 구한다. 이 처리를 시야 내에서의 모든 행 및 열에서 반복하여 최대치를 관찰한다.

다음에 보정계수를 균일성 데이터에 적용하여 보정 후의 미분 균일성을 계산한다.

5) 보고

시스템의 모든 콜리메터에 대하여 각각 UFOV의 적분 균일성과 미분 균일성을 performance standard로서 측정 %값으로 보고한다.

결과는 보정 없는 것과 보정 있는 것을 보고한다.

7-5. Multiple Window Spatial Registration(MWSR)

MWSR은 performance standard로서 측정한다. MWSR은 다른 에너지 window에 있어서 위치의 정확성을 측정하는 것이다. 측정은 9점에서 시행한다.

1) 테스트 조건

선원은 ^{241}Am과 ^{99m}Tc을 사용한다. 계수율은 ^{241}Am의 40~70 keV의 window 및 ^{99m}Tc의 115~160 keV의 window에서 50 kcps를 초과하지 않도록 한다.

2) 테스트 기구

납으로 원형 턴널을 열은 선원 holder에 ^{241}Am과 ^{99m}Tc collimate한다. 이 원형 턴널은 직경 5 mm, 길이 25 mm이어야 한다. 고분해능 콜리메터를 사용한다.

3) 측정방법

상기의 선원 holder에 ^{241}Am과 ^{99m}Tc을 collimate하고, 콜리메터 표면으로부터 10 cm의 위치에서 9점으로 화상을 수집한다. 측정하는 9점은 중심점과 X축, Y축상이 각 4점이며, 각각의 축상에서의 중심으로부터 UFOV의 0.4배, 0.8배에 위치한다. ^{241}Am과 ^{99m}Tc의 선원 각각에 카메라의 스캔형식을 사용하여 별도의 화상을 수집한다. 이러한 화상은 80×80의 matrix size로 격납한다. 각각의 광전 peak에서 최대 계수가 적어도 1,000 count 수집한다.

4) 계산과 해석

X, Y방향의 각각의 계수중심의 위치 차는 peak 화상의 측정으로 구한다. 정방형 ROI를 최대 pixel의 주위에 설정한다. 정방형 ROI의 크기는 peak의 점응답함수의 FWHM의 4배 정도로 한다. 각 화상은 X방향의 계수분포를 구할 때는 Y방향에 적분한다. 또한 Y방향의 계수분포를 구할 때는 X방향에 적분한다. X, Y방향의 계수의 중심은 Section 2-5, 4)의 방법에 의해 각 화상의 계수 profile에 의해 구한다. 각각의 peak count 중심의 최대 pixel차를 구한다. 최대의 위치라는 다결정 검출기의 실제 검출기의 크기로부터 결정한 pixel 보정에 의해 정확히 mm로 교정한다.

① 계수중심의 결정방법

적분된 X 또는 Y방향의 profile로부터 최대치의 pixel을 구하고 다음 식에 의해 계수 중심을 구한다.

$$Lj = \sum_{i=1}^{n} (Xj \times Ci) \Big/ \sum_{i=1}^{n} Ci$$

여기서,

Lj = 에너지 window j의 계수 중심(j=1, 2)

Xi = X 또는 Y방향의 계수 profile의 I번째의 pixel

Ci = Xi 또는 Yi의 계수치

$\sum_{i=1}^{n}$ = Profile의 최대계수를 중심으로 홀수 pixel의 가산치·홀수 수의 최저수는 좌우의 반 값 pixel을 포함 하도록 하고 에너지 window i, j의 위치차 Dij는;

$D_{ij} = | Li - Lj |$

여기서,

i = 1, 2

j = 1, 2

최대 위치 차는 최대의 D_{ij}로 한다.

5) 보고

MWSR은 9점에 있어서 X 또는 Y방향의 최대 차로 보고한다. 이 performance standard는 0.1 mm 단위로 사사오입한다.

Section 8.
다결정 신틸레이션 카메라의 테스트 방법
Class Standard

8-1. 고유계수율(공기중)

선원 감쇠법을 사용하여 계수율 성능을 측정한다.

20 % count loss의 관찰 계수율과 최대 계수율 2개의 parameter를 측정하여 보고한다. 둘다 산란선을 포함하여 측정한다. 입력 관찰 계수율 곡선을 얻는다.

1) 테스트 조건

선원은 ^{99m}Tc를 사용한다. 기타 핵종을 사용하였을 때는 별도로 보고한다.

에너지 window는 115 keV에서 160 keV로 한다. 카메라는 Section 1-3, 3)에 의한 통상 모드로 테스트한다.

2) 테스트 기구

테스트할 카메라에 콜리메터를 부착하지 않는다.

선원은 Fig. 3. 1과 같이 납용기에 넣는다. 카메라측은 6 mm의 동판으로 쌓는다. 선원의 강도는 관찰 계수율이 포화되도록 충분한 강도로 한다.

3) 측정방법

Back ground count Nb를 결정한다. 권장시간은 10분이다. 선원의 납 holder는 검출기 전면의 적당한 위치에 놓는다. 선원 holder의 위치는 collimate된 방사가 UFOV 내에 집중되어 콜리메터의 방사되지 않은 영역이 UFOV의 짧은 변으로 넓어지도록 한다. 산란선을 최소로 하도록 주의한다.

개시시각(ti)과 수집시간(⊿ti)은 각 측정점(i)에 대하여 기록한다.

시각은 최초의 측정점으로부터의 차를 측정한다. 각 측정점의 계수 Ci는 최저 100,000 count. 수집은 10초 또는 100,000 count의 많은 쪽에서 시행한다.

측정은 전회의 측정 계수로부터 10,000 cps 저하할 때까지 실시한다. 최종점 n은 관찰 계수율이 15,000 cps 이하로 될 때까지 실시한다.

4) 계산과 해석

관찰 계수율(OCRi)은 다음 식으로 결정한다.

$$OCRi = (Ci - Nb \cdot \Delta ti) \qquad \text{Eq. 8-1, 4)-1}$$

여기서, 모든 측정시간은 초 단위이다.

각 데이터 점에서의 입력 계수율(ICRi)은 Section 3-1, 4)의 공식(2)으로 계산한다.

ICRi = OCRi · exp ((tn − ti) / 21672 · In2 　　　　Eq. 8-1, 4)-2

21672는 ^{99m}Tc의 반감기의 초이다.

20 % loss의 계수율은 그 근방의 2점으로부터 선형 보간으로 구한다.

OCRi = 0.8 · ICRi 　　　　Eq. 8-1, 4)-3

해설

Eq. 8-1, 4)-1은 back ground 보정하기 위한 것이다. 15,000 cps에 있어서 100,000 count에서의 오차의 영향은 작기 때문에 Eq. 3-1, 4)-1에서 정의되는 측정 개시점에서의 screening은 불필요하다.

5) 보고

최대 관찰 계수율, 20 % 손실 계수율과 관찰 대 입력 계수율 곡선은 class standards로 보고한다.

6) 기술보고

이 테스트는 약 2일로 대단히 시간이 걸린다. 대체 방법은 동판을 사용하므로 다음과 같은 문헌을 참조한다.

1. “A New Approach to NEMA Scintillation Camera Count Rate Curve Deter-mination”, by E. M. Geldenhuys et al., JNM Vol. 29, No. 4, April 1988, p.538.
2. “Spectral Changes Affect Intrinsic Count Rate Tests”, by Stephen I. Breen/ Trevor D. Cradduck, JNM Vol. 31, No. 12, December 1990, p.2074.

상기의 기준에 대하여 이 방법이 적합한 것이 씌여져 있다.

8-2. 시스템 계수율(산란선 있을 때)

선원의 감쇠에 의한 방법이 계수율에서 사용할 수 있다. 20 % count loss의 관찰 계수율과 최대계수율의 2가지 계수율 성능을 측정한다. 둘 다 산란선이 있는 상태에서 측정한다. 입력 계수율에 대한 관찰 계수율 곡선을 구한다.

1) 테스트 조건

^{99m}Tc를 사용한다. 기타 핵종을 사용할 때는 별도로 보고한다. 에너지 window는 115~160 keV이다. 카메라는 Section 1-3, 3)과 같이 normal mode로 테스트한다.

2) 테스트 기구

최대의 효율을 가진 저 에너지 콜리메터를 장착한다. 선원은 Fig. 3. 2와 같이 원판 용기에 액체를 채운 것. 선원의 강도는 관찰 계수율이 포화하도록 충분한 강도로 한다.

3) 측정방법

검출기 위에 50 mm의 플라스틱 측이 오도록 한다. 팬톰과 검출기 면은 20 mm 이상 떨어져서는 안 된다. 팬톰은 UFOV의 중심에 놓는다.

측정 개시 전에 Back ground 계수율(Nbkg)을 결정한다. 개시시각(ti)과 수집시간(Δti)은 각 측정점(i)에 대하여 기록한다.

시각은 최초의 측정점에서의 차를 측정한다. 각 측정점의 계수(Ci)는 최저 100,000 count. 수집은 10초 또는 100,000 count의 많은 쪽에서 시행한다.

측정은 전회의 측정 계수로부터 10,000 cps 저하하기까지 시행한다. 최종점 n은 관찰 계수율이 15,000 cps 이하로 되기까지 시행한다.

4) 계산과 해석

관찰 계수율(OCRi)은 다음 식으로 결정한다.

$$\mathrm{OCRi} = (\mathrm{Ci} - \mathrm{Nbkg} \cdot \Delta \mathrm{ti}) \qquad \text{Eq. 8-2, 4)-1}$$

여기서, 모든 측정시간은 초 단위이다.

각 데이터 점에서의 입력 계수율(ICRi)은 Section 3-1, 4)의 공식(2)으로 계산한다.

$$\mathrm{ICRi} = \mathrm{OCRi} \cdot \exp\left((\mathrm{tn} - \mathrm{ti}) \ / \ 21672 \cdot \mathrm{In2}\right) \qquad \text{Eq. 8-2, 4)-2}$$

21672는 ^{99m}Tc의 반감기의 초이다.

20 % loss의 계수율은 그 근방의 2점으로부터 선형 보간으로 구한다.

$$\mathrm{OCRi} = 0.8 \times \mathrm{ICRi} \qquad \text{Eq. 8-2, 4)-3}$$

해설

Eq. 8-1, 4)-1은 back ground 보정하기 위한 것이다. 15,000 cps에 있어서 100,000 count에서의

오차의 영향은 작기 때문에 Eq. 3-1, 4)-1에서 정의되는 측정 개시점에서의 측정은 불필요하다.

5) 보고

산란선을 포함하는 최대 관찰 계수율, 20 % loss 계수율과 관찰 대 입력 계수율 곡선은 class standards로 보고한다.

8-3. 75,000 cps일 때의 고유 공간분해능

단결정 카메라(single crystal camera)로 정의된 고유 공간분해능의 개념은 multi crystal camera에 직접 적용할 수 있는 것이다. 전체 시스템 분해능은 Section 8-5에 기술한다.

8-4. 400,000 cps일 때의 시스템 균일성

고유 균일성을 400,000 cps로 측정하여 적분 균일성(integral uniformity)과 미분 균일성(differential uniformity)을 Section 7-4의 순서로 보고한다.

8-5. 산란선이 있을 때와 없을 때의 시스템 공간분해능

Class standard로서 산란선이 있을 때와 없을 때의 시스템 공간분해능을 선응답함수(LSF)의 FWHM, FWTM으로 측정한다.

1) 테스트 조건

^{99m}Tc를 사용한다. 115~160 keV의 에너지 window에서 계수율은 300,000 cps를 초과하지 않도록 한다.

2) 테스트 기구

이 테스트는 내경 1.0 mm 이하, 길이 30 mm 이상의 튜브를 이용한다. 또한 두께 100 mm, 50 mm로 UFOV 크기의 아크릴 블록이 산란선이 있을 때의 측정에 필요하다. 아크릴 블록은 얇은 것을 겹겹이 쌓는 것이 좋으며 UFOV를 덮도록 한다. 또한 X, Y방향으로 1.0 mm의 step으로 10 mm 이동하는 수단을 준비한다.

3) 측정방법

튜브에는 측정할 선원을 채운다. 이 튜브 하나를 콜리메터 표면에서 100 mm의 곳에서 X, Y축으로 각각 놓는다.

각 선응답함수(LSF)의 peak점은 10,000 count 이상 수집한다. 튜브와 산란체를 1 mm 단위로 10 mm에 걸쳐 이동하면서 측정한다. 데이터는 200×20 pixel로 수집한다.

X, Y방향에 대하여 Section 2-1, 4)에 따라 UFOV 내의 FWHM, FWTM을 측정한다.

다음에 검출기 표면으로부터 100 mm의 위치에서 최초의 튜브에 평행으로 50 mm 떨어져 두 번째 튜브를 놓는다. 이 측정은 pixel의 크기의 교정만에 사용한다. 한 튜브에서의 수집을 아크릴 블록을 놓고 반복한다. 아크릴 블록은 검출기 측에 100 mm로 하고 튜브를 100 mm와 50 mm의 블록 사이에 끼워 놓는다.

4) 계산과 해석

교정계수를 구한 후 FWHM, FWTM을 변환하여 mm 값으로 한다. X와 Y방향의 산란선이 없을 때의 평균과 산란선이 있을 때의 평균을 구한다.

5) 보고

시스템 분해능은 UFOV에 대하여 산란선이 없을 때와 있을 때의 각각에 대하여 FWHM, FWTM을 class standard로서 보고한다. 콜리메터의 종류와 사용한 선원도 보고한다.

8-6. System planar 감도

Planar 감도는 어느 수집 면에 평행으로 놓인 선원에 대한 감도이다.

Planar 감도는 콜리메터의 종류, window width, 감마선 에너지, 선원의 형상, 기타에 영향을 받는다. System planar 감도는 콜리메터마다 측정하여 count/min/MBq 또는 counts/min/μCi로 보고한다.

1) 테스트 조건

콜리메터에 주로 사용되는 선원을 사용하여 75,000 cps 이하, 115~160 keV의 window로 한다.

2) 테스트 기구

1~5 cc의 플라스틱 주사기, 교정된 선원교정기, 직경 100 mm의 플라스틱 Petri 접시를 사용한다.

3) 측정방법

주사기 내의 선원강도는 선원교정기를 사용하여 정확히 측정한다. 이 선원은 직경 100 mm의 플라스틱 Petri 접시 속의 약 3 mm의 물로 희석한다.

빈 주사기를 선원교정기로 다시 측정하고 그 양을 빼내어 Petri 접시의 실제 값을 구한다.

교정방법은 NRC Regulatory Guide 10-8 또는 NIST에 따른 교정선원을 사용하여 적절한 반감기 보정을 시행한다.

Petri 접시는 콜리메터 표면보다 100 mm 떨어진 시야중앙에 놓고, 산란체는 사용하지 않는다.

수집계롤 정확한 cpm을 측정한다. 이 장에서 “count”는 에너지 window 내로 들어오는 crystal의 반응으로 정의한다. 따라서 균일성 qwjd 수집계수 수를 변화하는 기구는 외부에 놓는다.

4) 계산과 해석

구한 cpm 값을 측정시 선원의 강도 MBq 또는 μCi로 나누어 system planar 감도를 구한다.

1 μCi = 0.037 MBq

5) 보고

System planar 감도는 counts/min/MBq 또는 counts/min/μCi로 class standard로 보고한다. 선원, 콜리메터의 종류도 보고한다.

8-7. 검출기 차폐

차폐 누설은 검출기 본체로부터 10 cm 떨어진 위치의 선원에서 누설되며 counts/min/MBq로 구한다.

1) 테스트 조건

선원은 ^{99m}Tc 및 시스템이 사용 가능한 최대 에너지의 핵종이다. 강도는 콜리메터 표면에서 10 cm의 위치에 놓았을 때 10,000 cps 이하일 것. 115~160 keV의 window로 한다. 특정의 콜리메터를 장착하였을 때의 차폐를 통한 계수율을 측정한다.

2) 테스트 기구

Fig. 2. 4의 선원 holder를 사용한다. 선원의 vial은 액체로 채워져 있는 것.

3) 측정방법

선원은 holder 내에 넣는다. 선원은 특정의 에너지 콜리메터로 수집하고 10,000 count 이상이 되는 수집시간을 측정한다.

선원을 검출기 본체의 주위에서 10 cm 떨어져 이동하면서 최대의 누설 위치를 구한다. 그 위치에서 누설 계수와 back ground 계수의 합이 back ground의 평균치의 평방근의 3배 이상의 count로 되기까지 측정한다. 이 측정 중에 콤프톤 산란선의 검출 면에 들어오지 않도록 주의해야 한다.

4) 계산과 해석

차폐 누설(shielding leakage)의 %를 수치로 구한다.

$$\text{Shielding Leakage} = \frac{\text{Maximum Shield Count Rate}}{\text{Collimator Count Rate}} \qquad \text{Eq. 8-7, 4)-1}$$

5) 보고

차폐 누설은 class standard로서 ^{99m}Tc 및 최대의 에너지 핵종에 대하여 보고한다. 사용한 콜리메터의 종류도 보고한다.

부록 2

감마카메라 정도관리 지침서 및 평가표

자료제공: 핵의학기술학회

Ⅰ. 서론

핵의학 검사실이 핵의학 감마카메라에 대한 인증을 신청하기 위해 사용하는 절차를 기술한 것이다. 인증신청서는 인증 받으려는 기기 각각에 대해서 따로따로 신청해야 한다. 인증방식은 평면 영상 단독 인증과 평면 및 SPECT영상 인증이 있으며 해당 인증방식에 표시해야 한다.

검사실은 해당기기의 정도관리 수행실적을 입증하는 기록을 유지해야하고 팬텀영상 및 임상영상을 제출해야 한다. 이 지침서가 지시하는 대로 데이터가 수집되어야 하고 영상이 준비되어야 한다. 이 과정은 일반적으로 신청자가 통상적으로 사용하는 절차와 다를 수 있지만 제출되는 영상의 다양성을 최소화하기 위해 지켜져야 한다.

제공된 지침서 내에서 해당기기에서 가능한 가장 좋은 영상을 얻고 처리되어야 한다. 모든 기록이 유지되어야 한다.

Ⅱ. 인수검사, 정도관리 및 성능검사

핵의학 영상검사의 수행에 있어서 고도의 효율성과 신뢰성을 얻기 위해서는 적절한 품질 보장 체계를 필요로 한다. 품질 보장이라는 용어에서 '품질(quality)'이라는 개념은 어떤 과정(procedure)의 결과가 실수나 인공물이 없이 이상적이라고 생각하는 기준에 얼마나 근접하는가 하는 것을 나타낸다. '품질관리 또는 정도관리(quality control)'라는 용어는 '그 과정의 어떤 특정한 면이 만족할 만한 것인가를 확인시켜주기 위하여 채택된 특정한 수단'이다. 핵의학 영상검사에서 품질보장은 임상수행의 전체적인 면을 포함해야 하는 반면 정도관리는 그 과정의 각 부분에 대한 품질을 보장하기 위한 수단을 의미한다. 핵의학 영상장비의 정도관리는 설치 후 품질관리를 보장하는 하나의 방편이며 진료의 질을 향상 시키고 환자의 안전을 도모하는 데 필수적인 것이다.

인수검사(Acceptance test): 장비를 인수하여 설치하고 나면 그 장비의 최초 성능이 제조사의 성능사양과 실제로 맞는 지에 대한 인수검사(acceptance test) 과정에 들어가게 된다. 이 검사는 장비의 성능이 제조사에서 제시한 기술적 성능 사양에 충족하는 지를 확인하기 위하여 수행하는 것이다. 이 검사는 어떠한 손상, 결함이나 기만에 대해서 확인하고 문제제기하기 위해서 설치 후 즉시 수행되어야 한다. 동시에 그 장비의 장래의 성능을 매주, 매월, 매분기 그리고 매년 등으로 평가할 때 평가의 기준이 되는 데이터를 얻기 위한 기준 검사(reference test)를 수행해야 한다. 이 검사는 세심하고 치밀하여야 하고 유사한 결과를 얻기 위하여 NEMA 절차와 비슷하게 진행되어야 한다.

통상적 검사(routine test)는 그 장비의 성능이 항상 제대로 발휘되도록 보장하기 위해서 시간이 지남에 따라 성능의 와해의 비율과 범위를 결정하기 위해서 정기적으로 수행되어야 한다. 이러한 검사는 2가지 범주로 나눠게 된다. 첫 번째는 이미 기준검사로서 시행되었던 후 매주, 매월, 매분기, 매년 시행하는 주기적이고 규칙적인 검사와 두 번째로 매일 장비가 사용되는 날 시행해야 하는 운용검사(operational checks)가 있다. 이것이 우리가 보통 핵의학 영상장비의 정도관리라고 부르는 것이다. 통상적 검사는 순차적인 결과를 서로 비교할 수 있도록 항상 일정한 방식으로 수행되어야 한다. 그리고 결과에 대해서 용인할 수 있는 한계와 그 한계를 벗어났을 때 취할 일련의 행동지침들이 자체 정도관리 절차서에 규정되어야 한다.

핵의학 기기의 질 관리의 근본적인 원칙은 핵의학 단위의 업무의 종합적인 부분으로서 수행되어야 하고, 그 핵의학 검사실의 직원 자신에 의해서 수행되어야 한다는 것이다. 그러나 몇 가지 부분은 유지보수 요원과의 협동으로 수행할 수 있다. 병원의 정비직원 또는 장비회사의 요원에 의해서 행해지는 정기적인 예방 정비절차와 핵의학 검사실의 직원에 의한 통상적 정도관리는 서로 보완적인 관계라고 보아야 한다.

이들 모든 검사의 결과의 세심한 기록이 유지되어야 하고, 만약 이들이 만족스럽지 못한 성능을 나타내면 적절한 교정 작업이 따라야 한다.

Ⅲ. 감마카메라/SPECT 정도관리 및 성능평가 권고

가. 매일 점검 항목

- 매일 육안 검사로 조준기의 손상 유무, 흠집, 착색 등을 확인하고 기기, 테이블 및 전선 등의 기계적 또는 물리적 손상을 확인한다.
- 기저 방사능 오염검사를 조준기를 떼어 내고 가장 흔히 사용되는 동위원소를 기준으로 에너지 창을 맞추어서 검사한다. 벽, 천장 그리고 바닥을 향해서 검출기를 위치시키고 영상을 수집하여 가능성 있는 오염원을 찾는다. 이 기저방사능 오염검사는 조준기를 끼운 상태에서 다시 시행한다.
- 에너지 피크 검사는 산란선에 의한 영향을 줄이기 위하여 될 수 있으면 내인성(intrinsic)으로 검사하는 것이 좋다. 전체 FOV에 대하여 평균 피크치를 구한다. 외인성 검사로 에너지 피크검사를 대신할 수도 있는데 이 경우 Co-57 플러드 판선원(sheet source)을 쓰는 것이 좋다.

- 매일 외인성 장균일도를 시행할 것을 권고함. 그러나 Co-57 플러드 선원을 갖추지 못한 경우에는 매주 내인성 장균일도 검사를 할 것을 권고함.

나. 매주, 매달 또는 매분기 점검 항목

- 매주 내인성 장균일도 검사를 시행할 것을 권고함. 부득이한 경우 매달 수행하는 검사로 대체할 수 있다.
- 매달 또는 분기마다 해상도 검사를 할 것을 권고함.
- 평면영상 전용으로 사용하는 기기인 경우 COR 검사는 필요 없다. SPECT를 하는 경우 적어도 반년에 한 번은 COR을 검사할 것을 권고한다. COR parameter는 어떤 절대치를 유지하는 것보다 일정 기간에 걸쳐서 안정된 수치를 보이는 것이 바람직하다.
- 다음은 정도관리 항목과 주기의 권고안에 따라서 수행 결과를 기록할 기록부의 서식의 예시이다.

감마카메라 정도 관리 점검 항목

병원명 Model 명

설치 년 월 대상월 200 년 월

장비사용목적 □ 평면영상 적용 □ 평면영상 및 SPECT □ SPECT 전용

항목 \ 날짜			1	2	3	4	5	6	7	8	9	10	11	12	13	14	15	16	17	18	19	20	21	22	23	24	25	26	27	28	29	30	31	비고
매일 육안 검사	기기, Table, 케이블																																	수행 여부를 표시
	Collimator																																	
	기기 및 주변부 방사능 오염여부																																	
	Photo peak window setting																																	
매일 또는 매주	System flood field uniformity UFOV (90 %), 기기 적분균일도 (IU)	D1																																수행 후 수치를 표시
		D2																																
	System flood field uniformity UFOV 기기 미분균일도 (DU)	D1																																
		D2																																
	System flood field uniformity CFOV (90 %), 기기 적분균일도 (IU)	D1																																
		D2																																
	System flood field uniformity CFOV (90 %) 기기 미분균일도 (DU)	D1																																
		D2																																
매주 또는 매월	Intrinsic Uniformity UFOV (90 %) 내인성 적분균일도 (IU)	D1																																수행 후 수치를 표시
		D2																																
	Intrinsic Uniformity UFOV (90 %) 내인성 미분균일도 (DU)	D1																																
		D2																																
	Intrinsic Uniformity CFOV 내인성 적분균일도 (IU)	D1																																
		D2																																
	Intrinsic Uniformity CFOV 내인성 미분균일도 (DU)	D1																																
		D2																																
	QBP Spatial Resolution	D1																																
		D2																																
매월 또는 분기	COR-X	D1																																
		D2																																
	COR-Y	D1																																
		D2																																
검사자/작성자 확인																																		

제출일		검사자/작성자	영상 파트장/기사장
		핵과학자	과장

감마카메라 및 SPECT 정도관리 점검표 양식 I

작성요령

1. 매일, 매주, 매월 점검을 OX△로 표시
   O: 점검 결과 이상무, X: 점검 안함, △: 점검 결과 이상발견, 조치사항 기입할 것
2. Uniformity: Tc−99m, 140 keV ±10 % window setting 기준으로 D1, D2의 UFOV의 IU의 수치를 기록한다. 매일 수행하지 못한 경우 빈칸으로 남겨둘 것
3. 평면영상 전용 감마카메라인 경우에는 COR 검사 면제
4. 매주, 매월 또는 분기별 검사한 항목의 경우에는 해당 일에 기입할 것

PET 및 PET-CT 정도관리 수행 항목 및 측정 방법에 관한 지침서

Ⅰ. 서론

핵의학 검사실이 핵의학 영상기기 중 PET 및 PET-CT에 대한 인증을 신청하기 위해 사용하는 절차를 기술한 것이다. 인증신청서는 인증 받으려는 기기 각각에 대해서 따로따로 신청해야 한다. 인증방식은 평면 영상 단독 인증과 평면 및 SPECT영상 인증이 있으며 해당 인증방식에 표시해야 한다.

검사실은 해당기기의 정도관리 수행실적을 입증하는 기록을 유지해야하고 팬텀영상 및 임상영상을 제출해야 한다. 이 지침서가 지시하는 대로 데이터가 수집되어야 하고 영상이 준비되어야 한다. 이 과정은 일반적으로 신청자가 통상적으로 사용하는 절차와 다를 수 있지만 제출되는 영상의 다양성을 최소화하기 위해 지켜져야 한다.

제공된 지침서 내에서 해당기기에서 가능한 가장 좋은 영상을 얻고 처리되어야 한다. 모든 기록이 유지되어야 한다.

Ⅱ. 인수검사, 정도관리 및 성능검사

핵의학 영상검사의 수행에 있어서 고도의 효율성과 신뢰성을 얻기 위해서는 적절한 품질 보장 체계를 필요로 한다. 품질 보장이라는 용어에서 '품질(quality)'이라는 개념은 어떤 과정(procedure)의 결과가 실수나 인공물이 없이 이상적이라고 생각하는 기준에 얼마나 근접하는가 하는 것을 나타낸다. '품질관리 또는 정도관리(quality control)'라는 용어는 '그 과정의 어떤 특정한 면이 만족할 만한 것인가를 확인시켜주기 위하여 채택된 특정한 수단'이다. 핵의학 영상검사에서 품질보장은 임상수행의 전체적인 면을 포함해야 하는 반면 정도관리는 그 과정의 각 부분에 대한 품질을 보장하기 위한 수단을 의미한다. 핵의학 영상장비의 정도관리는 설치 후 품질관리를 보장하는 하나의 방편이며 진료의 질을 향상 시키고 환자의 안전을 도모하는 데 필수적인 것이다.

인수검사(Acceptance test): 장비를 인수하여 설치하고 나면 그 장비의 최초 성능이 제조사의 성능사양과 실제로 맞는 지에 대한 인수검사(acceptance test) 과정에 들어가게 된다. 이 검사는 장비의 성능이 제조사에서 제시한 기술적 성능 사양에 충족하는 지를 확인하기 위하여 수행하는 것이다. 이 검사는 어떠한 손상, 결함이나 기만에 대해서 확인하고 문제제기하기 위해서 설치 후 즉시 수행되어야 한다. 동시에 그 장비의 장래의 성능을 매주, 매월, 매분기 그리고 매년 등으로 평가할 때 평가의 기준이 되는 데이터를 얻기 위한 기준 검사(reference test)를 수행해야 한다. 이 검사는 세심하고 치밀하여야 하고 유사한 결과를 얻기 위하여 NEMA 절차와 비슷하게 진행되어야 한다.

통상적 검사(routine test)는 그 장비의 성능이 항상 제대로 발휘되도록 보장하기 위해서, 시간이 지남에 따라 성능의 와해의 비율과 범위를 결정하기 위해서 정기적으로 수행되어야 한다. 이러한 검사는 2가지 범주로 나뉘게 된다. 첫 번째는 이미 기준검사로서 시행되었던 후 매주, 매월, 매분기, 매년 시행하는 주기적이고 규칙적인 검사와 두 번째로 매일 장비가 사용되는 날 시행해야 하는 운용검사(operational checks)가 있다. 이것이 우리가 보통 핵의학 영상장비의 정도관리라고 부르는 것이다. 통상적 검사는 순차적인 결과를 서로 비교할 수 있도록 항상 일정한 방식으로 수행되어야 한다. 그리고 결과에 대해서 용인할 수 있는 한계와 그 한계를 벗어났을 때 취할 일련의 행동지침들이 자체 정도관리 절차서에 규정되어야 한다.

핵의학 기기의 질 관리의 근본적인 원칙은 핵의학 단위의 업무의 종합적인 부분으로서 수행되어야 하고, 그 핵의학 검사실의 직원 자신에 의해서 수행되어야 한다는 것이다. 그러나 몇 가지 부분은 유지보수 요원과의 협동으로 수행할 수 있다. 병원의 정비직원 또는 장비회사의 요원에 의해서 행해지는 정기적인 예방 정비절차와 핵의학 검사실의 직원에 의한 통상적 정도관리는 서로 보완적인 관계라고 보아야 한다.

이들 모든 검사의 결과의 세심한 기록이 유지되어야 하고, 만약 이들이 만족스럽지 못한 성능을 나타내면 적절한 교정 작업이 따라야 한다.

Ⅲ. PET 및 PET-CT 정도관리 성능검사의 종류와 목적

1. 정도관리 점검표 (양식 A) – 시스템의 전반적인 운영 안전성을 매일 확인하는 것으로 테이블, 네트워크, 항온항습기, 자체프로그램, 데이터저장상태, 기기주변부오염도, X선관 회전소음 등으로 구성되고 있다. 양식A는 시스템의 매일 가동시에 기본적으로 확인해야 할 사항들로 구성되어 있으며, 성능평가를 위한 항목은 아니므로 점검은 실시 유무에 O, X로 표시하도록 한다.
2. 정도관리 점검표 (양식 B) – 시스템의 정도관리를 위한 월 점검표로써 6개월마다 확인하는 항목으로 구성되어 있다. 주로 시스템의 상태확인을 위한 내용으로 구성되어 있고, 관리를 위한 기기회사의 점검 내용을 포함하고 있다. Normalization, Sinogram, Table이동간격, Gain 값, Energy spectrum, SUV validation 등을 점검항목으로 하고 있다.
3. 정도관리 점검표 (양식 C) – 시스템의 성능확인을 위한 내용으로 구성된 연간점검표임. 주로 팬텀을 이용하여 CT를 점검하고 PET을 점검하는 내용이다. CT점검항목은 대부분의 CT검사내용을 포함하고 있으며, PET 검사용 팬텀은 단순한 형태의 팬텀을 이용하여 측정한 결과를 작성하도록 하고 있다.

가. 매일 점검 항목

PET-CT 정도관리점검표 (양식 A)

년 월

점검일 / 항목(점검주기)	1	2	3	4	5	6	7	8	9	10	11	12	13	14	15	16	17	18	19	20	21	22	23	24	25	26	27	28	29	30	31	조치사항 (조치일)	비고
A-1) 테이블 이동 점검																																	
A-2) 항온항습기 작동 점검																																	
A-3) 검사실 온도(20~25도) 및 습도(40~60 %) 측정																																	
A-4) 데이터 저장장치 작동 점검																																	
A-5) PET-CT 콘솔 이상유무																																	
A-6) 네트워크 상태 점검 (test image 전송확인 or echo 확인)																																	
A-7) 데이터베이스 용량점검																																	
A-8) PET-Daily Check (기기별자체프로그램)																																	
A-9) CT-Daily Check (기기별자체프로그램)																																	
A-10) X선관 회전소음 점검																																	
A-11) 기기주변부 방사선오염상태 점검																																	

※ 매일, 매주 점검은 점검계획서하에 실시 유무를 O, X로 표시한다.

점검자 성명: (인)

관리자 성명: (인)

양식 A 서식 설명 및 작성 요령

- PET, PET-CT 정도관리를 위한 일일점검표임.
- 전반적인 영상기기 운영에 따른 일일점검항목으로 구성되어 있으며, 현재 핵의학영상기기관리를 위한 진행 중인 점검의 내용을 포함하고 있음.

점검항목	점검이유 및 방법
A-1) 테이블 이동 점검	테이블 이동과 스캔프로토콜이 동기화 되어있으므로 검사진행 전에 이동 상태를 점검 필요
A-2) 항온항습기 작동 점검	온도와 습도에 민감한 섬광결정을 사용하는 장비이므로 확인 필요
A-3) 검사실 온도(20~25도) 및 습도(40~60 %) 측정	온도와 습도의 점검 후 변동사항을 기록
A-4) 테이터 저장장치 작동 점검	데이터의 저장과 백업이 원활히 이루어지는지 동작여부 검사
A-5) PET-CT 콘솔 이상유무	부팅시 이상유무 점검
A-6) 네트워크 상태 점검 (test image 전송확인 or echo 확인)	서버와의 데이터 전송 및 PACS 기능 연동 유무 확인
A-7) 데이터베이스 용량점검	데이터저장공간이 부족하면 검사에 오류를 발생시키므로 남은 용량이 충분하도록 유지함
A-8) PET-Daily Check (기기별자체프로그램)	워크스테이션에 포함된 자체 프로그램의 체크상태
A-9) CT-Daily Check (기기별자체프로그램)	워크스테이션에 포함된 자체 프로그램의 체크상태
A-10) X선관 회전 소음 점검	X선관의 회전소음이 커지는지, 균일하지 않은지를 모니터링함
A-11) 기기주변부 방사선오염상태 점검	주변부의 오염상태를 점검

나. 매달 또는 전후반기 점검 항목

PET-CT 정도관리점검표 (양식 B)

년

월 항목 (참고치, 기준치) (점검주기)	전반기	후반기	조치사항 (조치일)	비고
B-1) PET Normalization (자체프로그램평가)				측정확인
B-2) Image Artifact 점검				
B-3) PET Detector Calibration (sinogram 상태확인)				
B-4) 환자테이블 이동간격 정확도 시험 (beam thickness ±2 mm 이하) (6개월)	mm	mm		
B-5) Gain 값 점검				기준적합 판단항목
B-6) Energy Spectrum 점검				
B-7) Coincidence Timging Calibration				기준적합 판단항목
B-8) SUV Validation (Well count 점검)				

※ 자체측정의 경우 측정기구 모델명과 제조번호를 기록하고 외부기관 의뢰 시에는 그 기관에서 발행한 결과 보고서를 비치.
※ 관전압과 관전류의 기준값으로 설정이 불가능할 경우 가장 근접한 값으로 한다.

점검자 성명: (인)

관리자 성명: (인)

양식 B 서식 설명 및 작성 요령

- PET, PET-CT 정도관리를 위한 월간점검표임.
- 매월 혹은 격월간 점검항목이며 주로 영상기기 시스템의 상태확인을 위한 내용으로 구성되어 있으며, 현재 핵의학영상기기 관리를 위한 기기회사의 점검내용을 포함하고 있음.

점검항목	점검이유 및 방법
B-1) PET Normalization (자체프로그램평가)	PET 영상검사에 영향을 주는 중요한 항목 중 하나로 기본적인 artifact 확인에 필요하며 자체프로그램 평가로 시행할 수 있음
B-2) Image Artifact 점검	결과 영상의 영상잡음에 대해 이상 유무를 점검
B-3) PET Detector Calibration (sinogram 상태확인)	사이노그램을 통한 검출기 이상유무 확인
B-4) 환자테이블 이동간격 정확도 시험 (beam thickness ±2 mm 이하) (6개월)	환자테이블의 이동간격의 정확도는 영상의 품질과도 관계가 있으므로 6개월 간격의 점검이 최소 필요함
B-5) Gain 값 점검	기기별 표준방법으로 측정
B-6) Energy Spectrum 점검	기기별 표준방법으로 측정
B-7) Coincidence Timging Calibration	기기별 표준방법으로 측정
B-8) SUV Validation (Well count 점검)	Cylinderic Flood Phantom (원통형) (편차 10 % 이하의 측정치 기록)

다. 매년 점검 항목

<table>
<tr><th colspan="6">PET-CT 영상품질 측정 항목 및 평가결과 (양식 C)</th></tr>
<tr><th colspan="2">년도
항목(참고치, 기준치, 점검주기)</th><th>시행
날짜</th><th>결과</th><th>조치사항
(조치일)</th><th>비고</th></tr>
<tr><td rowspan="8">CT점검용
표준팬텀을
이용한 측정</td><td>C−1) 물의 CT감약계수 (중심부에서 4×4 cm cursor로 측정) (0± 10 HU 이내)</td><td></td><td>HU</td><td></td><td rowspan="8">팬텀영상
보관</td></tr>
<tr><td>C−2) 노이즈 (중심부에서 4×4 cm cursor로 측정)
(8 HU 이내)</td><td></td><td>HU</td><td></td></tr>
<tr><td>C−3) 균일도 (중심부와 주변부의 HU 차이를 기록) (중심부와 주변부간 4 HU 이내)</td><td></td><td>HU</td><td></td></tr>
<tr><td>C−4) 공간분해능 (mm로 기록)
(1.0 mm 이하 식별가능)</td><td></td><td>mm</td><td></td></tr>
<tr><td>C−5) 대조도 분해능 (mm로 기록)
(10 mm 이하 식별가능)</td><td></td><td>mm</td><td></td></tr>
<tr><td>C−6) 슬라이스 두께 (5 mm와 10 mm 측정시 오차범위를 기록) (±1mm 이내)</td><td></td><td>mm/ mm</td><td></td></tr>
<tr><td>C−7) 인공물유무 (유무로 표시)
(인공물이 없어야 함)</td><td></td><td></td><td></td></tr>
<tr><td>C−8) 중심선정렬 (상하좌우 오차범위를 기록)
(상하 및 좌우 ±5.0 mm 이내)</td><td></td><td>mm</td><td></td></tr>
<tr><td rowspan="2">PET점검용 팬텀을
이용한 측정</td><td>C−9) PET−CT Registration 측정
X
Y</td><td></td><td>mm</td><td></td><td></td></tr>
<tr><td>C−10) 영상품질 평가 (균일도, 대조도)</td><td></td><td></td><td></td><td></td></tr>
<tr><td colspan="6">※ 자체 측정의 경우 측정기구 모델명과 제조번호를 기록하고 외부기관 의뢰시에는 그 기관에서 발행한 결과보고서 비치

점검자 성명: (인)
관리자 성명: (인)</td></tr>
</table>

양식 C 서식 설명 및 작성 요령

- PET, PET-CT 정도관리를 위한 연간점검표로 팬텀을 이용한 결과를 작성하는 부분임
- 주로 영상기기 시스템의 성능확인을 위한 내용으로 구성되어 있으며, 현재 핵의학영상기기 관리를 위한 기기회사의 점검내용을 포함하고 있음.

점검항목		점검이유 및 방법	결과
CT점검용 표준팬텀을 이용한 측정 (1년)	C-1) 물의 CT감약계수 (중심부에서 4×4 cm cursor로 측정) (0± 10 HU 이내)	CT 점검을 위한 전용 표준팬텀을 이용하여 전체 항목을 한꺼번에 평가하는 것으로, 간편하면서도 빠른 검사방법임. 각 항목별로 기준과 단위가 있으므로 결과를 기록하면 됨.	사용팬텀: CT점검용표준팬텀 AAPM CT performance phantom 76-410 or ACR phantom사용
	C-2) 노이즈 (중심부에서 4×4 cm cursor로 측정) (8 HU 이내)		
	C-3) 균일도 (중심부와 주변부의 HU 차이를 기록) (중심부와 주변부간 4 HU 이내)		
	C-4) 공간분해능 (mm로 기록) (1.0 mm 이하 식별가능)		
	C-5) 대조도 분해능 (mm로 기록) (10 mm 이하 식별가능)		
	C-6) 슬라이스 두께 (5 mm와 10 mm 측정시 오차범위를 기록) (±1 mm 이내)		
	C-7) 인공물유무 (유무로 표시) (인공물이 없어야 함)		
	C-8) 중심선정렬 (상하좌우 오차범위를 기록) (상하 및 좌우 ±5.0 mm 이내)		
C-9) PET-CT Registration 측정 (5 mm 이하 측정치 기록)		alignment 결과를 각 축방향으로 측정하여 결과를 기록함. 기기회사별 측정방법에 의존적이나 향후 표준화 방법이 요구됨	회사별 registration 팬텀을 이용하여 측정한 결과 제출
C-10) 영상품질 평가 (균일도, 대조도 기록)		영상품질 평가용 NEMA IQ팬텀을 이용하여 대조도 및 편차를 기록해서 영상품질의 유지여부를 확인할 수 있음	NEMA/IEC 2000 팬텀을 이용하거나, 기타 측정이 용이한 팬텀을 이용한 측정결과를 기록함 (회사기준치와 비교함)

NEMA Standards Publication NU 2-2001,

"Performance Measurements of Poistrion Emission Tomographs"

Section 1. 정의, 기호 및 실제조 출판물 DEFINITIONS, SYMBOLS, AND REFERENCED PUBLICATIONS

1-1. 용어의 정의(DEFINITIONS)

축방향 시야(FOV): 계측기가 횡축 단층 촬영 영상을 생성하는 양전자 방출 단층 촬영의 긴 축과 평행한 최대 길이

프롬프트 수(prompt counts): 양전자 방출 단층 촬영의 표준 우연 창에서 획득한 우연 사건.

프롬프트 개수에는 참, 산란 및 랜덤 일치 이벤트가 포함된다.

사이노그램(sinogram): 한 치수는 중심으로부터의 방사상 거리를 나타내고 두 번째 치수는 투영 각도를 나타내는 횡단 이미지의 2차원 투영 공간

횡단 시야(FOV): 물체를 촬영할 수 있는 양전자 방출 단층 촬영기의 긴 축에 수직인 최대 직경 원형 영역.

테스트 팬텀(test phantom): 각 측정의 구성요소는 해당 측정의 설명에 정의

1-2. 표준 기호(STANDARD SYMBOLS)

특정 양에 대한 상징적 표현은 이 표준 간행물 전체에 걸쳐 사용된다. 표준 첨자 중 하나를 사용하여 기본 수량을 추가로 지정하는 기호는 첨자 문자열 xxx로 식별된다. 일부 독립 변수의 함수로 표현되는 모든 양은 Q(x)로 상징적으로 표현되어야 한다. 여기서 x는 관련 텍스트에 정의된 변수를 나타내는 소문자이다. 표준의 여러 Section에 사용되는 기호만 이 Section에 나와 있다. 한 Section에서만 사용되는 기호는 해당 Section에 설명되어 있다.

Counts (C_{XXX}) : 일치 사건 수 :

ⓐ C_{ROI} - 관심 있는 평면 영역의 사건

ⓑ C_{TOT} - 총 사건 수

ⓒ C_m - 최대 사건 수

ⓓ C_{r+s} - 랜덤과 분산 사건 수

ⓔ C_L - 관심 투영 영역의 왼쪽 가장자리에 있는 사건 수

ⓕ C_R - 관심 투영 영역의 오른쪽 가장자리에 있는 사건 수

ⓖ C_H - 관심 영역의 열소 계산

ⓗ C_B - 관심 영역의 배경 계산

ⓘ C_C - 관심 있는 냉소 지역에서 계산

방사능(Axxx): 메가 베크렐 단위, 즉 초당 100만 분해 단위, 선택적으로 밀리퀴리 단위, 즉 초당 3700만 분해 단위로 표현되는 핵 붕괴 속도:

ⓐ A_0 - T_0에서 초기 방사능
ⓑ $A_{ave,j}$ - 평균 방사능 j^{th} 획득
ⓒ A_{cal} - 시간 T_{cal}에서의 방사능

획득의 시작 T_0에서의 초기 방사능은 다음에 따라 선량 교정기 또는 시간 T_{cal}의 웰 카운터에 기록된 A_{cal} 활동을 이용하여 발견되어야 한다.

$$A_0 = A_{cal}(\frac{T_{cal} - T_0}{T_{\frac{1}{2}}} ln2)$$

여기서 T1/2는 방사성 동위원소의 반감기이다.

특정 획득에 대한 평균 방사능은 획득 시작 시 방사능 A_0을 사용하여 발견되어야 하며, 방사성 핵종의 반감기 $T_{1/2}$ 및 획득 기간 T_{acq}를 사용하여 확인되어야 하며 다음과 같이 나타낸다.

$$A_{ave} = \frac{A_0}{\ln 2}(\frac{T_{1/2}}{T_{acq}})1 - \exp(\frac{-T_{acq}}{T_{1/2}} ln2)$$

초기 방사능 A_j는 다음과 같은 방정식을 사용하여 선량 교정기 또는 웰 카운터 활동 측정인 A_{cal}, j^{th} 획득의 시작 시간, T_j에 의해 결정되어야 한다.

$$A_j = A_{cal}\exp(\frac{T_{cal} - T_j}{T_{\frac{1}{2}}} ln2)$$

방사능 농도(a_{xxx}): 밀리리터당 메가 베크렐 단위, 즉 밀리리터 당 초당 100만 데시벨 단위, 선택적으로 밀리 터 당 밀리퀴리 단위, 즉 밀리리터당 3700만 데시벨 단위로 표현되는 단위 부피당 핵 붕괴율:

ⓐ $a_{t.peak}$. - 최대 실제 사건 비율에서의 방사능 농도

ⓑ a_{eff} - 실린더에 있는 라인 소스의 유효 평균 활동 농도

ⓒ a_H - 열소 구체의 방사능 농도

ⓓ a_B - 백그라운드의 방사능 농도

ⓔ $a_{NEC,peak}$ - 최고 NECR 속도의 방사능 농도

볼륨 V를 통해 균일하게 분포된 방사능 양의 방사능 농도는 활동 A_{XXX}를 다음과 같이 균일하게 분포된 볼륨 V로 나누어 확인해야 한다.

$$a_{XXX} = (\frac{A_{XXX}}{V})$$

평균 방사능 농도는 다음과 같다.

$$a_{ave} = (\frac{A_{ave}}{V})$$

유효 방사능 농도, a_{eff}를 계산할 때 사용되는 부피는 선원 삽입 부피가 아니라 고체 실린더의 부피이다.

방사성 동위원소 반감기(T1/2): 방사성핵종의 핵 중 절반이 붕괴할 가능성이 있는 시간 간격이며, 동위원소 $FLSUP18$의 경우, 반감기는 6588초(또는 109.8분 또는 1.830시간)이다.

비율 (R_{XXX}) : 초당 이벤트로 측정되는 우연성 이벤트 속도이며, 시간 간격 T_{acq}로 나눈 우연성 카운트로 정의된다.

ⓐ R_{ROI} - 평면 관심 영역의 비율

ⓑ R_{TOT} - 총 사건 비율

ⓒ R_{Extr} - 잠재적 사건 비율 (손실 없음)

ⓓ R_t - 실제 사건 비율

ⓔ R_s - 분산 사건 비율

ⓕ R_r - 임의 사건 비율

ⓖ $R_{t.peak}$ - R_t 인 경우 실제 사건 비율 포화

ⓗ R_{NEC} - 잡음 등가 계수율

ⓘ $R_{NEC,peak}$ - 피크 노이즈 등가 계수율

ⓙ R_{CORR} - 감쇠 보정 카운트 속도

시간 (T_{XXX}) : 초 단위 측정시간 :

ⓐ $T_{1/2}$ - 반감기의 시간 간격

ⓑ T_{acq} - 획득 기간

ⓒ T_j - 획득 시작 시간 j

ⓓ T_{cal} - 유정 카운터 측정 시간

ⓔ $T_{T,E}$ - 전송 및 방출 획득의 총 시간 간격

볼륨(V): 밀리리터로 측정되는 물리적 볼륨이다.

Section 2.
일반
General

2-1. 목적(PURPOSE)

이 표준 간행물의 목적은 양전자 방출 단층 촬영의 성능을 평가하기 위한 절차를 명시하는 것이다. 제조업체는 표준화된 측정 결과를 인용하여 단층 촬영의 보장된 성능 수준을 지정할 수 있다. 이러한 조치들이 산업 전반에 걸쳐 이용 가능해짐에 따라, 잠재 고객들은 다양한 제조업체의 단층 촬영 성능을 비교할 수 있다. 고객은 표준 측정 절차를 사용하여 장비의 설치 전후에 단층 촬영의 승인 테스트를 수행할 수 있다.

2-2. 범위(PURVIEW)

표준 위원회는 현재 이용 가능한 모든 양전자 방출 단층 촬영에 대해 수행할 수 있는 방법을 지정하려고 노력했다. 여기에는 다중 링, 연속 검출기 및 비행 시간 계측기와 기타 우연성 가능 영상 시스템이 포함된다. 가능한 경우, 쉽게 예상할 수 있는 미래 개발이 고려되었다.

평가 중인 단층 촬영은 인간 주제에 적합한 횡단 시야를 갖는 것으로 가정한다. 이미지 품질 테스트를 제외한 모든 절차의 경우 스캐너에 다음 항목이 있어야 한다. 최소 260 밀리미터의 접근 가능한 직경. 이미지 품질 테스트를 제외한 모든 절차에 대한 테스트 팬텀은 길이가 70.0 cm이며, 65 cm 미만의 축 방향 시야를 가진 모든 단층 촬영에서 측정을 수행하는 데 적합하다. 다른 테스트 팬텀이 필요한 이미지 품질 테스트는 접근 가능한 직경 350 mm 이상의 스캐너에서만 수행할 수 있다. 이는 일부 뇌 전용 스캐너에서 이미지 품질 테스트의 성능을 제한하지만, 이미지 품질 테스트는 전신 이미지 성능을 향상하도록 설계되었기 때문에 뇌 전용 단층 촬영에는 적합하지 않다는 점에 유의해야 한다.

본 표준 간행물에 기술된 측정은 종양학 응용을 위한 전신 이미징에 중점을 두고 설계되었다. 따라서 이러한 측정은 뇌 영상 애플리케이션에서 양전자 방출 단층 촬영의 성능을 정확하게 나타내지 못할 수 있다. 1994년 NU-2 표준의 산란율 및 계수 성능 측정은 부록으로 포함되어 있다. 이러한 측정은 양전자 방출의 성능을 더 잘 평가하기 위해 사용될 수 있다.

뇌 영상촬영을 위한 단층 촬영이다.

2-3. 측정 단위(UNITS OF MEASURE)

시스템 국제 단위(SI) 단위를 사용하여 양전자 방출을 모든 보고서에 기록하여 성능 측정값을 기록해야 한다. 밀리큐리와 같은 관례적인 단위는 개별 성과보고서에 대한 표준 규격과 함께 괄목할 만한 가치로 선택적으로 보고할 수 있다.

2-4. 일관성(CONSISTENCY)

모든 측정은 특별한 측정을 지시하지 않는 한 상호 배타적인 계측기 파라미터를 변경하지 않고 수행해야 한다. 여기에는 에너지 식별 창(다중 활용도 포함 ,광 피크-콤프턴 영상 모드의 에너지 창, 우연 타이밍 창, 펄스 통합, 시간, 관련 파라미터가 있는 재구성 알고리즘, 픽셀 크기, 슬라이스 두께, 축 방향 허용 각도, 및 축 평균화 또는 평활화같은 매개 변수가 포함되지만 이에 국한되지는 않는다. 계측기에서 여러 작동 모드가 지원되는 경우 특정 측정에 대한 작동 모드가 명확하게 지정되어야 한다.

이동식 검출기 요소가 있는 계측기의 경우 검출기 위치와 궤적은 제조업체가 권장하는 것이어야 하며 모든 획득에서 동일하게 유지되어야 한다. 이러한 움직임에는 검출기 분리 거리, 완전한 단층 촬영 데이터 세트를 생성하기 위한 환자 주위의 궤도 궤적, 검출기 흔들림 또는 테이블 변위와 같은 샘플링을 증가시키기 위한 움직임이 포함되지만 이에 국한되지는 않는다. 관련 파라미터, 매트릭스 및 픽셀 크기를 가진 재구성 알고리즘은 제조업체가 권장하는 것이어야 하며, 특별한 측정을 지시하지 않는 한 단층 촬영 성능의 모든 NEMA 측정에 대해 고정된 상태를 유지해야 한다.

대부분의 시스템은 2-D 단층 촬영 이미지 재구성을 수행하기 전에 원시 측정을 횡단 슬라이스에 해당하는 병렬 투영 매트릭스로 구성한다. 이로 인해 특히 중심으로부터의 반경 거리가 증가함에 따라 축 방향의 허용 각도에 따라 위치 지정 오류가 발생할 수 있다. 일부 시스템은 셉타 차폐를 조정하여 축 허용 각도를 변경할 수 있는 반면, 다른 시스템은 소프트웨어에서 각도를 지정할 수 있다. 3-D 측정을 획득하고 재구성하는 시스템의 경우 볼륨 이미지가 데이터 분석을 위해 축간 슬라이스로 향할 수 있다고 가정한다.

일부 측정에서는 Daube-Witherspoon, M.E. 및 Muhllehner, G.의 3차원 PET, Treatment of axial data in three-dimensional, JNucle Med 28:17-1724, 1987, 기타 모든 측정에 설명된 대로 단일 슬라이스 리빙 방법을 사용하여 형체 데이터를 횡단 사이노그램으로 재 정렬할 것을 명시적으로 요구한다. 제조자가 권장하는 체적 데이터 처리를 사용해야 한다.

허용 각도는 제조자가 권장하는 것이어야 하며 단층 촬영 성능의 모든 NEMA 측정을 위해 고정된 상태로 유지해야 한다.

이러한 측정에 사용되는 에너지 창 또는 창을 지정해야 한다. 광 피크 콤프턴 영상 모드에서 여러 개의 창을 사용하는 경우 해당 모드도 지정해야 한다. 다음 창 설정 제조자가 권장하는 것이어야 하며 단층촬영기 성능의 모든 NEMA 측정 중에 고정 상태를 유지해야 한다.

각 측정 절차는 소스를 뷰 필드에서 일시 중단할지 또는 일부 방법으로 지원할지 여부를 소스 지원 방법을 지정한다. 소스가 지원되는 측정의 경우 소스를 환자 테이블에 배치해야 한다.

특정 측정의 설명에 달리 명시되지 않은 한 팬텀 위치 지정 지침은 횡축 방향과 축 방향 모두에서 5mm의 공칭 공차를 가진다.

2-5. 동등성(EQUIVALENCY)

모든 시험에는 $FLSUP18$가 지정된다. 일부 측정의 경우 $GLSUP68a$와 같은 다른 방사성핵종을 대체하면 양전자 범위 및 활동 교정과 같은 요인으로 인해 유의하게 다른 결과가 발생할 수 있다. 제조자가 품질 보증 또는 기타 목적을 위해 규정된 방법 이외의 측정 방법을 사용하는 경우, 제조자는 측정에 대해 규정한 방법과 시험을 위해 사용한 방법 사이의 추적가능성을 입증해야 한다.

이러한 측정에 사용되는 선량 교정기 또는 웰 카운터는 국립 표준 기술 연구소 참조 소스 또는 활동이 기준 소스와 밀접하게 관련되거나 추적 가능한 소스를 사용하여 교정된 것으로 가정한다.

Section 3.
공간 해상도
SPATIAL RESOLUTION

3-1. 일반(GENERAL)

시스템의 공간 분해능은 이미지 재구성 후 두 점을 구별할 수 있는 기능을 나타낸다. 측정은 공기 중에 있는 점 소스를 이미징한 다음 평활화 또는 양형화 없이 영상을 재구성하여 수행된다. 조직 산란 및 제한된 수의 획득된 사건을 영상화하는 조건을 나타내지 않지만 매끄러운 재구성 필터를 사용해야 하며 측정된 공간 분해능은 스캐너 간에 최상의 대/소문자 비교를 제공하여 달성 가능한 최고 성능을 나타낸다.

3-2. 목적(PURPOSE)

이 측정의 목적은 소형 방사능 선원의 재구성된 영상 포인트 확산 기능(PSF)의 폭을 특성화하는 것이다. 확산 기능의 폭은 반 최대 진폭(FWHM)에서 전폭으로 측정하고 10번째 최대 진폭(FWTM)에서 전폭으로 측정한다.

3-3. 방법(METHOD)

모든 시스템에 대해 공간 분해능은 두 방향(예: 방사선과 접선)으로 횡단 슬라이스에서 측정해야 한다. 또한 축 분해능도 측정해야 한다. 가로 보기 필드 및 이미지 매트릭스 크기에 따라 가로 슬라이스의 픽셀 크기가 결정된다. 포인트 스프레드 기능의 폭을 실질적으로 최대한 정확하게 측정하려면 FWHM이 최소 3픽셀에 걸쳐야 한다. 픽셀 크기를 더 이상 만들면 안 된다. 3차원의 예상 FWHM의 3분의 1 이상이므로 공간 분해능 측정을 위한 조건으로 표시되어야 한다.

1) 기호(Symbols)

해상도(RES) - 점 소스의 재구성된 영상 크기에 대한 측정이다.

분해능은 포인트 소스 응답의 절반 최대값(FWHM)에서 전체 너비 또는 10번째 최대값(FWTM)에서 전체 너비로 지정된다.

2) 방사성 핵종(Radionuclide)

이 측정을 위한 방사성핵종은 ^{18}F이어야 하며, 활성은 데드타임 손실 비율이 5 %를 초과하거나 무작위 우연 비율이 전체 사건 발생률의 5 %를 초과하는 활동보다 작아야 한다.

3) 소스 배포(Source Distribution)

지점은 내부 직경이 1 mm 이하이고 외부 직경이 2 mm 미만인 유리 모세관 내부의 소량의 농축 활동으로 구성되어야 한다. 모세관 내 활동의 축 범위는 1 mm 미만이어야 한다.

선원은 단층 촬영기의 긴 축에 평행하게 고정되어야 하며 다음과 같이 6개의 지점에 위치해야 한다.

- Axial 방향에서 Axial FOV의 중심에서 (1) Axial FOV의 4분의 1을 따라 FOV의 중심에서 이동한다.
- 가로 방향으로 선원을 중앙에서 수직으로 (1) 1 cm 위치시킨다.
- (FOV의 중심을 나타내지만 FOV의 가장 중심에서 일관되지 않는 결과가 발생하지 않도록 배치됨),

(2) x=0 및 y=10 cm에서, (3) x=10 cm 및 y=0에서 일관되지 않는 결과를 피하기 위해 배치된다.

소스 배열은 Fig. 3. 1에 도표로 표시되어 있다.

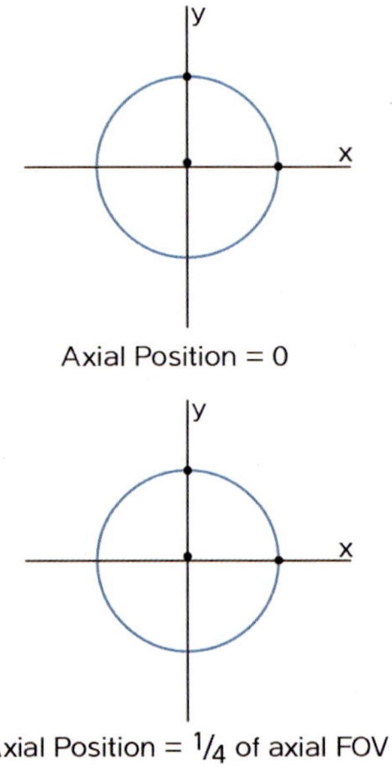

Fig. 3.1 소스 위치 분해능 측정

4) 데이터 수집(Data Collection)

위에서 지정한 6개의 위치 모두에서 측정값을 수집해야 한다. 각 반응 함수에 대해 최소 10만 카운트를 획득해야 한다. 측정 가능 출처가 여러 개인 임상 연구에 일반적으로 사용되는 것보다 더 미세한 표본 크기를 선택할 수 있다.

5) 데이터 처리(Data Processing)

모든 공간 분해능 데이터에 대해 평활화 또는 양각화 없이 필터링된 백 투영을 통한 재구성을 사용해

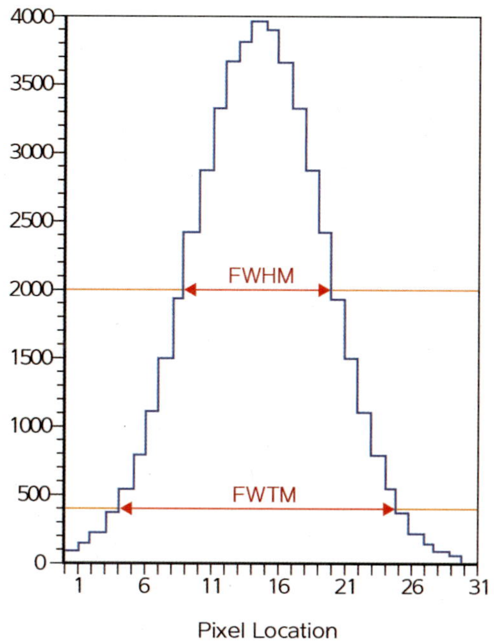

Fig. 3.2 보간법에 의한 FWHM 및 FWTM의 대표적인 반응함수

야 한다.

3-4. 분석(ANALYSIS)

3방향의 점원 응답함수의 공간해상도(FWHM 및 FWTM)는 프로파일을 따라 1차원 응답함수를 형성하여 결정해야 한다. 영상 볼륨을 통해 세 가지 직교 방향으로, 분포의 피크를 통과한다. 측정 방향에 대한 직각에서 두 방향의 반응 함수의 너비는 FWHM의 약 2배이어야 한다.

각 FWHM(및 FWTM)은 반응 함수의 최대 값의 절반(또는 1/10)에서 인접 픽셀 사이의 선형 보간으로 결정해야 한다(Fig. 3. 2 참조). 최대 값은 피크 포인트와 가장 가까운 두 개의 인접 포인트를 각각 사용하여 포물선 적합 치에 의해 결정되어야 한다. 값은 픽셀 크기에 의한 곱셈에 의해 밀리미터 단위의 거리로 변환되어야 한다.

값은 곱셈에 의해 밀리미터 단위로 변환되어야 한다.

3-5. 결과(REPORT)

각 반지름(중앙 및 10 cm)에 대한 반경 및 접선 분해능(FWHM 및 FWTM)은 표 3-1에 따라 시스템 분해능 값으로 계산하여 보고해야 한다.

표 3-1. 공간 해상도 보고서 값 계산을 위한 공식
(RESx, RESy, RESz는 x, y, z 방향으로 측정한 공간 분해능을 나타낸다.)

	Description	Formula
At 1 cm radius		
Transverse	Average x & y for both z positions (4 numbers)	$RES=\begin{pmatrix} RESx_{x=0,y=1,z=center}+RESy_{x=0,y=1,z=center}+ \\ RESx_{x=0,y=1,z=1/4FOV}+RESy_{x=0,y=1,z=1/4FOV} \end{pmatrix}/4$
Axial	Average of 2 z positions (2 numbers)	$RES=(RESz_{x=0,y=1,z=center}+RESz_{x=0,y=1,z=1/4FOV})/2$
At 10 cm radius		
Transverse radial	Average 2 transverse for both z positions (4 numbers)	$RES=\begin{pmatrix} RESx_{x=10,y=0,z=center}+RESy_{x=0,y=10,z=center}+ \\ RESx_{x=10,y=0,z=1/4FOV}+RESy_{x=0,y=10,z=1/4FOV} \end{pmatrix}/4$
Transverse tangential	Average 2 transverse for both z positions (4 numbers)	$RES=\begin{pmatrix} RESy_{x=10,y=0,z=center}+RESx_{x=0,y=10,z=center}+ \\ RESy_{x=10,y=1,z=1/4FOV}+RESx_{x=0,y=10,z=1/4FOV} \end{pmatrix}/4$
Axial resolution	Average 2 transverse for both z positions (4 numbers)	$RES=\begin{pmatrix} RESz_{x=10,y=0,z=center}+RESy_{zx=0,y=10,z=center}+ \\ RESz_{x=10,y=1,z=1/4FOV}+RESz_{x=0,y=10,z=1/4FOV} \end{pmatrix}/4$

Section 4.
분산 분수, 손실 수 및 임의 측정
SCATTER FRACTION, COUNT LOSSES, AND RANDOMS MEASUREMENT

4-1. 일반(GENERAL)

양전자의 전멸에 의해 방출되는 감마선의 산란은 잘못 배치된 우연 사건을 초래한다. 설계와 구현의 변화는 산란 방사선에 대한 양전자 방출의 민감도를 다르게 한다.

카운트 손실과 무작위 속도의 측정은 양전자 방출 단층 촬영으로 고방사능 선원을 정확하게 측정할 수 있는 능력을 나타낸다.

소음 등가 계수율의 측정은 Strother, S.C., Casey, M.E. 및 Hoffman, E.J.의 Measuring PET Scanner Sensitivity: Relating Count-Rates to Image Signal-to-Noise Ratios Using Noise Equivalent Counts, IEEE Trans Nucl Sci, NS-37(2):783-788, 1990.에서 설명한 작업에 기초한다.

4-2. 목적(PURPOSE)

이 절차의 첫 번째 목적은 산란 방사선에 대한 상대적인 시스템 민감도를 측정하는 것이다. 산란기는 전체 단층 촬영에 대한 산란분수 SF로 표현된다.

이 절차의 두 번째 목적은 여러 소스 활동 수준에서 시스템 데드 타임과 랜덤 이벤트 생성의 영향을 측정하는 것이다.

실제 사건 발생률은 산란된 사건 발생률을 뺀 총 사건 발생률 및 무작위 사건 발생률을 뺀 것이다. 랜덤 추정 방법에는 랜덤 측정의 일부로 잘못 배치된 이벤트가 포함된다. 또한, 산란 분율이 계수율의 함수로서 일정하다고 가정하기 때문에, 에너지 첨두의 변화는 무작위 결과에 영향을 미칠 수 있다.

4-3. 방법(METHOD)

테스트 팬텀은 0.96±0.01의 비중과 203±3 mm (8 ")의 외경 및 전체 길이 700±5 mm의 폴리에틸렌으로 구성된 견고한 우측 원형 실린더이다. 6.4±0.2 mm (1/4 ") 구멍이 45±1 mm의 반경 거리에서 실린더의 중심축에 평행하게 뚫려 있다. 제작 및 취급이 용이하도록 실린더는 시험 중에 함께 조립되는 여러 개의 부분으로 구성될 수 있다. 그러나, 완성된 팬텀의 설계와 조립 모두에서 매우 작은 간격이라도 산란 없는 방사선의 좁은 축 영역을 허용하므로 인접 부분 사이에 꼭 맞도록 보장해야 한다.

테스트 팬텀 라인 소스 인서트는 최소 800 mm 길이의 투명한 폴리에틸렌 또는 폴리에틸렌 코팅 플라스틱 튜브이다. 내부 직경 3.2±0.2 mm (1/8 인치) 및 외부 직경 4.8±0.2 mm (3/16 인치)로 한다. 이 튜

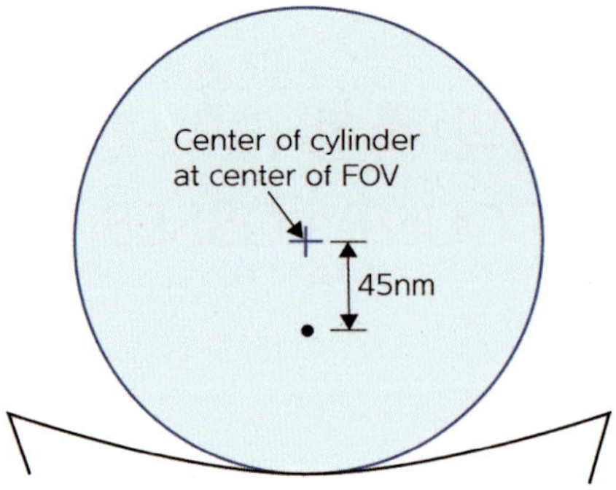

Fig. 4.1 팬텀 포지셔닝

브의 중앙 700±5 mm는 알려진 양의 활동으로 채워지고 테스트 팬텀의 6.4 mm 구멍을 통과한다.

시험을 시작하기 위해, 비교적 높은 활동의 원천이 양전자 방출 단층 촬영 시야에 배치된다.

그런 다음 팬텀의 활동이 여러 번의 반감기에 걸쳐 쇠퇴하는 동안 정기적인 측정이 이루어진다. 실제 사건 비율에 대한 무작위 사건 비율의 감소는 활동 붕괴를 동반하며, 결국 1 % 미만으로 떨어진다. 또한, 동시 발생을 처리할 때 시스템의 효율성은 카운트 손실이 효과적으로 무시될 수 있을 때까지 활동이 감소함에 따라 개선된다. 따라서 충분히 오래 기다림으로써 무작위 및 처리 손실에서 모두 효과적으로 자유로운 우연 계수 비율의 측정을 얻을 수 있다. 이 실제 비율을 더 높은 활동 수준으로 다시 추정하여 측정된 비율과 비교함으로써 더 높은 활동 수준에서 시스템이 입은 손실의 개수를 추정할 수 있다. 이 기법의 정확성은 충분히 낮은 수준의 활동에서 수집되는 적절한 통계에 따라 결정적으로 달라진다. 이를 위해서는 낮은 카운트 비율에서 반복 측정해야 할 수 있다.

1) 기호(Sybmols)

산란 부분(SF) – 스캐너 시야의 정의된 ROI에서 산란 및 실제 우연 이벤트의 합에 대한 산란 일치 이벤트의 차원이 없는 비율이다.

2) 방사성 핵종(Radionuclide)

이 측정에 사용되는 방사성핵종은 ^{18}F이어야 한다. 방사능 양은 다음 두 가지 속도를 측정할 수 있을 만큼 커야 한다.

ⓐ $R_{t,peak}$ – 피크 카운트 비율

ⓑ $R_{NEC.peak}$ – 피크 노이즈 등가 수율

이러한 목표를 달성하는 데 필요한 초기 활동에 대한 권장 사항은 제조업체에서 제공한다.

팬텀의 초기 활동은 보정된 선량 교정기에서 측정했을 때 팬텀에 주입된 활동에서 결정되어야 한다.

3) 소스 배포(Source distribution)

테스트 팬텀 라인 소스 인서트의 중앙 700±5 mm는 다음과 혼합된 워터 웰으로 채워져야 한다. 양끝에 밀봉된 방사능의 측정량이 선원은 활동 영역이 70 cm와 일치하도록 시험 팬텀의 구멍에 삽입되어야 한다. 팬텀의 길이 라인 소스가 있는 테스트 팬텀은 라인 소스 인서트가 위치하도록 제조자 및 회전자에서 제공하는 표준 환자 테이블에서 시작된다.

또, 가장 가까운 곳에 있으며(Fig. 4. 1 참조). 팬텀은 가로 및 축 시야에서 5 mm 이내로 중앙에 위치한다.

4) 데이터 수집(Data collection)

데이터는 방사성핵종 반감기, T1/2의 절반보다 더 빈번한 간격으로 수집해야 한다. 실제 이벤트 손실이 1.0 % 미만일 때까지 랜덤 비율은 실제 비율의 1.0 % 미만이다. 개별 획득의 지속 시간 $T_{acq,j}$는 T1/2의 1/4 미만이어야 한다. 획득은 완전히 단층 촬영이어야 한다. 따라서 회전 스캐너는 회전하여 완전한 기능을 제공해야 한다. 각 획득에 대해 균일한 각도 샘플링, 회전 스캐너의 경우 획득 시간 T_{acq}에는 검출기를 회전하는 데 필요한 시간이 포함되어야 한다.

합계 손실률과 무작위 비율 모두 실제 비율의 1.0 % 미만으로 충분한 통계를 획득하는 시스템 데드타임 손실을 정확하게 추정하는 것이 필수적이다. 각 획득에서 최소 500,000개의 프롬프트 수를 포함해야 한다. 또한 피크 카운트 비율 주변의 측정을 충분한 주파수로 수행하여 피크 비율이 다음과 같이 될 수 있도록 하는 것도 중요하다. 결심이 선결의 따라서 제조업체는 스캐너에 시작 활동, 획득 시간 및 획득 기간을 포함하는 프로토콜을 권장할 것으로 예상된다.

5) 데이터 처리(Data processing)

65 cm 이하의 축방향 시야를 가진 단층 촬영의 경우, 슬라이스 i의 각 획득 j에 대해 사이노그램이 생성되어야 한다. 축 시야가 65 cm 이상인 단층 촬영의 경우 중심 65 cm 내의 슬라이스에 대해 각 수집에 대해 사이노그램이 생성되어야 한다. 흔들림, 무작위, 산란, 데드 타임과 같은 검출기 움직임 또는 검출기 감도의 변화에 대한 수정이 없으며 감쇠계수를 측정에 적용해야한다. 무작위 이벤트의 실시간 감산을 수행해서는 안 된다.

사이노그램에는 수정 없이 스캐너의 총 획득 카운트가 포함되어야 한다. 즉, 사이노그램에는 참, 랜덤 및 산포 카운트가 포함되어야 한다. 또한 랜덤 속도를 직접 측정할 수 있는 용량이 있는 스캐너는 다음에서 이러한 측정을 사용하지 않을 수 있다. 아래에 자세히 설명되어 있는 랜덤 카운트 비율의 추정이다. 사선 사이노그램은 사이노그램의 카운트 수를 유지하면서 각 슬라이스에 대해 단일 사이노그램으로 축소된다. (단일 슬라이스 리빈에 의해)

4-4. 분석(ANALYSIS)

팬텀 중심에서 12 cm 이상 떨어진 곳에 위치한 획득 j의 각 사이노그램 i의 모든 픽셀은 0으로 설정되어야 한다. 사이노그램 내의 각 투영 각도 a에 대해 가장 큰 값을 가진 픽셀을 찾아 선원 반응의 중심 위치를 결정해야 한다.

각 투사를 픽셀은 포함하는 이동해야 한다. 최대값은 사이노그램의 중앙 픽셀과 정렬된다.

정렬 후 다음과 같은 합계 돌출부가 생성되어야 한다. 합 투영에서 픽셀은 합 투영에서 픽셀과 방사상 오프셋이 동일한 각 투영에서 픽셀의 합이다.

$$C(r)_{i,j} = \sum_{a} C(r - r_{\max}(\varphi), \varphi) LSUBi, j$$

ⓐ r은 투영의 픽셀 수,

ⓑ φ는 사이노그램의 투영 번호 (즉, 사이노그램 행)이고,

ⓒ $r_{\max}$ (a)는 투영 φ에서 최대값의 위치를 나타낸다.

사이노그램 중심에 있는 40 mm 폭 스트립 가장자리의 왼쪽 및 오른쪽 픽셀 강도인 $C_{L,i,j}$ 및 $C_{R,i}$ 카운트는 합 투영에서 얻어야 한다(Fig. 4. 2 참조). 투영의 중심 픽셀에서 ±20 mm의 픽셀 강도를 찾기 위해 선형 보간이 사용되어야 한다. 획득 j의 슬라이스에 대해 무작위 + 산란계 $C_{r+s,i,j}$의 수를 산출하기 위해, $C_{L,i,j}$와 $C_{R,i,j}$의 두 픽셀 강도 $C_{L,i,j}$의 평균은 40 mm 폭 스트립의 가장자리 사이의 분수 값을 포함한 픽셀 수와 스트립 밖의 픽셀 수에 곱해야 한다.

총 이벤트 수 $C_{TOT,i,j}$는 획득 j의 슬라이스 i에 대한 합 투영값의 모든 픽셀의 합계이다.

각 획득 j에 대한 평균 활동 $A_{ave,j}$를 계산해야 한다(Section 1.2 참조).

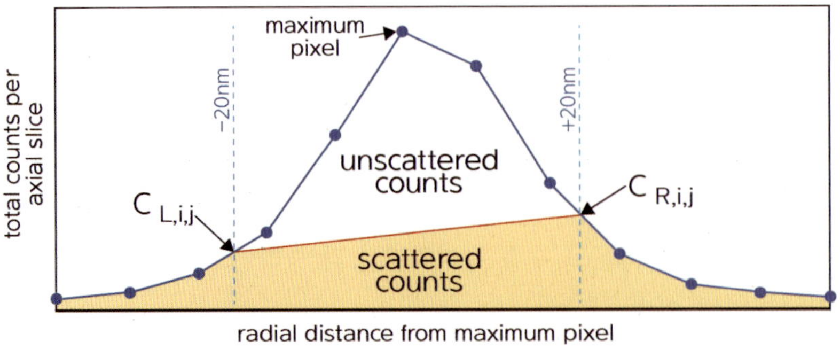

Fig. 4.2 40 mm 스트립 내외부 배경계수 통합

1) 분산 비율(Scatter fraction)

실속률 1.0 % 미만의 무작위 비율과 합계 손실률을 갖는 시퀀스의 최종 획득 j^2를 사용하여 산란율을 결정해야 한다. 이러한 취득의 경우, $C_{r+s,i,j'}$는 무시할 만한 수의 무작위 카운트를 가지며 산란 카운트로만 구성되며, 마찬가지로 $C_{TOT,i,j'}$도 실제와 산란 카운트로만 구성되는 것을 가정한다.

각 슬라이스에 대한 산란분 SF_i는 낮은 활성 획득을 합산하여 다음과 같이 계산된다.

$$SF_i = \frac{\sum_j C_{r+s,i,j'}}{\sum_j C_{TOT,i,j'}}$$

시스템 산란 분율 SF는 다음과 같이 SF_i 값의 가중 평균으로 계산된다.

$$SF = \frac{\sum_i \sum_j C_{r+s,i,j'}}{\sum_i \sum_j C_{TOT,i,j'}}$$

2) 총 사건 비율 측정(Total event rate measurement)

각 획득 j에 대해 각 슬라이스에 대한 총 이벤트 속도 $R_{TOT,i,j}$는 다음과 같이 계산된다.

$$R_{TOT,i,j} = \frac{C_{TOT,i,j}}{T_{acq,j}}$$

여기서 $T_{acq,j}$는 획득 시간된다. 시스템 총 이벤트 속도 $R_{TOT,j}$는 모든 슬라이스에 대한 $R_{TOT,i,j}$의 합으로 계산된다.

3) 실제 사건 속도 측정(True event rate measurement)

각 획득 j에 대해 각 슬라이스 i에 대한 랜덤 사건 발생률 $R_{r,i,j}$는 다음과 같이 계산된다.

$$R_{t,i,j} = \frac{(C_{TOT,i,j} - C_{r+s,i,j})}{T_{acq,j}}$$

여기서 $T_{acq,j}$는 획득 시간이다. 시스템 참 이벤트 속도 $R_{t,j}$는 모든 슬라이스에 대한 $R_{t,i,j}$의 합으로 계산된다.

4) 임의 사건 속도 측정(Random event rate measurement)

각 획득 j에 대해 각 슬라이스 i에 대한 랜덤 사건 발생률 $R_{r,i,j}$는 다음과 같이 계산된다.

$$R_{r,i,j} = R_{TOT,i,j} - (\frac{R_{t,i,j}}{1-SF_i})$$

시스템 무작위 사건 비율 $R_{r,j}$는 모든 슬라이스 i에 대한 $R_{r,i,j}$의 합으로 계산된다.

5) 분산 사건 속도 측정(Scatter event rate measurement)

각 획득 j에 대해 각 슬라이스에 대한 산포 이벤트 비율 $R_{s,i,j}$는 다음과 같이 계산된다.

$$\mathrm{R}_{s,i,j} = (\frac{SF_i}{1-SF_i})R_{t,i,j}$$

시스템 산란 이벤트 비율 $R_{s,j}$는 모든 슬라이스에 대한 $R_{s,i,j}$의 합으로 계산된다.

6) 노이즈 등가 계수율 측정(Noise equivalent count rate measurement)

각 획득 j에 대해 직접 랜덤 감산을 수행하는 시스템을 제외한 모든 시스템에서 각 슬라이스에 대한 노이즈 등가 계수율 $R_{NEC,i,j}$은 다음과 같이 계산된다.

$$R_{NEC,i,j} = \frac{R_{t,i,j}^2}{R_{TOTi,j}}$$

대신 직접 랜덤 감산을 사용하는 시스템은 각 슬라이스에 대해 $R_{NEC,i,j}$를 다음과 같이 계산해야한다.

$$R_{NEC,i,j} = \frac{R_{t,i,j}^2}{R_{TOTi,j} + R_{r,i,j}}$$

시스템 노이즈 등가 카운트 비율 $R_{NEC,j}$는 모든 슬라이스에 대한 $R_{NEC,i,j}$의 합으로 계산된다.

4-5. 결과(REPORT)

1) 카운트 비율 구성(Count rate plot)

시스템의 경우, 볼륨 V가 있는 Section 1.2에 정의된 바와 같이 평균 유효 방사능 농도 $a_{ave,j}$의 함수로 다음 5개 양을 표시하십시오. 원통형 팬텀의 총 볼륨(22,000 cm^3):

ⓐ $R_{t,j}$ - 시스템 진정한 사건 속도

ⓑ $R_{r,j}$ - 시스템 임의 사건 속도

ⓒ $R_{s,j}$ - 시스템 분산 사건 속도

ⓓ $R_{NEC,j}$ - 시스템 소음 등가 수율

ⓔ $R_{TOT,j}$- 시스템 총 사건 비율

2) 피크 카운트 값(Peak count values)

위의 파생된 값보고

ⓐ $R_{t,peak}$ - 피크 트루 카운트 비율

ⓑ $R_{NEC,peak}$, 피크 - 피크 노이즈 등가 수율

ⓒ $a_{t,peak}$ - $RLSUBt,peak$에 도달하는 활동 농도

ⓓ $a_{NEC,peak}$, 피크 - $R_{NEC,peak}$에 도달하는 활동 농도

3) 시스템 산란 비율(System scatter fraction)

SF 값을 보고한다.

Section 5.
감도
SENSITIVITY

5-1. 일반(GENERAL)

양전자 방출 단층계의 감도는 주어진 소스 강도에 대해 실제 우연 사건이 감지되는 초당 카운트 수로 표현된다. 방출된 양전자가 전멸하고 한 쌍의 감마선을 만들기 때문에 상당한 양의 물질이 전멸을 보장하기 위해 선원을 둘러싸야 한다. 이 주변 물질은 또한 생성된 감마선을 감쇠시킨다. 감쇠 프리 측정에 도달하기 위해 감쇠를 방해하지 않고 측정을 금지한다. 일련의 측정은 알려진 흡수체에 둘러싸인 균일한 라인 소스를 사용하여 이루어진다. 이 측정값을 통해 흡수기가 없는 감도는 추론할 수 있다.

이 측정 기법은 Bailey, D.L., Jones, T., and Spinks, T.J., A Method for Measuring the Absolute Sensitivity of Positron Emission Tomographic Scanners, Eur J Nucl Med, 18: 374-379, 1991.에서 설명한 작업에 기초하고 있으며, 포지트론 방출 단층 촬영의 절대 감도를 측정하는 방법에 기초하고 있다.

5-2. 목적(PURPOSE)

이 절차의 목적은 양전자를 탐지하는 스캐너의 민감도 또는 능력을 측정하는 것이다.

5-3. 방법(METHOD)

이 측정에 필요한 테스트 장비는 Fig. 5. 1에 표시된 감도 팬텀이다.

1) 기호(Symbols)

누적 슬리브 벽 두께(X) - 감도 측정에 사용되는 금속 슬리브 벽의 결합된 두께.

감쇠 계수(μ) - 광자가 할 가능성에 대한 측도

재료를 통과하는 동안 상호 거리 단위로 표현되는 상호 작용을 겪는다. (예: mm^{-1})

감도(S) - 우연의 일치율의 척도는 계수율 손실이 무시할 수 있는 낮은 활동 수준의 한계에서 방사능 선원의 존재에서 검출된다.

ⓐ S_i - 슬라이스 i의 감도

ⓑ S_{tot} - 총 시스템 감도

2) 방사성핵종(Radionuclide)

이러한 측정에 사용되는 방사성핵종은 ^{18}F이어야 한다. 사용된 활동은 계산 손실이 1 % 미만일 정도로 충분히 낮아야 한다. 랜덤 사건 발생률이 실제 비율의 5 % 미만이다.

팬텀의 초기 활동은 선량 교정기의 측정에 의해 결정되어야 한다.

3) 소스 배포(Source distribution)

700±5 mm의 플라스틱 튜브 부분은 물로 채워지고 측정된 방사능 양과 잘 혼합되어 양쪽 끝에 밀봉되어야 한다. 이 활동(A_{cal} in MBq)과 검사 시간(T_{cal})을 기록해야 한다. 팬텀이 단층 촬영기의 축과 정렬된 가로축 시야의 중앙에 매달려 있다. 모든 지지 메커니즘이 시야 외부에 있도록 한다.

4) 데이터 수집(Data Collection)

데이터는 조각당 최소 10,000개의 참이 수집되도록 일정 기간 동안 수집된다. 단일 슬라이스 리바닝은 LOR가 스캐너 축을 가로지르는 영상 슬라이스에 사선 반응 라인(LOR)의 카운트를 할당하는 데 사용해야 한다. 측정 시간 T_1은 지속 시간, T_{acq} 및 수집된 카운트 수와 함께 기록된다. 스캐너의 경우의 탐지기 완전한 단층 촬영의 데이터 집합으로 이동해야 한다는 이번 인수에 시간 T_{acq} 시간을 탐지기 움직이게 필요할 포함해야 한다. 속도 $R_{1,i}$는 초당 카운트 단위로 슬라이스에서 수집된 카운트를 지속 시간으로 나누어 결정해야 한다. 연속해서 네 개의 슬리브가 팬텀에 추가되고 측정이 반복되어 T_j에 대한 값을 기록한다. 각 측정마다 $R_{j,i}$를 입력한다.

다른 방사형 위치에서 감도를 평가하기 위해 앞 단락에서 설명한 프로세스를 반복해야 한다. 가로축 시야의 중심에서 반경 10 cm로 간격을 띄운다.

5-4. 계산 및 분석(CALCULATIONS AND ANALYSIS)

1) 시스템 감도(System Sensitivity)

각 5개의 슬리브와 관련된 측정과 각 슬라이스에 대해 동위원소 붕괴의 계수율을 다음 공식으로 교정한다.

$$R_{CORR,j,i} = R_{j,i} \cdot 2^{(T_j - T_{cal})} / T_{1/2}$$

동위원소 붕괴가 보정되면 각 $R_{COR,j,i}$를 합하여 $R_{COR,j}$를 계산한다. 그후, 회귀 분석을 사용하여 데이터를 다음 방정식에 적합시킨다.

$$R_{CORR,j} = R_{CORR,0} \cdot \exp(-\mu_M \cdot 2 \cdot X_j)$$

여기서 $R_{COR,0}$ 및 μ_M은 알 수 없는 것이고 X_j는 누적된 슬리브 벽 두께를 나타낸다. $R_{COR,0}$이라는 용어는 감쇠가 없는 카운트 비율을 나타낸다. 금속의 감쇠 값 μ_M은 산란 방사선의 소량을 보상하기 위해 변동될 수 있다.

단층 촬영 센터에서 오프셋 10 cm에서 수행한 감도 측정에 대해서도 동일한 절차를 따라야 한다.

시스템 감도는 다음 공식으로 계산해야 한다.

$$S_{tot} = \frac{R_{CORR,0}}{A_{cal}}$$

2) 축 감도 프로파일(Axial Sensitivity Profile)

0 cm 방사상 오프셋에서 가장 작은 튜브 $C_{1,plane}$에 대해 수집된 데이터를 사용하여 각 슬라이스에 대한 감도를 다음과 같이 계산한다.

$$S_j = \frac{R_{CORR,1,i}}{R_{CORR,1}} \cdot S_{tot}$$

5-5. 결과(REPORT)

Count/sec/MBq의 각 방사형 오프셋에 대한 감도를 보고한다. 또한 각 조각에 대해 Si, 감도를 표시하여 축방향 감도 프로파일을 보고한다. 시스템 감도와 축 감도 프로파일을 모두 보고해야 한다.

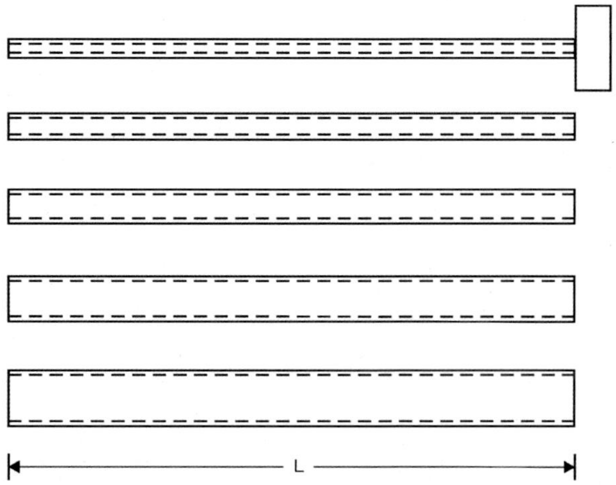

Tube Number	Inside Diameter (mm)	Outside Diameter (mm)	Length L (mm)
1	3.9	6.4	700
2	7.0	9.5	700
3	10.2	12.7	700
4	13.4	15.9	700
5	16.6	19.1	700

Fig. 5.1 감도 측정 팬텀

Section 6.
정확성 : 손실 및 임의 수에 대한 수정
ACCURACY: CORRECTIONS FOR COUNT LOSSES AND RANDOMS

6-1. 일반(GENERAL)

매우 다양한 조건에서 소스 활동 분포의 정량적 측정을 달성하기 위해, 양전자 방출 단층 촬영은 일반적으로 데드타임을 보상할 수 있는 기능을 가지고 있다. 손실과 우발적 사건 이러한 수정의 정확성은, 특히 임상 영상에서 발견된 가장 높은 카운트 비율에서, 단층 촬영에서 보고되는 편향에 의해 반영된다. 다음 테스트는 단순한 활동 분포를 사용하며 다양한 영상 조건을 명확하게 나타내지 않는다. 그러나 그러한 시험은 상당한 시간이 필요하다. 많은 양의 방사능을 취급해야 하며 이를 처리해야 한다.

6-2. 목적(PURPOSE)

이 절차의 목적은 영상에서 데드타임 손실 및 무작위 이벤트 수에 대한 수정의 정확도를 측정하는 것이다.

6-3. 방법(METHOD)

무작위 비율과 데드 타임 손실의 측정을 위해 획득한 4.3절의 테스트 팬텀 데이터는 데드 타임 손실 및 랜덤 감산에 대한 보정 후 카운트 비율의 순오차를 측정하는 데도 사용할 수 있다.

이 비교는 보정된 실제 카운트 비율과 낮은 카운트 비율 데이터에서 외삽된 기대 카운트 비율 간의 비교이다. 데드 타임 및 랜덤의 오류는 다음과 같이 가정된다. 낮은 세율로 모든 수정 사항을 적용해야 한다.

1) 기호(Symbols)

상대 계수율 오차(Δr) - 기대 계수율과 측정된 계수 비율 간의 차이로, 기대 비율의 백분율로 표시된다.

2) 방사성 핵종(Radionuclide)

이 측정에 사용되는 방사성핵종은 $FLSUP18$이어야 한다. 방사능의 양은 다음과 같아야 한다.

실제 사건 발생률이 50 % 데드타임 손실 값에 도달하고 다음 두 가지 비율을 측정할 수 있을 정도로 충분히 크다.

ⓐ $R_{t,peak}$ - 최대 실제 카운트 속도

ⓑ $R_{NEC,peak}$- 피크 노이즈 등가 계수율

이러한 목표를 달성하는 데 필요한 초기 활동에 대한 권장 사항은 제조업체에서 제공한다.

팬텀의 초기 활동은 팬텀에 주입된 활동에서 결정되어야 한다. 보정된 선량 교정기에서 측정한 대로이다.

3) 소스 배포(Source Distribution)

시험 팬텀 라인 인서트의 중심 700±5 mm는 물로 채워지고 측정된 방사능 양과 잘 혼합되어 양쪽 끝에 밀봉되어야 한다. 이 선원은 다음과 같아야 한다. 활동 영역이 팬텀의 70 cm 길이와 일치하도록 테스트 팬텀의 구멍에 삽입한다. 라인 소스가 있는 테스트 팬텀은 제조업체에서 제공하는 표준 환자 테이블에 장착되고 라인 소스 인서트가 환자 침대와 가장 가까운 위치에 오도록 회전된다. 팬텀은 가로 및 축 시야의 중앙에 위치한다.

4) 데이터 수집(Data Collection)

데이터는 실제 사건의 총 손실률이 총량의 1.0 % 미만이고 무작위 비율이 다음보다 작을 때까지 방사성핵종 반감기 $T_{1/2}$보다 더 빈번한 간격으로 수집해야 한다. 실제 비율의 1.0 %이다. 개별 획득의 지속시간 $T_{acq,j}$는 T1/2의 1/4 미만이어야 한다. 획득은 완전 단층 촬영이어야 한다. 따라서 회전 스캐너는 각 획득에 대해 완전하고 균일한 각도 샘플링을 제공하기 위해 회전해야 한다.

합계 손실률과 무작위 비율 모두 실제 비율의 1.0 % 미만으로 충분한 통계를 획득하는 시스템 데드타임 손실을 정확하게 추정하는 것이 필수적이다. 획득할 때는 최소 500,000개의 프롬프트 수를 포함해야 한다. 이에 따라 제조업체들이 추천할 것으로 예상된다.

그들의 스캐너에 대한 규약서 에는 시작 활동, 획득 시간 및 기간이 포함한다.

5) 데이터 처리(Data Processing)

축 방향 시야가 65 cm 이하인 단층 촬영의 경우 모든 슬라이스를 재구성해야 한다. 65 cm 이상의 축 방향 시야를 가진 단층 촬영의 경우 중심 65 cm의 슬라이스만 재구성해야 한다.

데이터에 무작위 및 데드타임 보정을 적용해야 한다. 표준 수단을 사용하여 영상을 재구성해야 하며, 해당 방법을 보고해야 한다.

6-4. 분석(ANALYSIS)

모든 분석은 각각의 재구성된 영상 i에 대해 수행되어야 한다. 각 획득 j에 대한 평균 활동 $A_{ave,j}$를 계산해야 한다(Section 1.2 참조). 각 획득 j에 대한 평균 유효 활동 농도 $a_{eff,j}$는 $A_{ave,j}$를 시험 팬텀의 부피(22,000 cm^3)로 나누어 계산해야 한다.

각 슬라이스 i에 대해 재구성된 영상에는 관심 영역인 원형 ROI가 그려져야 한다(라인 소스를 중심으로 하지 않음). 각 슬라이스 i 및 획득 j에 대한 참 카운트 $C_{ROI,i,j}$의 수를 측정해야 한다. $R_{ROI,i,j}$의 실제 비율을 계산한다.

$$R_{ROI,i,j} = \frac{C_{ROIi,j}}{T_{acq,j}}$$

각 슬라이스 i에 대해, 데드타임 손실이나 랜덤이 없다면 획득 j에 대해 얻었을 외삽된 참 계수율 $R_{Extr,i,j}$를 계산한다. 의 영향을 최소화하기 위해 통계, $R_{Extr,i,j}$는 다음 방정식으로 구해야 한다.

$$R_{Extr,i,j} = \frac{A_{ave,j}}{3}\sum_{k=1}^{3}\frac{R_{ROI,i,k}}{A_{ave,k}}$$

여기서 k=1은 활동이 가장 낮은 수집이다.

각 획득 j의 각 슬라이스 i에 대해 상대 계수율 오류 $\triangle r_{i,j}$ 백분율 단위는 다음 방정식으로 계산해야 한다.

$$\triangle r_{i,j} = 100\left(\frac{R_{ROI,i,j}}{R_{Extr,i,j}} - 1\right)\%$$

6-5. 결과(REPORT)

각 슬라이스에 대해 $\triangle r_{i,j}$ 및 $a_{eff,j}$ 값을 표로 표시한다. 선형 그래픽 축을 선택하는 $\triangle r_{i,j}$ 대 $a_{eff,j'}$의 슬라이스 중 가장 높은 값과 가장 낮은 값의 그래프를 표시한다. 데이터 점을 결합하여 진정한 연속 곡선을 형성할 수 있다.

Section 4.5.2에서 결정한 대로 $a_{NEC,peak}$ 이하 활동 값에서 편향의 최대값을 보고한다.

Section 7.
이미지 품질, 주의력 및 스캐터 정확도 수정
IMAGE QUALITY, ACCURACY OF ATTENUATION AND SCATTER CORRECTIONS

7-1. 일반(GENERAL)

시스템 성능의 다양한 측면의 복잡한 상호 작용 때문에, 다른 이미지 품질을 비교할 수 있는 것이 바람직하다. 표준화된 영상촬영 상황을 위한 영상촬영 시스템은 임상 영상 상태를 모의 시험한다. 방사선제약의 섭취와 환자의 크기와 형태에 따른 변화로 인해 팬텀을 사용하여 임상 영상 조건을 모의 시험하는 것은 어렵다. 이러한 이유 때문에 단일 팬텀 스터디의 결과는 다음과 같이만 가능하다. 특정 영상 상황에 대한 영상 회질을 나타낸다.

7-2. 목적(PURPOSE)

이 측정의 목적은 고온 및 저온 병변을 모두 포함하는 전체 신체 영상 연구에서 얻은 영상을 모의 시험하는 것이다. 서로 다른 직경의 구가 이미징되며 균일하지 않은 감쇠가 있는 모의 시험된 차체 팬텀에서, 스캐너 외부에도 활동이 존재한다. 영상 화질을 측정하는 척도로 열구와 냉구에 대한 영상 대비 및 신호 대 잡음비가 사용된다. 또한 감쇠 및 산란 보정의 정확도는 이 측정에서 결정된다.

7-3. 방법(METHOD)

1) 기호(Symbols)

대비 (Q_{XXX}) - 열소에서 구의 대비 :

ⓐ Q_H - 열구 대비

ⓑ Q_C - 냉구 대비

배경 가변성 (N_{XXX}) - 이미지 품질 측정의 일부로 사용 :

ⓐ N_j - 이미지 볼륨에서 크기 j의 모든 ROI에 대한 변동 계수

상대 카운트 오류(DC) — 기대 카운트와 측정된 카운트 간의 차이를 백분율로 표시 :

ⓐ ΔC_{lung} - 폐 삽입물의 상대 오차

표준 편차 (SD_{XXX}) - 배경 변동성 측정의 일부로 사용

ⓐ SD_j - 모든 ROI에 대한 표준 편차
이미지 볼륨의 크기 j

2) 방사성 핵종(Radionuclide)

이 측정을 위한 방사성핵종은 ^{18}F이어야 한다. 팬텀의 배경 활동 농도는 영상촬영 시작 시 보정된 +/-5 % 이내에서 5.3 kBq/cc(0.14 mCi/cc)여야 한다. 이 활동 농도는 70,000 cc당 370 MBq(10 mCi)에 해당하며, 이는 총 신체 연구에 대한 일반적인 주입 선량이다. 제조사에서 총 차체에 대해 주입된 활성이 낮다고 제안할 경우 영상촬영, 해당 낮은 배경 활동 농도를 이 연구에 사용할 수 있다. 사용된 배경 활동 농도 및 총체 영상촬영을 위한 제조자의 권장 주입량을 보고해야 한다. 저온 병변은 방사능이 함유된 물로 채워야 한다. 뜨거운 병변은 배경의 N배 농도로 채워야 한다. 여기서 N = 4와 8이다. 테스트 팬텀의 라인 선원은 배경 활동 농도와 동일한 유효 활동 "농도"를 산출하기 위해 $FLSUP$18의 116 MBq(3.08 mCi)로 채워야 한다. 팬텀에 저배경 활동이 사용되는 경우, 해당 저배경 활동이 다음에서 사용되어야 한다. 라인 소스도 마찬가지이다.

3) 소스 배포(Source Distribution)

이미징 팬텀은 네 부분으로 구성된다.

ⓐ 내부 길이가 최소 180 mm인 바디 팬텀 (그림과 같은 단면) Fig. 7. 1;
ⓑ 벽이 있는 내부 직경이 10, 13, 17, 22, 28 및 37 mm인 6 개의 채울 수 있는 구 두께 1 mm 이하 (Fig. 7. 2)
ⓒ 폐의 감쇠를 모의 시험하기 위해 평균 밀도가 0.30±0.10 g/cc, 외부 직경 50±2 mm 인 낮은 원자 번호로 채워진 원통형 삽입물은 벽 두께가 4 mm 미만이다. 즉 본체 팬텀 내부의 중앙에 있고 팬텀의 전체 축 방향 범위를 통해 확장된다.
ⓓ Scatter Fraction에 사용되는 테스트 팬텀 (고체 폴리에틸렌 실린더의 라인 소스), 계수 손실 및 임의 측정은 Section 4에 설명되어 있다.

부품 (a), (b) 및 (c)는 IEC Publication 61675-1, Radionuclide Imaging Devices - 특성 및 테스트 조건. 1 부 : Positron Emission Tomographs, 1998.을 묘사한다.

가장 큰 두 개의 구(28 mm 및 37 mm)는 저온 병변 영상촬영을 위한 물로 채워야 한다. 열병변 영상촬영을 위한 ^{18}F의 가장 작은 구(10 mm, 13 mm, 17 mm, 22 mm) 4개이다. 구체의 중심은 동일한 가로 슬라이스에 축 방향으로 배치되도록 차체 팬텀 엔드 플 비율에서 68 mm 떨어져 있어야 한다. 구체의 횡방향 위치는 구체의 중심이 팬텀 중심으로부터 반경 5.72 cm에 위치하도록 해야 한다. Fig. 7. 2와 같이. 17 mm 직경의 구는 팬텀의 수평 축을 따라 위치해야 한다.

차체 팬텀은 배경 활동 농도로 채워지고 이미지 테이블 위에 놓여야 한다. 몸체 팬텀은 구체의 중심이 스캐너의 중간 슬라이스에 오도록 스캐너에 축 방향으로 배치되어야 하며 팬텀의 중심이 스캐너의 중앙에 오도록 가로 방향으로 배치되어야 한다. 팬텀은 구체의 중심을 통과하는 평면이 팬텀 범위 전체에 걸쳐 3 mm 이내에 스캐너의 중간 슬라이스와 평행하도록 정렬되어야 한다. 시험 팬텀의 라인 선원의 700±5 mm 길이에는 ^{18}F를 채우고 시험 팬텀의 6.4 mm 구멍을 통과해야 한다. 그런 다음 스캐너를 넘어 확장되는 활동의 임상적 상황을 근사하게 하기 위해 시험 팬텀을 신체 팬텀의 머리끝에 배치해야 한다.

4) 데이터 수집(Data Collection)

데이터 획득 시간은 침대가 총체 연구에서 위치 간에 변환되는 축 거리를 고려하여 결정해야 한다(일반적으로 스캐너의 축 시야보다 작음). 모의 시험 중인 총 축 영상 거리이다. 영상촬영 시간은 60분 이내에 총 몸체 스캔, 총 100 cm 축 상 거리를 모의 시험하도록 설정해야 한다. 이 시간에는 각 침대 위치에서 감쇠 보정이 수행된다고 가정한 방출 영상 및 전송 영상 시간이 모두 포함되어야 한다. 배출 및 전송 스캔 $T_{T,E}$의 총 스캔 시간은 다음과 같이 계산된다.

$$T_{T,E} = \frac{60\,\mathrm{min}}{dist} \times axial\ step$$

여기서 dist = 100 cm, axial step은 침대가 전체 차체 스터디에서 위치 간에 이동하는 거리이다. 이 시간에는 방출 및 전송 스캔 시간뿐만 아니라 모든 전환 시간(예: 전송 소스를 이동하거나 데이터를 업로드 하는 경우)이 포함되어야 한다.

영상촬영 시간이 길어지거나 총 영상촬영 거리가 줄어들도록 영상촬영 시간을 늘릴 경우 추가 측정을 수행할 수 있다. 특히, 60분 이내에 총 50 cm의 축 영상 거리에 해당하는 영상 시간을 선택할 수 있다. 실제 방출 및 전송 영상 시간뿐만 아니라 모의 시험되는 총 축 영상 거리도 보고해야 한다. 검색의 카운트가 제한적이므로 결과의 신뢰성을 높이기 위해 복제 검색 3개를 획득하는 것이 좋다. 동일한 수의 이벤트를 획득하기 위해 후속 복제 검색 기간을 물리적 붕괴에 맞게 조정해야 한다.

5) 데이터 처리(Data Processing)

모든 슬라이스는 사용 가능한 모든 보정을 데이터에 적용하여 재구성해야 한다. 영상은 다음과 같이 전신 연구에 대해 표준 파라미터(예: 영상 매트릭스 크기, 픽셀 크기, 슬라이스 두께, 재구성 알고리즘, 필터 또는 적용된 기타 평활)를 사용하여 재구성해야 한다. 제조업체에서 권장하는 사항. 이러한 재구성 파라미터를 보고해야 한다.

7-4. 분석(ANALYSIS)

1) 이미지 품질(Image Quality)

분석에 차가운 구와 뜨거운 구를 중심으로 한 가로 영상이 사용되어야 한다. 모든 구에 동일한 슬라이스를 사용해야 한다. 관심 영역(ROI)은 각 고온 및 저온 구에 그려야 한다.

원형 ROI는 측정할 구의 내경에 가능한 한 가까운 직경으로 사용해야 한다. ROI 분석 도구는 부분 픽셀을 고려해야 하며 1 mm 이하의 단위로 ROI를 이동할 수도 있다.

고온 및 저온 구에 그려진 ROI와 동일한 크기의 ROI는 구를 중심으로 한 슬라이스의 팬텀 배경에 그려야 한다. 팬텀 가장자리에서 15 mm 떨어진 거리에서 12개의 37 mm 직경의 ROI를 배경 전체에 그려야 한다. 단, 구에 15 mm 이상 근접하지 않는다(Fig. 7. 3 참조). 크기가 작은(10, 13, 17, 22 및 28 mm) ROI는 37 mm 배경 ROI에 맞춰 동심원하게 그려야 한다. 또한 ROI는 중심 슬라이스의 양쪽에서 +/−1 cm 및 +/−2 cm에 가능한 가깝게 슬라이스에 그려야 한다. 따라서 각 크기의 총 60개의 배경 ROI(각 5개의 슬라이스에 12개의 ROI)가 그려져야 한다. 모든 ROI의 위치는 연속 측정(예: 복제 스캔) 사이에 고정되어야 한다. 각 배경 ROI의 평균 카운트를 기록해야 한다. 분석에 차가운 구와 뜨거운 구를 중심으로 한 $Q_{H,j}$ 가로 방향 영상이 사용되어야 한다. 모든 구에 동일한 슬라이스를 사용해야 한다. 관심 영역(ROI)은 각 고온 및 저온 구에 그려야 한다. 원형 ROI는 측정할 구의 내경에 가능한 한 가까운 직경으로 사용해야 한다. ROI 분석 도구는 부분 픽셀을 고려해야 하며 1 mm 이하의 단위로 ROI를 이동할 수도 있다.

$$Q_{H,j} = \frac{C_{H,j}/C_{B,j} - 1}{a_H/a_B - 1} \cdot 100\%$$

ⓐ $C_{H,j}$는 구 j에 대한 ROI의 평균 개수이다.

ⓑ $C_{B,j}$는 구 j에 대한 배경 ROI 수의 평균이다.

ⓒ a_H는 뜨거운 구체의 활동 농도이며

ⓓ a_B는 백그라운드의 활동 농도이다.

각 냉구 j에 대한 대비 백분율 $Q_{C,j}$는 다음과 같이 계산된다.

$$Q_{C,j} = (1 - \frac{C_{C,j}}{C_{B,j}}) \cdot 100\%$$

ⓐ $C_{C,j}$는 구 j에 대한 ROI의 평균 개수이다.

ⓑ $C_{B,j}$는 구 j에 대한 배경 ROI 수의 평균이다.

구 j에 대한 백분율 배경 변동 N_j는 다음과 같이 계산된다.

$$N_j = \frac{SD_j}{C_{B,j}} \cdot 100\%$$

여기서 SD_j는 다음과 같이 계산되는 구 j에 대한 배경 ROI 카운트의 표준 편차이다.

$$SD_j = \sqrt{\sum_{k=1}^{K} (C_{B,j,k} - C_{B,j})^2 / (k-1)}, K = 60$$

2) 감쇠 및 산란 보정 정확도(Accuracy of Attenuation and Scatter Corrections)

직경 30±2 mm의 원형 ROI는 폐 삽입물 중앙에 위치해야 한다. 각 슬라이스 i에 대한 ROI(Clung,i) 내에 평균 픽셀 값을 기록한다. 직경 30±2 mm의 원형 배경 ROI 12개를 Section 7.4.1의 배경 ROI에 대해 지정한 위치의 각 슬라이스에 배치해야 한다. 각 슬리이스 i에 대한 ROI(CB,i) 내에 평균 픽셀 값을 기록한다.

산란 및 감쇠 교정에서 잔류 오차를 측정하기 위해 각 슬라이스에 대한 상대 오차 $\Delta C_{lung,i}$는 다음과 같이 계산해야 한다.

$$\Delta C_{lung,i} = \frac{C_{lung,i}}{C_{B,i}} \cdot 100\%$$

ⓐ $C_{lung,i}$는 폐 삽입 ROI의 평균 개수이다.

ⓑ $C_{B,i}$는 이미지 품질을 위해 그려진 60 개의 37 mm 배경 ROI의 평균이다.

7-5. 보고(REPORT)

다음 항목이 보고된다.

ⓐ 팬텀을 채우는 데 사용되는 배경 농도 및 전체 신체 연구에 대한 제조업체의 권장 주입 용량

ⓑ 방출 영상촬영 시간, 전송 영상촬영 시간, Axial 스텝 크기 및 모의 시험된 총 Axial 영상촬영 거리를 포함한 획득 파라미터.

ⓒ 횡축 방향과 축 방향 모두에 적용되는 재구성 필터 및 기타 평활화 및 적용되는 모든 수정(예: 산란, 무작위, 감쇠, 데드타임, 붕괴, 정규화), 픽셀 크기, 이미지 매트릭스 크기 및 슬라이스 두께를 포함한 재구성 방법.

ⓓ 각 구 크기 및 농도 비율 모두에 대한 대비 및 배경 변동률(%)
반복실험 스캔을 획득한 경우 반복실험에 대한 백분율 대비 및 백분율 배경 변동의 평균 및 SD가 보고되어야 한다.

ⓔ 각 슬라이스에 대한 $DC_{lung,i}$의 값이다. 이러한 오류의 평균도 보고해야 한다.

ⓕ 각 활동 비율 이미지에 대해, 모든 구의 중심을 통과하는 횡단 영상과 17 mm 구의 중심을 통과하는 관상 영상.

각 스캔 조건 세트(즉, N 및 축 스캔 길이 값)에 대해 (b), (d), (f) 항목을 보고해야 한다.

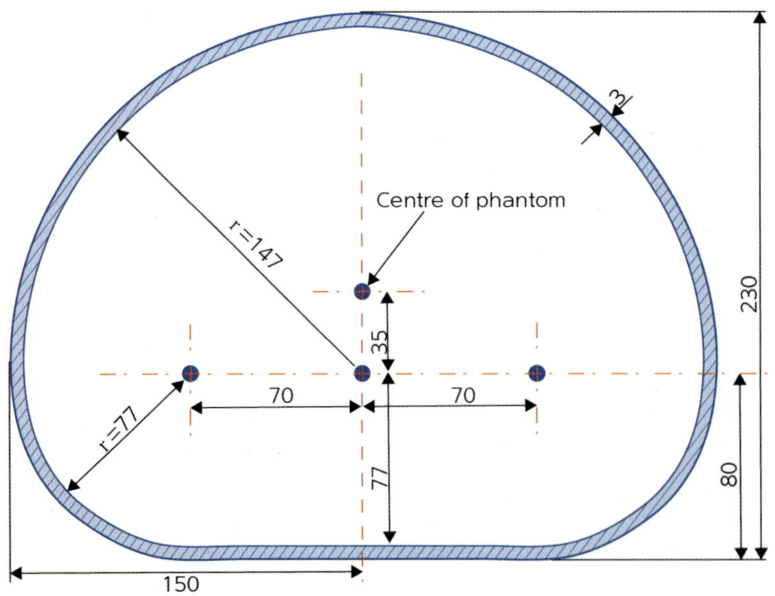

Fig. 7.1 바디 팬텀의 횡단면
모든 치수는 밀리미터 단위이며 ±1 mm 이내에 있어야 한다. 팬텀 소재는 폴리메틸메타크릴비율이다. (IEC 표준 61675-1의 경우, 허가와 함께 사용)

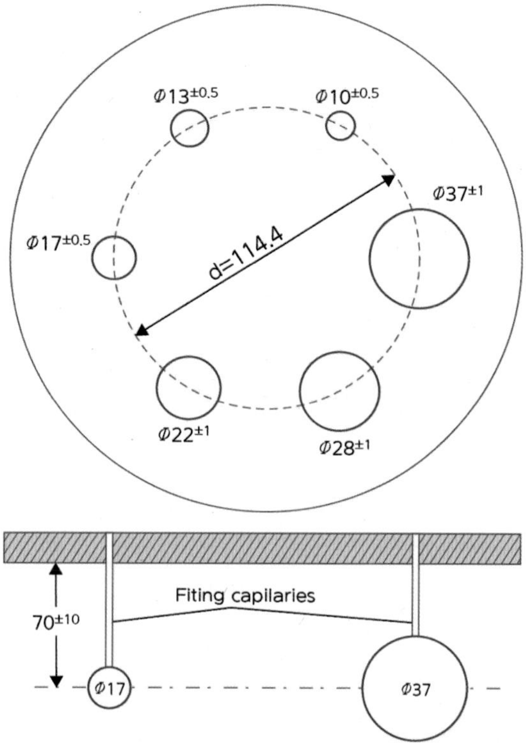

Fig. 7.2 빈 구가 있는 팬텀 삽입

주어진 모든 직경은 내경이다. 구체의 벽 두께는 1 mm 이하이어야 한다. 구체의 중심은 설치판의 내부 표면으로부터 70±10 mm 떨어져 있어야 하며, 따라서 모두 동일한 가로 슬라이스에 축 방향으로 있어야 한다. 팬텀 소재는 폴리메틸메타크릴비율(polymethylmetachylate)이지만 구체는 유리로 만들 수 있다. (IEC 표준 61675-1; 허가와 함께 사용)

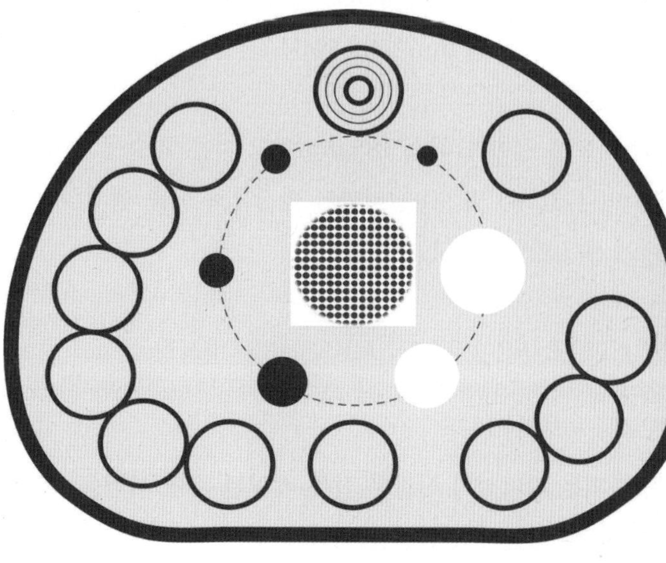

Fig. 7.3 이미지 품질 분석을 위한 배경 관심 영역

관심 영역(ROI)을 구에 그려야 한다. ROI의 직경은 가능한 한 구의 물리적 내부 직경과 가까워야 한다. 또한 각 크기의 ROI 12개를 배경에 그려야 한다.

부록.
NU 2-1994 산란분수 및 계수율 검정
NU 2-1994 SCATTER FRACTION AND COUNT RATE TESTS

본 표준 간행물에 기술된 측정은 종양학 응용을 위한 전신 이미징에 중점을 두고 설계되었다. 따라서 이러한 측정은 뇌 영상 애플리케이션에서 양전자 방출 단층 촬영의 성능을 정확하게 나타내지 못할 수 있다. NU 2-1994와의 일관성을 유지하기 위해, NU2-1994의 산란분율 시험 및 계수율 시험을 원래 NEMA 팬텀을 사용하여 수행할 것을 제안한다. (지름 20 cm x 길이 19 cm), 그리고 현재 표준의 새로운 시험도 추가한다. 일반적으로 원래(작은) 팬텀은 업데이트된 표준에 사용된 새(큰) 팬텀보다 높은 카운트 속도와 낮은 산란율을 산출한다. 두 팬텀 모두 환자 연구의 정확한 성능을 예측할 수 없다. 그러나 팬텀이 작을수록 뇌 연구의 성능을 더 잘 예측하는 경향이 있는 반면, 큰 팬텀은 전신 연구의 성능을 더 잘 예측하는 경향이 있다. 이는 특히 축전지가 큰 3-D 스캐너에서 두드러진다.

이 부록에 기술된 방법에 따라 측정된 값을 보고할 때 혼동을 피하기 위해, 그러한 결과는 NU2-1994 측정 방법에서 발생한 것으로 명확히 식별되어야 하며, 현재 표준에 기술된 측정에 따라 측정된 값과 구별되어야 한다.

A-1. 팬텀 설명(PHANTOM DESCRIPTION)

테스트 팬텀은 버진 폴리메틸 메타크릴비율(PMMA)로 구성된 우측 원형 실린더로 외경 203±3 mm, 벽 두께 3±1 mm, 전체 내부 길이 190±1 mm이다. PMMA를 사용하여 양쪽 끝에 캡을 씌우고 물 주입 및 인서트 내부 배치를 제공한다.

테스트 팬텀 라인 소스 인서트는 길이가 최소 185 mm이고 다른 치수에 2 mm 이하의 충진 가능한 공동을 가진 팬텀 인서트 요소이다. 0, 45 및 90 밀리미터 반경으로 단층 촬영의 긴 축과 평행하게 ±3 mm의 정확도로 시험 팬텀 내에 위치할 수 있다.

A-2. 산란 분율 측정(SCATTER FRACTION MEASUREMENT)

1) 일반(General)

양전자의 전멸에 의해 방출되는 감마선의 산란은 잘못 배치된 우연 사건을 초래한다. 설계와 구현의 변화는 산란 방사선에 대한 양전자 방출의 민감도를 다르게 한다.

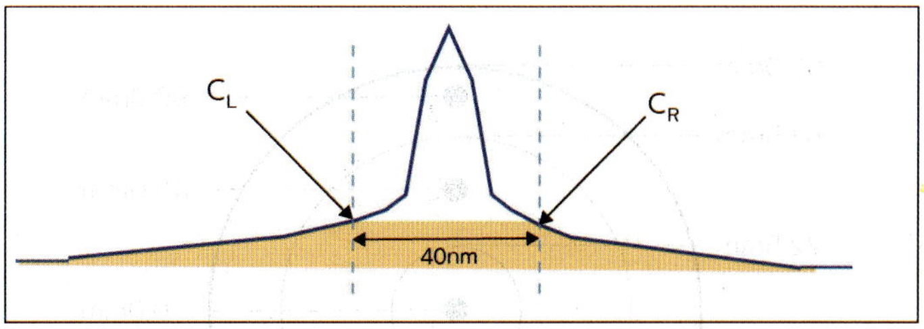

Fig. A.1 산란매체의 발생원에 의한 계수밀도의 사이노그램 투영

2) 목적(Purpose)

이 절차의 목적은 산란 방사선에 대한 상대적인 시스템 민감도를 측정하는 것이다.

산란은 전체 단층촬영에 대한 산란분수 SF와 각 슬라이스의 산란분수 값으로 표현된다.

3) 방법(Method)

측정은 물이 채워진 테스트 팬텀 내의 세 개의 방사상 위치에서 단일 라인 소스를 이미징하여 수행해야 한다.

산란되지 않은 이벤트는 선원의 각 사이노그램에서 영상을 중심으로 한 40 mm 폭의 스트립 안에 있는 것으로 가정한다. 이 너비는 산란 값이 영역의 정확한 너비에 상대적으로 둔감하고, 대부분의 양전자 방출 단층 촬영에서 선 이미지에서 20 mm 이상 떨어져 있는 비 산란 사건은 거의 없기 때문에 임의로 선택된다(Fig. A. 1 참조).

산란 꼬리와 폭 40 mm 스트립 가장자리의 교차점에서 스트립을 가로지르는 선형 보간이 스트립에 존재하는 산란 양을 추정하는 데 사용된다. 선 아래 면적과 스트립 외부의 기여도는 추정된 산란과 같다. 균일한 소스 분포에 대한 산란 분율의 추정은 느리게 변화하는 방사상 의존성이 존재한다고 가정하여 이루어진다. 이 가정에서는 단층 촬영의 중심 축을 따라 선원에 대한 산란율 측정이 반경 22.5 mm에 이르는 단면적에 적용된다. 축 외 45 mm 선원에 대한 산란율은 22.5 mm와 67.5 mm 사이의 환각에 적용된다. 마찬가지로, 축 외 90 mm 선원에 대한 산란율은 67.5 mm와 100 mm 사이의 환형물에 적용된다(Fig. A. 2 참조). 산점 분율에 대한 세 값은 적용된 영역에 의해 가중되어 가중 평균을 산출한다. 환형 면적은 각각 1:8:10.75의 비율이다.

① 방사성 핵종(Radionuclide)

측정을 위한 방사성핵종은 ^{18}F이어야 하며, 활성은 데드타임 손실 비율이 5 %를 초과하거나 무작위 우연 비율이 전체 사건 발생률의 5 %를 초과하는 활동보다 작아야 한다.

② 소스 배포(Source Distribution)

시험 팬텀은 비방사성 물을 산란 매체로 채워야 한다. 시험 팬텀 라인 소스 인서트는 반지름 0, 45 및 90 mm에서 3단계로 실린더 축과 평행하게 삽입해야 한다. 팬텀은 시야에서 축 방향과 축 방향 모두 중

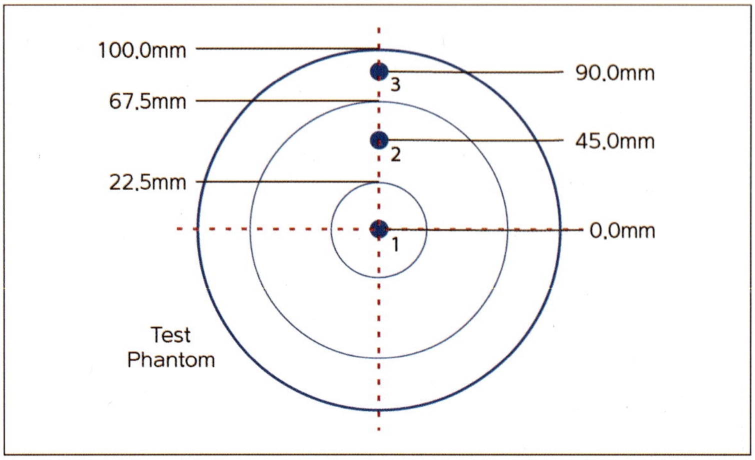

Fig. A.2 균일한 산란계산을 위한 측정선원 산란의 환상영역

앙에 위치해야 한다.

③ 데이터 수집(Data Collection)

측정은 단층 촬영기의 중심 축에서 지정된 각 반지름의 선원으로 획득해야 한다. 선원의 각 방사상 위치에 대해 사이노그램 데이터를 수집해야 한다. 각 슬라이스에 대해 최소 20만 카운트를 획득해야 한다. 각 슬라이스는 축 시야의 작은 부분 또는 팬텀이 배치된 중앙 17.0 cm 내에서 획득해야 한다. 각 획득에 동일한 획득 시간을 사용해야 한다.

④ 데이터 처리(Data Processing)

데이터는 데드타임 손실과 무작위 우연의 경우 수정되어야 하지만 산란이나 감쇠에 대해서는 수정되지 않아야 한다.

4) 분석(Analysis)

팬텀 중심에서 12 cm 이상 떨어진 곳에 위치한 각 사이노그램 i의 모든 픽셀은 0으로 설정되어야 한다. 사이노그램 내의 각 투영 각도 a에 대해 선원 반응의 중심 위치는 값이 가장 큰 픽셀을 찾아 결정해야 한다. 그래서 픽셀 최대 값을 포함하는 사이노그램의 중앙 픽셀과 정렬된다 각 투사를 이동한다. 정렬 후, 합 투영에서 화소가 합 투영에서 화소와 방사상 오프셋이 동일한 각 투영에서 화소의 합이 되도록 합 투영법을 생성해야 한다.

$$C_{r,j,k} = \sum_a C_r - \max, a, j, k$$

여기서 r은 투영에서 픽셀 번호이고 최대값은 투영에서 최대값의 위치를 가리킨 i는 슬라이스 번호이고 k = 1, 2, 3은 각각 반지름, 45 및 90 mm의 선원을 나타낸다.

사이노그램 중심에 있는 40 mm 폭 스트립 가장자리의 왼쪽 및 오른쪽 픽셀 강도인 $C_{L,i,k}$ 및 $C_{R,i,k}$는 합계 투영에서 얻어야 한다(Fig. A. 1 참조). 투영의 중심 픽셀에서 ±20 mm의 픽셀 강도를 찾기 위해 선형 보간이 사용되어야 한다. 두 픽셀 강도 $C_{L,i,k}$와 $C_{R,i,k}$의 평균은 40 mm 폭 스트립의 가장자리 사이의 분수 값을 포함한 픽셀 수와 스트립 밖의 픽셀의 카운트에 추가된 제품을 곱하여 슬라이스 i와 소스 위치 k에 대한 산란 계수 $C_{s,i,k}$의 수를 산출해야 한다.

총 이벤트 수 $C_{TOT,i,k}$는 합 투영에 있는 모든 픽셀의 합이다. 위치 k의 선원에 대한 시간 간격 $T_{acq,k}$에 대한 데이터 수집 중 평균 방사능 $A_{ave,k}$가 계산되어야 한다.

균일한 소스 분포로 인해 각 슬라이스에 대한 산란분 SF_i는 다음과 같이 계산된다.

$$SF_i = \frac{(\frac{C_{s,i,1}}{A_{ave,1}}) + 8(\frac{C_{s,j,2}}{A_{ave,2}}) + 10.75(\frac{C_{s,j,3}}{A_{ave,3}}}{(\frac{C}{A_{ave,1}}) + 8(\frac{C}{A_{ave,2}}) + 10.75(\frac{C}{A_{ave,3}})}$$

여기서 첨자 k =1, 2, 3은 각각 반지름, 45, 90 mm의 선원을 가리킨다.

분석된 각 슬라이스 측정에 대해 SF_i 값을 표로 표시한다. SF_i의 평균, SF는 또한 균일한 선원에 대한 시스템 산란분수로 보고되어야 한다.

A-3. 카운트 손실 및 랜덤 측정(COUNT LOSS AND RANDOMS MEASUREMENTS)

1) 일반(General)

계수 손실과 무작위 비율의 측정은 양전자 방출 단층 촬영기가 정확성과 반복성으로 고방사능 선원을 측정할 수 있는 능력을 나타낸다.

2) 목적(Purpose)

이 절차의 목적은 (1) 시스템 데드 타임 및 (2) 무작위 이벤트 생성으로 인한 이벤트의 손실을 여러 소스 활동 수준에서 측정하는 것이다.

3) 방법(Method)

시험을 시작하기 위해, 비교적 높은 활동의 원천이 양전자 방출 단층 촬영 시야에 배치된다. 소스 활동이 감소함에 따라 랜덤 이벤트 비율은 실제 이벤트 속도보다 더 빠르게 감소한다.

무작위 비율은 결국 무시할 수 있게 된다. 활동이 쇠퇴함에 따라 우연한 사건을 처리할 때 시스템의 효율성이 향상되어 결과적으로 무시할 수 있는 카운트 손실을 초래한다. 무시할 수 있는 랜덤을 사용한 실제 우연 수 비율 측정 비율 및 카운트 손실은 높은 활동 수준에서 카운트 손실을 추정하기 위해 시스템의 반응을 보정한다. 이 방법의 정확도는 교정 측정 중 손실률 및 무작위 비율에 의해 제한된다.

① 방사성 핵종(Radionuclide)

이 측정에 사용되는 방사성핵종은 $FLSUP18$이어야 한다. 방사능의 양은 실제 사건 발생률이 50 % 데드타임 손실 값에 도달하도록 하고, 또한 다음 두 가지 비율 중 하나를 측정할 수 있도록 충분히 커야 한다.

ⓐ $R_{t,peak}$ - 최대 카운트 비율에서 실제 사건 비율

ⓑ $R_{t=r}$ - 임의 사건 비율이 실제 사건 비율과 같을 때 실제 사건 비율

팬텀의 초기 활동 농도는 팬텀에 주입된 활동(교정된 선량 교정기에서 측정됨)과 팬텀의 내부 볼륨 또는 보정된 웰 카운터에 계수된 팬텀에서 추출한 샘플에서 결정되어야 한다.

② 소스 배포(Source Distribution)

시험 팬텀은 물과 측정된 방사능 양을 채워야 하며 가로 및 축 시야를 중심으로 배치되어야 한다.

③ 데이터 수집(Data Collection)

데이터는 실제 사건의 카운트 손실률이 총량의 1.0 % 미만이고 무작위 비율이 실제 속도의 1.0 % 미만일 때까지 방사성핵종 반감기 $T_{1/2}$보다 더 빈번한 간격으로 수집해야 한다. 개별 획득 기간 $T_{acq,j}$는 $T_{1/2}$의 1/4 미만이어야 한다.

분석의 부정확성을 피하기 위해 적절한 통계를 제공하기 위해서는 마지막 세 개의 측정값을 충분히 높은 카운트 비율과 충분히 긴 시간 동안 획득하는 것이 중요하다. 따라서 제조업체는 스캐너에 시작 활동 집중도, 획득 시간 및 지속 시간을 포함하는 프로토콜을 권장할 것으로 예상된다.

④ 데이터 처리(Data Processing)

축 방향 시야가 17.0 cm 이하인 단층 촬영의 경우 각 슬라이스 i에 대해 각 획득 j에 대해 사이노그램이 생성되어야 한다. 축 방향 시야가 17.0 cm 이상인 단층 촬영의 경우, 중앙 17.0 cm 내의 슬라이스에 대해 각 수집에 대해 사이노그램이 생성되어야 한다. 흔들림, 무작위, 산란, 데드 타임 또는 감쇠와 같은 검출기 움직임의 변형에 대한 보정을 측정에 적용해서는 안 된다.

4) 분석(Analysis)

각 획득 j에 대한 평균 활동 $A_{ave,j}$ 및 평균 활동 농도 $a_{ave,j}$를 계산해야 한다.

① 데드 타임 측정(Dead Time Measurement)

각 사이노그램의 카운트는 전체 물리적 시야에 걸쳐 합계되어야 한다. 단층촬영기 설계에 따라 이 절차에서는 j번째 획득의 i번째 슬라이스에서 $C_{t+s+r,i,j}$ 또는 $C_{t+s,i,j}$ 중 하나를 산출한다. 전자의 경우 무작위 계수 $C_{r,i,j}$를 $C_{t+s+r,i,j}$에서 빼서 $C_{t+s,i,j}$를 구한다.

무작위 수, $C_{r,i,j}$는 제조자의 권고에 따라 측정된 단일 또는 지연 우연과 같은 표준 처리 기술을 사용하여 얻어야 한다. 다음과 같이 실제 + 산란 계수 비율 $R_{t+s,i,j}$를 계산한다.

$$R_{t+s,i,j} = \frac{C_{t+s,i,j}}{T_{acq,j}}$$

각 슬라이스 i에 대해 데드타임 손실이 없는 경우 획득 j에 대해 측정했을 $R_{Extr,i,j}$ 비율을 계산한다. 통계의 영향을 최소화하기 위해 다음 방정식으로 $R_{Extr,i,j}$를 구해야 한다.

$$R_{Extr,i,j} = \frac{A_{ave,j}}{3} \sum_{k=1}^{3} \frac{R_{t+s,i,k}}{A_{ave,k}}$$

여기서 k=1은 활동이 가장 낮은 수집이다.

각 획득 j의 각 슬라이스 i에 대해 데드 타임 $PDT_{sys,j}$백분율 단위는 다음 방정식으로 계산해야 한다.

$$PDT_{i,j} = 100 - 100\left(\frac{R_{t+s,i,j}}{R_{Extr,i,j}}\right)\%$$

각 슬라이스 i에 대해 선형 보간법을 사용하여 활동 농도를 결정해야 한다. 여기서 데드 타임 비율, $PDT_{i,j}$는 50%이다.

각 슬라이스의 값은 합하여 시스템 값을 얻는다. 다음과 같이 시스템 참과 산포 카운트 비율 $R_{t+s,sys,j}$를 계산한다.

$$R_{t+s,sys,j} = \sum_{i=1}^{l} R_{t+s,i,j}$$

여기서 i는 17.0 cm 이내의 슬라이스 수 또는 축방향시야 중 더 작은 값이다.

시스템의 경우, 데드 타임 손실이 없었던 경우 취득 j에 대해 얻을 수 있는 $R_{Extr,sys,j}$ 비율을 계산한다.

$$R_{Extr,sys,j} = \sum_{i=1}^{l} R_{Extr,i,j}$$

여기서 i는 17.0 cm 이내의 슬라이스 수 또는 Axial 시야 중 더 작은 값이다.

각 획득 j에 대해 시스템 백분율 데드 타임 $PDT_{sys,j}$의 백분율 단위는 다음 방정식으로 계산해야 한다.

$$PDT_{sys,j} = 100 - 100\left(\frac{R_{t+s,sys,j}}{R_{Extr,sys,j}}\right)\%$$

선형 보간법을 사용하여 시스템 %데드 타임 $PDT_{sys,j}$가 50 %인 활동 농도를 결정해야 한다.

② 실제 사건 비율 측정(True Event Rate Measurement)

관심의 직사각형 영역, ROI_i, 각 슬라이스 i에 대해 사이노그램의 방사형 축을 중심으로 폭 240 mm의 직사각형 영역 ROI_i를 그려야 한다. 각 사이노그램의 ROI 내의 카운트는 합계되어야 한다. 단층촬영기 설계에 따라 이 절차에서는 j번째 획득의 i 슬라이스에서 $C_{ROI,t+s+ri,j}$또는 $C_{ROI,t+s,i,j'}$ 중 하나를 산출. 전자의 경우, 무작위 계수 $C_{ROI,r,i,j}$는 $C_{ROI,t+s+r,i,j}$에서 빼서 $C_{ROI,t+s,i,j}$를 구해야 한다. 실제 계수 비율 $ROI_{t,i,j}$는 다음과 같이 계산해야 한다.

$$R_{ROI,t,i,j} = \frac{C_{ROI,t+s,i,j}}{T_{acq,j}}(1 - SF_{i)}$$

여기서 SF_i는 Section A-2 측정에서 얻은 산란분수이다.

무작위 계수 비율은 다음과 같이 계산해야 한다.

$$R_{ROI,r,i,j} = \frac{C_{ROI,r,i,j}}{T_{acq,j}}$$

각 슬라이스에 대해 데드타임 손실이 없다면 j를 획득하기 위해 측정했을 $R_{ROI,Extr,i,j}$ 비율을 계산한다. 통계의 영향을 최소화하기 위해 다음과 같은 방정식으로 $R_{ROI,Extr,i,j}$를 구해야 한다.

$$R_{Extr,i,j} = \frac{A_{ave,j}}{3}\sum_{k=1}^{3}\frac{R_{ROI,t,i,k}}{A_{ave,k}}$$

여기서 k = 1은 활동이 가장 적은 획득이다.

각 슬라이스 i에 대해 선형 보간법을 사용하여 실제 비율이 무작위 비율과 동일한 경우 속도 및 활동 농도를 계산해야 한다. 다음과 같이 시스템 참 카운트 비율 $ROI_{t,sys,j}$를 계산한다.

$$R_{ROI,r,sys,j} = \sum_{i=1}^{l} R_{ROI,r,i,j}$$

여기서 i는 17.0 cm 이내의 슬라이스 수 또는 축 방향 시야 중 더 작은 크기이다.

다음과 같이 시스템 랜덤 카운트 비율 $ROI_{r,sys,j}$를 계산한다.

$$= R_{ROI,r,sys,j} = \sum_{i=1}^{l} R_{ROI,t,i,j}$$

여기서 i는 17.0 cm 이내의 슬라이스 수 또는 축 방향 시야 중 더 작은 크기이다.

선형 보간법을 사용하여 시스템 참 비율이 시스템 무작위 비율과 동일한 경우 속도 및 활동 농도를 계산해야 한다.

시스템 $ROI_{Extr,sys,j}$ 계산

$$R_{ROI,Extr,sys,j} = \sum_{i=1}^{l} R_{ROI,Extr,i,j}$$

여기서 i는 17.0 cm 이내의 슬라이스 수 또는 축 방향 시야 중 더 작은 크기이다.

5) 결과(Report)

① 데드 타임 측정(Dead Time Measurement)

각 슬라이스 i에 대해 비활성 시간 백분율인 PDT_i가 50 %인 활동 농도를 표로 표시한다.

시스템의 경우 활동 집중도의 함수로 데드 타임 비율을 표시하고 시스템이 데드 타임인 PDT_{sys}가 50 %인 활동 농도를 보고한다.

② 실제 사건 비율 측정(True Event Rate Measurement)

각 슬라이스 i에 대해 다음 두 가지 매개 변수 세트 중 더 작은 값을 표로 표시한다.

ⓐ 실제 비율 $R_{ROI,t,j}$ 여기서 $R_{ROI,t,j} = R_{ROI,r,j}$ (실제 비율은 랜덤 비율과 동일)

ⓑ 실제 속도 $R_{ROI,t,peak,i}$, $R_{ROI,t,i}$가 최고점 또는 포화 상태이다. 해당 활동보고

각 비율에 대한 농도.

시스템의 경우, 소스 활동 농도 $a_{ave,j}$의 함수로 다음 세 수량을 표시한다.

ⓐ $R_{ROI,t,sys,j}$ 시스템 실제 비율
ⓑ $R_{ROI,r,sys,j}$ 시스템 랜덤 비율
ⓒ $R_{ROI,Extr,sys,j}$ 외삽 된 시스템 실제 비율

시스템의 경우 다음 두 매개 변수 중 더 작은 매개 변수도 보고한다.

ⓐ 실제 속도 $R_{ROI,t,sys}$에서 $R_{ROI,t,sys} = R_{ROI,r,sys}$ (실제 속도는 랜덤 속도와 같음)
ⓑ 실제 속도 $R_{ROI,t,peak,sys}$ 여기서 $R_{ROI,t,sys}$가 최고치 또는 포화 상태

해당 활동 집중도와 함께

찾아보기

Index

ㄱ

ㄴ

ㅅ

NUCLEAR MEDICINE SCIENCE

핵의과학

2020년 3월 16일 1판 발행
2021년 3월 1일 2판 발행
2024년 2월 20일 3판 발행

저 자 안성민 · 김성호 · 김정수 · 김호성 · 류찬주 · 박훈희
송종남 · 양한준 · 이경성 · 이승완 · 조영권 · 최태현

발 행 인 윤진영
발 행 소 도서출판 대학서림
주 소 (03076) 서울특별시 종로구 혜화로2길 8
전 화 02) 744-2811~2, 763-1220
팩 스 02) 744-1210
등록번호 제1-88호

ISBN 978-89-6940-321-6 93510

값 55,000 원

www.daihaks.com

저자와의 협의에 의해 인지를 생략합니다.